Série Terapias de Suporte em Oncologia
Um Cuidado Centrado no Paciente
Cuidados Paliativos na Oncologia

STSO | Série Terapias de Suporte em Oncologia
Um Cuidado Centrado no Paciente
Organizadores da Série
Marcus Vinícius Rezende Fagundes Netto
Denise Tiemi Noguchi

- Medicina Integrativa
- Nutrição Clínica na Oncologia
- Nutrologia na Oncologia
- Odontologia na Oncologia
- Psicologia na Oncologia

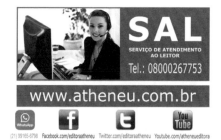

Série Terapias de Suporte em Oncologia
Um Cuidado Centrado no Paciente

Organizadores da Série
Marcus Vinícius Rezende Fagundes Netto
Denise Tiemi Noguchi

Cuidados Paliativos na Oncologia

Editores do Volume
Polianna Mara Rodrigues de Souza
Bernard Lobato Prado
Sonia Perez Cendon Filha

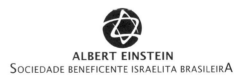

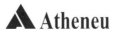

Rio de Janeiro • São Paulo
2021

EDITORA ATHENEU

São Paulo —	Rua Avanhandava, 126 – 8º andar Tel.: (11) 2858-8750 E-mail: atheneu@atheneu.com.br
Rio de Janeiro —	Rua Bambina, 74 Tel.: (21) 3094-1295 E-mail: atheneu@atheneu.com.br

CAPA: Equipe Atheneu
PRODUÇÃO EDITORIAL: Adielson Anselme

CIP-BRASIL. CATALOGAÇÃO NA PUBLICAÇÃO
SINDICATO NACIONAL DOS EDITORES DE LIVROS, RJ

C973

Cuidados Paliativos na Oncologia / editores do volume Polianna Mara Rodrigues de Souza, Bernard Lobato Prado, Sonia Perez Cendon Filha ; organizadores da série Marcus Vinícius Rezende Fagundes Netto, Denise Tiemi Noguchi. - 1. ed. - Rio de Janeiro : Atheneu, 2021.

300 p.; 24 cm. (Terapias de suporte em oncologia um cuidado centrado no paciente; 6)

Inclui bibliografia e índice
ISBN 978-65-5586-031-3

1. Medicina. 2. Cuidados paliativos. 3. Câncer - Tratamento paliativo. 4. Pacientes terminais - Cuidado e tratamento. I. Souza, Polianna Mara Rodrigues de. II. Prado, Bernard Lobato. III. Cedon Filha, Sonia Perez. IV. Netto, Marcus Vinícius Rezende Fagundes. V. Nouguchi, Denise Tiemi. VI. Série.

20-66685	CDD: 616.994 CDU: 616-006

Meri Gleice Rodrigues de Souza - Bibliotecária - CRB-7/6439

23/09/2020   23/09/2020

NETTO, M.V.R.F.; NOGUCHI, D.T.
Série Terapias de Suporte em Oncologia – Um Cuidado Centrado no Paciente –
Volume Cuidados Paliativos na Oncologia

© *Direitos reservados à EDITORA ATHENEU – São Paulo, Rio de Janeiro, 2021.*

Organizadores da Série

Marcus Vinícius Rezende Fagundes Netto

Psicanalista. Psicólogo do Centro de Hematologia e Oncologia do Hospital Israelita Albert Einstein (HIAE). Pós-Graduado em Psicanálise, Subjetividade e Cultura pela Universidade Federal de Juiz de Fora (UFJF). Especialista em Psicologia Hospitalar pela Faculdade de Medicina da Universidade de São Paulo (FMUSP). Especialista em Cuidados Paliativos e Psico-Oncologia pelo Instituto Pallium Latinoamérica, Buenos Aires, Argentina. Mestre em Psicanálise: Clínica e Pesquisa pela Universidade do Estado do Rio de Janeiro (UERJ). Doutorando do Programa de Pós-Graduação em Psicologia Clínica pela Universidade de São Paulo (USP).

Denise Tiemi Noguchi

Médica da Saúde Populacional e da Equipe de Medicina Integrativa do Hospital Israelita Albert Einstein (HIAE). Coordenadora da Pós-Graduação em Bases de Saúde Integrativa e Bem-Estar do Instituto Israelita de Ensino e Pesquisa Albert Einstein. Especialista em Cancerologia Pediátrica pela Sociedade Brasileira de Cancerologia (SBC). Especialização em Medicina Paliativa pelo Instituto Paliar e Centro Universitário São Camilo. Especialista em Psico-Oncologia pelo Hospital Pérola Byington. Capacitação em Hatha Ioga pelo Instituto de Ensino e Pesquisa em Yoga do Professor Marcos Rojo. Formação em *Coaching* Ontológico pelo Instituto Appana.

Editores do Volume

Polianna Mara Rodrigues de Souza

Graduação em Medicina pela Faculdade de Medicina de Marília (FAMEMA). Residência em Clínica Médica pelo Hospital das Clínicas Faculdade de Ciências Médicas da Universidade Estadual de Campinas (HC-FCM/Unicamp). Residência em Geriatria e Gerontologia pela Escola Paulista Medicina da Universidade Federal de São Paulo (EPM/Unifesp). Especialização em Cuidados Paliativos pela Asociacion Pallium Latinoamérica, Buenos Aires, Argentina, com Certificação de Oxford International Center for Palliative Care. Formação no Curso Avançado em Oncologia Geriátrica pela Sociedade Internacional de Oncologia Geriátrica (SIOG) e Università Cattolica del Sacro Cuore, Roma, Itália. Área de atuação em Dor pela Associação Médica Brasileira (AMB). Membro da Academia Nacional de Cuidados Paliativos (ANCP). Membro da SIOG. Membro da Sociedade Brasileira para o Estudo da Dor (SBED). Membro do Comitê de Dor no Idoso da SBED desde a sua criação, tendo feito parte da coordenação em seus primeiros anos. Coordenadora dos Serviços de Cuidados Paliativos e Oncogeriatria da Clínica de Suporte ao Paciente Oncológico do Centro de Oncologia e Hematologia do Hospital Israelita Albert Einstein (HIAE).

Bernard Lobato Prado

Médico graduado pela Faculdade de Medicina da Universidade Federal do Pará (UFPA). Residência em Clínica Médica, concluída no Hospital Santa Marcelina, São Paulo. Residência em Oncologia Clínica pelo Hospital Israelita Albert Einstein (HIAE). *Fellowship* em Pesquisa na Área de Cuidados Paliativos no MD Anderson Cancer Center, University of Texas, EUA. Médico Oncologista do Centro de Oncologia e Hematologia do HIAE e do Hospital Municipal Vila Santa Catarina (integra as Equipes de Cuidados de Suporte e Paliativos de ambas as instituições).

Sonia Perez Cendon Filha

Mestre em Pneumologia pela Escola Paulista de Medicina da Universidade Federal de São Paulo (EPM/Unifesp). Doutora em Medicina pela EPM/Unifesp. Pós-Doutorado em Reabilitação Pulmonar pela Fundação de Amparo à Pesquisa do Estado de São Paulo (FAPESP – EPM/Unifesp). Pós-Graduação em Cuidados Paliativos pelo Instituto Israelita de Ensino e Pesquisa do Hospital Israelita Albert Einstein (IIEP/HIAE). *Fellow* do American College of Chest Physicians (CHEST). Médica Pneumologista do Corpo Clínico do HIAE.

Colaboradores

Ana Beatriz Galhardi Di Tommaso

Médica Geriatra Afiliada do Ambulatório de Longevos da Escola Paulista de Medicina da Universidade Federal de São Paulo (EPM/Unifesp). Médica Geriatra do Programa Einstein na Comunidade Judaica. Coordenadora da Pós-Graduação de Cuidados Paliativos do Hospital Israelita Albert Einstein (HIAE).

Ana Carolina Pires de Rezende

Médica Rádio-Oncologista do Hospital Israelita Albert Einstein (HIAE). Mestre em Ciências da Saúde pela Disciplina de Medicina Molecular do Programa de Pós-Graduação *stricto sensu* do Hospital Israelita Albert Einstein (HIAE).

Ana Kátia Zaksauskas Rakovicius

Especialista em Nutrição Clínica pelo Centro Universitário São Camilo. Especialista em Nutrição nas Doenças Crônicas Não Transmissíveis do Hospital Israelita Albert Einstein (HIAE). Especialista em Nutrição em Cardiologia pela Sociedade de Cardiologia do Estado de São Paulo (SOCESP). Especialista em Nutrição Clínica pela Associação Brasileira de Nutrição Clínica (ASBRAN).

Ana Laura de Figueiredo Bersani

Médica Especialista em Geriatria pela Universidade Federal de São Paulo (Unifesp) e pela Sociedade Brasileira de Geriatria e Gerontologia (SBGG). Área de Atuação em Medicina Paliativa pela Sociedade Brasileira de Geriatria e Gerontologia/Associação Médica Brasileira (SBGG/AMB). Assistente do Serviço de Dor e Doenças Osteoarticulares da Disciplina de Geriatria e Gerontologia da Universidade Federal do São Paulo (Unifesp).

Ana Merzel Kernkraut

Coordenadora do Serviço de Psicologia do Hospital Israelita Albert Einstein (HIAE). Graduada em Psicologia pela Faculdade de Filosofia Ciências e Letras de Ribeirão Preto (FFCLRP) da Universidade de São Pauo (USP). Formação Clínica em Psicodrama pela Escola Paulista de Psicodrama. Aprimoramento em Psicologia da Infância pela Universidade Federal de São Paulo (Unifesp). MBA em Gestão de Saúde pelo Insper.

Ana Paula Metran Nascente

Médica Intensivista, titulada pela Associação de Medicina Intensiva Brasileira (AMIB). Doutora em Medicina Translacional pela Universidade Federal de São Paulo (Unifesp). Pós-Graduada em Cuidados Paliativos pelo Instituto Pallium Latinoamérica, Buenos Aires, Argentina. Médica Intensivista do CTI-Adulto do Hospital Israelita Albert Einstein (HIAE) – Sociedade Beneficente Israelita Brasileira Albert Einstein (SBIBAE). Médica de Cuidados Continuados do Instituto Israelita de Responsabilidade Social da SBIBAE.

André Paternò Castello Dias Carneiro

Médico pela Faculdade de Ciências Médicas da Santa Casa de São Paulo (FCMSCSP). Residência em Clínica Médica pela Irmandade de Santa Casa de Misericórdia de São Paulo (ISCMSP). Residência em Clínica Médica AD pelo Hospital das Clínicas da Faculdade de Medicina da Universidade de São Paulo (HC-FMUSP). Oncologista Clínico pelo Hospital Israelita Albert Einstein (HIAE)

Andrea Pereira

Doutorado na Obesidade e Cirurgia Bariátrica pela Universidade Federal de São Paulo (Unifesp). Pós-Doutorado pelo Centro de Ensino e Pesquisa do Hospital Israelita Albert Einstein (HIAE) na Área de Transplante de Medula Óssea. Médica Nutróloga do Departamento de Oncologia e Hematologia do HIAE.

Arthur Fernandes da Silva

Residente em Medicina de Família e Comunidade pela Secretaria de Saúde (SESAU) da Prefeitura da Cidade do Recife. Médico pela Faculdade de Medicina da Universidade Federal do Cariri (UFCA). Coordenador do Departamento de Cuidados Paliativos da Associação Médico-Espírita do Estado do Pernambuco (AME-EPE). Membro dos Grupos de Trabalho em Espiritualidade e Saúde e em Cuidados Paliativos da Sociedade Brasileira de Medicina de Família e Comunidade (SBMFC). Coautor e organizador dos livros: *Diário de eucariótica* (Editora Schoba); *Uma nova medicina para um novo milênio: a humanização do ensino médico* (AME Brasil Editora); *Cartas ao Dr. Bezerra de Menezes* (AME Brasil Editora).

Beatriz Murata Murakami

Enfermeira, graduada pela Faculdade de Enfermagem do Hospital Israelita Albert Einstein (FEHIAE). Residência em Enfermagem Cardiovascular pelo Instituto Dante Pazzanese de Cardiologia (IDPC) e Especialista em formação de docentes na Educação Profissional em Enfermagem pelo Instituto Educacional São Paulo (INTESP). Mestre em Enfermagem pela Faculdade Israelita de Ciências da Saúde Albert Einstein (FICSAE). Doutoranda em Ciências pela Universidade Federal de São Paulo (Unifesp). Coordenadora de Pós-Graduação e Docente da FICSAE. Membro da Sociedade de Cardiologia do Estado de São Paulo (SOCESP). Membro da European Society of Cardiology (ESC). Membro do Centro de Bioética e do Comitê de Bioética do Hospital Israelita Albert Einstein (HIAE). Colaboradora da Comissão de Instrução do Conselho Regional de Enfermagem do Estado de São Paulo – gestão 2018/2020.

Bernard Lobato Prado

Médico graduado pela Faculdade de Medicina da Universidade Federal do Pará (UFPA). Residência em Clínica Médica, concluída no Hospital Santa Marcelina, São Paulo. Residência em Oncologia Clínica pelo Hospital Israelita Albert Einstein (HIAE). *Fellowship* em Pesquisa na Área de Cuidados Paliativos no MD Anderson Cancer Center, University of Texas, EUA. Médico Oncologista do Centro de Oncologia e Hematologia do HIAE e do Hospital Municipal Vila Santa Catarina (integra as Equipes de Cuidados de Suporte e Paliativos de ambas as instituições).

Camila Viale Nogueira

Enfermeira do Centro de Oncologia e Hematologia do Hospital Israelita Albert Einstein (HIAE). Suporte ao Paciente Oncológico do Centro de Oncologia e Hematologia (HIAE). Pós-Graduação em Oncologia e Medicina Integrativa pelo Instituto Israelita de Ensino e Pesquisa Albert Einstein (IIEP/HIAE).

Carolina Morais Tsuchida

Enfermeira do Serviço de Cuidados Paliativos e Suporte ao Paciente do Hospital Albert Einstein (HIAE). Especialista em Gerontologia pela Universidade Federal de São Paulo (Unifesp). Especialista em Dor pelo Instituto Israelita de Ensino e Pesquisa Albert Einstein (IIEP/HIAE). Especialista em Cuidados Paliativos pelo Instituto Pallium Latinoamérica, Buenos Aires, Argentina.

Daniele Corcioli Mendes Espinha

Enfermeira pela Faculdade de Medicina de Marília (FAMEMA). Especialista em Enfermagem em Oncologia pela Escola de Enfermagem de Ribeirão Preto da Universidade de São Paulo (EERP-USP). Especialista em Cuidados Paliativos pela Faculdade de Ciências Médicas da Santa Casa de São Paulo (FCMSCSP). Mestre em Saúde e Envelhecimento pela FAMEMA. Doutoranda em Saúde Coletiva pela Universidade Federal de Juiz de Fora (UFJF). Membro do Departamento de Cuidados Paliativos da Associação Médico Espírita do Brasil (AME-BR). Cofundadora da Sociedade Científica de Saúde e Espiritualidade da Faculdade de Medicina de Marília (FAMEMA).

Eduarda Ribeiro dos Santos

Enfermeira. Especialista em Enfermagem Cardiovascular pelo Instituto Dante Pazzanese de Cardiologia (IDPC). Mestre e Doutora em Ciências pela Universidade Federal de São Paulo (Unifesp). Docente da Graduação em Enfermagem. Graduação em Medicina e Mestrado Profissional da Faculdade Israelita de Ciências da Saúde Albert Einstein. Coordenadora dos Cursos Pós-Graduação em Enfermagem em Terapia Intensiva e Enfermagem em Nefrologia e Urologia na mesma instituição. Advogada graduada em Direito pelo Centro Universitário das Faculdades Metropolitanas Unidas (FMU). Membro da Diretoria do Conselho Regional de Enfermagem de São Paulo (Coren-SP), como Primeira Secretária no triênio 2018/2020. *Professional Member* da European Society of Cardiology.

Eduardo Dias

Graduação em Medicina pela Faculdade de Medicina de Marília (FAMEMA). Residência Médica em Clínica. Médica e Geriatria pela Faculdade de Medicina da Universidade de São Paulo (FMUSP). Título de Especialista em Clínica Médica pela Sociedade Brasileira de Clínica Médica (SBCM). Título de Especialista em Geriatria pela Sociedade Brasileira de Geriatria e Gerontologia (SBGG). Pós-Graduação em Cuidados Paliativos pelo Instituto Pallium Latinoamérica, Buenos Aires, Argentina.

Fabiana Lúcio

Nutricionista Clínica do Centro de Oncologia e Hematologia do Hospital Israelita Albert Einstein (HIAE). Especialista em Nutrição nas Doenças Renais da Criança e do Adulto pela Universidade Estadual de Campinas (Unicamp).

Fabiana Mesquita e Silva

Graduação em Fisioterapia pelo Centro Universitário São Camilo. Pós-Graduação *lato sensu* em Fisioterapia Cardiorrespiratória pela Fundação Faculdade de Medicina do ABC (FMABC).

Fernanda de Paula Eduardo

Graduada pela Faculdade de Odontologia da Universidade de Mogi das Cruzes (UMC). Especialista em Odontologia para Pacientes com Necessidades Especiais (FUNDECTO/FOUSP). Mestre pelo Instituto de Pesquisas Energéticas e Nucleares da Universidade de São Paulo (IPEN/USP). Doutora em Diagnóstico Bucal pela Faculdade de Odontologia da Universidade de São Paulo (USP). Habilitada em Odontologia Hospitalar e em Laserterapia. Cirurgiã-Dentista do Programa de Oncologia, Hematologia e Transplante de Medula Óssea do Hospital Israelita Albert Einstein (HIAE). Coordenadora do Curso de Pós-Graduação de Odontologia Hospitalar do HIAE.

Gustavo Cassefo

Médico Especialista em Geriatria pela Sociedade Brasileira de Geriatria e Gerontologia e Área de Atuação em Cuidados Paliativos pela Associação Médica Brasileira (AMB). Médico Coordenador da Equipe de Suporte e Cuidados Paliativos do Hospital Samaritano de São Paulo. Médico Assistente da Equipe de Cuidados Paliativos do Instituto do Câncer do Estado de São Paulo (ICESP).

Henrique Alkalay Helber

Graduação na Faculdade de Ciências Médicas da Santa Casa de São Paulo (FCMSCSP). Residência em Clínica Médica na FCMSCSP. Residente do Segundo Ano de Oncologia Clínica no Hospital Israelita Albert Einstein (HIAE).

Ive Lima Souza

Residente de Oncologia do Hospital Israelita Albert Einstein (HIAE).

Jessica Couto Christino

Médica Oncologista pelo Hospital Israelita Albert Einstein (HIAE). Membro da Equipe de Oncologia do Hospital Vila Santa Catarina.

Juliana Gibello

Psicóloga do Departamento de Pacientes Graves do Hospital Israelita Albert Einstein (HIAE). Coordenadora da Pós-Graduação em Cuidados Paliativos do Instituto Israelita de Ensino e Pesquisa Albert Einstein (IIEP/HIAE). Mestre em Ciências pela Universidade Federal de São Paulo (Unifesp). Especialização em Cuidados Paliativos pelo Instituto Pallium Latinoamérica, Buenos Aires, Argentina. Especialização em Psicologia Hospitalar pelo IIEP/HIAE. Graduação em Psicologia pela Universidade Estadual Paulista (UNESP).

Juliana Karassawa Helito

Médica Rádio-Oncologista do Hospital Israelita Albert Einstein (HIAE). Membro da Sociedade Brasileira de Radioterapia (SBRT). Membro da American Society for Therapeutic Radiology and Oncology (ASTRO).

Juliana Todaro Pupo

Médica Hematologista graduada pela Faculdade de Medicina ABC (FMABC) – Área de Atuação em Oncologia. Médica do Centro de Oncologia e Hematologia do Hospital Israelita Albert Einstein (HIAE).

Karina Rodrigues Romanini Subi

Anestesiologista com Área de Atuação em Dor pela SBA/AMB-TEA/CAAD. *Fellow* da Interventional Pain Practice pela WIP (World Institute of Pain) FIPP/WIP. Médica Intervencionista da Dor do Centro de Oncologia e Hematologia do Hospital Israelita Albert Einstein (HIAE).

Letícia Martins Arantes

Graduada em Enfermagem pela Faculdade Israelita de Ciências da Saúde Albert Einstein (FICSAE). Pós-Graduada em Oncologia pela FICSAE. Pós-Graduada em Gestão Estratégica de Pessoas pelo Senac. Pós-Graduada em Bases de Medicina Integrativa pela FICSAE. Professora da Disciplina de Oncologia da Escola Técnica da FICSAE.

Letícia Mello Bezinelli

Graduada pela Odontologia da Faculdade de Odontologia da Universidade de São Paulo (FOUSP). Especialista em Odontologia para Pacientes com Necessidades Especiais (Fundação Faculdade de Odontologia/FOUSP). Mestre em Ciências Odontológicas pela FOUSP. Doutora em Ciências Odontológicas pela FOUSP. Habilitada em Odontologia Hospitalar e em Laserterapia. MBA e Gestão Empresarial pela FOUSP. Cirurgiã Dentista do Programa de Oncologia, Hematologia e Transplante de Medula Óssea do Hospital Israelita Albert Einstein (HIAE). Coordenadora do Curso de PG de Odontologia Hospitalar do HIAE.

Letícia Taniwaki

Médica Oncologista do Hospital Israelita Albert Einstein (HIAE) e do Hospital Municipal Vila Santa Catarina.

Luciana Lopes Manfredini

Enfermeira do Centro de Oncologia do Hospital Israelita Albert Einstein (HIAE). Especialista em Oncologia (Modalidade Residência) pelo Hospital de Câncer de Barretos e em Urgência e Emergência pela Universidade Nove de Julho. Mestre em Oncologia pelo Hospital do Câncer de Barretos/Hospital de Amor. Doutoranda em Ciências da Saúde pelo HIAE.

Ludmila de Oliveira Muniz Koch

Médica Oncologista Clínica do Centro de Oncologia e Hematologia do Hospital Israelita Albert Einstein (HIAE). Mestrado em Ciências da Saúde pelo Instituto Israelita de Ensino e Pesquisa Albert Einstein (IIEP/HIAE). Especialização em Oncogeriatria pelo Hospital Thomas Jefferson, Filadélfia, EUA. Residência em Oncologia Clínica pela Universidade Federal de São Paulo (Unifesp).

Manuela Cendon Barral

Psicóloga graduada na Pontifícia Universidade Católica de São Paulo (PUC-SP). Fenomenóloga Existencial, Especialista em Cuidados Paliativos pela Faculdade Israelita de Ciências da Saúde Albert Einstein (FICSAE/HIAE). Especialista em Luto pelo Instituto de Psicologia 4 Estações e Mestranda em Psicologia Clínica na PUC-SP.

Marco Aurélio Scarpinella Bueno

Médico Pneumologista pela Escola Paulista de Medicina – Universidade Federal de São Paulo (EPM/Unifesp). Doutorado em Medicina pela EPM/Unifesp. *Fellow* do American College of Chest Physicians (ACCP). *Fellow* do American College of Physicians (ACP). Presidente do Comitê de Bioética do Hospital Israelita Albert Einstein (HIAE).

Marcus Vinícius Rezende Fagundes Netto

Psicanalista. Psicólogo do Centro de Hematologia e Oncologia do Hospital Israelita Albert Einstein (HIAE). Pós-Graduado em Psicanálise, Subjetividade e Cultura pela Universidade Federal de Juiz de Fora (UFJF). Especialista em Psicologia Hospitalar pela Faculdade de Medicina da Universidade de São Paulo (FMUSP). Especialista em Cuidados Paliativos e Psico-Oncologia pelo Instituto Pallium Latinoamérica, Buenos Aires, Argentina. Mestre em Psicanálise: Clínica e Pesquisa pela Universidade do Estado do Rio de Janeiro (UERJ). Doutorando do Programa de Pós-Graduação em Psicologia Clínica pela Universidade de São Paulo (USP).

Maria Aparecida Machado

Enfermeira graduada pela Faculdade Santa Marcelina. Especialista em Oncologia pela Faculdade de Enfermagem do Hospital Israelita Albert Einstein (FEHIAE). Especialista em Unidade de Terapia Intensiva Centro Universitário São Camilo. Pós-Graduação em Docência pela Universidade Nove de Julho. Coordenador de Enfermagem do Setor de Oncologia do Hospital Israelita Albert Einstein (HMVSC). Docente da Faculdade de Enfermagem do Hospital Israelita Albert Einstein (HIAE). MBA Executivo em Administração: Gestão em Saúde pela Fundação Getulio Vargas (FGV).

Mariana Henriques Ferreira

Graduação em Odontologia pela Faculdade de Odontologia de Bauru pela Universidade de São Paulo (USP). Prática Profissionalizante em Cirurgia Oral pela USP. Especialização em Implantodontia pela USP. Habilitação em Odontologia Hospitalar pelo Hospital Israelita Albert Einstein (HIAE). Mestre em Patologia Oral e Maxilofacial e Pacientes Especiais pela USP. Doutoranda em Patologia Oral e Maxilofacial e Pacientes Especiais pela USP.

Marilia Queiroz Foloni

Médica Psiquiatra.

Marister Nascimento Cocco

Fisioterapeuta Sênior da Unidade de Internação da Hematologia e do Transplante de Medula Óssea do Centro de Oncologia e Hematologia do Hospital Israelita Albert Einstein (HIAE).

Marita Iglesias Aquino

Psicóloga do Centro de Oncologia e Hematologia do Hospital Israelita Albert Einstein (HIAE). Pós-Graduada em Psicologia Hospitalar pela Pontifícia Universidade Católica de Campinas (PUC-Campinas). Pós-Graduada em Psicologia Clínica e da Saúde pela Universidade Estadual de Campinas (Unicamp). Graduada em Psicologia pela Universidade de São Paulo – Ribeirão Preto.

Matheus Maciel Baptista

Médico Oncologista do Centro de Oncologia e Hematologia do Hospital Israelita Albert Einstein (HIAE).

Mônica Cecília Bochetti Manna

Título de Cirurgia Geral e Cirurgia de Cabeça e Pescoço pelo Ministério de Educação e Cultura (MEC). Título de Especialista de Cirurgia de Cabeça e Pescoço pela Sociedade Brasileira de Cirurgia de Cabeça e Pescoço (SBCCP). Mestre em Técnica Operatória e Cirurgia Experimental pela Escola Paulista de Medicina da Universidade Federal de São Paulo (EPM/Unifesp). Especialização em Cuidados Paliativos pelo Instituto Pallium Latinoamérica, Buenos Aires, Argentina. Título de Área de Atuação em Medicina Paliativa pela Associação Médica Brasileira (AMB) e pela SBCCP.

Monique Sedlmaier França

Médica graduada pela Universiidade Federal de Minas Gerais (UFMG). Oncologista Clínica do Hospital Israelita Albert Einstein (HIAE). Preceptora do Programa de Residências de Cancerologia Clínica do HIAE.

Natalia Rodrigues Nunes Perin

Farmacêutica Plena Clínica da Unidade de Internação Oncológica do Centro de Oncologia e Hematologia Einstein Família Dayan – Daycoval do Hospital Israelita Albert Einstein (HIAE). Professora do Curso de Pós-Graduação (Especialização) Multidisciplinar em Oncologia no Instituto Israelita de Ensino e Pesquisa Albert Einstein (IIEP/HIAE). Especialista em Oncologia pelo IIEP, com extensão em Farmácia Clínica em Oncologia no MD Anderson Cancer Center, University of Texas, EUA. Especialista em Farmácia Clínica pelo Instituto de Pesquisa e Ensino em Saúde de São Paulo (IPESSP). Pós-Graduação em MBA de Gestão de Pessoas pelo Centro Universitário Fundação Santo André (FSA). Graduada em Farmácia pelo Centro Universitário São Camilo.

Nathália Almeida Pinto

Graduação em Medicina pela Escola Bahiana de Medicina e Saúde Pública (EBMSP), Salvador, Bahia. Residência em Clínica Médica pelo Hospital Heliópolis, São Paulo. Residência Médica em Oncologia Clínica pelo Hospital Israelita Albert Einstein (HIAE). Médica Oncologista do Centro Oncológico do Triângulo (COT-Oncoclínicas), Hospital Santa Genoveva e Hospital do Câncer da Universidade Federal de Uberlândia (HC-UFU).

Patricia Karla de Souza

Mestre em Medicina (Dermatologia Clínica e Cirúrgica) pela Universidade Federal de São Paulo (Unifesp). Coordenadora do Atendimento Clínico do Ambulatório de Urticária e Farmacodermia do Grupo de Dermatoses Imunoambientais do Departamento de Dermatologia da Unifesp. Dermatologista do Ambulatório de Pós-Transplante de Medula Óssea do Centro de Oncologia e Hematologia do Hospital Israelita Albert Einstein (HIAE).

Patrícia Taranto

Oncologista do Centro de Oncologia e Hematologia do Hospital Israelita Albert Einstein (HIAE) e do Hospital Municipal Vila Santa Catarina.

Pedro Henrique Zavarize de Moraes

Oncologista Clínico do Centro Paulista de Oncologia. Oncologista Clínico no Hospital Israelita Albert Einstein (HIAE). Professor de Pós-Graduação do HIAE. Membro Associado da Sociedade Brasileira de Oncologia Clínica (SBOC). Membro Associado da Americam Society of Clinical Oncology.

Polianna Mara Rodrigues de Souza

Graduação em Medicina pela Faculdade de Medicina de Marília (Famema). Residência em Clínica Médica pelo Hospital das Clínicas Faculdade de Ciências Médicas da Universidade Estadual de Campinas (HC-FCM/Unicamp). Residência em Geriatria e Gerontologia pela Escola Paulista Medicina da Universidade Federal de São Paulo (EPM/Unifesp). Especialização em Cuidados Paliativos pela Asociacion Pallium Latinoamerica, com Certificação de Oxford International Center for Palliative Care. Formação no Curso Avançado em Oncologia Geriátrica pela Sociedade Internacional de Oncologia Geriátrica (SIOG) e Università Cattolica del Sacro Cuore, Roma, Itália. Área de atuação em Dor pela Associação Médica Brasileira (AMB). Membro da Academia Nacional de Cuidados Paliativos (ANCP). Membro da Sociedade Internacional de Oncogeriatria (SIOG). Membro da Sociedade Brasileira para o Estudo da Dor (SBED). Membro do Comitê de Dor no Idoso da SBED desde a sua criação, tendo feito parte da coordenação em seus primeiros anos. Coordenadora dos Serviços de Cuidados Paliativos e Oncogeriatria da Clínica de Suporte ao Paciente Oncológico do Centro de Oncologia e Hematologia do Hospital Israelita Albert Einstein (HIAE).

Sabrina Rosa de Lima Matos

Enfermeira do Centro de Oncologia e Hematologia do Hospital Israelita Albert Einstein (HIAE). Referência no Ambulatório de Radioterapia. Especialista em Enfermagem Oncológica pela Universidade Cruzeiro do Sul (UNICSUL).

Sandra Elisa Adami Batista Gonçalves

Médica Nutróloga do Centro de Oncologia e Hematologia do Hospital Israelita Albert Einstein (HIAE). Especialista em Nutrição Enteral e Parenteral pela Brazilian Society of Parenteral and Enteral Nutrition/ Sociedade Brasileira de Nutrição Enteral e Parenteral (BRASPEN/SBNEP), com experiência em Coordenação de Equipe Mutidisciplinar de Terapia Nutricional Hospitalar e Nutrologia Oncológica e Geriátrica.

Sonia Perez Cendon Filho

Mestre em Pneumologia pela Escola Paulista de Medicina da Universidade Federal de São Paulo (EPM/Unifesp). Doutora em Medicina pela EPM/Unifesp. Pós-Doutorado em Reabilitação Pulmonar pela Fundação de Amparo à Pesquisa do Estado de São Paulo (FAPESP – EPM/Unifesp). Pós-Graduação em Cuidados Paliativos pelo Instituto Israelita de Ensino e Pesquisa do Hospital Israelita Albert Einstein (IIEP/HIAE). *Fellow* do American College of Chest Physicians (CHEST). Médica Pneumologista do Corpo Clínico do HIAE.

Tatiana Leitão de Azevedo

Médica Rádio-Oncologista. Residência Médica em Radioterapia pelo Hospital do Câncer de Barretos. Aprimoramento em Radioterapia de Alta Tecnologia pelo Hospital Israelita Albert Einstein (HIAE).

Vladimir Galvão de Aguiar

Oncologista Clínico pelo Hospital Israelita Albert Einstein (HIAE).

Agradecimentos

A todos os pacientes e familiares que
por nós passaram e tornaram possível
todo o sentido do nosso trabalho.

Apresentação

Os avanços técnico-científicos no campo da medicina têm possibilitado o aumento das chances de cura de neoplasias antes fatais e, ao mesmo tempo, proporcionado um controle de sintomas mais eficaz e consequente melhora na qualidade de vida dos pacientes acometidos por uma doença oncológica ainda incurável.

Todavia, independentemente disso, o diagnóstico de câncer representa um marco na vida do paciente e de seus familiares e pode levar a questões antes nunca consideradas.

Com isso, antes, a percepção era de que se tinha um corpo sadio, agora é de um "corpo que se trai, que prega uma peça de mau gosto em si mesmo"*. Além disso, antes, a expectativa era de uma vida promissora e cheia de planos, agora há muitas incertezas e "uma maior consciência da própria finitude". Finalmente, antes, havia a identificação com certos papéis e funções sociais que conferiam um lugar subjetivo ao paciente – pai, mãe, marido, namorada, médico, arquiteto, artista – agora, em alguns casos, a sensação é de ser "somente um paciente oncológico".

Assim, independentemente do sentido atribuído ao câncer, que pode ser entendido, por exemplo, como um alerta para se viver melhor e "parar de reclamar à toa", ou visto como uma ameaça ou "sentença de morte", fato é que a vida do paciente e de sua família nunca mais será vivida da mesma forma, mesmo quando há cura.

Ou seja, ao estar frente a frente com alguém cuja existência foi atravessada por uma doença oncológica, é importante estarmos avisados de que seu sofrimento extrapola a esfera física. Ora, o corpo não se resume ao organismo. O corpo é também invólucro de uma história singular, permeada por crenças e relações.

Tendo isso em vista, o Centro de Oncologia e Hematologia do Hospital Israelita Albert Einstein (HIAE) oferece a seus pacientes as chamadas "Terapias de Suporte", que compõem o tratamento oncológico por meio da atuação de profissionais da Enfermagem, Psicologia, Nutrologia, Nutrição, Oncogeriatria, Cuidados Paliativos, Odontologia, Medicina Integrativa e Fisioterapia, com vistas a prestar uma assistência coordenada e individualizada ao paciente oncológico e familiares, levando em consideração suas necessidades físicas, psíquicas, espirituais e sociais.

---

* As passagens entre aspas fazem referência a falas de pacientes comumente escutadas pelos mais diversos profissionais da equipe de saúde na oncologia.

Assim, o leitor tem em mãos o testemunho de anos de trabalho de profissionais das mais diversas áreas, que decidiram dividir suas experiências e conhecimentos para compor aqui a Série *Terapias de Suporte em Oncologia – Um Cuidado Centrado no Paciente*. Nosso objetivo principal é, portanto, instrumentalizar e sensibilizar estudantes e profissionais da saúde com relação à importância do trabalho interdisciplinar, naquilo que se refere ao cuidado integrado ao paciente e sua família.

O conteúdo técnico-científico dos textos presentes na Série *Terapias de Suporte em Oncologia – Um Cuidado Centrado no Paciente* é de responsabilidade dos autores, bem como dos organizadores de cada um dos volumes.

Marcus Vinícius Rezende Fagundes Netto
Denise Tiemi Noguchi
Organizadores da Série

Wilson Leite Pedreira Junior
Presidente do Grupo Cura/Merya. Ex-Diretor Executivo de Oncologia
e Hematologia do Hospital Israelita Albert Einstein (HIAE). Doutor em
Pneumologia pela Faculdade de Medicina da Universidade
de São Paulo (FMUSP). MBA pela Fundação Dom Cabral (FDC).
Pós-MBA pela Northwestern University – Kellogg School of Management

Prefácio

A importância dos Cuidados Paliativos e o seu pleno entendimento foram vivenciados intensamente por mim devido à morte do meu amado pai. Acometido por neoplasia de pâncreas, estava fadado ao sofrimento na sua jornada de tratamentos e à morte inexorável. Essa sentença de morte abalou, como uma nuvem negra, toda a família e o luto antecipado instalou-se. Até então, a minha visão como médica e sempre envolvida na vida acadêmica era voltada à cura e à busca da excelência do conhecimento. Arrogância imensa a minha ao subestimar a MORTE.

Morte, palavra que significa cessação completa da vida, da existência. Irrevogável e irreversível, ela é a mais forte evidência do ciclo da vida após o nascimento. Pode ocorrer a qualquer momento e das mais variadas formas, completamente fora do nosso controle, à mercê do Universo.

Esse melhor entendimento do ciclo da vida/morte é estimulante no sentido da busca da longevidade. Porém, longevidade com qualidade, quase uma busca pela tão sonhada, quiçá, *imortalidade*.

A morte aconteceu na minha vida e, da forma mais dura, compreendi o quanto imprescindíveis são os Cuidados Paliativos. Senti a falta deles na minha alma. Na inadequação do controle dos sintomas, sobretudo da dor lancinante e inquietante. Na tardia intervenção psicológica ao paciente e à família e na tardia decisão de sedação. Um momento dramático, que me fez pensar profundamente como poderia ser Cuidar da Morte. Eu sempre envolvida em cuidar da VIDA.

Resolvi estudar o cuidado à morte e em 2015 participei da primeira turma de pós-graduação em Cuidados Paliativos do Hospital Israelita Albert Einstein. Junto a um grupo muito coeso e multiprofissional, buscava aprender cientificamente a aliviar e cuidar do sofrimento da doença e da morte, enquanto enfrentava o meu próprio luto.

Rapidamente percebi que PALIAR não se aplicava aos últimos momentos da existência. Que deveria ser iniciado junto ao momento do diagnóstico de doenças graves com tratamento limitado e de mau prognóstico. O vínculo maduro entre paciente, família e equipe de paliativos traz conforto e um bom desfecho. Constatei a dificuldade de encaminhamento precoce e a falta de franqueza dos profissionais ao comunicar o diagnóstico aos pacientes e às suas famílias. Esse despreparo dos profissionais deve-se, em parte, à inadequação na própria formação universitária, sendo a morte entendida como derrota, falha no tratamento, e não como consequência natural da VIDA.

Aprendi que a Comunicação, no seu mais amplo significado, é pilar fundamental, deve ser baseada SEMPRE na verdade, na clareza, e para, como consequência, colhermos confiança.

Percebi que tudo isso, aparentemente muito simples e ao mesmo tempo muito complexo, menosprezado por muitos, por suporem que sabem, faz toda a diferença entre morte digna e morte angustiada e aflita, e o legado de um luto complicado ou bem resolvido.

Este livro aborda de forma clara e interessante o sentido de Paliar. Com uma abordagem multiprofissional, os capítulos procuram mostrar a vivência de cada autor ao cuidar da vida, enquanto presente. Cuidar da doença que vai progredindo inexoravelmente, apesar da *expertise* dos recursos da saúde, mostra o cuidado com a família, com a espiritualidade e, certamente, ajudará aos leitores na sua árdua preparação para Cuidar da transição entre a Vida e a Morte.

Sonia Perez Cendon Filha

Mestre em Pneumologia pela Escola Paulista de Medicina da Universidade Federal de São Paulo (EPM/Unifesp). Doutora em Medicina pela EPM/Unifesp. Pós-Doutorado em Reabilitação Pulmonar pela Fundação de Amparo à Pesquisa do Estado de São Paulo (FAPESP – EPM/Unifesp). Pós-Graduação em Cuidados Paliativos pelo Instituto Israelita de Ensino e Pesquisa do Hospital Israelita Albert Einstein (IIEP/HIAE). *Fellow* do American College of Chest Physicians. Médica Pneumologista do Corpo Clínico do HIAE.

Sumário

1. **Definições e Princípios** 1
   - Polianna Mara Rodrigues de Souza ■ Sonia Perez Cendon Filha

2. **Panorama Mundial e Nacional dos Cuidados Paliativos:**
   Onde Estamos e Onde Queremos Chegar 5
   - Bernard Lobato Prado ■ Eduardo Dias ■ Henrique Alkalay Helber

3. **Bioética em Cuidados Paliativos** 15
   - Marco Aurélio Scarpinella Bueno ■ Polianna Mara Rodrigues de Souza

4. **Comunicando Más Notícias em Cuidados Paliativos** 21
   - Juliana Gibello

5. **Tomada de Decisões, Diretivas Antecipadas e Testamento Vital** 27
   - Ana Beatriz Galhardi Di Tommaso ■ Beatriz Murata Murakami
   - Eduarda Ribeiro dos Santos

6. **Espiritualidade e Valores Culturais em Cuidados Paliativos** 31
   - Arthur Fernandes da Silva ■ Daniele Corcioll Mendes Espinha

7. **Modelos Possíveis de Assistência em Cuidados Paliativos:**
   Diferentes Cenários, Diferentes Necessidades................................ 39
   - Bernard Lobato Prado ■ Ana Paula Metran Nascente

8. **Avaliação em Cuidados Paliativos** 53
   - Polianna Mara Rodrigues de Souza ■ Camila Viale Nogueira

9. Controle de Sintomas 63

Dor 63

- Karina Rodrigues Romanini Subi ■ Polianna Mara Rodrigues de Souza

Sintomas Respiratórios 75

- Sonia Perez Cendon Filha ■ Matheus Maciel Baptista
- Marister Nascimento Cocco

Sintomas Gastrintestinais 91

- Pedro Henrique Zavarize de Moraes ■ Monique Sedlmaier França
- Jessica Couto Christino

Fadiga Relacionada com o Câncer 103

- Polianna Mara Rodrigues de Souza

Anorexia e Caquexia 109

- Andrea Pereira ■ Sandra Elisa Adami Batista Gonçalves

Distúrbios Hematológicos 115

- Gustavo Cassefo ■ Juliana Todaro Pupo

Situações de Emergência 122

- Patrícia Taranto ■ Vladimir Galvão de Aguiar
- André Paternò Castello Dias Carneiro

Sexualidade e Disfunção Sexual no Paciente Oncológico 131

- Ludmila de Oliveira Muniz Koch ■ Polianna Mara Rodrigues de Souza
- Sabrina Rosa de Lima Matos

Prurido no Paciente Oncológico 138

- Patricia Karla de Souza

Linfedema 144

- Fabiana Mesquita e Silva ■ Marister Nascimento Cocco
- Pedro Henrique Zavarize de Moraes

Sintomas Psíquicos 149

- Ana Laura de Figueiredo Bersani ■ Marcus Vinícius Rezende Fagundes Netto
- Marilia Queiroz Foloni

10. Aspectos da Radioterapia nos Cuidados Paliativos 177

- Ana Carolina Pires de Rezende ■ Juliana Karassawa Helito
- Tatiana Leitão de Azevedo

Volume – Cuidados Paliativos na Oncologia

11. Terapias Modificadoras de Doença no Câncer Avançado: Até Quando? 185
  - Pedro Henrique Zavarize de Moraes ■ Nathália Almeida Pinto

12. Hipodermóclise 195
  - Carolina Morais Tsuchida ■ Letícia Martins Arantes
  - Natalia Rodrigues Nunes Perin

13. Cuidados com Feridas 205
  - Luciana Lopes Manfredini ■ Maria Aparecida Machado

14. Cirurgias e Procedimentos em Cuidados Paliativos Oncológicos 213
  - Mônica Cecília Bochetti Manna

15. Fase Final de Vida | Terminalidade: As Últimas 48 Horas 229
  - Sonia Perez Cendon Filha ■ Ive Lima Souza

16. Sedação Paliativa 237
  - Letícia Taniwaki ■ Polianna Mara Rodrigues de Souza

17. Luto 243
  - Manuela Cendon Barral ■ Marita Iglesias Aquino

18. *Burnout*: Cuidando da Equipe de Cuidados 249
  - Ana Merzel Kernkraut ■ Juliana Gibello

19. Suporte Nutricional em Cuidados Paliativos 255
  - Fabiana Lúcio ■ Ana Kátia Zaksauskas Rukovicius

20. O Papel da Odontologia no Manejo de Sintomas Relacionados
  com a Cavidade Oral 259
  - Mariana Henriques Ferreira ■ Letícia Mello Bezinelli
  - Fernanda de Paula Eduardo

Índice Remissivo 269

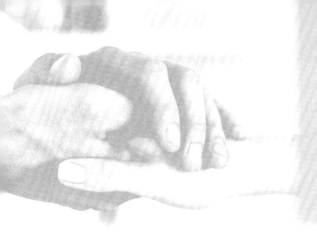

Capítulo 1

Polianna Mara Rodrigues de Souza
Sonia Perez Cendon Filha

Definições e Princípios

Cuidado Paliativo é a abordagem que promove qualidade de vida a pacientes e seus familiares diante de doenças que ameaçam a continuidade da vida, através de prevenção e alívio do sofrimento. Requer a identificação precoce, avaliação e tratamento impecáveis da dor e de outros problemas de natureza física, psicossocial e espiritual.

OMS, 2002

Os Cuidados Paliativos (CP) são considerados pela Organização Mundial de Saúde (OMS) como uma prioridade em saúde e direito humano universal, representam uma abordagem interdisciplinar que promove a prevenção e a redução do sofrimento, buscando proporcionar a melhor qualidade de vida possível para pacientes e familiares que enfrentam os problemas associados a doenças graves e ameaçadoras da vida.[1-3] Trata-se de uma filosofia de cuidados de saúde que combina ciência e humanismo, na tentativa de prevenir e tratar o sofrimento, almejando cuidar de todos os estágios de uma doença grave, não devendo ser limitada somente ao estágio final da vida, como muitos ainda acreditam.

O modelo dicotômico tradicional de tratamento – onde a proposta curativa ou o tratamento modificador da doença era oferecido no diagnóstico e o "cuidado de conforto" dava-se apenas caso não houvesse sucesso do tratamento proposto – está sendo paulatinamente substituído pelo modelo integrado, no qual CP são iniciados ao mesmo tempo que o tratamento curativo ou dos tratamentos capazes de prolongar a vida.[4] Tal cuidado, eminentemente multiprofissional, tem como foco de atenção não a doença, propriamente dita, a ser curada e sim o paciente a ser cuidado e sua família, considerando a morte não como uma "inimiga" a ser a todo custo combatida, mas a aceitando como um processo biológico natural, muitas vezes inevitável.[5]

Alguns de seus princípios fundamentais incluem valorizar a obtenção de um nível ótimo de administração da dor e outros sintomas, utilizando-se da melhor evidência científica disponível, garantindo que os doentes tenham acesso imediato a toda medida, medicamentosa ou não, necessária para o controle adequado de seus sintomas. Afirmar a vida e entender a morte como uma dimensão esperada do processo de viver, devendo incluir medidas que assegurem aos pacientes os meios que os capacitem a viver da forma mais ativa, produtiva e plena possível durante todo o curso da doença. Não apressar nem postergar a morte, não permitindo qualquer medida que abrevie de forma intencional a vida, assim como não orientar medidas artificias de prolongamento da vida, o que não significa limitação de investigações e tratamentos necessários e adequados para cada situação e sim o seu uso racional e a não utilização de medidas consideradas fúteis. Integrar aspectos sociais, psicológicos e espirituais dos cuidados; oferecer sistema de apoio que auxilie pacientes e famílias tão ativamente quanto possível; considerar como unidade de cuidados o paciente e a sua família, que devem ser cuidados e respeitados em seus princípios, cultura e crenças e auxiliar a família a lidar com a doença e com o luto.[6,7]

Para tanto, considera-se fundamental respeitar o paciente como um indivíduo munido de autonomia e portador do pleno direito às informações apropriadas para as tomadas de decisões sobre sua condição de saúde em conjunto com a equipe que o assiste. A informação adequada e a boa comunicação da equipe com pacientes e familiares são os pilares dos princípios dos Cuidados Paliativos como modalidade terapêutica.[8]

Deve-se então cuidar para que haja uma comunicação verdadeiramente efetiva com familiares e pacientes sobre diagnóstico e prognóstico, assim como possibilidades, riscos e benefícios dos tratamentos possíveis. E, a partir das decisões tomadas em conjunto, zelar para que estas sejam respeitadas, reconhecendo a importância de, sempre que possível, prevalecer as escolhas e desejos do paciente sobre os de qualquer outra pessoa, sempre que sua condição cognitiva assim permitir.[6-8]

A prática dos CP deve ser individualizada, buscando-se sempre o controle dos sintomas que estejam comprometendo o bem-estar daquele paciente específico e interferindo negativamente em sua qualidade de vida.

Em 2004, na publicação *The Solid Facts: Palliative Care*,[9] a OMS recomenda a implantação dos Cuidados Paliativos em todos os sistemas nacionais de saúde, considerando-os como estratégia clínica em áreas como oncologia, geriatria, infectologia e doenças crônicas como pneumopatias, cardiopatias, nefropatias, demências, entre outras.[10]

Um importante marco a respeito da relevância do tema foi o estudo americano multicêntrico *Support*, publicado em 1995. O trabalho envolveu cerca de dez mil pacientes com doenças consideradas intratáveis e com prognóstico de vida de até seis meses, sendo realizado em cinco grandes hospitais. Nesse estudo, algumas importantes questões foram evidenciadas, dentre as quais devem ser citadas: a existência de comunicação pobre e ineficiente entre pacientes e familiares com as equipes de saúde no final da vida; os elevados custos nos cuidados de terminalidade e o inadequado controle da dor, com cerca de 50% dos pacientes morrendo com dor moderada a forte sem prescrição analgésica.[11] Diante dessas evidências, tornaram-se claras as necessidades de fomentar CP e muitos países incrementaram ações nesse sentido.

A integração precoce de CP aos cuidados usuais vem se mostrando de extrema importância em várias condições crônicas, sobretudo nas doenças oncológicas. Ao longo da evolução da doença oncológica, uma parcela significativa de pacientes, em especial aqueles que recebem diagnóstico em fase avançada, sofre com a alta prevalência de sintomas como dor, dispneia, fadiga, ansiedade e depressão. A prevalência desses sintomas é bastante variável, mas pode chegar a cerca de 80% em alguns estudos e contribui sobremaneira para a deterioração da qualidade de vida.[12,13] Para a adequada avaliação e tratamento de tais sintomas, organizações e sociedades internacionais, como a American Society of Clinical Oncology (ASCO) e European Society of Medical Oncology (ESMO), recomendam a integração cada vez mais precoce de cuidados paliativos ou cuidados de suporte durante o curso da doença.[14-16] Tal recomendação resulta da publicação de um número crescente de estudos randomizados e controlados, com elevado nível de evidência, que demonstraram os benefícios de se ofertar CP precocemente. Ao menos três estudos bem conduzidos demonstraram que a introdução de CP de modo precoce e concomitante ao tratamento oncológico habitual, determina melhora nos níveis de depressão e humor, auxilia no entendimento prognóstico, promove a qualidade de vida e pode, inclusive, impactar a sobrevida global do paciente.[17-20]

É fundamental esclarecer que ser acompanhado por equipes de CP não significa exclusão de recursos diagnósticos e terapêuticos. Pelo contrário, o início precoce da abordagem paliativa não só permite o melhor controle dos sintomas como pode aumentar a sobrevida, diminuindo as hospitalizações e a busca por unidades de pronto atendimento.[21] A integração precoce entre as equipes de CP e as demais equipes que promovem o tratamento curativo possibilitam a elaboração de uma estratégia alinhada de cuidados, com melhores alocação de recursos e comunicação entre todos. Essa parceria é fundamental para o desenvolvimento de confiança e promoção de um melhor entendimento e maior tranquilidade e aceitação nos momentos finais da vida do paciente. Evidências mostram que a discussão sobre limitações de suporte avançado de vida torna-se mais fácil quando há o contato precoce com equipes de CP e o acompanhamento compartilhado com a equipe oncológica.[22]

À despeito do estabelecimento desse novo conceito e do desenvolvimento progressivo em pesquisas e assistência na área em mundo todo, a oferta de Cuidados Paliativos ainda está aquém do necessário, sobretudo nos países em desenvolvimento e com níveis socioeconômicos baixo ou médio, como o Brasil. Em publicação de 2014, a OMS classificou o Brasil como pertencente a um grupo de nações em que há apenas atividades localizadas em cuidados paliativos, dividindo lugar com muitos países africanos e asiáticos, o que mostra que ainda há muito a melhorar.[23]

☰ Conclusões

Os Cuidados Paliativos são definidos pela OMS como uma abordagem que aprimora a qualidade de vida de pacientes e familiares ante a doenças que ameaçam a continuidade da vida. Para tanto, exigem um trabalho ativo que busque a prevenção e o alívio de sofrimentos, com identificação precoce de necessidades e avaliação e tratamentos adequados da dor e outros problemas físicos, sociais, psicológicos e espirituais envolvidos no processo de adoecimento. Novas evidências surgem a cada dia corroborando sua importância e os benefícios da sua introdução precoce, como melhora da qualidade de vida, redução da prevalência de sintomas psíquicos e melhor definição do planejamento de cuidados, inclusive ao fim da vida, além de poder impactar sobre a sobrevida global. Quando aplicados concomitantemente aos tratamentos curativos ou modificadores da doença, podem contribuir no alívio de seus efeitos adversos, além de auxiliar pacientes e familiares nas adaptações necessárias ante as mudanças de vida impostas pela doença, colaborando para um melhor enfrentamento do problema.

☰ Referências

1. World Health Organization (WHO). Definition of palliative care. Disponível em: http://www.who.int/cancer/palliative/definition/en/
2. Brennan F, Gwyther L, Harding R. Palliative care as a human right. Open Society Institute. Public Health Program. Disponível em: http://hospicecare.

com/uploads/2011/8/palliative_care_human-right_brennan_gwyther_harding.pdf

3. Ferrel BR, Temal JS, Tenin J. Integration of palliative care. J Clin Oncol. 2016.

4. Lynn J. Living long in fragile health: the new demographics shape end of life care. Hasting Cent Resp. 2005; S14.

5. Partridge AH, Seah DS, King T. Developing a service model that integrates palliative care throughout cancer care: the time is now. J Clin Oncol. 2014; 32:3330.

6. Bertachini L, Pessini L. O que entender por cuidados paliativos. São Paulo: Paulus; 2006.

7. Matsumoto D. Cuidados paliativos: conceitos, fundamentos e princípios. In: Carvalho RT, Parsons HA. (Org.). Manual de cuidados paliativos ANCP. 2. ed. Porto Alegre: Sulina; 2012: 23-30.

8. Wachterman MW, Pilver C, Smith D. Quality of end-of-life care provided to patients with different serious illnesses. JAMA Intern Med. 2016; 176:1095.

9. Davies E, Higginson I. The solid facts: palliative care. Geneva: WHO; 2004.

10. Maltoni M, Scarpi E, Dall'Agata M. Systematic versus on demand early palliative care: a randomised clinical trial assessing quality of care and treatment aggressiveness near the end of life. Eur J Cancer. 2016; 69:110.

11. The SUPPORT principal investigators. A controlled trial to improve care for seriously ill hospitalized patients: the study to understand prognosis and preferences for outcomes and risk of treatment. JAMA. 1995; 274:1591-8.

12. Solano JP, Gomes B, Higginson IJ. A comparison of symptom prevalence in far advanced cancer, aids, heart disease, chronic obstructive pulmonary disease and renal disease. Journal of Pain and Symptom Management, v. 31, n. 1, p. 58-69, 2006.

13. Walsh D, Donnelly S, Rybicki L. The symptoms of advanced cancer: relationship to age, gender, and performance status in 1,000 patients. Supportive Care in Cancer, v. 8, n. 3, p. 175-9, 2000.

14. Cherny NI. et al. ESMO takes a stand on supportive and palliative care. Annals of Oncology, v. 14, n. 9, p. 1335-7, 2003.

15. Smith TJ. et al. American Society of Clinical Oncology provisional clinical opinion: the integration of palliative care into standard oncology care. Journal of Clinical Oncology, v. 30, n. 8, p. 880-7, 2012.

16. Sepúlveda C. et al. Palliative care: the World Health Organization's global perspective. Journal of Pain and Symptom Management, v. 24, n. 2, p. 91-6, 2002.

17. Bauman JR, Temel JS. The integration of early palliative care with oncology care: the time has come for a new tradition. Journal of the National Comprehensive Cancer Network, v. 12, n. 12, p. 1763-71, 2014.

18. Bakitas M. et al. Effects of a palliative care intervention on clinical outcomes in patients with advanced cancer: the Project ENABLE II randomized controlled trial. Jama, v. 302, n. 7, p. 741-9, 2009.

19. Temel JS. et al. Early palliative care for patients with metastatic non-small-cell lung cancer. New England Journal of Medicine, v. 363, n. 8, p. 733-42, 2010.

20. Zimmermann C. et al. Early palliative care for patients with advanced cancer: a cluster-randomised controlled trial. The Lancet, v. 383, n. 9930, p. 1721-30, 2014.

21. Temel JS, Greer JA, El-Jawahri A. Effects of early integrative palliative care in patients with lung and GI cancer. A randomized clinical trial. J Clin Oncol. 2017; 35:834.

22. Higginson IJ, Finlay IG, Goodwin DM. Is there evidence that palliative care teams alter end-of-life experiences of patients and their caregivers? J Pain Symptom Manage. 2003; 25:150.

23. Connor S, Bermedo MCS. Global atlas of palliative care at the end of life. Geneva, Switzerland/London, UK: World Health Organization and Worldwide Palliative Care Alliance, 2014.

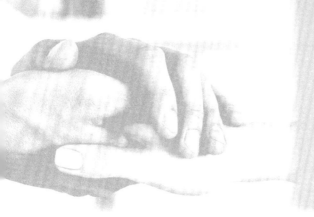

Capítulo 2

Bernard Lobato Prado
Eduardo Dias
Henrique Alkalay Helber

Panorama Mundial e Nacional dos Cuidados Paliativos: Onde Estamos e Onde Queremos Chegar

≡ Introdução

Desde 1967, quando Dame Cicely Saunders fundou o Saint Christopher Hospice, em Londres, na Inglaterra, fundamentando as bases para o desenvolvimento do *hospice* moderno, os Cuidados Paliativos (CP) evoluíram de uma filosofia de cuidado voltada para pacientes com câncer em estágio terminal, para uma especialidade médica complexa com o objetivo de promover a qualidade de vida e aliviar o sofrimento de pacientes e familiares que lidam com doenças crônicas e limitantes, em diferentes estágios de evolução e com prognósticos muito variados.[1] Ao longo desses pouco mais de 50 anos, os CP desenvolveram-se, sob vários aspectos (estrutural, organizacional, educacional e científico) e em diferentes graus, por praticamente todas as regiões do mundo, difundindo-se inicialmente nos países desenvolvidos da Europa, América do Norte e Oceania, e mais tarde, em nações dos continentes Latino-Americano, Asiático e Africano.[2]

Esse crescimento refletiu-se no reconhecimento da área como especialidade, na criação de serviços especializados, na formação de profissionais com treinamento específico, além da criação de associações profissionais e revistas científicas.[2] Atualmente, estima-se que existam cerca de 16.000 *hospices* ou serviços de CP no mundo. Mais da metade (58%) dos 234 países contam com ao menos 1 serviço e pelo menos 12 revistas científicas profissionais dedicadas a publicar as pesquisas da área.[3] Além disso, importantes entidades internacionais, como a Organização Mundial da Saúde (OMS), passaram a adotar políticas de fomento ao desenvolvimento dos CP, reconhecendo, inclusive, que o acesso a um CP de qualidade e os seus benefícios é um direito de pacientes e familiares, e que esse tipo assistência deve estar completamente integrada ao sistemas de saúde de todas as nações.[1,4]

≡ Demanda e níveis atuais de integração e desenvolvimento

A despeito dos avanços, a demanda mundial por CP tem sido cada vez maior por causa do envelhecimento populacional, do aumento da prevalência de doenças crônicas não transmissíveis, bem como do rápido progresso científico e tecnológico na área da saúde, o qual tem permitido que indivíduos com doenças limitantes à vida tenham uma sobrevida global progressivamente maior.[4]

Em publicação de 2014, a OMS traçou um atlas global sobre a demanda atual de CP, provendo uma estimativa razoável do tamanho dessa necessidade. Como era de se esperar, os números são consideravelmente altos, mesmo já nascendo subestimados, já que a metodologia utilizada para a estimativa focou somente nos pacientes que necessitam de CP no fim da vida, sem considerar os que se encontram em estágios mais precoces do curso de suas doenças ou os seus familiares. Nesse estudo, a OMS estimou que cerca de 20,4 milhões de pessoas necessitam receber cuidados paliativos em todo o mundo. A maioria são adultos (94%), dos quais 69% são idosos com mais de 60 anos, com leve predomínio dos homens (52%). Esmagadora parcela (78%) vive em países em desenvolvimento, como o Brasil, classificados pelo Banco Mundial como de baixo ou médio nível socioeconômico. Estima-se que a cada 100.000 adultos, 377 necessitarão de CP anualmente, e que as doenças cardiovasculares (38,5%) e o câncer (34%) irão liderar as causas de óbito nesses indivíduos, seguidos pelas doenças respiratórias crônicas (10,3%), síndrome da imunodeficiência adquirida (5,7%) e o diabetes (4,5%). De todas mortes mundiais, o relatório estima que ao menos 37,4% necessitarão de CP.[3]

Quanto a distribuição por regiões da OMS, a região do Oeste do Pacífico (29%), a região Europeia (22%), a do Sudeste Asiático (22%) e a das Américas (13%), a qual inclui o Brasil, concentram o maior número de casos, seguidos da região Africana (9%) e do Mediterrâneo (5%). As taxas anuais de indivíduos necessitados em receber CP variam, por região da OMS, de 234 a 562 para cada 100.000 pessoas. As maiores taxas são encontradas na região Europeia (562/100.000), no Oeste do Pacífico (378/100.000), nas Américas (365/100.000) e na região Africana (353/100.000). O Sudeste Asiático (com 319) e a região do Oeste do Mediterrâneo (com 234) têm as menores taxas para cada 100.000 pessoas.[3]

Para atender a esse volumosa demanda seria importante um grau adequado de desenvolvimento e integração dos CP nos sistemas de saúde, sobretudo nos países com baixo e médio níveis socioeconômicos, porém, dados levantados em 2006 e atualizados em 2011, sob a liderança da Worldwide Palliative Care Alliance, evidenciaram exatamente o contrário.[5,6] Apesar de haver grande variabilidade entre países e continentes, o grau de desenvolvimento e integração dos CP nos sistemas de saúde da imensa maioria dos países é insuficiente para atender a demanda anteriormente exposta.

A partir da coleta de informações sobre a abrangência das atividades em CP, volume de treinamento e educação na área, disponibilidade de opioides, número de serviços e estrutura disponíveis, produção científica e suporte governamental, os autores deste estudo classificaram os 234 países do globo em categorias ou grupos de 1 a 4, conforme o nível de desenvolvimento e integração de CP em cada um. Nesse levantamento, 73,6% dos países foram classificados nos grupos 1, em que não há atividade na área de CP (n = 75), grupo 2, em que há apenas um potencial para o desenvolvimento de CP (n = 23). No grupo 3, onde o nível de desenvolvimento é intermediário e não há ainda integração dos CP no sistema de saúde (n = 74). Apenas 19,2% (n = 45) das 238 nações foram categorizadas no grupo 4, em que a integração aos sistemas de saúde é preliminar (grupo 4a, n = 25) ou avançada (grupo 4b, n = 20). Essa minoria, constituída predominantemente de países desenvolvidos da América do Norte, Europa Ocidental e Oceania também possuem altos índices de desenvolvimento humano (IDH), conforme classificação das Nações Unidas, além de uma relação de número de serviços por habitante que não excede 1:8,5 milhões, em contraposição aos países do grupo 3, por exemplo, em que muitos países têm apenas 1 serviço de CP e a relação de serviços por habitante tende a ser superior a 1:90 milhões.

O Brasil, e a maior parte dos países latino-americanos, está alocado na grupo 3a, em que a oferta de CP é isolada, o desenvolvimento da área é esparso e pouco apoiado, a disponibilidade de morfina é baixa e o número de serviços de CP e *hospices* é limitado em relação ao tamanho da população (1 para cada 8,8 milhões de pessoas).[5,6]

Logo, a partir desses dados, conclui-se que há grande variabilidade, mundial e regional, no grau de desenvolvimento e integração de CP nos sistemas de saúde, além de evidente desproporção entre a necessidade desse tipo de cuidado e a capacidade estrutural e organizacional da maioria dos países em ofertá-lo de maneira abrangente. Consequentemente, milhões de indivíduos com doenças crônicas e limitantes têm sofrido, no mundo todo, em razão da falta de acesso adequado a CP.[3]

≡ Benefícios da integração precoce e avançada

Conforme detalhado anteriormente, apenas 20 dos 234 países do globo apresentam um grau de integração avançada de CP nos seus sistemas de saúde. Formam um pequeno grupo de nações desenvolvidas, com IDH alto e boa relação na oferta de serviços de CP por habitante.[6] Não por acaso, foi em instituições desses países que, nos últimos 7 anos, desenvolveu-se a maior parte dos estudos que revelaram os múltiplos benefícios de integrar precocemente CP na trajetória de doenças ameaçadoras à vida, como o câncer.

O primeiro estudo foi publicado em 2010 por Temel et al. e desenvolvido em um hospital terciário norte-americano. Foram randomizados 150 pacientes com câncer de pulmão de células metastáticas não pequenas para receberem, em até 8 semanas do diagnóstico, CP ofertado em âmbito ambulatorial por meio de atendimentos regulares (ao menos uma 1 vez mês), prestados por uma equipe multidisciplinar e de modo concomitante ao acompanhamento e tratamento oncológicos, ou somente acompanhamento oncológico. O objetivo principal era determinar se haveria diferenças, entre os dois grupos analisados, nos desfechos reportados pelos pacientes, no uso dos recursos de saúde, na qualidade de vida e sintomas, assim como no volume de cuidados agressivos recebidos no fim da vida. Os autores puderam evidenciar que o grupo que recebeu CP precoce obteve melhora estatisticamente significativa em qualidade de vida, medida pelo questionário FACT – L (mediana de 98 *versus* 91,5; p = 0,03), além de menor intensidade de sintomas depressivos (16% contra 38% do grupo controle, p = 0,01) e menos tratamentos agressivos no fim da vida (33% contra 54% do grupo controle; p = 0,05). Interessantemente, mesmo tendo recebido menor volume de cuidados agressivos no fim da vida, quem recebeu CP precoce obteve uma sobrevida global significativamente superior (média de 11,6 meses contra 8,9 meses no grupo controle).[7]

Em 2014, em estudo similar ao publicado por Temel et al. em 2010, pesquisadores canadenses avaliaram novamente os efeitos de introduzir-se CP precoce para pacientes oncológicos. Nessa coorte, foram randomizados 461 pacientes com qualquer tipo de câncer metastático ou localmente avançado de mau prognóstico, que tinham uma expectativa de vida estimada entre 6 e 24 meses, para serem submetidos a CP ambulatorial com cuidado oncológico usual ou somente cuidado oncológico usual. Corroborando os achados de Temel et al., os pacientes pertencentes ao braço intervenção (CP precoce) tiveram seus sintomas mais bem controlados após quatro meses de seguimento, além reportarem melhor qualidade de vida e maior satisfação com o cuidado assistencial recebido, desfechos que foram medidos pelas ferramentas Edmonton Symptom Assessment System (ESAS), FACIT-Sp, e FAMCARE.[8] Mais recentemente, em 2015,

Bakitas et al., utilizando um modelo não tradicional de CP ofertado a uma população rural norte-americana no estudo conhecido como ENABLE III, randomizou 207 pacientes com câncer avançado para serem submetidos a CP precoce (até 1 a 2 meses do recrutamento) ou tardio (mais de 3 meses do recrutamento). Ambos os grupos recebiam os cuidados oncológicos padrão. À despeito de não ter atingido a maioria dos seus desfechos primários, quais sejam diferenças em qualidade de vida, sintomas, humor e uso de recursos de saúde, os pacientes randomizados para o grupo precoce tiveram sobrevida significativamente maior em 1 ano (63% contra 48%, p = 0,038).[9]

Por fim, outros dois grandes ensaios clínicos randomizados e controlados, publicados em 2016, expandiram ainda mais as evidências anteriores. Temel et al. repetiram o desenho de seu primeiro trabalho, porém aumentando a população amostrada para incluir, além de pacientes com câncer de pulmão de células metastáticas não pequenas, indivíduos com cânceres incuráveis do trato gastrintestinal. Novamente, melhores desfechos em qualidade de vida e depressão foram obtidos pelos pacientes do grupo de CP precoce, sobretudo naqueles com câncer de pulmão.[10] O outro trabalho, pioneiro pela população estudada, demonstrou os benefícios de se ofertar CP para pacientes com neoplasias hematológicas e internados para a realização de transplante de células hematopoiéticas (TCH). Um total de 160 pacientes e seus cuidadores foram randomizados para receberem CP integrado aos cuidados usuais de TCH ou somente cuidados usuais do transplante. Após somente duas semanas de seguimento, o grupo submetido a CP teve melhor qualidade de vida e menor intensidade de sintomas físicos e psicoemocionais. Os cuidadores também apresentaram menores níveis de sintomas depressivos, além de melhores desfechos em alguns domínios dos questionários de qualidade de vida aplicados.[11]

Esse volumoso conjunto de evidências deixa inquestionavelmente claro que o CP deve ser integrado muito antes dos estágios terminais das doenças para as quais está indicado a fim de que pacientes e familiares possam usufruir de maneira ótima de todos os seus benefícios. Nesse sentido, entidades governamentais e não governamentais, agentes públicos e privados de todas as nações devem estabelecer ações que permitam o acesso precoce e abrangente ao CP.

≡ Cuidado paliativo na América Latina e no Brasil

■ Distribuição dos serviços e desenvolvimento histórico

A América Latina é caracterizada por uma grande heterogeneidade. Em um extremo encontramos países como o Brasil com uma área territorial de 85.148.766 km^2 (41% da superfície latino-americana) e no outro El Salvador, que é 405 vezes menor (21.040 km^2, 0,1% da América Latina). A população varia de igual maneira: o Brasil possui 192.376.496 habitantes (34% da população latino-americana), enquanto no Uruguai habitam 3.286.314 de pessoas. El Salvador possui uma densidade populacional de 295 habitantes/km^2, em contraste com a Bolívia que possui 9 habitantes/km^2.[12,13]

Segundo dados publicados no Atlas de Cuidados Paliativos na América Latina, observam-se um total de 922 serviços de CP em toda a região, o que significa 1,63 serviço/unidade/equipes de CP por 1.000.000 de habitantes. Costa Rica apresenta a maior concentração de serviços por milhão de habitantes (16,6/1.000.000 de habitantes), enquanto Honduras possui a menor concentração (0,24 serviço/1.000.000 de habitantes). O Chile detém a maior quantidade de serviços em números absolutos (277), o que representa 30% dos serviços de toda a região, embora nem todos os serviços analisados possuam especialistas em CP. Os tipos de serviços mais frequentemente encontrados são as equipes de atenção domiciliar (0,4/1.000.000 de habitantes), mais prevalentes no Chile, México e Cuba, as equipes de apoio hospitalar (0,34/1.000.000 de habitantes), presentes especialmente na Argentina e no Chile, e as equipes com atuação em múltiplos locais de cuidado (0,33/1.000.000 de habitantes). Observa-se também que os serviços se concentram mais nos segundo e terceiro níveis de atenção sociossanitária (586 equipes, 1,04 serviço/equipes/1.000.000 de habitantes). Em contrapartida, 523 serviços/equipes (0,93/1.000.000 de habitantes) atuam na atenção primária. O número total de Centros-Dia e Equipes de Voluntários são relativamente baixos, observando-se apenas 0,08 e 0,2 equipes/1.000.000 de habitantes, respectivamente. Estima-se que existam cerca de 600 médicos paliativistas na América Latina, em maior quantidade em países como México, Argentina e Chile. Ao menos 11 países possuem uma associação de CP. No Brasil e na Costa Rica, existem registradas duas associações. Há ainda colaborações regionais – como a Associação Latino-Americana de Cuidados Paliativos (ALCP), a Federação Centro-Americana e do Caribe de Dor e Cuidados Paliativos (FEDOPACC), a Federação Latino-Americana de Dor e Cuidados Paliativos (FEDELAT) – e entre países latino-americanos como Cuba e México, Cuba e Brasil, Costa Rica e Honduras e entre Bolívia, El-Salvador, Venezuela e Honduras. Com relação às políticas públicas, apenas quatro países (Chile, Colômbia, México e Panamá) possuem uma lei nacional de CP, enquanto Brasil, Chile, Costa Rica, Cuba, México, Panamá, Peru e Venezuela possuem programas nacionais, dos quais cinco com sistema de monitoração e avaliação. Vale ressaltar que a maioria dos programas existentes encontra-se vinculada aos programas de Câncer e Dor.[12,13]

O desenvolvimento dos CP na América Latina teve início nos anos 1980 a partir de dois marcos históricos simultâneos: a abertura da Clínica de Dor e Cuidados Paliativos, liderada pelo Dr. Tibério Álvares, em Medelín, na Colômbia, e o início de atendimentos domiciliares em CP, liderados pelo Dr. Roberto Wenk, em San Nicolás, na Argentina. Na década de 1990 surgiram outros serviços, entre eles, o ambulatório de CP, conduzido pelo Professor Marco Tulio Barcellos Assis Figueiredo, na Escola Paulista de Medicina da Universidade Federal de São Paulo.[12,13]

De modo geral, esse desenvolvimento ocorreu de maneira desorganizada e sem um padrão definido. Segundo a classificação de Wright et al.,[5] onze países da América Latina (Brasil, Paraguai, Peru, Equador, Colômbia, Venezuela, Panamá, México, Guatemala, Cuba e República Dominicana) possuem atividades esparsas e isoladas em CP, enquanto quatro (Costa Rica, Chile, Argentina, Uruguai) encontram-se numa etapa preliminar de integração com serviços de saúde normatizados. Portanto, a maioria da população latino-americana segue sem acesso adequado a CP.[12,13]

Conforme dados disponíveis no *site* da Academia Nacional de Cuidados Paliativos, associação fundada em 2005 e a mais atuante da área no país, existem, atualmente, 157 serviços de CP registrados no Brasil. Cinco encontram-se na região Norte, sete na região Centro-Oeste, 22 na região Sul, 36 na região Centro-Oeste e 88 na região Sudeste.[14]

■ Políticas públicas brasileiras

Com relação às políticas de saúde em CP no Brasil, uma das primeiras regulamentações relacionadas com a área surgiu na Portaria n. 3.535 do Ministério da Saúde, de 2 de setembro de 1998, na qual foram estabelecidos critérios para o cadastramento dos Centros de Alta Complexidade em Oncologia. Nesse documento, os CP foram integrados nos fluxos de atendimento e referência de pacientes com câncer. Além disso, entre as modalidades de prestação de assistência integradas, o documento incluía assistência ambulatorial, hospitalar e domiciliar em CP, por equipe multiprofissional no controle da dor e outros sintomas apresentados, além de garantir internações de longa permanência e fornecimento de medicações ou procedimentos para controle da dor.[15] É importante ressaltar que essa portaria abrangia somente pacientes oncológicos, excluindo outras doenças crônicas limitantes à vida. Posteriormente, entretanto, isso foi modificado pela portaria n. 19, de 3 de janeiro de 2002, quando o Ministério da Saúde instituiu o Programa Nacional de Assistência à Dor e Cuidados Paliativos, ampliando assim a abrangência da oferta do cuidado, o qual passou a estar inserido no contexto de todo o Sistema Único de Saúde. Os objetivos gerais dessa segunda portaria incluíam: a articulação de iniciativas governamentais e não governamentais, bem como estímulo à organização de serviços de saúde e equipes multidisciplinares voltadas para atenção e assistência a pacientes com dor e que necessitem de CP; a articulação e promoção de iniciativas destinadas ao incremento de uma cultura assistencial da dor, com educação continuada de profissionais de saúde e da comunidade sobre a importância do tratamento desse sintoma; a captação e disseminação de informações relevantes em CP para profissionais de saúde, pacientes, familiares e população em geral; e o desenvolvimento de diretrizes assistenciais nacionais, adaptadas à realidade brasileira, com a finalidade de estabelecer o controle da dor e de outros sintomas de pacientes com doenças incuráveis.[16]

Em 2006, outro marco importante foi a resolução n. 1.805/2006 do Conselho Federal de Medicina (CFM), uma das primeiras a regulamentar a ortotanásia ou "morte digna" no Brasil. Apesar de o Ministério Público ter solicitado sua nulidade, a resolução recebeu sentença judicial final favorável ao CFM, permitindo ao médico limitar ou suspender procedimentos e tratamentos que prolonguem a vida do paciente, respeitada a vontade do indivíduos ou de seu representante legal. Além

disso, a resolução garante que o paciente receba todos os cuidados necessários para aliviar os sintomas que levam ao sofrimento, assegurada a assistência integral, conforto físico, psíquico, social e espiritual, inclusive assegurando-lhe o direito de alta hospitalar.[17]

Apesar do estabelecimento das portarias governamentais e da resolução do CFM, importantes avanços para medicina paliativa do Brasil, inúmeras barreiras têm dificultado uma integração mais proeminente dos CP no sistema de saúde do Brasil e de outras tantas nações, mantendo esses países em um nível de desenvolvimento de CP relativamente baixo, caracterizado pelo reduzido número de serviços/habitante, e disponibilidade inadequada de analgésicos opioides.[6]

▪ Principais barreiras

Como explicitado anteriormente, a demanda global pelos CP teve uma evolução exponencial desde o surgimento da especialidade e não será diferente nos próximos anos. Infelizmente, entretanto, apesar de o conceito de CP já estar relativamente bem estabelecido e difundido ao redor do mundo, muitos pacientes ainda não têm acesso a esses serviços, sobretudo em países subdesenvolvidos e em desenvolvimento, onde a sua necessidade é maior e os recursos são mais escassos. Assim, podemos pontuar o fator econômico como a primeira e provavelmente a maior barreira para disseminação global dos CP, não somente pela escassez de recursos em alguns países, mas também pela falta de direcionamento dos recursos para a área, mesmo em países desenvolvidos. Por exemplo, apenas 1% dos fundos do National Institute of Health, instituição governamental que financia pesquisas médicas nos Estados Unidos, é direcionado a especialidade.[18] Em pesquisa internacional recente conduzida pela Multinational Association of Supportive Care in Cancer, mais de 80% dos centros de câncer avaliados consideram importante a integração dos CP dentro da oncologia, entretanto somente 17% das instituições estavam dispostas a aumentar os recursos para essa área.[19] Além da barreira financeira, podemos também destacar os chamados fatores humanos como limitantes ao desenvolvimento da especialidade. Entre eles, o fator sociocultural/religioso possui importante influência em algumas nações, as quais, por exemplo, desencorajam e até proíbem por lei informar aos pacientes a respeito do seu diagnóstico e prognóstico, quando estes são potencialmente fatais. Outro fator é o psicológico. Muitos indivíduos evitam falar da morte e alguns, inclusive, defendem que a simples ação de abordar o assunto poderia ser prejudicial ao paciente, mesmo não havendo evidências cientificas que fundamentem esse conceito. Aliás, a literatura médica atual aponta exatamente o contrário.[3] Visando transpor as barreiras mais comumente identificadas, a OMS estabeleceu, em 1990, uma estratégia de saúde pública que inclui uma série de recomendações aos governos de todas as nações, a fim de estimular a integração dos CP nos seus sistemas de saúde, respeitando a particularidade epidemiológica, cultural, religiosa e socioeconômica de cada país.[20] Esse modelo baseia-se na instituição de quatro pilares básicos:

a) *Políticas apropriadas*: trata-se do gatilho inicial para introdução dos CP, pois só há implementação de políticas públicas se houver garantias operacionais. Isso ocorre por meio de legislações que incluam os CP como parte do sistema de saúde, elaboração de *guidelines* e protocolos na área, além do reconhecimento dos CP como especialidade/subespecialidade.[20]

b) *Disponibilidade de fármacos adequados*: não há controle de dor e outros sintomas sem o emprego de certas medicações, sobretudo os opioides analgésicos. De acordo com estimativas atuais, cerca de 30 a 50% dos pacientes em tratamento oncológico e mais de 70% de todos os pacientes com câncer avançado experimentam dor significativa.[21] Apesar de existirem evidências bem consolidadas de que o alívio da dor é fundamental no tratamento do câncer, empecilhos burocráticos dificultam o acesso de pacientes aos principais agentes analgésicos. Essas barreiras vão desde questões regulatórias até questões culturais. De acordo com pesquisa realizada pelo International Narcotics Control Board, em 2007, os principais contribuintes para a reduzida utilização de opioides no tratamento da dor incluem: preocupações gerais de pacientes e profissionais de saúde quanto ao possível abuso de analgésicos opioides; falta de treinamento para os profissionais de saúde e sua consequente insegurança em prescrever esses agentes; legislações excessivamente restritivas; além do alto custo e má distribuição dos medicamentos.[21]

c) *Educação dos provedores de cuidados*: o currículo de graduação dos profissionais de saúde é extremamente deficiente no ensino de CP. Atualmente, poucas horas da formação são dedicadas à especialidade. Em consequência, há pouco conhecimento sobre conceitos básicos e prática insuficiente para o manejo de opioides. Deve ser instituído um currículo que contemple o ensino da especialidade em três níveis: treinamento básico para todos os profissionais de saúde, treinamento intermediário para aqueles que rotineiramente cuidam de pacientes em fim de vida e treinamento avançado para aqueles que lidam com pacientes que necessitem de cuidados mais especializados, que vão além dos relacionados com o manejo rotineiro de sintomas.[3]

d) *Implementação*: inicialmente, deve-se garantir fundos para financiar os serviços de CP, incluindo capital para recursos humanos e desenvolvimento de infraestrutura e serviços essenciais (p. ex., *hospices*, atendimento domiciliar etc.). Além disso, deve-se dar atenção especial aos cuidadores, que provém grande parte dos cuidados do dia a dia dos pacientes e, portanto, devem ter seus direitos assegurados por políticas públicas adequadas. Com relação à incorporação de tecnologias, deve- se priorizar o que é essencial para a boa prática da especialidade. Aquilo que for de última geração, porém apenas opcional e interessante, deve ser adquirido apenas se houver recursos suficientes para tal.[22]

O modelo de saúde pública da OMS pode constituir-se numa estratégia eficaz para integrar os CP nos sistemas de saúde, desde que o seu desenvolvimento esteja aliado a esforços legítimos de autoridades políticas e profissionais de saúde. Isso permitirá que o processo se adéque às características particulares de cada país e terá como resultado final o alívio do sofrimento e a melhoria da qualidade de vida de pacientes e familiares que convivem com doenças crônicas e limitantes à vida.

≡ Conclusão

Os CP evoluíram de uma filosofia de cuidado voltada para pacientes com câncer em estágio terminal, para uma especialidade médica complexa que envolve o cuidado de pacientes e familiares que lidam com doenças crônicas e limitantes em diferentes estágios de evolução. Há grande variabilidade mundial e regional na oferta de serviços e no grau de desenvolvimento e integração dos CP nos sistemas de saúde do globo, além de evidente desproporção entre a necessidade desse tipo de cuidado e a capacidade estrutural e organizacional da maioria dos países em ofertá-lo de maneira abrangente. CP deve ser integrado muito antes dos estágios terminais das doenças para as quais está indicado, a fim de que pacientes e familiares possam usufruir de maneira ótima de todos os seus benefícios. O desenvolvimento de estratégias que suplantem barreiras socioeducacionais, políticas, culturais e financeiras, como as sugeridas pelo modelo da OMS, pode ser um meio de viabilizar

uma maior integração dos CP nos sistemas de saúde de todas as nações, permitindo que pacientes e familiares tenham acesso adequado a tratamentos que comprovadamente aliviam o seu sofrimento e promovem sua qualidade de vida.

≡ Referências

1. Sepúlveda C, Marlin A, Yoshida T, Ullrich A. Palliative care: the World Health Organization's global perspective. Journal of Pain and Symptom Management. 2002; 24(2):91-6.
2. Clark D. From margins to centre: a review of the history of palliative care in cancer. The Lancet Ooncology. 2007; 8(5):430-8.
3. World Health Organization. Global atlas of palliative care at the end of life. Disponível em: http://www.who.int/cancer/publications/palliative-care-atlas/en/. Acesso em: 1 jul 20147.
4. Reville B, Foxwell AM. The global state of palliative care-progress and challenges in cancer care. Ann Palliat Med. 2014; 3(3):129-38.
5. Wright M, Wood J, Lynch T, Clark D. Mapping levels of palliative care development: a global view. J Pain Symptom Manage. 2008; 35(5):469-85.
6. Lynch T, Connor S, Clark D. Mapping levels of palliative care development: a global update. Journal of Pain and Symptom Management. 2013; 45(6): 1094-106.
7. Temel JS, Greer JA, Muzikansky A, Gallagher ER, Admane S, Jackson VA, et al. Early palliative care for patients with metastatic non-small-cell lung cancer. New England Journal of Medicine. 2010; 363(8):733-42.
8. Zimmermann C, Swami N, Krzyzanowska M, Hannon B, Leighl N, Oza A, et al. Early palliative care for patients with advanced cancer: a cluster--randomised controlled trial. The Lancet. 2014; 383(9930):1721-30.
9. Bakitas MA, Tosteson TD, Li Z, Lyons KD, Hull JG, Li Z, et al. Early versus delayed initiation of concurrent palliative oncology care: patient outcomes in the ENABLE III randomized controlled trial. Journal of Clinical Oncology: Official Journal of the American Society of Clinical Oncology. 2015; 33(13):1438-45.
10. Temel JS, Greer JA, El-Jawahri A, Pirl WF, Park ER, Jackson VA, et al. Effects of early integrated palliative care in patients with lung and GI cancer: a randomized clinical trial. Journal of Clinical Oncology. 2016; 35(8):834-41.
11. El-Jawahri A, LeBlanc T, VanDusen H, Traeger L, Greer JA, Pirl WF, et al. Effect of inpatient palliative

care on quality of life 2 weeks after hematopoietic stem cell transplantation: a randomized clinical trial. Jama. 2016; 316(20):2094-103.

12. Pastrana T, De Lima L, Wenk R, Eisenchlas J, Monti C, Rocafort J, et al. Atlas of palliative care in Latin America. Houston: IAHPC Press; 2012.

13. Soto-Perez-de-Celis E, Chavarri-Guerra Y, Pastrana T, Ruiz-Mendoza R, Bukowski A, Goss PE. End--of-Life Care in Latin America. Journal of Global Oncology. 2017; 3(3):261-70.

14. Academia Nacional de Cuidados Paliativos. Onde existem serviços de Cuidados Paliativos registrados no Brasil. Disponível em: http://paliativo.org.br/. Acesso em: 1 fev 2018.

15. Ministério da Saúde. Portaria n. 3535, de 2 de setembro de 1998. Disponível em: http://bvsms.saude.gov.br/bvs/saudelegis/gm/1998/prt 3535_02_09_1998_revog.html. Acesso em: 1 fev 2018.

16. Ministério da Saúde. Portaria n. 19, de 03 de janeiro de 2002. Disponível em: http://bvsms.saude.gov.br/bvs/saudelegis/gm/2002/prt0019_03_01_2002.html. Acesso em: 1 fev 2018.

17. Conselho Federal de Medicina. Resolução 1805/06. Disponível em: http://www.portalmedico.org.br/resolucoes/cfm/2006/1805_2006.htm. Acesso em: 1 fev 2018.

18. Abrahm JL. Integrating palliative care into comprehensive cancer care. Journal of the National Comprehensive Cancer Network: JNCCN. 2012; 10(10): 1192-8.

19. Davis MP, Bruera E, Morganstern D. Early integration of palliative and supportive care in the cancer continuum: challenges and opportunities. American Society of Clinical Oncology Educational Book American Society of Clinical Oncology Meeting. 2013; 144-50.

20. Stjernsward J, Foley KM, Ferris FD. The public health strategy for palliative care. J Pain Symptom Manage. 2007; 33(5):486-93.

21. Dalal S, Bruera E. Access to opioid analgesics and pain relief for patients with cancer. Nature Reviews Clinical Oncology. 2013; 10(2):108-16.

22. Stjernsward J, Foley KM, Ferris FD. Integrating palliative care into national policies. J Pain Symptom Management. 2007; 33(5):514-20.

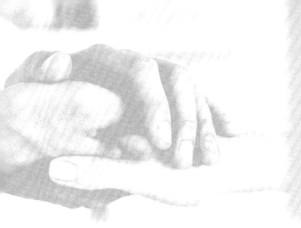

Capítulo 3

Marco Aurélio Scarpinella Bueno
Polianna Mara Rodrigues de Souza

Bioética em Cuidados Paliativos

"Meu dilema não significa, em primeiro lugar, que se escolha entre o bem e o mal; ele designa a escolha pela qual se exclui ou se escolhe o bem e o mal."

Kierkegaard

Ética é o campo da filosofia dedicado aos assuntos morais. Refere-se à compreensão das noções e dos princípios que sustentam as bases da moralidade social e da vida individual de uma determinada sociedade, em um determinado momento histórico, sofrendo grande influência dos padrões socioculturais vigentes. Trata-se de uma reflexão acerca da influência que o código moral estabelecido exerce sobre a subjetividade dos indivíduos e acerca de como estes lidam com essas prescrições de conduta, aceitando de forma integral ou não os valores normativos.[1]

Já a Bioética é o estudo sistemático da conduta humana nas áreas de ciências da vida e cuidados de saúde, de modo que esta conduta seja examinada à luz dos valores e princípios morais de uma determinada sociedade. É a reflexão ética sobre os seres vivos tais como eles se apresentam nas relações cotidianas do mundo vivido e nos contextos teóricos e práticos, da ciência e da pesquisa. A bioética nasceu pela preocupação a respeito dos efeitos do grande desenvolvimento tecnológico, que fez surgir, entre outros, dilemas morais inesperados relacionados não somente com a prática biomédica, mas também nas relações das várias ciências com os seres vivos de uma forma geral. Van Rensselaer Potter, considerado o pai da bioética, trazia a preocupação de que "Nem tudo que é cientificamente possível é eticamente aceitável". Nesse conceito entende-se que todo e qualquer exercício das relações profissionais de saúde-paciente é objeto de interesse bioético e deve se fazer à luz da bioética.[2]

Um dos princípios fundamentais expresso pelo código de Ética Médica afirma que: "O alvo de toda a atenção do médico é a saúde do ser humano, em benefício da qual deverá agir com o máximo de zelo e o melhor de sua capacidade profissional."[3] Logo, como ressalta o Prof. Reinaldo Ayer de Oliveira, o ato médico objetiva o benefício do paciente, ou como postulado pela Bioética Principialista, sua beneficência.[4]

O princípio do respeito à beneficência constitui uma das quatro premissas fundamentais da Bioética proposta por Beauchamp e Childress,[5] além do respeito à autonomia, da não maleficência e da justiça.

Na bioética não existem verdades absolutas e imutáveis. Por ser mais norteadora que normativa, a Bioética lida com uma série de conceitos e um conjunto de ações que visam identificar e auxiliar na resolução dos inúmeros conflitos éticos que surgem diariamente no cuidado ao paciente. E conflitos éticos não faltam quando se fala em Cuidados Paliativos.

Definido pela Organização Mundial de Saúde (OMS) em 1990 como a "assistência para melhorar a qualidade de vida de pacientes com câncer em fase terminal", o Cuidado Paliativo há muito se ampliou como área de atuação clínica e hoje diz respeito a uma especialidade médica interdisciplinar que objetiva: a melhoria da qualidade de vida do paciente e de seus familiares, diante de uma doença que ameace a vida, por meio da prevenção e alívio do sofrimento, da identificação precoce, da avaliação impecável e do tratamento de dor e demais sintomas físicos, sociais, psicológicos e espirituais.[6] Para a OMS, as ações paliativas devem ter início logo após o diagnóstico e devem se desenvolver de modo integrado às terapias capazes de mudar o curso da doença. Consenso da Associação Americana de Oncologia Clínica prevê que as práticas voltadas ao conforto e à qualidade de vida do paciente devem começar, no máximo, oito semanas após o diagnóstico.

A prática do Cuidado Paliativo exige do profissional de saúde não apenas seu conhecimento técnico sobre determinada condição clínica, por exemplo, qual o melhor remédio para aliviar o sofrimento de uma dor refratária, mas também seu conhecimento ético (e por que não legal) de como administrar morfina para tratar a referida dor.

Vários são os conflitos éticos implicados na prática dos cuidados paliativos envolvendo questões relacionadas com o morrer *versus* não morrer, entre os quais podem-se citar os concernentes ao prolongamento da vida e à abreviação da vida. Nesse ínterim, algumas questões como o que fazer com um paciente em fim de vida, como administrar o fim de vida de uma pessoa, como justificar ou não a manutenção de aparato tecnológico quando se sabe que não existem possibilidades de cura, quando interromper o suporte avançado de vida, qual o direito do doente de decidir sobre sua própria morte, qual o valor de uma vida considerada "sem dignidade" e qual o papel dos profissionais de saúde, que têm o dever de cuidar das necessidades dos pacientes, ante um pedido para morrer.[7]

Para tanto a Bioética considera o contexto em si (o dilema ético) e seus fatores agravantes e atenuantes antes de tomar uma decisão, que muitas vezes não é a ideal, mas que para aquele caso específico parece ser a mais adequada.

A abordagem bioética requer uma atitude contínua, tanto na atividade médica como na postura como cidadão; logo, não é de estranhar que um olhar bioético sobre assuntos tão complexos possam enveredar para abordagens distintas.

Outro pensador da Bioética, Lévinas,[8] propõe o modelo da alteridade, ou seja, "colocar o outro no lugar do ser", para citar o Prof. José Roberto Goldim.[9] Isso significa, então, falar de valores.[10] Lévinas inverte a história de "agir frente ao outro como gostaria de ser tratado". É a descoberta do outro que impõe a conduta adequada. Deixa de ter sentido a história de que "a liberdade de um termina quando começa a do outro". Passa a valer a proposta de que "minha liberdade é garantida pela liberdade dos outros".[10,11]

Tendo em vista que todo o ato médico visa o melhor interesse do paciente é importante lembrar que os valores individuais de cada paciente muitas vezes são distintos dos próprios valores do médico, devendo-se sempre respeitar as opiniões daqueles que têm visões distintas sobre aspectos culturais e religiosos em relação à equipe assistencial.

Como embasamento para a tomada de decisões bioéticas recomenda-se ampla avaliação e conhecimento do ordenamento que dá suporte ético e legal à conduta do médico, destacando-se:

- o Código de Ética Médica que norteia os princípios fundamentais da medicina, incluindo os direitos dos médicos, a responsabilidade profissional, a relação com pacientes e familiares, entre outros temas;
- o Código Civil Brasileiro, que norteia os princípios que regulam as relações jurídicas entre as pessoas em todas as suas nuances;
- o Código Penal que define o que é considerado crime e quais as responsabilidades dos cidadãos.

Ao paciente cabe o direito de escolher entre submeter-se ou não a um tratamento. No código de Ética Médica o princípio da autonomia mantém o indivíduo como dono de sua própria vida, podendo limitar as invasões a sua intimidade.[12]

Particular desafio bioético é a questão da autonomia em pacientes com doença mental que enfrentam as questões relacionadas com a tomada de decisão no final de vida. A presença da doença mental não é *prima facie* evidência de incapacidade na tomada de decisões; porém, é mandatória a presença de um psiquiatra que avalie a capacidade decisória do paciente.[13]

Em casos de doenças avançadas e fases finais de vida, um paciente adulto e capaz, que demonstre capacidade em exercer sua autonomia e que tenha sido adequadamente informado sobre os prós e os contras de determinado ato médico, tem o direito ético e legal de se recusar a receber quaisquer tratamentos que possam prolongar seu sofrimento. Quando, por qualquer razão, um médico discordar dessa decisão do paciente é importante que demonstre empatia e se disponha a explicar de forma pormenorizada e quantas vezes forem necessárias as consequências de tal recusa. A sugestão de uma segunda opinião médica é sempre bem-vinda.[13]

Caso a opção do paciente viole a sensação de integridade profissional do médico assistente é importante que outra pessoa assuma os cuidados do paciente e de sua família, sem que fique a sensação de que este paciente tenha sido abandonado pelo seu médico. Nesses momentos a integração com um comitê de bioética pode auxiliar em como tratar tais dilemas.

Esse mesmo direito de recusa de tratamento se aplica aos pacientes que não tenham mais capacidade de se manifestar por si, como aqueles que entram em coma, por exemplo. Nesse momento a equipe médica buscará por alguém que possa agir como um interlocutor (mesmo que não seja membro da família) capaz de tentar resgatar alguma vontade expressa anteriormente, mesmo que em conversas com amigos ou familiares. Se tais preferências nunca foram discutidas e o paciente não possui diretivas antecipadas de vontade ou testamento vital é importante que as decisões de cuidados sejam tomadas a partir das melhores evidências que corroborem quais eram os valores, as crenças e as escolhas prévias do paciente.

É esta capacidade que o interlocutor tem de falar sobre as preferências do paciente que norteará as tomadas de decisões médicas. Shalovitz et al.[14] publicaram um estudo feito a partir de cenários hipotéticos em que não houve alto grau de correlação entre o que o interlocutor decidia e a decisão do paciente. Por outro lado, há estudos que mostraram que a expressão de confiança que o paciente depositava em seu interlocutor é muito importante.[15] De qualquer forma a decisão compartilhada com um interlocutor parece ser mais sensata do que um médico decidindo por si só.

A relação entre a equipe médica e esse interlocutor pode se tornar bastante tensa na medida em que forem surgindo questões nas quais o interlocutor desconhece os valores e desejos do paciente. Importante também considerar que tais situações podem causar uma grande sensação de estresse físico e mental sobre o interlocutor, seja ele determinado hierarquicamente [esposa(o), filho(a)] ou então apontado por alguém.[16] Os fatores estressores mais comuns são:

- incerteza sobre os desejos do paciente;
- incerteza sobre o prognóstico;
- estar em um hospital (longe de casa);
- má comunicação com equipe médica;
- sentir-se pressionado em tomar decisões;
- conflitos entre médicos e familiares;
- sentir-se o único a tomar a decisão; e
- sentimento de incerteza ou culpa pela decisão tomada.

Se nada disso for possível, a equipe de cuidados paliativos deve agir no melhor interesse do paciente. Os critérios frequentemente usados para determinar o que seriam os melhores interesses do paciente são:[17]

- determinar aquilo que o paciente entenda como qualidade de vida estável ou aceitável ou tentar resgatar aquilo que ele poderia considerar intolerável;
- ponderar benefícios e malefícios de intervenções a serem feitas, considerando inclusive quais seriam os impactos em uma eventual melhora em curto prazo;
- caracterizar os riscos e o grau de sofrimento associado a determinada intervenção;
- ponderar prognóstico com ou sem o tratamento proposto, seja em termos de mortalidade seja em termos de incapacidade.

Para finalizar, torna-se importante definir alguns termos importantes como eutanásia, distanásia e ortotanásia. Simplificadamente, eutanásia designaria a antecipação da morte de paciente incurável, geralmente de paciente terminal e em grande sofrimento, movida por compaixão para com ele, isto é, a "morte antes de seu tempo". Distanásia refere-se à manutenção da vida por meio de tratamentos desproporcionais/obstinação terapêutica que vão além de qualquer esperança de beneficiar o doente ou promover seu bem-estar, levando a um processo de morrer prolongado e com sofrimento físico ou psicológico, sendo a morte "depois do tempo". Já a ortotanásia é o não prolongamento artificial do processo de morrer, provendo os cuidados paliativos, sem interferir no momento da morte e sem encurtar o tempo natural de vida: "morte que chega na hora certa".[7]

Os princípios fundamentais dos Cuidados Paliativos advogam em favor da ortotanásia, considerando que não se deve prolongar a vida de uma pessoa, imputando-lhe sofrimento inútil e desproporcional quando não há chances de recuperação, considerando que tal ato se constituiria apenas em prolongamento do processo de morte; assim como também não consideram adequado a abreviação da vida.

≡ Referências

1. Vasques SA. Ética. 4. ed. Rio de Janeiro: Civilização Brasileira; 2004.
2. Pessini L, Bertachini L, Barchifontaine CP. Bioética, cuidado e humanização. v. 1. São Paulo: Edições Loyola, 2015.
3. Conselho Federal de Medicina. Código de Ética Médica. Resolução CFM n. 1931/2009. Brasília, p. 8.
4. Oliveira RA. A ética médica e a terminalidade da vida. Revista Portal de Divulgação. 2105; 45:120-5.
5. Beauchamp T, Childress J. Principles of biomedical ethics. 4th ed. New York: Oxford University Press; 1994.
6. Sepúlveda C, Marlin A, Yoshida T, Ullrich A. Paliative care: the World Health Organization's global perspective. J Pain Symptom Management. 2002; 24(2):91.
7. Pessini L. Distanásia: até quando prolongar a vida? São Paulo: São Camilo; 2001.
8. Lévinas E. Entre nós – ensaio sobre alteridade. Petrópolis: Vozes; 2004.
9. Goldim JR. Portal de Bioética. Disponível em: https://www.ufrgs.br/bioetica/bioetica.htm

10. Hossne WS, Segre M. Dos referenciais da bioética – a alteridade. Revista Bioethikos – Centro Universitário São Camilo. 2011; 5(1):35-40.

11. Segre M. Bioética e religião. Revista Brasileira de Bioética. 2005; 1(3): 257-63.

12. Xavier MS, Miziara CSMG, Miziara ID. Terminalidade da vida: questões éticas e religiosas sobre ortotanásia. Saúde, Ética e Justiça. 2014; 19(1): 26-34.

13. Snyder L. American College of Physicians Ethics Manual. 6th ed. Ann Intern Med. 2012; 156(1): 73-104.

14. Shalowitz DI, Garrett-Mayer E, Wendler D. The accuracy of surrogate decision makers: a systematic review. Arch Intern Med. 2006; 166(5):493.

15. Kim SY, Kim HM, Ryan KA. Et al. How important is 'accuracy' of surrogate decision-making for research participation? PLoS One. 2013; 8(1):e54790. Epub 2013 Jan 31.

16. Wendler D, Rid A. Systematic review: the effect on surrogates of making treatment decisions for others. Ann Intern Med. 2011; 154(5):336.

17. Fromme EK, Smith, MD. Ethical issues in palliative care. UpToDate, Oct. 2017.

Capítulo 4

Juliana Gibello

Comunicando Más Notícias em Cuidados Paliativos

≡ Introdução

A comunicação pode ser considerada uma das necessidades mais importantes do ser humano, visto que o ser humano é um ser social e, ao se comunicar, necessitará de outra pessoa para completar esse processo. Sendo assim, será através dessa interação com outra pessoa, que o desenvolvimento biopsicossocial será possível, iniciado desde o nascimento, pela linguagem corporal e, posteriormente, pela linguagem oral.

A origem da palavra comunicar está no latim *comunicare*, que tem por significado pôr em comum. Ela pressupõe o entendimento das partes envolvidas, e sabe-se que não existirá entendimento se não houver, anteriormente, a compreensão.[1]

Sendo assim, a comunicação em Oncologia, seja na área clínica ou cirúrgica, apresenta diversos desafios; pois, com frequência, os médicos transmitem notícias devastadoras a pacientes e familiares sobre diagnóstico, prognóstico e tratamentos (quimioterapia, radioterapia, cirurgia, controle de sintomas) e eles, consequentemente, podem reagir com medo, tristeza, negação ou raiva.[2]

Quando se trata da comunicação, considerando o contexto de Cuidados Paliativos, se torna ainda mais delicado e difícil, não apenas para os pacientes que receberam as notícias, podendo estas mudar sua perspectiva de futuro, mas também, para a equipe que as transmitirá, seja no início de um diagnóstico, com a possibilidade de um tratamento potencialmente curativo, seja em um momento de mudança na proposta de cuidados, ou seja, para cuidados paliativos, em que o controle de sintomas e o cuidado integral (emocional, social e espiritual) se tornarão imperiosos.[3]

O objetivo dos Cuidados Paliativos é dar uma resposta profissional, humanitária e coordenada ao paciente, garantindo sua qualidade de vida também, de sua família e cuidadores. Isto só acontecerá por meio do trabalho coordenado e integral de uma equipe multidisciplinar que buscará conceder maior dignidade ao final da vida do paciente, por meio da preservação de sua autonomia, permitindo ao paciente tomar decisões sobre sua vida, preservando e respeitando seus valores, crenças e também, oferecer a família, apoio psicossocial adequado de acordo com cada situação.[4]

Nesse sentido, a comunicação é um aspecto fundamental na assistência de pacientes com doenças oncológicas e seus familiares. Ela pode favorecer a construção e o fortalecimento de vínculos entre paciente-família-equipe, despertando assim, sentimento de confiança, permitindo ao paciente vivenciar a sensação de segurança e satisfação em relação ao seu tratamento, principalmente quando este é Cuidado Paliativo.

≡ Comunicando uma notícia difícil

A má notícia é definida como *"aquela que altera drástica e negativamente a perspectiva do paciente em relação ao seu futuro"*. A resposta do paciente e dos seus familiares a essa notícia dependerá, entre muitas coisas, de suas perspectivas em relação ao futuro, sendo esta única, individual e influenciada pelo contexto psicossocial dos mesmos.[5]

O portador de uma má notícia vivenciará fortes emoções como ansiedade, uma intensa carga de responsabilidade e o medo a possível resposta negativa, o que poderá resultar em uma certa relutância e resistência na transmissão de informações difíceis para seu paciente e familiares.[6]

Os médicos, em sua formação, foram preparados de acordo com o modelo biomédico, valorizando e enfatizando mais as questões técnicas do que habilidades de comunicação. Entretanto, os médicos se sentem despreparados para as consequências da má notícia ou sentem, injustificadamente que, fracassaram com o tratamento paciente.[7]

Sabe-se pela observação diária na área da saúde e pela literatura, que comunicar uma má notícia é, provavelmente, uma das tarefas mais difíceis que os profissionais têm que enfrentar, pois implica um forte impacto emocional no paciente e sua rede de apoio, ou seja, quem receberá uma má notícia dificilmente esquecerá onde, como, quando e por quem ela foi comunicada.[8]

Assim, a dificuldade e a frequência com que esse evento ocorre – comunicar uma má notícia – contrasta, contudo, com a deficiente preparação e inabilidade das equipes de saúde em termos gerais de comunicação, sobretudo na maneira de transmitir informações inesperadas e resultados, na maioria das vezes, negativos em relação à evolução de uma doença e seu plano de cuidados.[5] Assim, na comunicação de más notícias é fundamental que haja uma construção significativa e sólida na relação paciente, família e equipe de saúde, enfatizando aspectos de segurança, confiança, empatia, acolhimento emocional com enfoque total nos cuidados centrados no paciente e não mais apenas em sua doença.

De qualquer maneira, observa-se que muitas instituições de saúde têm se preocupado com aspectos como o não prolongamento do sofrimento do paciente, por meio de iniciativas como: discussão desses casos em equipe multidisciplinares, reuniões familiares para tomadas de decisão compartilhada e participação em comissões de bioética.

Essa mudança na educação em saúde acontecerá de maneira lenta e progressiva, como um processo contínuo, pois não se pode desconsiderar que paciente–família–equipe podem ser compreendidos como uma "Unidade de Cuidado", colocando em foco também outra questão bastante importante: para que a equipe possa cuidar, ela também precisará ser cuidada.

Assim, fica evidente que as equipes de saúde necessitam de preparo (educação: técnica, habilidades de comunicação, suporte psicossocial) e cuidado (suporte emocional) para poderem cuidar de pacientes com doenças graves, sem perspectiva de cura e em processo de fim de vida.

■ Comunicação no contexto de cuidados paliativos

Enfrentar uma doença grave implica todo um processo de elaboração e aceitação, que, se não for alcançado, poderá gerar sofrimento e frustração diante de uma expectativa distante de melhora, cura ou recuperação.

Este processo requer acompanhamento e orientação para o paciente, sua família e, em muitos casos, para a equipe de profissionais que cuidam do paciente.

O papel da comunicação com pacientes com doenças sem possibilidades de cura e seus familiares está associado a oferecer apoio emocional, melhorar as estratégias de enfrentamento em relação às mudanças geradas na dinâmica familiar e os diferentes sintomas ante uma doença terminal. Nesse sentido, a comunicação favorece a tomada de decisões adequadas e o trabalho de cuidados da equipe multidisciplinar. Além disso, vale ressaltar, que a equipe que cuida diretamente do paciente, deve estimular sua participação ativa favorecendo com que sua autonomia seja preservada e respeitada e caso não seja possível, que a família possa assumir tais decisões.[4]

As habilidades de comunicação do médico durante a abordagem do paciente e sua família poderá ter um impacto positivo na satisfação deles, especificamente ao longo do tratamento. Tais habilidades conseguem evitar sofrimentos desnecessários, uma vez que favorecerá o fortalecimento da relação médico-paciente-familiares (Quadro 4.1).

Em função da carência na educação dos profissionais para lidar e conversar com seus pacientes e familiares sobre momentos e decisões difíceis, pesquisadores criaram protocolos de comunicação com objetivo de desenvolver tais habilidades, sobretudo quando se trata de uma má notícia.

Os protocolos de comunicação são guias metodológicos para profissionais de saúde, auxiliando principalmente nas chamadas "más notícias", favorecendo e fortalecendo a qualidade da relação médico-paciente e auxiliando para que haja uma comunicação sincera e clara com seus pacientes e familiares.

Um dos protocolos mais utilizados é o SPIKES (Quadro 4.2), que foi desenhado especialmente para auxiliar os médicos a acessar as expectativas dos pacientes antes de compartilhar as informações importantes e necessárias relacionadas com seu adoecimento e tratamento[9].

Quadro 4.2
Protocolo SPIKES

S	Setting	Contexto físico/cenário, local postura profissional e habilidades de escuta
P	Perception	Qual a percepção do paciente em relação a seu processo de adoecimento e tratamento
I	Invitation	Convite ao paciente para troca de informações
K	Knowledge	Conhecimento – explicando fatos clínicos e possibilidades de tratamento
E	Explore emotions and empathize	Acolhimento com empatia as reações emocionais do paciente depois da notícia
S	Strategy and sumary	Síntese da conversa e apresentação de estratégias de cuidados

■ *S: Setting* – contexto e habilidades de escuta

Primeiramente, o profissional deve escolher um ambiente adequado para a comunicação. Além disso, é muito importante cuidar da privacidade e da disponibilidade de tempo suficiente para responder a todas as perguntas do paciente e familiares, com capacidade e sensibilidade para suportar silêncios que se fizerem presentes durante a reunião.

Quadro 4.1
Habilidades de comunicação do médico[4]

- Expressão emocional
- Adaptação
- Exploração
- Reflexão
- Clarificação
- Validação
- Empatia
- Uso do silêncio
- Facilitação
- Resumo

■ *P: Perception* – percepção do paciente

Um princípio fundamental da comunicação é saber o que o paciente/família realmente sabe ou imagina sobre a doença e o tratamento, antes de o profissional continuar com as informações.

"O que você sabe sobre sua doença?"

"O que você sabe sobre o seu tratamento?"

"O que você imagina que está acontecendo com sua saúde?"

Enquanto o paciente estiver falando, preste atenção na linguagem e no vocabulário, pois quando o profissional iniciar sua fala é importante que seja no mesmo nível de conhecimento.

Outro ponto importante a se observar durante a fala do paciente é se há um desencontro entre suas expectativas e percepção e a condição clínica real da situação. Nessa condição, muitas vezes a negação (mecanismo defesa) pode estar presente. É importante ressaltar que o texto, o estilo, a maneira que o profissional descobrirá o que o paciente compreende sobre seu processo de adoecimento será uma escolha de cada profissional.

■ *I: Invitation* – troca de informações

Este é o momento em que o profissional de saúde convidará o paciente para uma conversa clara e sincera e, muitas vezes, precisará perguntar diretamente o que ele deseja saber sobre sua doença e seu tratamento.

"O que você gostaria de saber sobre sua doença e tratamento?"

"Como gostaria que abordasse essa nova notícia?"

Caso o paciente não tenha interesse em ter notícias nesse momento, acolha sua decisão e pergunte quem ele gostaria de escolher para ser a referência (familiares) sobre seu tratamento, além disso diga que você estará disponível para esta conversa quando quiser.

■ *K: Knowledge* – conhecimento (explicando sobre questões clínicas)

É chegado o momento de compartilhar as questões clínicas da doença e do tratamento de maneira clara, sincera, objetiva e sensível, uma vez que reações emocionais podem acontecer após notícias difíceis. Muito importante destacar que o suporte oferecido pelo profissional deve valorizar a sua escuta e também, a sua competência técnica (conhecimento sobre a doença e os tratamentos), além disso, sua estrutura subjetiva para lidar com situações críticas, envolvendo os seus aspectos contratransferenciais.

1. Traga o paciente para compreensão da situação clínica atual, preenchendo todas lacunas ou mal-entendidos que possam aparecer.

2. Use linguagem e vocabulário claros e de fácil compreensão, considerando aspectos socioculturais do paciente/família.

3. Apresente e explique gradualmente as informações e as orientações.

4. Certifique-se da compreensão: confirme de maneira cuidadosa se o paciente compreendeu exatamente o que você explicou após cada parte significante de seu discurso.

5. Acolha as reações emocionais do paciente/família conforme forem ocorrendo ao longo da reunião e esteja disponível para esclarecer as dúvidas.

6. Caso perceba que esteja difícil para paciente/família aceitar o momento atual você pode dizer de maneira empática: *"Percebo que deve estar muito difícil para você vivenciar esta situação"*.

■ *E: Emotions* – explorando e acolhendo as emoções

Reconhecer, validar e acolher emoções é um dos pontos mais importantes em reuniões sobre comunicação de notícias difíceis, comparado com outras conversas na área da saúde. É muito importante o profissional ser empático às possíveis reações emocionais do paciente e da família, pois, certamente, isso favorecerá com que as situações e os momentos mais tensos se tornem mais acolhedores e menos angustiantes.

■ *S: Strategy and Summary* – estratégias e síntese

Finalizando a reunião, o profissional de saúde deve fazer uma síntese de tudo o que foi transmitido e assegurar-se do que foi compreendido, tanto pelo paciente quanto por seus familiares. Um ponto importante a se considerar é que a elaboração de tudo que foi conversado nessa reunião só se dará *a posteriori*, ou seja, a elaboração de conteúdo interno acontecerá após este encontro. Sendo assim, faz-se necessário que o profissional de saúde tenha disponibilidade (pessoal e de tempo) para futuras reuniões com o paciente e sua família, caso demandarem novamente.

Outra questão muito importante e que pode causar desconfortos e problemas futuros para equipe é "prometer a cura" ou que "tudo vai dar certo" quando esta não é mais possível ou expressar desejos não reais. ("*Você não pode perder a esperança*".)

Acolher o paciente e sua família e demonstrar que desejos reais e sinceros serão a base para uma relação terapêutica de confiança e segurança entre paciente e equipe. A questão principal não é: dizer ou não a verdade, mas como a verdade será transmitida.

Quando organizamos uma reunião familiar para conversar sobre decisões de fim de vida é muito importante compreender quem serão os familiares que farão parte desse momento, além de ser fundamental conhecer valores e crenças do paciente e da família. A equipe precisará estar muito alinhada acerca da doença do paciente, prognóstico e opções de tratamento antes da reunião. Seguem recomendações de alguns componentes relevantes para uma reunião familiar sobre cuidados de fim de vida:[4]

Antes da reunião

- Preparar adequadamente o ambiente da entrevista.
- Realizar uma pré-reunião com os membros da equipe multidisciplinar, assegurando que todos tenham o mesmo nível de entendimento da doença do paciente, prognóstico, opções de tratamento e objetivos da reunião familiar.

Durante a reunião

- Apresentar a equipe multidisciplinar à família e ao paciente, por meio de nomes e funções.
- Perguntar a família o quê e quanto conhecem da situação atual.
- Discutir e esclarecer o prognóstico de maneira franca e compreensível para o paciente e a família.
- Enfatizar: *O que o paciente quer ou deseja?*
- Fazer recomendações sobre o tratamento.
- Dar suporte a decisão do paciente e da família.
- Esclarecer quais tratamentos fúteis serão evitados.
- Discutir como será a morte do paciente e o uso de medidas de suporte.
- Abordar e incentivar que paciente e família cuidem de questões emocionais e espirituais.
- Permitir os silêncios funcionais.

Resumindo a reunião

- Sintetizar o que foi discutido e qual o plano terapêutico.
- Esclarecer as dúvidas que possam surgir.
- Enfatizar o plano básico de acompanhamento e assegurar-se de que a família

tenha como entrar em contato com o médico responsável.

- Documentar as decisões no prontuário do paciente.

≡ Considerações finais

O processo de comunicação de más notícias é considerado uma das tarefas mais difíceis das realizadas pelos profissionais de saúde mesmo sendo uma prática frequente. Entretanto, a educação acadêmica oferece pouca ou nenhuma preparação formal para desenvolver tal habilidade. Sabe-se que quando não se tem um treino adequado, incertezas, desconfortos e inseguranças, associados às dificuldades de comunicar notícias difíceis, médicos e profissionais de saúde podem consequentemente, ficar mais distanciados emocionalmente de seus pacientes e dos familiares.[10]

No contexto de Cuidados Paliativos e cuidados de fim de vida, a comunicação torna-se fundamental, uma vez que favorecerá o fortalecimento da relação médico-paciente-família, o vínculo com a equipe multiprofissional, a relação de confiança e segurança referente aos cuidados prestados, além de influenciar na tomada de decisões de continuidade de cuidados.

Nesse sentido, cabe aos profissionais e instituições de saúde investirem em treinamentos e educação continuada para desenvolver habilidades de comunicação que, com certeza, terão influência nos melhores desfechos do cuidado assistencial, promovendo um cuidado integral – físico, emocional, social e espiritual – aos pacientes e familiares, alinhado a proposta definida pela Organização Mundial de Saúde (OMS).

≡ Referências

1. Silva MJP. O papel da comunicação na humanização da atenção à saúde. Rev Bioética. 2009; 10(2): 73-88. Disponível em: http://revistabioetica.cfm.org. br/index.php/revista_bioetica/article/view/215
2. Gilligan T, Coyle N, Frankel RM, Berry DL, Bohlke K, Epstein RM, et al. Patient-clinician communication: american society of clinical oncology consensus guideline. J Clin Oncol. 2017; 35(31):3618-32.
3. BRASIL. Manual de cuidados paliativos. Academia Nacional de Cuidados Paliativos. 2009. 340 p. Disponível em: http://www.nhu.ufms.br/Bioetica/Textos/Morte e o Morrer/MANUAL DE CUIDADOS PALIATIVOS.pdf
4. Espinoza-Suárez NR, Zapata del Mar CM, Mejía Pérez LA. Conspiración de silencio: una barrera en la comunicación médico, paciente y familia. Rev Neuropsiquiatr. 2017; 80(2):125-36. Disponível em: http://www.scielo.org.pe/scielo.php?script=sci_arttext&pid=S0034-85972017000200006&lng=en&nrm=iso&tlng=en
5. Truog R, Campbell M, Curtis JR, Haas C, Luce JM, Rubenfeld GD, et al. Recommendations for end-of-life care in the intensive care unit: a consensus statement by the American College of Critical Care Medicine. Crit Care Med March 2008 – Vol 36 – Issue 3 – pp. 953-63. Disponível em: http://journals.lww.com/ccmjournal/Abstract/2008/03000/ Recommendations_for_end_of_life_care_in_the.41.aspx
6. Rosen S, Tesser A. On reluctance to communicate undesirable information: the MUM effect. Sociometry. 1970; 33(3):253-63. Disponível em: http://psycnet.apa.org/psycinfo/1971-26781-001%5Cnhttp://www.jstor.org/stable/2786156?origin=crossref
7. Caprara A, Rodrigues J. A relação assimétrica médico-paciente: repensando o vínculo terapêutico. Cien Saude Colet. 2004; 9(1):139-46.
8. Almanza-Muñoz MCJJ, Holland JC. La comunicacion de las malas noticias en la relación médico paciente I. Guía clínica práctica basada en evidencia. Rev Sanid Milit Mex. 1999; 53(2): 160-4.
9. Baile WF, Buckman R, Lenzi R, Glober G, Beale EA, Kudelka AP. SPIKES-A six-step protocol for delivering bad news: application to the patient with cancer. Oncologist. 2000; 5(4):302-11.
10. Ab V, Eb N, Gibello J, Mzn B, Pba A, Hospital I, et al. Como comunicar más notícias: revisão bibliográfica. Rev. SBPH. 2007; 10(1).

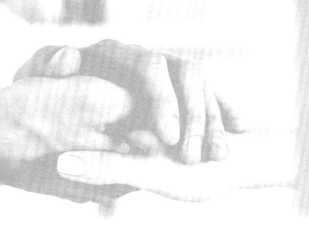

Capítulo 5

Ana Beatriz Galhardi Di Tommaso
Beatriz Murata Murakami
Eduarda Ribeiro dos Santos

Tomada de Decisões, Diretivas Antecipadas e Testamento Vital

☰ Tomada de decisão

Apesar de ser um tema de extrema importância, poucos indivíduos se propõem a discutir o que querem para a sua saúde e para a sua vida. Em especial no Brasil, tem-se o hábito de se considerar papel do médico e das equipes de saúde as decisões de tratamentos e destinos em momentos críticos. Observa-se inclusive que não há nenhuma diferença de acordo com escolaridade: sejam os indivíduos pouco escolarizados ou extremamente cultos, em momentos de decisões relacionadas com a progressão de tratamentos ou intervenções, ouvimos constantemente o pedido de que a escolha final seja de acordo com as decisões da equipe assistente.

Esse deve ser o ponto fundamental a ser discutido nas universidades de ensino da área da saúde bem como dentro de nossas casas. Devemos encorajar nossos pacientes, amigos ou familiares a falarem sobre suas preferências sem que isso pareça mórbido. Devemos ensinar nosso alunos e residentes para que esses aspectos sejam discutidos assim que uma relação de confiança se forme no decorrer da convivência. Afinal, também faz parte de nossa cultura a prudência: pagamos seguro de carro ou mesmo seguro-saúde pensando em nunca usar. Mas, caso seja preciso, a garantia de bom atendimento e cuidado está assegurada. A discussão sobre os cuidados no final da vida deve seguir a mesma lógica, e a tomada de decisões deve, idealmente, ser discutida no momento em que nenhum problema de saúde exista e, principalmente, quando o indivíduo tem a completa condição de decidir por si, ou seja, quando há completa autonomia para as escolhas.

Autonomia significa a capacidade de fazer escolhas de forma independente e de acordo com aquilo que cada indivíduo considera adequado para si. Independência, por sua vez, pode ser definida como a capacidade de realizar tarefas do dia a dia sem o auxílio de terceiros. Um indivíduo com alguma doença que promova mobilidade reduzida pode ser dependente, por exemplo, para caminhar; porém, é completamente capaz de tomar decisões acerca da educação de seus filhos ou movimentações financeiras. No outro extremo, alguém acometido por uma doença neurológica com comprometimento cognitivo pode caminhar livremente pela casa sem ser capaz de tomar decisões complexas (como é o caso de pacientes com demências).

Não se pode negar que atualmente há muito mais espaço para conversas em ambientes de cuidado à saúde e que as decisões seguem cada vez mais compartilhadas. É um grande avanço se compararmos ao padrão de assistência que se oferecia há 20 ou 30 anos, porém, deve-se ter a clareza de que ainda estamos distantes do ideal uma vez que o momento de início das reflexões ainda acontece muito tarde: quando a doença já existe e está em progressão.

≡ Diretivas antecipadas de vontade e testamento vital

As Diretivas Antecipadas de Vontade (DAV) foram criadas nos Estados Unidos, na década de 1960, e constituem um gênero de documentos para manifestação de vontade sobre os cuidados e tratamentos médicos no fim da vida. São constituídos por dois tipos: o testamento vital (TV) e o mandato duradouro (MD).

O TV é um documento redigido por uma pessoa, com idade maior ou igual a 18 anos, capaz, com o objetivo de expor suas vontades acerca dos cuidados, tratamentos e procedimentos que deseja ou não receber no futuro, no caso de doença incurável com impossibilidade de manifestação livre e autônoma de sua decisão.[1]

O MD é a nomeação de uma pessoa como representante legal para ser consultado pelos médicos e tomar decisões sobre os cuidados médicos ou esclarecer alguma dúvida sobre o TV, quando o paciente não puder mais manifestar sua vontade.[1]

Ressalta-se, que é possível fazer o TV sem nomear um procurador de saúde (sem o MD), contudo, é desejável que ambos sejam realizados em conjunto.

Idealmente, esse documento deve ser redigido após consulta a um médico e a um advogado para garantir total entendimento dos termos médicos e dos aspectos jurídicos envolvidos e, também, que seja lavrado em cartório para garantir a veracidade e a efetividade.[1]

No entanto, em nosso país, quaisquer tipos de manifestação de vontade (falada ou escrita) e/ou o registro destas em prontuário por membros da equipe de saúde são consideradas diretivas, e devem ser consideradas para as tomadas de decisão acerca dos cuidados prestados no fim da vida. Salienta-se que a DAV tem validade permanente, ou até que o autor as revogue, podendo, ainda, ser revisada a qualquer momento.

Nesta obra, utilizaremos o termo DAV para nos referirmos a quaisquer manifestações de vontade relacionada com cuidados na fase terminal (TV e/ou MD). A justificativa se dá pelo fato de que o termo testamento se refere a algo que somente produz efeito quando a pessoa morre; entretanto, os documentos em questão fornecem instruções sobre o final da vida sendo mais adequada esta nomenclatura escolhida. Ademais, mantém o alinhamento com a nomenclatura utilizada na mais importante resolução vigente sobre o assunto, a Resolução n. 1.995 de 2012, do Conselho Federal de Medicina, que dispõe sobre as diretivas antecipadas de vontade dos pacientes.[2]

Apesar de o Brasil ainda não possuir uma legislação específica para as DAV,[1] os documentos são aceitos e válidos em todo território nacional há cerca de 40 anos. Conforme dados obtidos na imprensa leiga,[3] houve um aumento no número de registros ao longo do tempo. A primeira DAV realizada no país foi em 2006, e até 2009 apenas cinco documentos haviam sido registrados.[4]

Em 2012 após a publicação da Resolução n. 1.995,[2] essa medida foi amplamente discutida na mídia e tal repercussão levou ao aumento da procura pela realização do documento, sendo registradas 167 DAV naquele ano.

A partir de então, o número de DAV tem crescido exponencialmente no país. Em 2013 foram lavradas 471 diretivas, em 2014, 548[4,5] e em 2015, 668.[6] Em 2016, houve 673 registros, e de janeiro a abril de 2017, 185, totalizando até o momento 3.127 documentos no país.

Em 2013, publicou-se uma proposta de um Modelo Brasileiro de Diretivas Antecipadas (MBDA).[7] Para a sua elaboração, os autores basearam-se nos modelos de DAV americanos e europeus, além de entrevistas com médicos oncologistas brasileiros.

Nesse modelo, que deve ser usado como um guia, há a apresentação dos principais procedimentos de saúde que o paciente pode recusar-se a ser submetido e suas definições, a saber: ressuscitação cardiopulmonar, respiração artificial, grandes procedimentos cirúrgicos, diálise, quimioterapia, radioterapia, pequenas cirurgias que não servirão para me dar conforto ou aliviar a dor, exames invasivos, antibióticos, nutrição e hidratação artificiais. Também há campos para a designação do procurador de saúde, além de alguns itens que consideram situações especiais tais como gravidez da paciente em fase terminal de vida.

Com o intuito de garantir que as informações das DAV não se percam, criou-se em 2014, o Registro Nacional de Testamento Vital (RENTEV),[8] um banco *online* para armazenamento gratuito desses documentos com segurança e garantia de facilidade de acesso caso necessário. Ao fazer o registro é gerado um *login* e senha e por meio destes, tem-se acesso ao documento.

O indivíduo que faz o registro da DAV é orientado a entregar essas informações ao médico de confiança ou procurador para que possam acessar caso necessário.

O conhecimento sobre a vontade dos pacientes que estiverem no fim da vida é bastante importante para a adequada tomada de decisão clínica. Uma pesquisa realizada com 1.669 norte-americanos revelou que apenas 7% gostariam que os médicos utilizassem todos os recursos possíveis para o prolongamento da vida, enquanto 67% prefeririam morrer naturalmente nos casos de avanço de uma doença grave e incurável.[9]

Nessa mesma pesquisa, foi perguntado qual seriam os fatores mais importantes no final da vida. Observou-se que 57% das pessoas gostariam de ter certeza que seus desejos com relação aos cuidados médicos seriam atendidos no fim da vida, 44% desejavam que os médicos e enfermeiros respeitassem suas crenças e somente para 36% disseram que viver o máximo possível era um fator de relevância.[9]

Apesar de ainda pouco conhecida mesmo entre os profissionais de saúde, a DAV tem sido bem aceita. Em 2015, em uma pesquisa realizada com 351 profissionais de saúde, verificou-se que a maioria dos entrevistados se declarou favorável à execução das diretivas, e 61,82% as fariam para si próprios, mesmo entre aqueles que não tinham conhecimento prévio sobre o tema.[10]

Outro estudo realizado em 2017 com residentes médicos identificou que 98% dos participantes concordavam em respeitar os desejos dos pacientes manifestados nas DAV, mesmo quando divergiam dos desejos dos familiares.[11]

☰ Referências

1. Rosa ASP, Oliveira D, Benevenute N, Prucili PSS, Almeida DN. O testamento vital à luz dos princípios constitucionais. Disponível em: http://nbenevenute.jusbrasil.com.br/artigos/156312965/o-testamento-vital-a-luz-dos-principios-constitucionais. Acesso em: dez 2016.
2. Conselho Federal de Medicina. Resolução n. 1.995, de 31 de agosto de 2012. Dispõe sobre as diretivas antecipadas de vontade dos pacientes. Disponível em: http://www.portalmedico.org.br/resolucoes/cfm/2012/1995_2012.htm. Acesso em: dez 2016.
3. Segatto C. Boas razões para fazer um testamento vital: a quem você delegaria o poder de decidir sobre seus últimos dias, caso estivesse internado num hospital, sem chance de cura e capacidade de raciocínio? Revista Época. 10/08/2016. Disponível em: http://epoca.globo.com/colunas-e-blogs/cristiane-segatto/noticia/2015/08/boas-razoes-para-fazer-um-testamento-vital.html. Acesso em: 11 dez 2017.
4. Folha de São Paulo. Site brasileiro permite registrar recusa de tratamento inútil no fim da vida. 22/10/2014; Seção Equilíbrio e Saúde. Disponível

em: http://www1.folha.uol.com.br/equilibrioesaude/2014/10/1536143-em-testamento-vital-brasileiro-pode-recusar-tratamento-de-doenca-grave.shtml. Acesso em: 10 dez 2017.

5. Folha de São Paulo. Cinco anos após entrar em vigor, testamento vital é pouco utilizado. 22/05/2017; Seção Equilíbrio e Saúde. Disponível em: http://m.folha.uol.com.br/equilibrioesaude/2017/05/1886125-cinco-anos-apos-entrar-em-vigor-testamento-vital-nao-e-utilizado.shtml#. Acesso em: 10 dez 2017.

6. Conselho Regional de Enfermagem de São Paulo. Retrospectiva 2016: a luta e as conquistas do Coren-SP pelo empoderamento da enfermagem e pela garantia de uma assistência de qualidade. Outubro/novembro/dezembro de 2016. Enfermagem Revista; Edição 17. Disponível em: http://www.corensp.gov.br/sites/default/files/revista_coren_sp_dezembro_2016.pdf. Acesso em:11 dez 2017.

7. Dadalto L, Tupinambás U, Greco DB. Diretivas antecipadas de vontade: um modelo brasileiro. Rev Bioét. 2013; 21(3):463-73.

8. Registro Nacional de Testamento Vital (Rentev). Disponível em: http://rentev.com.br. Acesso em: dez 2017.

9. California Health Care Foundation. Final chapter: californians' attitudes and experiences with death and dying. Disponível em: http://www.chcf.org/~/media/MEDIA%20LIBRARY%20Files/PDF/PDF%20F/PDF%20FinalChapterDeathDying.pdf. Acesso em: dez 2016.

10. Neto JAC, Ferreira RE, Silva NCS, Delgado AHA, Tabet CG, Almeida GG, et al. Testamento vital: o que pensam profissionais de saúde? Rev. Bioét. (Impr.). 2015; 23(3):572-82.

11. Pereira VE, Granjeiro FML, Granjeiro MIL, Lins TLCE, Lima NEP, Nascimento AM, et al. Advance directives of patient's will: a study among resident physicians. International Archives of Medical Education. Section: Medical Education. 2017. v. 10 n. 84. Doi: 10.3823/2354.

≡ **Bibliografia consultada**

Diretivas Antecipadas: o que são diretivas antecipadas e como fazer. Todos os direitos reservados a Luciana Dadalto. Disponível em: http://testamentovital.com.br/. Acesso em: dez 2017.

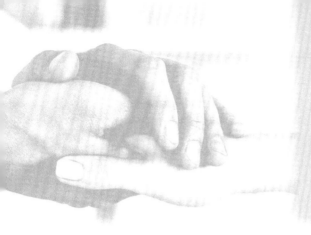

Capítulo 6

Arthur Fernandes da Silva
Daniele Corcioli Mendes Espinha

Espiritualidade e Valores Culturais em Cuidados Paliativos

≡ Introdução

Desde os primórdios da humanidade, o homem questiona os significados de sua existência. No entanto, embora a estreita conexão entre aspectos da espiritualidade e da saúde sejam reconhecidos há séculos, foi apenas nas últimas décadas que a ciência trouxe ênfase aos questionamentos dos efeitos terapêuticos advindos dessa vinculação. Desde então, a literatura científica apresenta exponencial crescimento no tema em diversas áreas, sobretudo no campo dos Cuidados Paliativos.[1]

Para melhor compreensão do assunto, inicialmente faz-se necessária uma breve definição dos conceitos. A literatura científica apresenta controvérsia referente às definições nesse campo, sobretudo sobre o termo espiritualidade. Por se tratar de conceitos amplos e subjetivos, apresenta-se a seguir definições desenvolvidas por exímios autores com vasta experiência nas pesquisas da interface saúde e espiritualidade.

A americana Cristina Puchalski, pioneira e considerada líder global no movimento para integrar a espiritualidade em cuidados de saúde, abrange discussões sobre o tema em contextos clínicos e de educação médica. As reflexões realizadas em torno do conceito de espiritualidade buscam definir padrões e recomendar estratégias para integrar os cuidados espirituais não apenas nos Cuidados Paliativos, mas em todo o contínuo interprofissional da saúde.[1]

Segundo a autora e seus colaboradores, a espiritualidade é um elemento essencial da humanidade. É um dinâmico e intrínseco aspecto por meio do qual as pessoas buscam significado e propósito de vida. Assim, de acordo com o momento vivenciado pela espiritualidade, os indivíduos expressam sua conexão com eles mesmos, com a família e com a comunidade, com a natureza e com aquilo que é significativo e sagrado para eles.[1]

O psiquiatra americano Harold Koenig, que há mais de vinte anos se dedica a estudos entre religião, espiritualidade e saúde, desenvolveu com seus colaboradores duas amplas edições do livro *Handbook of Religion and Health*. Explanaram que o termo espiritualidade possui a peculiaridade da transcendência, da conexão com o sagrado. Nas tradições ocidentais, o transcendente pode ser compreendido como Deus, Alá, HaShem ou um "poder superior", assim como é conhecido na cultura oriental como Brahman, Buda ou até a "verdade final". Para os autores, a espiritualidade está intimamente ligada ao sobrenatural, ao místico, podendo se estender para além da organização religiosa.[2,3]

Sendo assim, a espiritualidade inclui tanto a busca quanto a descoberta do que é o sagrado para as pessoas e, portanto, envolve a trajetória que permeia desde os questionamentos até a devoção. Pode-se considerar então que, para esses autores, existe uma clara sobreposição entre os conceitos de espiritualidade e religião.

Nesse contexto, compreende-se que a religião é uma construção multidimensional, desenvolvida em comunidades por meio de tradições estabelecidas ao longo do tempo. A religião inclui comportamentos, rituais e cerimônias que podem ser realizadas ou praticadas em ambientes privados ou públicos. É um sistema organizado de práticas e, em geral, apresenta símbolos adotados a fim de facilitar a proximidade ao sagrado e ao transcendente e crenças específicas sobre a vida após a morte, além de regras de conduta dentro de um grupo social.[3]

Já a religiosidade pode ser definida como: o quanto um indivíduo acredita, segue e pratica uma religião. A religiosidade de uma pessoa pode ser organizacional, como frequentar igrejas ou templos religiosos, ou não organizacional, que inclui fazer orações, ler livros ou assistir programas religiosos.[2]

Refletindo sobre os breves conceitos trazidos, pode-se sugerir que a espiritualidade é algo inerente a todas as pessoas, uma expressão íntima e contínua da busca do que proporciona sentido e significado na vida. Isso não exige necessariamente que a pessoa professe determinada religião, uma vez que o sistema organizado de crenças religiosas pode ou não estar envolvido nessa trajetória.

≡ Dor, sofrimento e enfrentamento

Nas últimas décadas, diversos estudos têm demonstrado que a influência da religiosidade/espiritualidade apresenta potencial impacto sobre a saúde física, ainda que haja a presença de doenças progressivas. Estudo desenvolvido por meio de uma extensa e sistemática revisão de pesquisas quantitativas, que investigou as relações entre a espiritualidade e a religiosidade com a saúde física e mental, evidenciou que pessoas que são mais espiritualizadas e/ou religiosas possuem melhores níveis de saúde mental e se adaptam mais rapidamente a problemas de saúde, em comparação com aqueles que são menos espiritualizados e/ou religiosos. Essas possíveis relações atribuem consequências fisiológicas em diversos aspectos da saúde, como a doença arterial coronariana, hipertensão, oncologia, doença cerebrovascular, Alzheimer, demência, funções imunológicas e endócrinas, dor, percepção do estado de saúde, entre outras relações nas esferas psicológica e social.[4]

Apesar do aumento na produção científica, que busca investigar a presença de componentes da espiritualidade e da religiosidade em pessoas que estejam em tratamento de doenças que ameacem a continuidade da vida e compreendê-los, vale ressaltar que há também riscos a serem considerados quando se trata desses aspectos, refletidos a seguir.

Uma pessoa que vivencia uma doença grave, potencialmente ameaçadora da vida e incurável atravessa processos muito particulares de compreensão de saúde, doença e experiência subjetiva com a doença. Dame Cicely Saunders, propulsora do moderno movimento *Hospice*, criou o termo *dor total* para representar a vivência da dor em múltiplas dimensões – física, psicológica, social e espiritual – individualizando a relação de cada pessoa com a referida dor. Assim, é possível que outras dimensões não físicas estejam atreladas ao estímulo fisiológico doloroso, ainda que a dor esteja sob controle com o uso contínuo de medicações, é provável que essa integração interfira diretamente no modo como as pessoas verbalizam e percebem suas dores.[5]

Em uma perspectiva filosófica, há que se compreender que as diversas "ameaças" à saúde do ser, identificadas em quaisquer aspectos da dor total, constroem uma situação única para cada pessoa, pois estimulam seus recursos externos e internos para enfrentá-las. Essa situação foi traduzida por Cassel como *sofrimento*, que representa a experiência de dor em razão da ameaça à integridade do ser, a qual permanece até que a ameaça seja removida, ou seja, aceita e trabalhada, podendo acometer pessoas, seus entes amados ou os profissionais de saúde que deles cuidam.[6]

Sabe-se que o uso da espiritualidade e da religiosidade pode estar presente como estratégia de enfrentamento de pessoas que estejam em tratamento de doenças que ameacem a continuidade da vida. O termo *coping* compreende o conjunto dessas estratégias, cognitivas e comportamentais, utilizadas com o objetivo de manejar situações estressantes. Assim, o *coping* ocorre pela interação do indivíduo com o ambiente e busca reduzir a situação estressora, onde minimizar esta situação é mais importante do que dominá-la ou controlá-la.[7]

Pessoas com câncer durante o tratamento de quimioterapia podem utilizar aspectos da religião ou da espiritualidade como estratégia positiva de enfrentamento, aliando-se a estes aspectos como fortalecimento, refletindo na adesão ao tratamento e na redução do estresse situacional e da ansiedade.[8] A realização de práticas espirituais, como meditação e oração, por exemplo, pode reduzir a ansiedade de pessoas em Cuidados Paliativos.[9] Entretanto, quando o enfrentamento religioso/espiritual adquire caráter negativo, como sentimento de culpa religiosa e medo, surge o sofrimento psicológico com consequente piora da saúde mental, além de piores níveis de qualidade de vida e menos bem-estar espiritual.[8]

Estudos psicológicos identificam a *resiliência* como um conjunto de processos por meio dos quais pessoas, coletivos ou comunidades podem enfrentar e superar adversidades, com a característica de não apenas

integrar-se ao meio mas, inevitavelmente, prosperar no percurso.[10] Assim, a resiliência é vivenciada a partir do momento em que o sujeito ultrapassa a condição de vítima e alça a condição de senhor da situação, não apenas lidando com a adversidade, mas desenvolvendo-se a partir dela. Seria como olhar o paciente nesse processo para além de um "ser passivo", mas alguém que possui características intrínsecas para enfrentar a trajetória, como o apoio da sua religião ou busca pelo sentido espiritual de vida.

Cada sujeito possui, então, uma capacidade particular de enfrentar ameaças à sua integridade. Grotberg analisa a resiliência individual e deriva-a em fatores distintos que contribuem para sua construção: fatores de proteção e fatores de resiliência.[11]

Os fatores de proteção compõem *barreiras* que visam neutralizar os perigos, isto é, imunizam o sujeito e tornam desnecessária a atuação da resiliência. São eles: ambiente favorável, pessoas de confiança e rede de apoio social. Os fatores de resiliência, por outro lado, enfrentam o risco, sendo definidos como recursos de diversas ordens que, em cada sujeito, interagem para vencer as ameaças, determinando uma conduta resiliente. Foram descritos como senso de humor, boa autoestima, responsabilidade, criatividade, capacidade para formar vínculos e espiritualidade. Tais fatores também podem ser entendidos em ordens como: i) "eu tenho": fatores externos ou de apoio; ii) "eu sou/estou": fatores internos ou intrapsiquicos; iii) "eu posso": capacidade de descoberta, solução de crises e crescimento.[10]

A partir do entendimento dos fatores de proteção e de resiliência, com especial atenção para a espiritualidade (referente à pessoa ou família recebendo cuidados, e também referente ao profissional que cuida), podemos resgatar um sentido primitivo da palavra *curador*, que tem sua origem no latim *curator*, a qual remete ao cuidado; representa aquele ou aquela que zela, toma conta de algo ou alguém. Nessa perspectiva, o profissional de saúde, principalmente o que trabalha em Cuidados Paliativos, pode se reconhecer como curador das experiências de saúde, doença e adoecimento daqueles sob sua responsabilidade, debruçando-se sobre estudos de suas personalidades com o objetivo de identificar fatores positivos e negativos em cada relação (pessoa-doença, pessoa-família, família-doença) e, por assim dizer, *exercer a curadoria dos processos*, auxiliando as pessoas no desenvolvimento da própria resiliência.

≡ Espiritualidade e religiosidade em final de vida

A valorização da espiritualidade no enfrentamento de doenças graves, potencialmente ameaçadoras à vida, é descrito como fator de melhora da qualidade de vida em variadas situações. Não há como banalizar a importância de o profissional de saúde atentar às necessidades das pessoas durante o processo de terminalidade, por meio de ações que garantam também adequado cuidado ao sofrimento espiritual.

Apesar da importância do olhar integral aos pacientes em tratamento oncológico que considere a dimensão espiritual/religiosa, há evidências de que grande parte dos pacientes queixa-se em não terem suas necessidades religiosas/espirituais contempladas na assistência em cuidados finais de vida.[8]

Profissionais brasileiros, que prestam atendimentos à pacientes em Cuidados Paliativos, compreendem a espiritualidade como um recurso que auxilia os pacientes a aceitarem e a enfrentarem sua situação, sendo promotora de força, conforto e fé. Já as necessidades espirituais dos pacientes em processo de terminalidade, muitas vezes referem-se às necessidades de apoio familiar, de perdão, de amor, de crença, de fé e de esperança. Aspectos como comunicação, escuta, música, formação de vínculo e colaboração de outros profissionais podem ser consideradas como

possíveis estratégias para a realização do cuidado espiritual.[12]

Referente aos cuidadores, ainda no cenário nacional, os cuidadores principais de pacientes oncológicos recebendo Cuidados Paliativos desenvolvem diversos sentimentos ante ao ato de cuidar em decorrência das dificuldades e necessidades específicas do momento. Nesse ínterim, evidencia-se a importância em olhar o cuidador de pacientes, fora de possibilidades de cura, com maior proximidade e continuamente ao longo do processo da doença, para que assim possam se preparar para a morte de seu ente querido e para a elaboração do luto.[13]

Apesar das discussões acerca de como a espiritualidade e a religiosidade podem influenciar no processo de finitude, ainda é pouco conhecido quais experiências estariam relacionadas com o próprio processo de morrer. Nesse contexto, surgem os chamados fenômenos no leito de morte ou experiências espirituais em final de vida, também conhecidas no meio científico como *end-of-life experiences* (ELEs). Comumente observados na prática clínica assistencial, as ELEs diferenciam-se das alucinações, podem ser consideradas fator prognóstico, estão presentes nos diferentes períodos da história e em diversas culturas e não apresentam correlação com religião ou crenças espirituais.[14]

Sugere-se que há dois tipos de ELEs: transpessoais e de significado. A primeira inclui visões de familiares que já faleceram, de animais de estimação ou de figuras religiosas; sensações de transitar em outras realidades, geralmente envolvidos por amor e luz; percepções de pessoas que estão emocionalmente vinculadas aos doentes, mas que estejam distante fisicamente; alterações no ambiente próximo ao momento do óbito (por exemplo, a mudança de temperatura do local). Já as ELEs de significado estão relacionadas com a vontade de resolver assuntos familiares ou pessoais, em geral ocorre após momentos de semiconsciência; experimentação de momentos lúcidos inesperados que permitem despedidas; aceitabilidade dos fatos da vida que os prepara para a morte com sensação de transcendência e plenitude.[14]

Devido ao desafio de discussões aprofundadas sobre o tema, a abordagem direta desses fenômenos ainda é pouco compreendida. Em Londres, profissionais enfermeiros e médicos de uma equipe de Cuidados Paliativos e cuidadores de pacientes em final de vida apontaram a alta prevalência das ELEs, e elas proporcionaram conforto tanto aos pacientes que as vivenciam, quanto esperança e melhor processo de luto para seus cuidadores. Entretanto, os profissionais expressaram preocupação com a falta de treinamento especializado que os prepare para lidar com o tema.[15]

Já no Brasil, a discussão sobre tais fenômenos e a produção científica nacional é ainda menor. Em estudo pioneiro realizado com 133 profissionais de saúde em diferentes instituições, que objetivou descrever e comparar as características e os relatos das ELEs e dos fenômenos no leito de morte e investigar a influência das crenças religiosas nesses relatos, apontou que 70% dos entrevistados relataram ter presenciado pelo menos um episódio desses fenômenos nos últimos cinco anos. A maioria dos profissionais de saúde (70 a 80%) acreditava que essas experiências possuíam um significado espiritual e que elas não eram consequências de efeitos biológicos, como alucinações por exemplo. O estudo evidenciou ainda que as crenças religiosas individuais dos profissionais não influenciaram a percepção desses eventos.[16]

≡ Sugestões de abordagem da religiosidade e/ou espiritualidade

O cuidado espiritual requer o envolvimento de todos os membros da equipe interdisciplinar de Cuidados Paliativos na identificação da dimensão espiritual da pessoa, o que pode ser incluído como parte de uma avaliação geral da história do paciente.

Na avaliação da dimensão religiosa e/ou espiritual, é necessário identificar a importância desses aspectos na vida do paciente e da sua família, e também como tais aspectos podem ser incorporados ao plano de cuidados elaborado pela equipe. Para o auxílio desse momento crucial do processo de cuidado, diversos instrumentos validados estão disponíveis para guiar a coleta da anamnese espiritual.

Em estudo de revisão integrativa, identificou-se mais de setenta instrumentos que abordam a dimensão espiritual, e a maioria deles foram desenvolvidos em pesquisas com pacientes oncológicos, como o *Functional Assessment of Chronic Illness Therapy – Spiritual Well Being* (FACIT-Sp-Ex), *Meaning in Life Scale* (MiLS), *Spiritual Needs Related to Illness Tool* (SpIRIT) e o Questionário FICA. Entretanto, a revisão supracitada afirma que embora seja relevante a quantidade de instrumentos adotados pelos estudos que abordam a dimensão espiritual, ainda é escasso o número de instrumentos validados transculturalmente, o que demonstra a lacuna referente à importância em se considerar características locais e peculiaridades culturais.[17]

A seguir, encontram-se exemplos de instrumentos que servem de norteadores para obtenção de história espiritual, amplamente utilizados em serviços de saúde. Durante a abordagem de pacientes não religiosos, sugere-se que em vez de focar na espiritualidade com cunho sagrado e transcendente, os profissionais questionem como os pacientes convivem com a doença, o que traz significado e propósito para a vida e quais componentes culturais podem ter impacto durante o tratamento[18] (Quadros 6.1 e 6.2).

Quadro 6.1
Questionário FICA[19]

Faith (Fé/crença)	• Você se considera religioso ou espiritualizado? • Você tem crenças espirituais ou religiosas que te ajudam a lidar com o problema? • Se não, o que dá significado à vida?
Importance (Importância ou influência)	• Que importância você dá para a fé ou crenças religiosas em sua vida? • A fé ou as crenças já influenciaram você a lidar com estresse ou problemas de saúde? • Você tem alguma crença específica que pode afetar decisões médicas ou o seu tratamento?
Community (Comunidade)	• Você participa de alguma comunidade religiosa ou espiritual? • Ela te dá suporte? Como? • Existe algum grupo de pessoas que você "realmente" ama ou que seja importante para você? • Comunidades como igrejas, templos, centros, grupos de apoio são fontes de suporte importante?
Address (Abordagem/ação no tratamento)	• Como você gostaria que o seu médico ou profissional da área da saúde considerasse a questão religiosidade/espiritualidade no seu tratamento? • Indique, remeta a algum líder espiritual/religioso.

Quadro 6.2
Questionário SPIRIT[20]

Spiritual belief system (Afilição religiosa)	• Qual é a sua religião?
Personal spirituality (Espiritualidade pessoal)	• Descreva as crenças e práticas de sua religião ou sistema espiritual que você aceita ou não.
Integration within spiritual community (Integração em comunidades espirituais ou religiosas)	• Você pertence a alguma igreja, templo ou outra forma de comunidade espiritual? • Qual é a importância que você dá a isso?
Ritualized practices and restrictions (Rituais e restrições)	• Quais são as práticas específicas de sua religião ou comunidade espiritual (p. ex., meditação ou reza)? • Quais os significados e restrições dessas práticas?
Implications for medical care (Implicações médicas)	• Quais desses aspectos espirituais/religioso você gostaria que eu estivesse atento?
Terminal events planning (Planejamento do fim)	• No planejamento do final da sua vida, como sua vontade interfere nas suas decisões?

Para uma compreensão real da dimensão espiritual da pessoa, é preciso que a equipe assistencial valorize também suas próprias questões religiosas e/ou espirituais, visto que elas influenciam as percepções e o cuidado oferecido. A equipe deve ser treinada para identificar aspectos da dimensão espiritual, elencar os fatores que contribuem para o sofrimento espiritual e acolher as mais diversas manifestações da religiosidade/espiritualidade, sem julgamentos ou juízos de valor, isto é, as pessoas devem ter seus desejos visto sob a ótica dos seus valores e crenças, de forma independente das crenças da equipe.[19]

Na assistência em Cuidados Paliativos e oncologia é especialmente importante que os profissionais tenham contato com os entendimentos de finitude, morte e luto de várias visões religiosas e/ou espirituais diferentes, construindo a capacidade de acolher genuinamente as crenças das pessoas.

≡ Referências

1. Puchalski CM, Vitillo R, Hull SK, Reller N. Improving the spiritual dimension of whole person care: reaching national and international consensus. J Palliat Med. 2014 Jun; 17(6):642-56.
2. Koenig HG, McCullough ME, Larson DB. Handbook of religion and health: a century of research

reviewed. New York, NY, USA: Oxford University Press; 2001.

3. Koenig HG, King DE, Carson VB. Handbook of religion and health. 2nd edition. New York, NY, USA: Oxford University Press; 2012.

4. Koenig HG. Religion, spirituality, and health: the research and clinical implications. ISRN Psychiatry. 2012; 2012:278730.

5. Saunders C. Hospice and palliative care: an interdisciplinary approach. London: Edward Arnold; 1991.

6. Cassel E. The nature of suffering and the goals of medicine. New York: Oxford University Press; 1991.

7. Folkman S, Lazarus RS. An analysis of coping in a middle-aged community sample. J Health Soc Behav. 1980; 21(3):219-39.

8. Sousa FFPRD et al. Enfrentamento religioso/espiritual em pessoas com câncer em quimioterapia: revisão integrativa da literatura. Rev. Eletrônica Saúde Mental Álcool Drog. 2017; 13(1):45-51.

9. Gaudette H, Jankowski KR. Spiritual coping and anxiety in palliative care patients: a pilot study. J Health Care Chaplain. 2013; 19(4):131-9.

10. Chequini MCM. A relevância da espiritualidade no processo de resiliência. Psic Rev São Paulo. 2007; 16(1,2):93-117.

11. Grotberg EH. Novas tendências em resiliência. In: Melillo A, Ojeda ENS. Resiliência: descobrindo as próprias fortalezas. Porto Alegre: Artmed; 2005.

12. Evangelista CB et al. Espiritualidade no cuidar de pacientes em cuidados paliativos: um estudo com enfermeiros. Esc Anna Nery. 2016; 20(1):176-82.

13. Guimarães CA, Lipp MEN. Um olhar sobre o cuidador de pacientes oncológicos recebendo cuidados paliativos. Psicol Teor Prat. 2011; 13(2):50-62.

14. Renz M et al. Spiritual experiences of transcendence in patients with advanced cancer. Am Jour Hospice Pal Med. 2015; 32:178-88.

15. Fenwick P, Lovelace H, Brayne S. Comfort for the dying: five year retrospective and one year prospective studies of end of life experiences. Archives of Gerontology and Geriatrics. 2010; 51(2):173-9.

16. Santos CSD et al. End-of-life experiences and deathbed phenomena as reported by Brazilian healthcare professionals in different healthcare settings. Palliat Support Care. 2017; 15(4):425-33.

17. Evangelista CB et al. Palliative care and spirituality: an integrative literature review. Rev Bras Enferm. 2016 Jun; 69(3):591-601.

18. Lucchetti G et al. Espiritualidade na prática clínica: o que o clínico deve saber? Rev Bras Clín Med. 2010; 8(2):154-8.

19. Puchalsky C, Romer AL. Taking a spiritual history allows clinicians to understand patients more fully. J Palliat Med. 2000; 3(1):129-37.

20. Maugans TA. The Spiritual history. Arch Fam Med. 1996 Jan; 5(1):11-6.

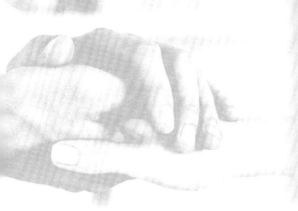

Capítulo 7

Bernard Lobato Prado
Ana Paula Metran Nascente

Modelos Possíveis de Assistência em Cuidados Paliativos: Diferentes Cenários, Diferentes Necessidades

Introdução

Historicamente, os Cuidados Paliativos (CP) tiveram início com o surgimento do movimento do *Hospice* moderno na Inglaterra da década de 1960, tendo como marco histórico a inauguração do *Saint Christopher Hospice*, em Londres, no ano de 1967. Naquela ocasião, ao menos nos anos iniciais de funcionamento dos primeiros *hospices*, todo o cuidado era prestado em unidades de internação e quase que exclusivamente para pacientes oncológicos nos estágios finais de suas doenças, ou seja, para os quais os tratamentos curativos haviam falhado e/ou não mais possuíam uma relação risco × benefício aceitável.[1] Desde então, o modelo conceitual dos CP e o escopo de atuação das equipes multiprofissionais da área expandiram-se de modo substancial.

Como detalhado no Capítulo 1, CP é uma abordagem que pode ser ofertada a indivíduos portadores de qualquer doença crônica de um modo geral (câncer, Insuficiência Cardíaca Crônica, Doença Pulmonar Obstrutiva Crônica etc.), independentemente do seu estágio de evolução, prognóstico ou do ambiente de cuidado em que se encontrem (unidades de internação hospitalar, hospital-dia, sala de emergência, Unidade de Terapia Intensiva, centros de atendimento ambulatorial, domicílio, casas de repouso etc.).[2] Assim, em razão da abrangência conceitual dos CP e da multiplicidade de cenários clínicos em que os CP podem ser ofertados, há diversos modelos de assistência, os quais variam enormemente em sua definição, características e componentes. Embora a maioria aparentemente apresenta mais vantagens do que desvantagens do ponto de vista de efetividade, custo-efetividade e benefícios para pacientes e cuidadores, não há evidência suficiente na literatura para recomendar a adoção de um modelo sobre outro.[3] Dois atributos são, no entanto, fundamentais: 1) que o modelo esteja adaptado às necessidades clínicas, socioeconômicas e culturais de pacientes e familiares, bem como às características específicas das instituições, dos profissionais de saúde e da comunidade local de determinada região ou país; 2) que ele esteja integrado nos diferentes níveis de atenção dos sistemas de saúde. Esses caracteres permitirão que os princípios do CP sejam aplicados ao longo de toda a trajetória da doença e em todos os ambientes de cuidado, garantindo a continuidade da assistência.[4]

Os modelos clínicos de assistência podem incluir:[4]

- *Hospice*: modelo de cuidado multidisciplinar voltado para prestar assistência a pacientes com prognóstico igual ou inferior a 6 meses. Pode ser ofertado no domicílio, em casas de repouso para idosos, instituições residenciais ou em unidades de internação.

- *Programas hospitalares de cuidados paliativos*: programas assistenciais concentrados principalmente em hospitais acadêmicos. Proveem assistência ao longo de toda a trajetória da doença, podendo incluir equipes de consulta interdisciplinar, enfermarias de CP ou modelos integrados de assistência dentro de departamentos específicos, como em unidades de terapia intensiva (UTI) e salas de emergência.

- *Programas ambulatoriais de cuidados paliativos*: ocorrem em ambiente ambulatorial a fim de garantir a continuidade do cuidado e ofertar assistência multidisciplinar.

- *Programas de cuidados paliativos na comunidade*: equipes de consulta interdisciplinar em CP que colaboram com instituições de assistência domiciliar ou *hospices*.

Neste capítulo, discutimos alguns dos modelos clínicos de assistência em CP, mais especificamente os serviços ambulatoriais, domiciliares e hospitalares (enfermaria de CP).

≡ Centros ambulatoriais em CP

Os centros ambulatoriais proveem CP especializado e multidisciplinar para pacientes que estão em fases mais precoces do curso de suas doenças, absorvendo tanto pacientes que estão recebendo tratamento com intenção curativa, quanto aqueles em tratamento com intuito paliativo. Foram concebidos para que o caráter multidisciplinar dos CP pudesse ser ofertado em um ambiente suficientemente amplo e organizado a fim de permitir que

profissionais das diferentes áreas pudessem interagir entre si e com os pacientes e seus cuidadores, inclusive simultaneamente, se necessário. Apesar de poder haver variações em sua composição, a equipe multidisciplinar ambulatorial em geral é formada por médicos e enfermeiras especializados na área de CP, além de profissionais da nutrição, assistência social, psicologia, farmácia e capelania, podendo também contar com outras disciplinas de acordo com a demanda e disponibilidade em cada instituição. Têm como focos principais de atuação o manejo preventivo e precoce de sintomas físicos e emocionais decorrentes da doença e/ou de seus tratamentos, a oferta de suporte psicossocial longitudinal, o auxílio na compreensão da doença e dos objetivos do tratamento e a construção de um plano de cuidado que esteja em conformidade com as necessidades, valores e preferências do paciente e sua família.[5]

Do ponto de vista organizacional e funcional, os centros ambulatoriais devem possuir algumas características essenciais no intuito de atingirem melhores desfechos clínicos para pacientes e familiares: 1) o atendimento deve ser homogêneo e longitudinal, com a equipe disponível em todos os dias úteis da semana; 2) deve permitir consultas sem agendamento prévio em caso de exacerbação de sintomas, por exemplo; 3) deve possuir um sistema de contato à distância com o paciente e a família (p. ex., por telefone), possibilitando a monitoração de sintomas, educação e esclarecimento de dúvidas; 4) as avaliações dos problemas clínicos devem ser multidimensionais e realizadas através de ferramentas validadas na literatura; 5) as recomendações da equipe devem ser uniformes e baseadas em *guidelines* atualizados; 6) deve haver forte comunicação entre a equipe de CP ambulatorial e as equipes primárias encaminhadoras do paciente para que o cuidado prestado seja integrado.[5,6]

Um exemplo de centro ambulatorial com as características mencionadas anteriormente é o Supportive Care Center do University of Texas MD Anderson Cancer Center, em Houston, nos Estados Unidos. Nele, cerca de 40 pacientes são atendidos por dia das 8h às 17 h, nos cinco dias úteis da semana, por uma equipe composta por quatro médicos paliativistas, oito enfermeiras treinadas em CP, dois assistentes sociais e dois psicólogos que trabalham em comunicação entre si e com a equipe primária que encaminhou o paciente. Um esquema de coberturas é montado mensalmente entre os profissionais do departamento de CP para manter a agenda aberta continuamente, sem bloqueio por férias ou doença. Consultas iniciais ou de retorno sem agendamento prévio são permitidas para pacientes que necessitem de manejo agudo de sintomas, e um sistema de atendimento e monitoração telefônica realizado pela equipe de enfermagem está disponível durante o funcionamento da clínica. Todos os pacientes passam por uma avaliação inicial padronizada e são conduzidos homogeneamente pela equipe, uma vez que todos os profissionais seguem os *guidelines* do National Consensus Project. Pouco mais da metade dos atendimentos (53%) são consultas de seguimento, 25% são consultas iniciais e cerca de 22% são atendimentos não agendados desencadeados por problemas agudos. Esse formato organizacional permite um encaminhamento mais precoce do paciente, antes dos estágios finais de sua doença, possibilita que doentes com problemas clínicos diversos sejam atendidos no mesmo dia e que eles tenham suas intercorrências agudas manejadas rapidamente, muitas vezes evitando uma visita ao setor de emergência ou internações.[5,7]

Há forte evidência na literatura favorecendo esse modelo, especialmente para populações de pacientes oncológicos. Na verdade, dos quatro grandes ensaios clínicos randomizados publicados nos últimos sete anos e que demonstraram os benefícios da introdução precoce, em âmbito ambulatorial, de CP para pacientes com doença oncológica avançada, três foram desenvolvidos

em centros ambulatoriais que tinham um modelo organizacional com as características detalhadas antes.[8-10] Esses estudos evidenciaram que um modelo ambulatorial integrado precocemente na trajetória da doença oncológica é capaz de melhorar desfechos clínicos como qualidade de vida, sintomas físicos e emocionais, satisfação com o cuidado recebido e sobrevida global. Além disso, o encaminhamento precoce (> 3 meses antes do óbito) de pacientes oncológicos para centros ambulatoriais que adotam o modelo previamente descrito, reduz significativamente o número de visitas a emergência, de hospitalizações, de admissões e mortes hospitalares, e de tratamentos agressivos no fim da vida, mostrando-se, portanto, extremamente útil para a sustentabilidade dos sistemas de saúde.[7] Infelizmente, no entanto, mesmo em países nos quais os CP encontram-se em estágios avançados de integração nos sistemas de saúde, como nos Estados Unidos por exemplo, os centros ambulatoriais ainda não estão difusamente presentes. Em levantamento publicado em 2010, cerca de 48% dos centros oncológicos norte-americanos, por exemplo, incluindo os designados pelo National Cancer Institute, não possuíam serviços ambulatoriais de CP.[11] Possivelmente, a dificuldade de expansão dos serviços ambulatoriais está relacionada com restrições em investimentos humanos, logísticos e estruturais, já que, como vimos no exemplo do centro ambulatorial de cuidado de suporte do MD Anderson Cancer Center, é necessário um número considerável de profissionais de diferentes disciplinas para manter o ambulatório em funcionamento adequado em todos os dias úteis da semana, além de um espaço razoavelmente amplo para comportar a presença de toda equipe, de pacientes e seus familiares.[5]

Outro modelo ambulatorial possível é ter os membros da equipe de CP inseridos no mesmo ambiente da equipe primária, como quando atuando dentro de um centro oncológico, por exemplo. Esse modelo de integração facilita a interação e a colaboração entre a equipe especializada de CP e a equipe primária, possibilitando a discussão *in loco* de casos clínicos, além da avaliação e encaminhamento de pacientes praticamente em tempo real. A principal desvantagem é que, do ponto de vista estrutural e logístico, pode ser impossível incorporar concomitantemente todos os membros da equipe de CP e da equipe primária em um mesmo ambiente de atendimento. Há estudos na literatura demostrando que esse formato pode aumentar a frequência dos encaminhamentos e permitir que eles ocorram mais precocemente.[12] Entretanto, diferentemente daquele utilizado na maioria dos ensaios clínicos sobre integração precoce de CP, o formato no qual a equipe de CP é inserida em um centro de atendimento primário ainda não foi testado em estudos randomizados e prospectivos. Até o momento, portanto, favorece-se o modelo de integração no formato de centros ambulatoriais especializados em CP.[6]

≡ Cuidado paliativo no domicílio

O aumento progressivo da população de indivíduos convivendo com doenças crônicas e limitantes à vida, praticamente um fenômeno mundial decorrente do envelhecimento populacional e do rápido desenvolvimento científico e tecnológico da medicina, tornou-se um grande desafio para os sistemas de saúde de todos os países, exigindo o desenvolvimento de novas soluções para garantir a sustentabilidade de sistemas historicamente centrados no dispendioso cuidado hospitalar. Ofertar CP no ambiente domiciliar configura-se numa alternativa atraente ao modelo de cuidado hospitalar, uma vez que possibilita atender a preferência de muitos portadores de doenças crônicas em receberem assistência em suas residências, ao mesmo tempo que tem o potencial de reduzir o uso de recursos hospitalares.[13]

O domicílio pode ser o ambiente ideal de cuidado para duas populações principais de pacientes: indivíduos com doenças crônicas e limitantes e que possuem uma expectativa de vida previsivelmente reservada, em geral igual ou inferior a seis meses, e que preferem vivenciar o fim de suas vidas dentro de suas residências; e aqueles que não estão nos estágios finais de suas enfermidades crônicas, porém em razão da limitação funcional resultante da natureza de suas doenças e/ou em consequência à presença concomitante de múltiplas comorbidades, vivem a maior parte do tempo no domicílio. Para esses pacientes, caracterizamos a seguir os principais modelos de CP domiciliar,[14] os quais podem sofrer variações em suas características de acordo com a disponibilidade de recursos, estrutura organizacional dos sistemas de saúde e influências culturais de cada região ou país:

- Hospice *domiciliar*: o modelo de cuidado tipo *hospice* oferta CP multidisciplinar para indivíduos com doenças graves e limitantes que estão nas últimas semanas a meses de vida e para os quais os tratamentos modificadores de doença falharam ou eles não possuem uma relação favorável entre risco/efeitos adversos e potencial benefício. Logo, o foco principal passa a ser a qualidade de vida e o conforto do paciente e sua família em detrimento dos tratamentos prolongadores de vida ou curativos. A despeito de poder ser ofertado em unidades de internação ou instituições de longa permanência, esse modelo frequentemente provê CP no domicílio.[15] Uma equipe dos *hospices* domiciliares é formada por médico, enfermeira, assistente social, agente de saúde, conselheiro psicológico, capelão, voluntários treinados e, se necessário, fisioterapeuta, terapeuta ocupacional e fonoaudiólogo. Após uma avaliação inicial das necessidades do paciente e de sua família, um plano de cuidado é estabelecido de acordo com as preferências e valores do doente e seus cuidadores primários. A depender do plano montado e da necessidade do doente, a equipe pode responsabilizar-se pelo manejo dos sintomas físicos e emocionais; em prover suporte emocional, espiritual e psicossocial durante o processo de fim de vida; em fornecer medicamentos, suprimentos médicos e equipamentos; em realizar cuidados de enfermagem e feridas; educar familiares sobre o cuidado do paciente; auxiliar no planejamento de funerais; auxiliar nos cuidados pessoais, alimentação e compras através dos agentes de saúde e dar suporte ao luto para os familiares após o óbito. Além disso, a equipe coordena o plano de cuidado e a transição para uma unidade de internação de *hospice* caso os sintomas sejam intratáveis no domicílio. As visitas profissionais ocorrem de maneira regular, porém intermitente, geralmente uma vez por semana, ou conforme necessário. Um sistema de contato telefônico, disponível 24 horas por dia nos sete dias da semana, permite que o paciente e o cuidador primário entrem em contato com a equipe, caso precisem.[15]

- *Programas domiciliares de cuidado primário e paliativo*: nesse modelo uma equipe multidisciplinar composta por médicos, enfermeiras, assistentes sociais, capelães e profissionais de outras disciplinas prestam, essencialmente, assistência primária a pacientes com múltiplas comorbidades crônicas, funcionalmente dependentes e condicionados a viverem dentro de suas residências, porém que em sua maioria não possuem uma expectativa de vida previsível de semanas a meses. Uma vez que a equipe também tem formação e treinamento em CP, integram esses princípios na assistência aos seus pacientes, provendo, além do cuidado primário, adequado manejo de sintomas, coordenação e planejamento do cuidado e, caso necessário, cuidados de fim de vida com ou sem a participação de uma equipe de *hospice*

domiciliar. Os pacientes, geralmente idosos, frágeis, que convivem com doenças debilitantes, como demência, por exemplo, recebem visitas da equipe nos horários comerciais em intervalos regulares que podem variar conforme a demanda clínica (semanas a meses). Um sistema de plantão telefônico e de visitas fora dos horários comerciais e nos fins de semana pode estar disponível. Diferem dos *hospices* domiciliares porque prestam cuidados a uma população com características clínicas e em uma fase distinta da trajetória da doença, podendo inclusive estar recebendo tratamentos curativos e/ou modificadores de doença. Além disso, não possuem todo escopo de atuação dos *hospices*, como fornecimento de equipamentos e administração endovenosa de medicamentos.[16]

- *Modelo de consulta interdisciplinar*: nesse formato enfermeiras e médicos especializados em CP oferecem suporte consultivo domiciliar para pacientes com doenças crônicas complexas que determinam grande debilidade e dependência. De modo similar ao modelo descrito anteriormente, os pacientes não se encontram nas fases finais da trajetória de suas enfermidades. A equipe geralmente está baseada em um hospital e recebe solicitações de avaliação e acompanhamento por parte do médico primário ou especialista do paciente, após uma alta hospitalar ou consulta ambulatorial, por exemplo. As visitas são, em sua maioria, realizadas pela equipe de enfermagem que avalia a condição clínica, funcional, psicossocial e espiritual do paciente e da família e provê orientações sobre o manejo de sintomas, planejamento de cuidados e diretivas antecipadas de vontade. Pode, ainda, auxiliar na organização da oferta de serviços sociais, comunitários e de capelania, conforme a necessidade. Os atendimentos ocorrem durante os dias úteis, em intervalos variáveis (semanas a meses) e não há serviço de plantão telefônico, de modo que os pacientes são orientados a entrarem em contato com o médico primário ou com o serviço de emergência em caso de intercorrências. A equipe trabalha em comunicação com os profissionais primários e especialistas do paciente, fornecendo informações sobre as avaliações e orientações realizadas.[13]

De modo geral, a literatura científica dá suporte para oferta de CP no domicílio e demonstra que esses modelos podem determinar benefícios, tais como redução no volume de sintomas, aumento da satisfação com o cuidado recebido, redução de custos e uso de recursos hospitalares, além de aumentar a probabilidade de doentes com doença avançada receberem cuidados domiciliares e falecerem em suas residências, desfecho importante já que mais da metade desses indivíduos preferem viver o final de suas vidas em casa.[14-17] Por outro lado, a assistência domiciliar em CP pode estar limitada por diferentes razões, como quando o paciente prefere não receber cuidados em domicílio ou quando há pouco suporte familiar na residência, por exemplo. Além disso, pode haver grande variação na disponibilidade desse tipo de serviço, a depender do nível de integração e desenvolvimento dos CP em cada país ou região do globo.[18]

≡ Cuidado paliativo hospitalar

Como vimos na última década, os modelos não hospitalares de CP, sobretudo os centros ambulatoriais e os serviços domiciliares, que permitem a oferta precoce de CP, têm recebido grande atenção em função dos benefícios que podem determinar. No entanto, os modelos hospitalares permanecem como uma modalidade frequente de assistência. Na América Latina, por exemplo, esse tipo de serviço é o segundo mais frequentemente encontrado, perdendo apenas para os serviços domiciliares.[19] Isso porquê constituem uma forma importante de oferecer CP para uma população de pacientes agudamente doente e que sofre por conta da alta prevalência de sintomas e problemas clínicos que acompanham suas internações. Descrevemos a seguir os modelos tradicionais de CP hospitalar (equipe de interconsulta hospitalar e enfermaria de CP), bem como modelos integrados dentro de departamentos específicos (CP na UTI e salas de emergência), concebidos mais recentemente.

- *Equipes de interconsulta hospitalar*: constituem a forma predominante de oferta de CP no ambiente hospitalar. Nesse modelo, equipes interdisciplinares de composição variada, porém geralmente constituídas por médicos paliativistas, enfermeiras de CP e assistentes sociais, deslocam-se pelos diferentes ambientes do hospital (enfermarias, UTI's, salas de emergência) atendendo a requisição das equipes primárias a fim de avaliarem e manejarem problemas físicos, psicossociais e espirituais de pacientes com doenças crônicas e debilitantes. Profissionais de outras disciplinas podem ser acionados conforme demanda. Tem um caráter consultor e de suporte a equipe primária, trabalhando em comunicação estreita com esses profissionais, porém sem assumir completamente a condução dos casos. Focam sobretudo no manejo de sintomas, organização e coordenação do plano de assistência, compreensão da doença e prognóstico, comunicação do paciente com a equipe de saúde e entre os membros da equipe, discussão de diretivas antecipadas de vontade e transição do cuidado após a alta hospitalar. Para o paciente, esse formato consultor é comprovadamente capaz de aumentar a sua satisfação com o cuidado recebido e de reduzir seus sintomas físicos e emocionais. Para o sistema de saúde, possibilita reduzir o volume de readmissões hospitalares, o número e o tempo de internações em UTI, o uso de leitos hospitalares e os custos da assistência hospitalar.[20] O modelo consultivo permite o atendimento de um grande número de pacientes em diferentes ambientes de internação sem necessitar de investimentos em recursos estruturais, como é o caso de uma enfermaria de CP.[21]

- *Enfermaria de CP*: nas enfermarias de CP ou unidades de internação em CP, entre 12 e 24 leitos de internação são destinados a receber pacientes com doenças terminais e que apresentem os mais complexos e intensos problemas físicos, psicossociais e espirituais. Amenidades podem incluir um *lounge* para família, cozinha e lavanderia, e permissão para entrada de animais. A equipe é composta por profissionais especializados de várias disciplinas e incluem médicos paliativistas, enfermeiras de CP, assistentes sociais, capelães, fisioterapeutas e terapeutas ocupacionais, nutricionistas, psicólogos, terapeutas musicais, além dos profissionais da área administrativa. Particularmente, a equipe de enfermagem funciona em turnos para que os pacientes sejam assistidos 24h por dia. Outras especialidades podem ser acionadas para realização de intervenções complexas (p. ex., administração de analgesia medular).[22]

De modo geral, os pacientes são encaminhados de outras unidades de internação para a enfermaria de CP depois da avaliação, triagem e indicação de um médico das equipes de interconsulta em CP. O critério principal para admissão é a necessidade de intervenção multidisciplinar intensa e aguda para o tratamento de sintomas severos e refratários. Além disso, é necessário que o paciente possua diretivas de vontade já estabelecidas, mais especificamente, uma ordem de não reanimação em caso de parada cardiorrespiratória devido o caráter terminal de sua doença. Após a entrada na unidade, a equipe multidisciplinar passa a liderar a condução do caso e foca, especialmente, na estabilização dos sintomas e resolução de questões psicossociais a fim de que o paciente possa ter alta para sua residência com cuidados domiciliares ou para uma unidade de *hospice*. Para tal, reuniões familiares para planejamento do cuidado, bem como reuniões entre os membros da própria equipe, ocorrem regularmente. Há evidência na literatura demonstrando o impacto positivo das enfermarias em CP nos aspectos físico, psicológico e existencial da qualidade de vida de pacientes terminais. Ademais, essas unidades também trazem benefícios do ponto de vista econômico, uma vez que o custo/dia de uma internação nesse ambiente é significativamente inferior ao de outras unidades do hospital. Por outro lado, possuem as desvantagens de necessitarem de investimentos maiores em recursos humanos e infraestrutura e de terem o acesso limitado pela disponibilidade de leitos.[21,22]

- *CP na UTI*: O desenvolvimento da medicina no século XXI trouxe um controle melhor das doenças crônicas, bem como o aumento da expectativa de vida da população. Em paralelo, hoje é possível viver mais com os recursos disponíveis na UTI no sentido de prolongar a vida com o suporte avançado aos órgãos disfuncionantes. A expectativa é de reversão dessas disfunções em benefício da manutenção da vida. Pondera-se, no entanto, o quanto o uso de tais recursos proporciona não apenas mais tempo de vida, como também significativa qualidade de vida. É crescente a preocupação com o uso racional desses recursos de suporte avançado de vida, uma vez que nem sempre a expectativa de reversão das disfunções orgânicas e, sobretudo de potencial recuperação de qualidade de vida após a UTI, são significativamente maiores que a expectativa de sequelas impactantes na qualidade de vida e de óbito.

De maneira simultânea ao avanço dos recursos oferecidos em uma UTI, há o distanciamento das famílias do processo de morte e do morrer quando as terapêuticas oferecidas não apresentam êxito. Pode-se reconhecer que tanto o processo de morte quanto o morrer são removidos e passam à condição de invisíveis para as famílias através da hospitalização somada à internação em UTI.[23] A humanização das UTIs proposta nas últimas décadas, com acesso maior das famílias à beira do leito, proporciona o resgate à importância dessa aproximação entre paciente e família inclusive quando não é possível salvar a vida, mas proporcionar cuidados ao fim de vida de forma a não prolongar o processo de morte e o morrer. O preparo da equipe assistencial para atender às questões que envolvem a proporcionalidade das terapêuticas, a suspensão de terapêuticas que não trazem benefícios, o acolhimento da família, a comunicação clara e empática com paciente e família e o respeito à dignidade do paciente com o planejamento dos cuidados ao fim de vida são decisivos na oferta adequada de CP no ambiente da UTI, competências essas essenciais nos cuidados intensivos assim como conhecimento da prevenção, diagnóstico, monitoração e tratamento das condições clínicas ameaçadoras à vida.[24-27]

No que se refere a recomendações internacionais que envolvem a América Latina para a prática de CP em ambiente de UTI, em 2011 foi publicado o II Fórum do Cone Sul de Terminalidade, orientando a oferta de CP para todos os enfermos admitidos em UTI.[28] Os modelos de assistência propostos no ambiente da terapia intensiva podem ser resumidos em dois: consultivo e integrativo, no entanto, podem existir de modo simultâneo no modelo híbrido. No modelo consultivo a equipe de CP externa à UTI busca agregar esses cuidados à assistência do paciente crítico e no modelo integrativo os princípios e educação em CP estão inseridos na prática da equipe assistencial da

UTI.[28,29] A composição da equipe de CP externa à UTI é variável e quando completa, conta com médico, enfermeiro, assistente social, psicólogo e capelão. Pode também ser composta exclusivamente por um médico ou um enfermeiro com conhecimento específico em CP ou médico com conhecimento específico em ética.[29]

No primeiro modelo, o acionamento do grupo consultor em CP é disparado a partir do reconhecimento de condições indicativas de potencial benefício da consultoria de especialistas em CP. Essas condições podem ser predefinidas e resumidas em alguns critérios, tais como: presença de dependência funcional preexistente à internação; idade avançada ou doença maligna avançada; doenças agudas de prognóstico reservado de senso comum entre profissionais, como encefalopatia hipóxico-isquêmica por parada cardiorrespiratória ou disfunção prolongada de múltiplos órgãos; tempo prolongado de internação em UTI demonstrando tendência crescente à irreversibilidade; consideração de dispositivos como traqueostomia e/ou gastrostomia; consideração de suspensão de terapêuticas de sustentação à vida; julgamento da equipe médica da UTI de potencial desfecho ruim; dificuldade à primeira indicação de CP para paciente e família por parte da equipe da UTI, entre outros. Ainda que a existência desse modelo restrinja a oferta de CP por uma equipe consultora a pacientes com esses critérios, o que está em desacordo com a proposta das diretrizes latino-americanas citadas, é a reconhecida presença dos especialistas consultores na UTI como benéfica a favor da disseminação da cultura dos CP naquele ambiente.[29]

Para a implementação do modelo consultivo é necessária a preparação de uma equipe consultora com algumas características indispensáveis: que tenha profissionais em número suficiente para atender a demanda, com expectativa de ser crescente a partir da divulgação do fluxo de acionamento; que esteja capacitada com habilidades específicas para suporte adequado ao paciente crítico e suas famílias; que seja disponível e comprometida também com o suporte ao plano de cuidados a ser traçado com a equipe da UTI. Esta equipe por sua vez deverá estar receptiva ao parecer da equipe consultora, o que pode ser estimulado por estratégias como a participação de um médico da equipe de CP nas visitas multiprofissionais à UTI alguns dias na semana. Este seria o momento de favorecer o desenvolvimento de confiança mútua entre as equipes em benefício do melhor cuidado: tanto com a oportunidade de opinião do consultor em relação à oferta de tratamentos invasivos de sustentação à vida para pacientes com doenças crônicas e limitadoras da vida, quanto com a oportunidade de fortalecer a importância da integração precoce dos CP na fase crítica mesmo enquanto as terapêuticas curativas ainda são plenas.

O modelo integrativo possibilita a oferta de CP para todos os pacientes internados em UTI uma vez que os CP fazem parte da prática habitual de todos os profissionais ali alocados. Desde que exista reconhecimento por parte da instituição que a prática de CP é competência essencial do profissional da UTI, exista organização de processos na UTI que possibilite a *performance* adequada da equipe em CP, além da educação continuada da equipe de modo a garantir conhecimento e competências em CP, o modelo integrativo mostra-se muito abrangente. O comprometimento forte e contínuo da equipe da UTI, em especial dos médicos e enfermeiros, em desenvolver habilidades na prática de CP é essencial para que o modelo integrativo funcione.[29] Outra vantagem deste modelo é permitir que os CP sejam oferecidos na UTI independente da ausência de uma equipe institucional especializada em CP. No entanto este ponto passa a ser uma limitação quando da alta da UTI, especialmente na condição de perspectiva de óbito em horas ou dias, uma vez que não é viável na maioria das vezes que a equipe da UTI garanta o suporte de CP adequado fora daquele ambiente. Portanto, este modelo mostra-se interessante quando a formação dos profissionais que farão assistência ao paciente ao sair da UTI contemple também aspectos básicos de CP, semelhante aos aspectos requeridos aos profissionais da UTI, com direcionamento de desenvolvimento de habilidades específicas relacionadas com as demandas de CP do ambiente da enfermaria ou quando exista uma equipe de CP exclusiva para assistência nesse ambiente.

A opção pelo modelo híbrido ou misto é realidade em alguns serviços, possibilitando o suporte de CP tanto por consultores em CP externos à UTI quanto pela equipe da UTI, com definição dos seus respectivos papéis, muitas vezes complementares. É necessário fortalecer o conhecimento da equipe da UTI em CP de modo a garantir oferta adequada desses cuidados a todos os pacientes, bem como o interesse por parte da equipe da UTI em assumir a prática desses cuidados. Entre as recomendações sugeridas por grupo de estudiosos americanos dirigidas à escolha do modelo de iniciativa em CP para cada UTI está tentar capturar vantagens de ambos os modelos – consultivo e integrativo – incluindo aspectos de cada um em um modelo combinado, com a proposta de ser desenvolvido pela equipe assistencial e líderes próprios da instituição.

Não há dúvidas quanto aos benefícios da prática integrada de CP na UTI em ambos os modelos. Tais benefícios se estendem não apenas ao paciente, mas também às famílias e às instituições de saúde. Resultados favoráveis como a redução do tempo de internação na UTI e nos hospitais, redução do uso de terapêuticas não benéficas e redução do tempo de ventilação mecânica foram demonstrados por alguns estudos, embasando a potencial economia em saúde que é preocupação atual de todos ante ao alto custo geral do cuidado em saúde, em especial daquele prestado pela UTI.[30-34] Desfechos positivos para as famílias também foram demostrados, entre eles o aumento da satisfação e da compreensão das famílias, a redução da ansiedade, depressão e distúrbios pós-traumáticos das famílias.[35,36] Outros resultados positivos com a integração dos CP no ambiente da UTI são a redução de conflitos quanto às metas do cuidado, a redução do tempo para transição do foco de cuidado para medidas de conforto quando da constatação do prognóstico reservado e o aumento do número de avaliações quanto a sintomas desconfortantes, bem como maior conforto do paciente.[30,37-39]

- *CP na emergência*: a medicina de emergência tradicional desenvolve competências em ressuscitação cardiopulmonar, em manejo de doenças agudas e em processos que buscam a estabilidade clínica dos pacientes. No entanto o reconhecimento da importância da abordagem de CP na sala de emergência é realidade mais recente. Afinal, pacientes portadores de doenças crônicas em estágio final de evolução buscam a emergência com objetivo inegável de obter controle de sintomas desconfortantes, mas nem sempre para receber as tradicionais terapêuticas que prolongam a vida.[40] Medicina de emergência e medicina paliativa devem ser sinérgicas em garantir o melhor cuidado aos pacientes.[41] Por meio do crescente valor dado ao cuidado centrado no paciente, o sinergismo entre elas ganha força com a relevância da tomada de decisão compartilhada mesmo no cenário da emergência proposta como parte deste cuidado.[42] O respeito à participação do paciente e sua família na tomada de decisão quanto às modalidades terapêuticas aplicáveis e seus respectivos benefícios e prejuízos é parte essencial da boa prática médica, alicerçada em princípios de qualidade e segurança. Em países como os Estados Unidos, competências em CP fazem parte da formação de médicos emergencistas, o que não é a realidade de muitos outros países. Os recursos médicos, os aspectos culturais, a oferta de CP por planos de saúde e o investimento em treinamentos são muito variáveis entre os diversos países e entre as instituições de um mesmo país, pontos estes que devem ser considerados no planejamento da iniciativa em CP a ser desenvolvida para o ambiente de emergência de um determinado serviço.[43,44]

O ambiente da emergência traz alguns desafios na prática dos CP em virtude de características específicas: espaço físico nem sempre apropriado, seja por superlotação ou pela limitação quanto a garantir privacidade; barulho muitas vezes excessivo; potenciais interrupções por prioridades que se sobrepõem repentinamente.[40,45] A despeito destes pontos de fragilidade no tocante a abordagem do paciente e da família de modo apropriado, o desenvolvimento de competências gerais favorece a integração dos CP por parte dos profissionais da sala de emergência. Do ponto de vista curricular, considera-se apropriado que faça parte da formação dos emergencistas competências essenciais para a prática dos CP, como a abordagem da doença e do declínio ao longo de sua trajetória, a formulação do prognóstico, a comunicação de más notícias e do desfecho de óbito, o desenvolvimento do plano de cuidado avançado, a vivência da presença da família durante manobras de ressuscitação, o manejo ótimo da dor e de outros sintomas desconfortantes, a indicação por limitação e/ou suspensão de terapêuticas não benéficas, o manejo de fim de vida, o manejo de pacientes nos últimos seis meses de vida, o conhecimento sobre o sistema referenciado de CP, as questões ético-legais envolvendo CP, o suporte espiritual e cultural, o manejo de fim de vida em crianças. Em países como os Estados Unidos, houve incorporação desses temas citados no currículo dos médicos emergencistas, que terminam sua residência na Medicina de Urgência com as competências básicas para uma boa prática de CP na emergência. Essa não é a realidade brasileira e de muitos outros países, mas deve ser considerada como modelo, uma vez que a disponibilidade de profissionais especializados em CP 24 horas por dia nos diversos serviços de saúde é inexistente, inclusive em serviços de saúde de excelência. Treinamentos em CP dirigidos a profissionais do departamento de emergência podem ser efetivos em assegurar competências apropriadas para oferta desses cuidados naquele ambiente, 24 horas por dia, conforme estratégia aplicada em alguns serviços americanos com o uso da Education in Palliative and End-of-life Care for Emergency Medicine (EPEC-EM) (www. epec.net/EPEC/Webpages/epecem.cfm).[40]

São descritos três modelos assistenciais de CP para a Emergência: consultoria por equipes de CP institucionais que se inserem no ambiente da emergência, assistência de CP iniciada por profissionais da equipe da emergência que tenham formação em CP e parceria do departamento de emergência com serviços de *hospices* que ofertam os CP apropriados.[40] Vale destacar que esses modelos descritos podem ser sobrepostos e podem apresentar características individualizadas a cada serviço, a depender dos recursos financeiros, humanos e culturais ali presentes. Mais uma vez na sala de emergência, o modelo híbrido de CP parece ser o mais interessante.

A vivência de alguns serviços que fizeram opção por implantar o modelo de consultoria por equipe de CP aos profissionais da emergência sugere benefícios por favorecer o reconhecimento de pacientes com necessidade de CP; por providenciar os serviços necessários para atendimento a estas necessidades; por desenvolver a parceria entre equipe especializada em CP e profissionais da emergência; por desenvolver estratégias de treinamento em CP para estes profissionais; por favorecer o fluxo adequado de pacientes, com indicação de CP atendidos na emergência para local de assistência de CP mais apropriado como enfermaria de CP ou *hospices* domiciliares.[46-48] A análise de dados administrativos de um deles demonstrou redução do tempo de internação e dos custos relacionados com os pacientes que foram admitidos e que faleceram no hospital.[46]

A assistência de CP por profissionais com formação em CP da própria equipe da emergência iniciada em alguns serviços também sugere benefícios. Em um serviço de San Diego, Califórnia, foi possível reconhecer que é factível a transferência de pacientes para outro local de assistência de CP mais apropriado, como *hospices* domiciliares, por meio da iniciativa de consultoria na emergência por um médico emergencista com formação em CP.[49]

A parceria do departamento de emergência com hospices que ofertam os CP apropriados, especialmente para pacientes em fim de vida, foi realizada por um serviço americano com disponibilização de dois enfermeiros por parte do *hospice* para atuar no serviço de emergência do hospital diariamente das 7 às 23 horas. O objetivo desses profissionais era identificar pacientes elegíveis para a transferência para o *hospice* e esclarecer sobre os benefícios oferecidos. Foi possível observar aumento do número de pacientes fora de hospitalização recebendo assistência em *hospices*.[50]

De modo independente do modelo implementado, estudos mostram que a oferta de CP no ambiente da emergência traz economia em saúde verificada pela redução significativa do tempo de internação hospitalar, bem como pela alocação mais adequada dos pacientes selecionados em unidades especializadas em CP. Tal fato favorece a redução do custo diário da internação e reduz o número de dias em UTI.[51,52]

≡ Conclusão

O reconhecimento da importância da prática dos CP é crescente em todos os níveis de atenção à saúde, por diversos benefícios demonstrados e, em especial, por agregar valor ao cuidado prestado. A descrição dos modelos de assistência nos diversos ambientes, passíveis de implementação, demonstra que a prática de CP pode ser adequada à realidade de cada serviço, o que é essencial para o seu sucesso. A análise cuidadosa e realista dos recursos disponíveis, da estrutura física e do padrão da prática local é fundamental. Cabe ressaltar a importância de considerar a sustentabilidade de qualquer dos modelos a ser escolhido, com ajustes periódicos conforme recursos disponíveis e necessidades que se apresentem. Em acordo com essa prática sustentável, inserir competências para a prática de CP primários na formação e/ou nos treinamentos de médicos e multiprofissionais que atuam nos diversos níveis de assistência mostra-se uma estratégia a favor da oferta de CP por todos. Os CP especializados estariam reservados aos casos mais complexos ou refratários a uma abordagem primária.[46,47]

≡ Referências

1. Clark D. From margins to centre: a review of the history of palliative care in cancer. The lancet Oncology. 2007; 8(5):430-8.
2. Gwyther L, Krakauer E. Defining palliative care 2014. Disponível em: http://www.thewhpca.org/resources/item/defining-palliative-care.
3. Brereton L, Clark J, Ingleton C, Gardiner C, Preston L, Ryan T, et al. What do we know about different models of providing palliative care? Findings from a systematic review of reviews. Palliative Medicine. 2017; 0269216317701890.
4. Care NCPfQP. Clinical practice guidelines for quality palliative care, 2009. Pittsburgh, PA: National Consensus Project for Quality Palliative Care. 2012; 2.
5. Pimentel LE, De la Cruz M, Wong A, Castro D, Bruera E. Snapshot of an outpatient supportive care center at a comprehensive cancer center. Journal of Palliative Medicine. 2017; 20(4):433-6.
6. Hui D, Bruera E. Models of integration of oncology and palliative care. Annals of Palliative Medicine. 2015; 4(3):89-98.
7. Hui D, Kim SH, Roquemore J, Dev R, Chisholm G, Bruera E. Impact of timing and setting of palliative care referral on quality of end-of-life care in cancer patients. Cancer. 2014; 120(11):1743-9.
8. Temel JS, Greer JA, El-Jawahri A, Pirl WF, Park ER, Jackson VA, et al. Effects of early integrated palliative care in patients with lung and GI cancer: a randomized clinical trial. Journal of Clinical Oncology. 2016; 35(8):834-41.
9. Temel JS, Greer JA, Muzikansky A, Gallagher ER, Admane S, Jackson VA, et al. Early palliative care for patients with metastatic non-small-cell lung cancer. New England Journal of Medicine. 2010; 363(8):733-42.
10. Zimmermann C, Swami N, Krzyzanowska M, Hannon B, Leighl N, Oza A, et al. Early palliative care for patients with advanced cancer: a cluster-randomised controlled trial. The Lancet. 2014; 383(9930): 1721-30.
11. Hui D, Elsayem A, De La Cruz M, Berger A, Zhukovsky DS, Palla S, et al. Availability and integration of palliative care at US cancer centers. Jama. 2010; 303(11):1054-61.
12. Einstein DJ, De Santo-Madeya S, Gregas M, Lynch J, McDermott DF, Buss MK. Improving end-of-life care: palliative care embedded in an oncology clinic specializing in targeted and immune-based therapies. Journal of Oncology Practice. 2017: JOP. 2016. 020396.
13. Lukas L, Foltz C, Paxton H. Hospital outcomes for a home-based palliative medicine consulting service. Journal of Palliative Medicine. 2013; 16(2):179-84.

14. Twaddle M, McCormick E. Delivering Palliative Care in the Home. National Center Newsline. 2014; 52.

15. Organization NHaPC. Hospice Care in America. NHPCO's Facts and Figures. 2015; 17.

16. Ornstein K, Wajnberg A, Kaye-Kauderer H, Winkel G, DeCherrie L, Zhang M, et al. Reduction in symptoms for homebound patients receiving home-based primary and palliative care. Journal of Palliative Medicine. 2013; 16(9):1048-54.

17. Gomes B, Calanzani N, Curiale V, McCrone P, Higginson IJ, Brito Md. Effectiveness and cost-effectiveness of home palliative care services for adults with advanced illness and their caregivers. São Paulo Medical Journal. 2016; 134(1):93-4.

18. Lynch T, Connor S, Clark D. Mapping levels of palliative care development: a global update. Journal of Pain and Symptom Management. 2013; 45(6): 1094-106.

19. Pastrana T, De Lima L, Wenk R, Eisenchlas J, Monti C, Rocafort J, et al. Atlas of palliative care in Latin America. Houston: IAHPC Press; 2012.

20. Adams R, Cintron A, Meier D. Palliative care consult team. Textbook of Palliative Medicine and Supportive Care, Second Edition: CRC Press; 2014. p. 265-74.

21. Chai E, Meier DE. Identifying the effective components of palliative care: comment on "The optimal delivery of palliative care". Archives of internal medicine. 2011; 171(7):655-6.

22. Macmillan K, Fournier K, Tupala B. Palliative care unit. Textbook of Palliative Medicine and Supportive Care, Second Edition: CRC Press; 2014. p. 315-20.

23. Rothman DJ. Where we die. N Engl J Med. 2014 Jun 26; 370(26):2457-60.

24. Cook D, Rocker G. Dying with dignity in the intensive care unit. N Engl J Med. 2014 Jun 26; 370(26): 2506-14.

25. Puntillo KA, Arai SRN, Cohen NH, et al. Symptoms experienced by intensive care unit patients at high risk of dying. Crit Care Med 2010; 38(11):2155-60.

26. Gerritsen RT, Jensen HI, Koopmans M, Curtis JR, Downey L, Hofhuis JGM, Engelberg RA, Spronk PE, Zijlstra JG. Quality of dying and death in the ICU. The euroQ2 project. J Crit Care. 2017 Dec 26; 44:376-382.

27. Cardona-Morrell M, Kim J, Turner RM, Anstey M, Mitchell IA, Hillman K. Non-beneficial treatments in hospital at the end of life: a systematic review on extent of the problem.

28. Moritz RD, Deicas A, Capalbo M, Forte DN, Kretzer LP, Lago P, Pusch R, Othero J, et al. II Forum of the "End of Life Study Group of the Southern Cone of America": palliative care definitions, recommendations and integrated actions for intensive care and pediatric intensive care units. Rev Bras Ter Intensiva. 2011 Mar; 23(1):24-9.

29. Nelson JE, Bassett R, Boss RD, Brasel KJ, Campbell ML, Cortez TB, Curtis JR, Lustbader DR, et al. Improve palliative care in the intensive care unit project. Models for structuring a clinical initiative to enhance palliative care in the intensive care unit: a report from the IPAL-ICU Project (Improving Palliative Care in the ICU). Crit Care Med. 2010; 38(9):1765-72.

30. Campbell ML, Guzman JA. Impact of a proactive approach to improve end-of-life care in a medical ICU. Chest 2003; 123:266-71.

31. Norton SA, Hogan LA, Holloway RG, et al. Proactive palliative care in the medical intensive care unit: Effects on length of stay for selected high-risk patients. Crit Care Med 2007; 35:1530-5.

32. Campbell ML, Guzman JA. A proactive approach to improve end-of-life care in a medical intensive care unit for patients with terminal dementia. Crit Care Med 2004; 32:1839-43.

33. Curtis JR, Treece PD, Nielsen EL, et al. Integrating palliative and critical care: Evaluation of a quality-improvement intervention. Am J Respir Crit Care Med 2008; 178:269-75.

34. Payen JF, Bosson JL, Chanques G, et al. Pain assessment is associated with decreased duration of mechanical ventilation in the intensive care unit: a post hoc analysis of the DOLOREA study. Anesthesiology. 2009; 111: 1308-16.

35. Azoulay E, Pochard F, Chevret S, et al. Impact of a family information leaflet on effectiveness of information provided to family members of intensive care unit patients: a multicenter, prospective, randomized, controlled trial. Am J Respir Crit Care Med. 2002; 165:438-42.

36. Lautrette A, Darmon M, Megarbane B, et al. A communication strategy and brochure for relatives of patients dying in the ICU. N Engl J Med. 2007; 356:469-78.

37. Lilly CM, De Meo DL, Sonna LA, et al. An intensive communication intervention for the critically ill. Am J Med. 2000; 109: 469-75.

38. Chanques G, Jaber S, Barbotte E, et al. Impact of systematic evaluation of pain and agitation in an intensive care unit. Crit Care Med. 2006; 34:1691-9.

39. Erdek MA, Pronovost PJ. Improving assessment and treatment of pain in the critically ill. Int J Qual Health Care. 2004; 16:59-64.

40. Grudzen CR, Stone SC, Morrison RS. The palliative care model for emergency department patients with advanced illness. J Palliat Med. 2011; 14: 945-50.

41. Beemath A, Zalenski RJ. Palliative emergency medicine: resuscitating comfort care? Ann Emerg Med. 2009 Jul; 54(1):103-5.

42. Grudzen CR, Anderson JR, Carpenter CR, Hess EP. The 2016 Academic Emergency Medicine

Consensus Conference, Shared Decision Making in the Emergency Department: Development of a Policy-relevant Patient-centered Research Agenda May 10, 2016, New Orleans, LA. Acad Emerg Med. 2016 Dec; 23(12):1313-9.

43. American College of Emergency Physicians. Emergency Department Palliative Care. Disponível em: https://www.acep.org/uploadedFiles/ACEP/Practice_Resources/issues_by_category/administration/Palliative Care_IP_Final_June2012_edited.pdf. 2012. Acesso em: 18 set 2016.44. Weng TC, Yang YC, Chen PJ, Kuo WF, Wang WL, Ke YT, Hsu CC, Lin KC, et al. Implementing a novel model for hospice and palliative care in the emergency department: an experience from a tertiary medical center in Taiwan. Medicine (Baltimore). 2017 May; 96(19):e6943.

45. Goldonowicz JM, Runyon MS, Bullard MJ. Palliative care in the emergency department: an educational investigation and intervention. BMC Palliat Care. 2018 Mar 7; 17(1):43.

46. Meier DE. Beresford L. Palliative care in inpatient units. J Palliat Med. 2006; 9:1244-9.

47. Mahony SO, Blank A, Simpson J, Persaud J, Huvane B, McAllen S, Davitt M, McHugh M, et al. Preliminary report of a palliative care and case management project in an emergency department for chronically ill elderly patients. J Urban Health. 2008; 85:443-51.

48. Meier DE, Beresford L. Fast response is key to partnering with the emergency department. J Palliat Med. 2007; 10:641-5.

49. Waugh DG. Palliative care project in the emergency department. J Palliat Med. 2010; 13:936.

50. Hendry H, McIntosh M, Borgman P, Belena A. Society of Academic Emergency Medicine. New Orleans, LA: 2009. Integrating Hospice Palliative Care Services in the ED: Effects on Resident Faculty Education ED Overcrowding.

51. Waselewsky D, Zalenski R, Burn J, Hong Y. Society of Academic Emergency Medicine. New Orleans, LA: 2009. Palliative Care Consultation Initiated in ED is Associated with Significant Reductions in Hospital Length of Stay.

52. Cassel JB, Lyckholm LJ. Society of Academic Emergency Medicine. San Francisco, CA: 2006. Identifying Palliative Care Needs in the Emergency Department: Better Care Lower Cost.

53. Quill TE, Abernethy AP. Generalist plus specialist palliative care-creating a more sustainable model. N Engl J Med. 2013; 368(13):1173-5.

54. Schenker Y, Arnold R. The next era of palliative care. JAMA. 2015 Oct 20; 314(15):1565-6.

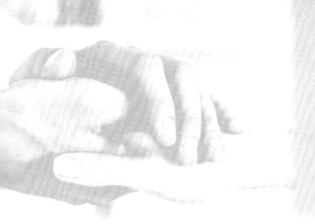

Capítulo 8

Polianna Mara Rodrigues de Souza
Camila Viale Nogueira

Avaliação em Cuidados Paliativos

≡ Introdução

Considerando a definição de Cuidados Paliativos (CP) pela Organização Mundial de Saúde (OMS), como

> "abordagem que busca aprimorar a qualidade de vida de pacientes (adultos e crianças) e seus familiares que enfrentam problemas associados a doenças ameaçadoras à vida, tendo por base a prevenção e o alívio do sofrimento pela identificação precoce, avaliação e tratamento adequados da dor e outros problemas de ordem física, psíquica, social ou espiritual",[1]

percebe-se a imprescindibilidade do reconhecimento das reais necessidades de pacientes e famílias para que o cuidado ofertado seja, de fato, apropriado e equilibrado. Certamente, este é um dos maiores desafios dos profissionais de saúde que trabalham com CP: como avaliar o sofrimento de cada indivíduo e de sua família de forma impecável, identificando precocemente riscos e problemas com o objetivo de preveni-los e aliviá-los da forma mais apropriada?[2]

Na literatura, existem diversos instrumentos para avaliação de necessidades em saúde, tanto comunitárias quanto individuais, porém grande parte dos trabalhos estão muito mais focados na avaliação da qualidade dos serviços do que no real impacto sobre a qualidade de vida de pacientes e familiares com os cuidados recebidos.[2]

Para auxiliar de forma prática nessa importante tarefa – mais do que eleger um instrumento de avaliação mais apropriado, dentre tantos possíveis – os autores do American Medical Association's Education for Physicians on End-of-Life Care Curriculum desenvolveram um roteiro com nove áreas a serem avaliadas em pacientes com indicação de CP.[3,4] Considerando ainda os princípios de CP preconizados pela OMS, mais dois itens deveriam ser acrescentado aos anteriores, totalizando onze áreas que não podem deixar de ser avaliadas e que são mostradas a seguir. Todas serão exploradas ao longo deste capítulo.[2-4]

1. Características próprias do paciente e da família.
2. História da doença de base e comorbidades secundárias.
3. Dimensão física.
4. Dimensão psicológica.
5. Dimensão social.
6. Dimensão espiritual.
7. Processos de comunicação.

8. Tomada de decisão.

9. Necessidades práticas.

10. Planejamento dos cuidados de fim de vida.

11. Avaliação prognóstica.

Observando que tal avaliação pode ser bastante extensa, é importante lembrar que, a depender do estágio da doença de base e do grau de comprometimento funcional, é possível que o paciente tenha baixa reserva de energia, sendo sempre pertinente questionar sobre o melhor momento do dia para a sua realização e sobre seu desejo em responder pessoalmente aos questionamentos ou a quem gostaria de delegar o fornecimento das informações necessárias. Além disso, não é preciso completa-la em um único encontro, sendo imperioso respeitar o tempo do paciente e de seus familiares.[3]

■ Características do paciente e da família

A primeira pergunta que se deve fazer ao se iniciar o cuidado de um paciente é: quem é essa pessoa que hoje necessita de cuidados? Como ela gosta de ser chamada? Qual a sua idade, onde nasceu, onde viveu, o que fez, como foi a sua vida até aqui, como se constitui sua família, quem responde por seus cuidados, como é sua cultura, quais são seus valores e crenças, qual seu nível educacional, como é seu entendimento, o que considera importante e o que, em sua opinião, é prioritário em seus cuidados? As mesmas questões devem ser pensadas em relação aos familiares e cuidadores.[2]

■ História da doença de base e comorbidades secundárias

Tão importante quanto conhecer o histórico médico de uma doença e os tratamentos prévios já realizados, é saber o que, de fato, o paciente e sua família entenderam sobre ela. Análises de prontuário e discussões com profissionais que acompanham o doente ao longo do tempo são de extrema importância para o entendimento de todo o processo e para o adequado planejamento de cuidados, mas não são suficientes.[2,3]

Alguns questionamentos, desprovidos de julgamentos pessoais, devem ser feitos aos pacientes e familiares para que se possa analisar a compreensão deles sobre as circunstâncias atuais. Questões abertas como: "poderia me contar o que sabe sobre a sua doença e seu tratamento até aqui?", "o que você já conversou com seus médicos a respeito da sua doença?" ou "eu vou analisar seu prontuário, mas gostaria de ouvir de você sobre a história da sua doença" e "quais suas expectativas daqui em diante?"– costumam ser de grande auxílio nesse ínterim.[3]

Deve-se questionar ainda sobre possíveis comorbidades e seu controle, além de sua interferência ou suas relações com a doença principal e seu tratamento. Todas as medicações em uso devem ser conhecidas.

Por meio da observação do entendimento do paciente e da família sobre o processo de adoecimento, da manifestação de possíveis fantasias, dúvidas e receios e da percepção dos limites estabelecidos é que se consegue, de forma mais apropriada, encontrar caminhos para um processo de comunicação compassivo e efetivo, que respeite a possibilidade de escuta e de assimilação de informações a cada novo contato, possibilitando a construção do plano de cuidados a longo prazo.

■ Avaliação da dimensão física

Quando se fala na dimensão física, o primeiro item que salta aos olhos dos profissionais de CP é o controle de sintomas, sobretudo da dor. No entanto, a avaliação da dimensão física vai muito além da averiguação da presença ou ausência de sintomas físicos e seu controle.

A avaliação da funcionalidade, dos riscos de perda funcional e de dependência é de extrema importância, uma vez que a dependência funcional, além de estar bastante relacionada com a deterioração da qualidade de vida, também se correlaciona, em muitos trabalhos, com pior prognóstico e menor tempo de vida. Existem três instrumentos mais comumente utilizados para avaliação de *performance/status* de pacientes oncológicos, o Eastern Cooperative Oncology Group Performance Status (ECOG-PS) (Quadro 8.1), o Karnofsky Performance Status (KPS) (Quadro 8.2) e o Palliative Performance Scale (PPS) (Quadro 8.3).[2,3,5-9]

A avaliação das reservas funcionais, do estado nutricional, da condição cognitiva, da presença de *delirium* e da existência de alterações sensoriais (como alterações visuais, auditivas, olfativas ou de paladar) também se faz necessária. A avaliação do *delirium* será detalhadamente explicada em capítulo específico.

O controle acurado dos sintomas é algo presente na própria definição de CP, sendo parte essencial de seus princípios fundamentais. Sendo assim, é indispensável questionar não somente sobre a presença, mas também

Quadro 8.1
Eastern Cooperative Oncology Group Performance Status[7]

0	Completamente ativo, capaz de realizar todas as suas atividades sem restrições.	KPS: 90 a 100
1	Restrição a atividades físicas rigorosas, é capaz de trabalhos leves e de natureza sedentária.	KPS: 70 a 80
2	Capaz de cuidar de si totalmente, mas incapaz de realizar qualquer atividade de trabalho; ambulatorial e não acamado mais de 50% do tempo. Ocasionalmente necessita de assistência.	KPS: 50 a 60
3	Capaz de realizar somente autocuidados limitados, confinado ao leito ou cadeira; mais de 50% das horas acordado. Ambulatorial 50% do tempo ou menos.	KPS: 30 a 40
4	Completamente incapaz de realizar autocuidados básicos, totalmente confinado ao leito ou cadeira. Pode necessitar hospitalização.	KPS: < 30

Quadro 8.2
Karnofsky Performance Status (KPS)[5]

100	Normal, ausência de queixas, sem evidência de doença.
90	Capaz de realizar atividades normais, sinais e sintomas mínimos de doença.
80	Atividade normal com esforço, alguns sinais e sintomas de doença. Incapacidade para grande esforço físico, consegue deambular.
70	Não requer assistência para cuidados pessoais, mas é incapaz de realizar atividades normais, como tarefas caseiras e trabalho ativo.
60	Requer assistência ocasional, mas consegue realizar a maioria dos seus cuidados pessoais.
50	Requer considerável assistência e frequentes cuidados médicos.
40	Incapacitado, requer cuidados especiais e assistência, autocuidado limitado. Permanece mais de 50% do horário vígil sentado ou deitado.
30	Severamente incapacitado, indicado hospitalização, embora a morte não seja iminente.
20	Muito doente, necessária internação hospitalar e tratamento de suporte. Completamente incapaz de realizar autocuidado e confinado a cama.
10	Moribundo, processo de morte progredindo rapidamente.
0	Morto.

Quadro 8.3
Palliative Performance Scale (PPS)[8]

%	Deambulação	Atividade e evidência de doença	Autocuidado	Ingesta	Nível de consciência
100	Completa	Atividade normal e trabalho; sem evidência de doença	Completo	Normal	Completo
90	Completa	Atividade normal e trabalho; alguma evidência de doença	Completo	Normal	Completo
80	Completa	Atividade normal com esforço; alguma evidência de doença	Completo	Normal ou reduzida	Completo
70	Reduzida	Incapaz para o trabalho. Doença significativa	Completo	Normal ou reduzida	Completo
60	Reduzida	Incapaz para *hobbies*/ trabalho doméstico. Doença significativa	Assistência ocasional	Normal ou reduzida	Completo ou períodos de confusão
50	Maior parte de tempo sentado ou deitado	Incapacitado para qualquer trabalho. Doença extensa.	Assistência considerável	Normal ou reduzida	Completo ou períodos de confusão
40	Maior parte do tempo acamado	Incapaz para a maioria das atividades. Doença extensa	Assistência quase completa	Normal ou reduzida	Completo ou sonolência ± confusão
30	Totalmente acamado	Incapaz para qualquer atividade. Doença extensa	Dependência completa	Normal ou reduzida	Completo ou sonolência ± confusão
20	Totalmente acamado	Incapaz para qualquer atividade. Doença extensa	Dependência completa	Mínima a pequenos goles	Completo ou sonolência ± confusão
10	Totalmente acamado	Incapaz para qualquer atividade. Doença extensa	Dependência completa	Cuidados com a boca	Sonolência ou coma ± confusão
0	Morte	–	–	–	–

sobre as características dos sintomas apresentados, como início, duração, frequência, caráter, intensidade, fatores desencadeantes e fatores de melhora ou piora; além de se buscar identificar suas causas para a escolha do melhor tratamento possível (Quadro 8.4).[3,10] O caráter múltiplo dos sintomas requer a sua avaliação inicial sistemática e a monitoração frequente da sua evolução, incluindo seu impacto nas atividades da vida quotidiana e na dimensão emocional.[10]

Atenção para os sintomas secundários ao uso de medicamentos, sobretudo em pacientes idosos, sabidamente mais sensíveis a efeitos adversos e mais expostos à polifarmácia,

aumentando o risco de interações medicamentosas inadequadas.

A escala mais utilizada para mensuração da intensidade dos sintomas é a escala de avaliação de sintomas de Edmonton (ESAS).[11,12] Ela quantifica a intensidade dos principais sintomas observados por meio de uma escala numérica, na qual quanto maior o número atribuído ao sintoma maior a sua intensidade (Quadro 8.5).[12] Para aqueles com dificuldade de entende-la e pontuá-la, recomenda-se a descrição seja individualizada e adaptada para cada paciente, informando presença ou ausência de sintoma e descrevendo a intensidade como leve, moderada ou forte.

Quadro 8.4
Questionamentos relevantes na avaliação de sintomas[2,3,10]

Há quanto tempo existe o sintoma?

O sintoma está presente o tempo todo ou em algum momento específico?

Poderia descrever o que está sentindo ou como está se sentindo?

Seu sintoma está igual, melhor ou pior?

Considerando uma escala de 0 a 10, sendo 0 quando o sintoma não existe e 10 quando a intensidade for a pior que você pode imaginar, qual foi a pontuação de seu melhor momento ontem, de seu pior momento ontem, como está agora e qual o nível de controle que o deixaria satisfeito?

Existe alguma alteração que depende de algo que você faça?

O que melhora seu sintoma? E o que o piora?

O sintoma atrapalha seu sono? Como?

O sintoma atrapalha seu dia a dia, suas atividades? Impede que você faça algo que gostaria de fazer?

O sintoma atrapalha o seu relacionamento com as outras pessoas?

Algum tratamento já ajudou em seu controle? Qual? O quanto ajudou?

Em sua opinião, o que causa seu sintoma? O que você pensa sobre ele?

O quanto seu sintoma lhe assusta? Por que?

Quadro 8.5
Escala de Avaliação de Sintomas de Edmonton (ESAS-Br)[12]

Esta é uma escala de avaliação de sintomas. Você responderá a 10 itens com respostas que variam de 0 (mínima intensidade) a 10 (máxima intensidade). Por favor, circule o número que melhor descreve os seus sintomas nas últimas 24 horas:

Sem dor	0	1	2	3	4	5	6	7	8	9	10	Pior dor possível
Sem cansaço (fraqueza)	0	1	2	3	4	5	6	7	8	9	10	Pior cansaço (fraqueza) possível
Sem náusea (enjoo)	0	1	2	3	4	5	6	7	8	9	10	Pior náusea (enjoo) possível
Sem depressão	0	1	2	3	4	5	6	7	8	9	10	Pior depressão possível
Sem ansiedade	0	1	2	3	4	5	6	7	8	9	10	Pior ansiedade possível
Sem sonolência	0	1	2	3	4	5	6	7	8	9	10	Pior sonolência possível
Melhor apetite	0	1	2	3	4	5	6	7	8	9	10	Pior apetite possível
Melhor sensação de bem-estar	0	1	2	3	4	5	6	7	8	9	10	Pior sensação de mal-estar possível
Sem falta de ar	0	1	2	3	4	5	6	7	8	9	10	Pior falta de ar possível
Melhor sono	0	1	2	3	4	5	6	7	8	9	10	Pior sono possível

Avaliação da dimensão psicológica

De certo modo, a avaliação da condição psicoemocional de pacientes e familiares acontece desde o primeiro contato, isto é, da apresentação inicial até o último dia de cuidados. Por essa razão, observações concernentes a comportamentos, reações às situações que se colocam, emoções expressas, entre outros, são de suma importância.[2,3]

Condição cognitiva e quadros confusionais podem ser percebidos ao longo da anamnese e, quando sutis, podem ser abordados com questões como "Você fica ou se sente confuso às vezes?", "Alguém já notou ou comentou sobre isso?" ou "Você fica ou se sente "fora do ar" ou desligado às vezes?".[3]

Questionamentos sobre personalidade, pontos fortes e fracos, medos e angústias, fantasias sobre o processo de adoecimento, impacto emocional da doença sobre paciente e família, impacto da doença sobre autoimagem, relacionamentos, intimidade e sexualidade e histórico de transtornos de humor e de ideação suicida também são de grande valia para estabelecimento das metas de cuidados.[2,3]

Investigar sobre possíveis mecanismos de enfrentamento e processos de adaptação relacionados com a doença atual e com as situações difíceis vivenciadas anteriormente podem auxiliar na escolha da melhor abordagem a ser empregada. Compreender como o paciente e cada membro da família significam a doença, as perdas impostas por ela, a impossibilidade de controle sobre muitas questões e o que entendem por dignidade é de extrema relevância para a construção de um plano respeitoso de cuidados e condizente com os valores manifestados pelo paciente e família.[2,3]

Outro ponto fundamental a ser explorado é o modo como paciente e familiares lidam com perdas gerais e com a possibilidade da perda de si próprio ou do ente querido. Observar a presença de sinais e sintomas de luto, a ambiguidade entre esperança e revolta manifestas das mais variadas formas e todos os sentimentos e emoções despertos pela possibilidade da perda contribui sobremaneira para a prevenção de luto complicado além de proporcionar oportunidades de resolução de conflitos e reconciliações.[2,3]

Avaliação da dimensão social

Qualquer processo de adoecimento crônico e progressivo tem alto potencial de impactar de forma negativa a dimensão social de um indivíduo. As pessoas estão inseridas em meios culturais nos quais manifestam suas crenças e valores e desempenham seus inúmeros papéis sociais (familiar, profissional, relacional, comunitário, entre outros possíveis). Todos esses papéis podem ser afetados no processo de adoecimento e, por exemplo, o pai de família responsável pelo sustento do lar pode tornar-se incapaz para o trabalho e tal fato comprometerá o bem-estar econômico de toda a família, gerando não somente sofrimento social, mas ainda psicoemocional.[2,3] Sugestões de questionamentos relevantes que podem auxiliar na avaliação encontram-se no Quadro 8.6.

Quadro 8.6
Questionamentos relevantes na avaliação psicoemocional[2,3,10]

Tudo o que está acontecendo agora faz algum sentido para você?
O que você acredita que vai acontecer?
Como a sua doença tem afetado a sua vida?
Como você descreveria seu humor?
Qual o seu maior problema agora?
O que mais lhe assusta em relação a sua doença?
Como você considera que está enfrentando tudo isso?
Você se sente triste ou deprimido?
O que você tem pensado sobre a sua vida? Você tem ou faz planos?
Você se sente angustiado ou ansioso?
Você tem receio de tornar-se um peso para outras pessoas?
Com quem você pode contar nessas horas?
Você já precisou fazer tratamento para depressão, ansiedade ou dependência anteriormente?
Você tem medo de que a equipe de cuidados não seja presente quando você precisar?

Deve-se questionar sobre os papéis sociais do paciente, dos familiares e dos cuidadores; rotinas de cuidados e itens necessários nessa rotina, disponibilidade ou não de recursos financeiros, recursos e redes de suporte familiar e comunitária, incluindo suporte e orientação aos próprios cuidadores; além da averiguação da necessidade de orientações a respeito de questões legais como direito a benefícios, regularização de questões de vida civil (matrimônios, guardas e custódias, representantes e procuradores, testamentos para disposição de bens e direitos, diretivas antecipadas de vontade).[2,3]

■ Avaliação da dimensão espiritual

Assim como todas as dimensões descritas anteriormente, a dimensão espiritual de um indivíduo tanto pode levar a sofrimento, bem como causar alívio no processo de adoecimento e no final de vida e, assim, sua avaliação e apoio tornam-se imprescindíveis.[3,13]

Neste contexto, faz-se necessária a distinção entre espiritualidade e religiosidade, visto que tais termos são muitas vezes utilizados erroneamente como sinônimos.[13] A espiritualidade refere-se à busca pessoal pela compreensão das questões sobre a vida e sua relação com o sagrado e o transcendente. Já a religiosidade se refere à crença teológica compartilhada em uma comunidade.[14]

Estudos destacam a importância da espiritualidade no enfrentamento de doenças graves ou terminais. A adequada atenção espiritual pode contribuir positivamente no enfrentamento da doença, sobretudo no processo de finitude. A importância do reconhecimento da espiritualidade como estratégia de enfrentamento e a identificação das necessidades do paciente proporcionam um atendimento de qualidade e individualizado.[3,13]

Logo, é necessária a busca por tais informações que poderão ser relevantes no processo de adoecimento, tratamento e finitude do paciente. Temos várias escalas que avaliam a espiritualidade/religiosidade, no entanto algumas perguntas podem nos direcionar na importância dessa dimensão para o indivíduo, assim como se há algum sofrimento espiritual (Quadro 8.7).[3]

Ainda nesse âmbito é imperativo questionar a respeito de valores pessoais e crenças, senso de sentido da vida e significados espirituais do processo de adoecimento.[2]

■ Avaliação dos processos de comunicação

O processo de comunicação em CP é um pilar básico e fundamental em todos os momentos do contato entre membros da equipe de cuidados, pacientes e familiares desde a apresentação, passando pela participação de orientações e más notícias, nas possíveis alterações de condutas ao longo da doença e nas fases finais de vida e luto. A comunicação deve ser assertiva, empática, verbal e não verbal e possuir a finalidade de auxiliar no enfrentamento da doença e terminalidade.[15]

Quadro 8.7
Triagem de avaliação espiritual[3]

Você se considera uma pessoa espiritualizada ou religiosa?
O que sustenta sua esperança?
Você tem crenças espirituais ou religiosas que ajudam na dificuldade?
O que dá sentido à sua vida?
Sua fé influencia seus sentimentos sobre sua doença?
Você vê algum possível conflito entre sua saúde e suas crenças?
Você pertence a alguma comunidade de fé?
Existe um grupo de pessoas particularmente importante para você?
Como sua fé lhe ajuda hoje?

Ao final da vida espera-se que uma comunicação adequada permita: conhecer problemas, anseios, temores, e expectativa do paciente; otimizar o alívio de sinais e sintomas, fornecer informações verdadeiras de forma progressiva e de acordo com as necessidades de cada paciente, conhecer os valores e oferecer apoio cultural, espiritual, respeitando e reforçando a autonomia do indivíduo. Detectar e acolher as necessidades da família, oferecendo tempo e oportunidade para a resolução de assuntos pendentes.[16]

Métodos específicos para promoção de adequada comunicação serão discutidos em capítulo específico. No que se refere à avaliação dos processos de comunicação é essencial certificar-se de que tanto a equipe de cuidados está sendo capaz de compreender o que pacientes e familiares estão tentando comunicar quanto o entendimento deles sobre aquilo que está sendo comunicado pelos profissionais de saúde envolvidos em seus cuidados.[2,3]

■ Avaliação da capacidade de tomada de decisão

A capacidade de tomada de decisão deve ser um componente avaliado desde o primeiro contato, determinando quem será autorizado a falar em nome do paciente no caso dele não ser capaz. É tarefa do avaliador garantir que o paciente esteja livre de coerções.[3]

Em contextos de situações limítrofes, em que doentes se encontram ao final da vida e decisões difíceis devem ser tomadas, discutem-se questões como a suspensão (ou não) de medidas terapêuticas e de suporte avançado de vida.[3,17] Neste momento, o protagonista da tomada de decisão, sempre que possível, dever ser o paciente, contudo poderá ser seu representante legal ou o profissional de saúde, dada a devida importância para os valores de familiares.[3,17]

A tomada de decisão deve ter foco no respeito a autonomia do sujeito e, no âmbito do cuidado à saúde, adultos competentes têm o direito de aceitar ou recusar tratamentos médicos. Se o paciente possui capacidade de tomar livres decisões o acolhimento de suas vontades em relação ao final de vida, deve ser reconhecido como imperativo ético.[17] Na impossibilidade de tomada de decisão pelo paciente é possível a utilização das diretivas antecipadas, as quais guiarão as condutas médicas. Caso não existam diretivas antecipadas o processo decisório dependerá da participação do representante legal.[3,17]

■ Avaliação de necessidades práticas

Todo planejamento pode ficar comprometido se não existirem condições básicas para que se concretize. Por essa razão, é de extrema importância a verificação de todas as questões práticas passíveis de interferir na execução do planejamento.[2]

Um exemplo prático é a desospitalização de um paciente com doença avançada e dependência funcional que se encontra hospitalizado para controle de sintomas. Quem se responsabilizará por seus cuidados e pela oferta de medicações? Esta pessoa está devidamente preparada para executar a função? Os itens necessários para seus cuidados, incluindo as medicações, são acessíveis e estão disponíveis? Qual a distância do serviço de saúde mais próximo? Há disponibilidade de transporte para urgências ou mesmo para as consultas de acompanhamento? Essas são só algumas das inúmeras questões práticas que precisam ser pensadas e manejadas para garantir a continuidade de cuidados de um paciente, e tais questões mudarão a depender do cenário que se apresenta. O essencial é não deixar de proceder a tal avaliação, pois qualquer falha nesse sentido poderá comprometer de forma incomensurável todo o planejamento realizado.

Planejamento dos cuidados de fim de vida

A medida que a doença progride, os CP se aproximam cada vez mais da necessidade de resolução de questões importantes para os pacientes e o planejamento dos cuidados de fim de vida fica pouco a pouco mais premente.[3]

O relatório da *Economist Intelligence Unit* de 2016 demonstra, em um *ranking* de 80 países, que o Brasil é o 42° em qualidade de morte, o que aponta a necessidade de um olhar mais crítico em relação ao processo de morrer e seu planejamento.[18] A abordagem desse assunto deve ser cautelosa, acolhedora e informativa. Preocupações como a designação de cuidador, escolhas sobre cuidados no final de vida, questões financeiras e familiares podem vir à tona quando o paciente tem a experiência desse processo.[18,19]

A atuação dos CP permite, por meio do vínculo criado com paciente, cuidador e família, o planejamento dos cuidados nessa fase. Para isso, é necessário um ambiente acolhedor que ajude a minimizar as dores, reduzir danos evitáveis, aliviar angústias e sofrimentos. Nesse momento também é necessário o cumprimento de algumas etapas como tomar decisões com clareza, permitir e proporcionar o tempo necessário, quando possível, para a ressignificação da vida, permitir despedidas e resolução de conflitos, promover cuidados consistentes pautados na vontade do paciente.[18,19] É importante que todas as decisões tomadas pelo paciente e família (ou seu representante legal), consentimentos informados e diretivas antecipadas sejam compartilhados e registrados em prontuário de forma clara e segura, garantindo que a vontade do paciente seja respeitada até o final de sua vida.[3,19] Além disso, informações de como poderá ser esse final de vida, manejo de sinais e sintomas, devem ser esclarecidos promovendo maior segurança e evitando sofrimentos a todos os envolvidos.[18,19]

Avaliação prognóstica

A avaliação prognóstica dos pacientes em CP pode ser de grande auxílio na elaboração do plano de cuidados, uma vez que estimar aproximadamente o tempo de sobrevida permite à equipe localizar-se na evolução da doença e programar as estratégias para melhora na qualidade de vida, de acordo com a expectativa presente, considerando questões e condições inerentes de cada caso.

Uma das escalas mais utilizadas para pacientes com diagnóstico oncológico é o índice de prognóstico paliativo (IPP) (Quadro 8.8). Essa escala considera a combinação do *status* funcional, obtido pela PPS, com a presença de determinados sintomas: redução da ingesta oral, edema, dispneia e *delirium*. Nesse instrumento, quanto maior a pontuação menor é o tempo estimado de sobrevida.[20]

Quadro 8.8
Índice de Prognóstico Paliativo (IPP)[20]

PPS	Ingesta oral	Edema	Dispneia (repouso)	*Delirium*
De 10 a 20: **4,0** De 30 a 50: **2,5** ≥ 60: **0**	Muito reduzida: **2,5** Reduzida: **1,0** Normal: **0**	Presente: **1,0** Ausente: **0**	Presente: **3,5** Ausente: **0**	Presente: **4,0** Ausente: **0**
IPP 0 a 2 – sobrevida média: 90 dias IPP 2,1 a 4 – sobrevida média: 60 dias IPP ≥ 4 – sobrevida média: 12 dias				

Adaptado de: Morita T et al. The palliative prognostic index: a scoring system for survival prediction of terminally ill cancer patients. Supportive Care of Cancer, 1999.

☰ Conclusões

Para um planejamento adequado de cuidados é essencial a realização de uma avaliação abrangente de necessidades, que considere todas as dimensões que impactam na vida das pessoas, mas que também pressuponha a singularidade de cada um, observando cada ser humano como um ser único. Nenhum plano de cuidados será suficiente se não estiver pautado na história, nos valores, nas crenças, nas relações, nas necessidades específicas e nas escolhas de cada paciente e cada família.

☰ Referências

1. WHO. Palliative care. Disponível em: http://www.who.int/news-room/fact-sheets/detail/palliative-care. Acesso em: 08 ago 2018.
2. Girgis A, Waller A. Palliative care needs assessment tools. In: Cherny NI et al. Oxford Textbook of Palliative Medicine. 15nd ed. Oxford University Press. Oxford. 2015; 363-75.
3. Dunn GP. Patient assessment in palliative care: how to see the "big picture" and what to do when "there is no more we can do". J Am Coll Surg. 2001; 193(5).
4. Whole patient assessment. In: EPEC Project, American Medical Association. Trainer's Guide. Chicago, 1999.
5. Schag CC, Heinrich RL, Ganz PA. Karnofsky performance status revisited: reliability, validity, and guidelines. Journal of Clinical Oncology, v. 2, 187-93, 1984.
6. O'Toole DM, Golden AM. Evaluating cancer patients for rehabilitation potential. Western Journal of Medicine. 1991; 155(4)384-71.
7. Oken MM, Creech RH, Tormey DC, et al. Toxicity and response criteria of the Eastern Cooperative Oncology Group. American Journal of Clinical Oncology.1982; 5(6)649-55.
8. Anderson F, Downing GM, Hill J, Casorso L, Lerch N. Palliative performance scale (PPS): a new tool. Journal of Palliative Care, v. 12(1), 5-11, 1996.
9. Morita T, Tsunoda J, Inoue S, Chihara S. Validity of the palliative performance scale from a performance scale from a survival perspective. Journal of Pain and Symptom Management, v. 18 (1) 2-3, 1999.
10. Neto IG, Carvalho LP. Manual de cuidados paliativos. 2. ed. Lisboa: Faculdade de Medicina da Universidade de Lisboa; 2010.
11. Bruera E et al. The Edmonton Symptom Assessment System (ESAS): a simple method of the assessment of palliative care patients. Journal of Palliative Care, v. 7, 6-9, 1991.
12. Paiva CE, Manfredini LL, Paiva BSR, Hui D, Bruera E. The Brazilian version of the Edmonton Symptom Assessment System (ESAS) is a feasible, valid and reliable instrument for the measurement of symptoms in advanced cancer patients. PLoS ONE 10(7): e0132073. https://doi.org/10.1371/journal. pone.0132073
13. O'Connell KA, Skevington SM. To measure or not to measure? Reviewing the assessment of spirituality and religion in health-related quality of life. Chronic Illness. 2007; 3(1):77-87.
14. Bertachini L, Pessini L. A importância da dimensão espiritual na prática dos cuidados paliativos. Ver Bioethikos. 2010; 4(3):315-23.
15. Silva MJP, Araújo MMT. Comunicação em cuidados paliativos. In: Manual de cuidados paliativos. Rio de Janeiro: Diagraphic; 2009.
16. Sousa KC, Carpigiani B. Ditos, não ditos e entreditos: a comunicação em cuidados paliativos. Psicologia: Teoria e Prática. 2010; 12(1):97-108.
17. Lima MFL et al. Processo de tomada de decisão nos cuidados de fim de vida. Rev Bioét. (Impr). Brasília. 2015; 23(1):31-9.
18. Economist Intelligence Unit. The quality of death: ranking end-of-life care across the worldThe Economist Intellingence Unit, 2010. Disponível em: http://graphics.eiu.com/upload/eb/qualityofdeath. pdf. Acesso em: 14 out 2018.
19. Silva SMA. Os cuidados ao fim da vida no contexto dos cuidados paliativos. Revista Brasileira de Cancerologia. 2016; 62(3): 253-7.
20. Morita T, Tsunoda J, Inoue S, Chihara S. The palliative prognostic index: a scoring system for survival prediction of terminally ill cancer patients. Supportive Care of Cancer. 1999; 7(3)128-33.

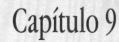
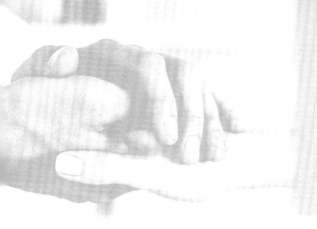

Capítulo 9

Controle de Sintomas

Dor

Karina Rodrigues Romanini Subi
Polianna Mara Rodrigues de Souza

No Brasil, a estimativa de novos casos de câncer alcança por ano quase meio milhão de pessoas. Pela última estimativa do Instituto Nacional de Câncer José Alencar Gomes da Silva (Inca) era previsto para o biênio 2016/2017 cerca de 600.000 novos casos. Aproximadamente um terço dos pacientes com câncer apresenta dor no momento do diagnóstico, mais de 50% sentem dor em algum momento da doença e esse número aumenta para quase 90% em casos de doença avançada. Com uma realidade tão contundente, esperava-se que o tratamento de dor fosse uma prioridade nos serviços de atendimento ao câncer. Entretanto, a realidade no Brasil e em vários países ao redor do mundo é de subtratamento.

Cuidados Paliativos na definição da Organização Mundial da Saúde (OMS) traz a importância de "promover o alívio da dor e outros sintomas".[1] Isso é facilmente explicado uma vez que a dor é o sintoma mais comum relacionado com o câncer e o mais temido pelos pacientes e familiares. Evidências atuais demonstram melhora da sobrevida global, da tolerância ao tratamento oncológico e da qualidade de vida nos pacientes com sintomas controlados.[2] Além do desconforto provocado, sabe-se que o estresse gerado pela dor não controlada, dificulta os processos de reabilitação e recuperação de danos, aumenta a dependência e reduz a capacidade funcional, além de poder levar a alterações do humor, distúrbios do sono, isolamento social, alterações do apetite, dificuldades de movimentação e deambulação, aumento da necessidade de gastos com cuidados de saúde e comprometimento da qualidade de vida.

Com manejo adequado, é possível obter analgesia satisfatória em cerca de 90% dos casos. No entanto, alguns trabalhos mostram que menos da metade dos que sofrem de dor se queixam ao seu oncologista, muitas vezes por receio de que o relato de dor possa prejudicar o tratamento da doença oncológica.[3] Cerca de 25% dos pacientes com câncer morrem com dor não controlada, o que, em parte, pode ser explicado por inadequado conhecimento sobre a correta avaliação da dor e seu tratamento, preocupação excessiva com os possíveis efeitos colaterais dos medicamentos utilizados, insegurança dos pacientes e familiares e despreparo dos médicos quanto ao correto uso de analgésicos, principalmente os opioides. Com esta breve análise, percebe-se a importância e o desafio que é tratar a dor desses indivíduos.

Para uma efetiva abordagem do sintoma, é fundamental avaliar adequadamente cada caso, com a aplicação de escalas apropriadas, conhecimento da fisiopatologia da dor, estabelecer sua origem, ter conhecimento de farmacologia e noções de técnicas intervencionistas, assim como ter outras habilidades mais subjetivas como a capacidade de acolher, desenvolver vínculo e avaliar a situação biopsicossocial do indivíduo em diferentes momentos do tratamento, considerando o caráter multifatorial da dor. Trata-se da avaliação da *dor total* que definimos como além dos sintomas físicos, sendo associada aos fatores psicológicos, sociais e espirituais que resulta em um impacto multidimensional do sofrimento que afeta também familiares e cuidadores.[4]

Várias podem ser as causas de síndromes dolorosas relacionadas com o câncer. A maioria dos pacientes apresenta um dos tipos dessas síndromes, porém, conforme a doença avança, podem estar presentes dois ou mais tipos de dor. Em geral, cerca de 60 a 65% dos pacientes com câncer avançado terão dor diretamente relacionada com o tumor, 20 a 25% terão dor relacionada com os procedimentos diagnósticos e com o tratamento e 10 a 15% terão dor por outras razões, que não a patologia oncológica e suas consequências.

Invasão tumoral, obstrução visceral, compressão extrínseca, ulceração cutânea e fraturas patológicas são exemplos de dor diretamente relacionada com o câncer. Procedimentos diagnósticos ou tratamentos também podem ser fonte de dor, por exemplo, nas síndromes dolorosas pós biópsias, cirurgias ou punções; nas neuropatias e mucosites pós quimioterapia e nas injúrias por radioterapia. Infecções oportunistas dolorosas são também bastante comuns, como ocorre no herpes-zóster. Há ainda queixas dolorosas por redução da mobilidade que pode resultar em sintomas musculoesqueléticos. Além dessas, não se pode esquecer das dores comuns, muitas vezes preexistentes, que costumam deixar de ser foco de atenção durante o tratamento oncológico, mas que nem por isso deixam de existir e incomodar, como fibromialgia, neuropatia diabética, espondilodisco-artrose, por exemplo. Sem contar os sobreviventes da doença, que vem crescendo em número e também apresentam incidência de dor, sobretudo de caráter neuropático.

As síndromes dolorosas relacionadas com o câncer podem ser agudas ou crônicas e ter origem nociceptiva (somática ou visceral), neuropática ou mista. Na maior parte dos casos, têm as características da dor crônica e origem mista. Podem ainda ser recorrentes, episódicas ou ambas, sendo importante lembrar da dor de ruptura (*breakthrough pain*) ou dor incidental, quando associada ao movimento.

≡ Avaliação

A avaliação do paciente com dor oncológica deve sem ampla no sentido de abordar todas as causas potenciais. A busca pela queixa deve ser ativa por parte da equipe envolvida no atendimento do paciente oncológico. Além disso, é necessário antever possíveis situações potencialmente geradoras de dor para que medidas de alívio sejam instituídas com antecedência.

Localização, qualidade, intensidade, início, frequência, fatores desencadeantes, fatores de alívio ou piora e impacto nas atividades de vida diárias devem ser identificados e descritos. Escalas específicas, classificadas em uni ou multidimensionais devem ser aplicadas de acordo com a faixa etária e a capacidade cognitiva do indivíduo. Cada serviço deve escolher o melhor instrumento para seu perfil e capacitar seus colaboradores na aplicação correta do instrumento escolhido. Existem escalas disponíveis inclusive para a avaliação de pacientes com dificuldade de comunicação verbal.[6]

Dentre os instrumentos unidimensionais, podemos citar a escala visual analógica, escala numérica de dor, escala de descritores verbais e escala facial de dor do adulto. Dentre os multidimensionais citamos o questionário McGill de dor e o inventário breve da dor; porém, ambos possuem pouca utilidade clínica devido ao tempo necessário para a aplicação, sendo mais utilizados em pesquisas.

Considerar tratamentos anteriores adotados para alívio da dor é muito importante, a fim de evitar que medidas que já falharam previamente sejam novamente propostas. Isso é especialmente importante quando da prescrição de opioides que, por vezes, desconsidera efeitos adversos prévios ou a possibilidade de que o paciente já apresente tolerância e necessite de ajustes de doses, além do adequado cálculo de dose equivalente quando são necessárias rotações.

O impacto de fatores emocionais e cognitivos na expressão da dor deve sempre ser considerado, assim como as experiências dolorosas prévias, fatores estes que devem ser observados na avaliação. Recomenda se o uso de instrumentos específicos para avaliação de estresse emocional, distúrbios de humor, *delirium* e risco de adição. O exame físico detalhado também é imprescindível para um diagnóstico preciso da fonte de dor atual.

Ao final da avaliação deve ser possível determinar se a dor é neuropática, visceral ou somática, o que será fundamental para a escolha das opções terapêuticas. A reavaliação deve ser feita em intervalo específico, dependendo de cada caso, podendo ser até de 1/1h em casos de urgência, para garantir o melhor efeito analgésico com o mínimo de efeitos colaterais possíveis. Sempre que

houver piora importante, surgimento de nova queixa relacionada com a dor ou dor intensa descontrolada, a situação deve ser encarada como emergência médica.

≡ Tratamento

A terapia farmacológica se mantém como ponto chave no tratamento da dor no câncer e deve ser multimodal. A escada analgésica da OMS norteia o manejo medicamentoso, porém atualmente outros estudos indicam uma tendência ao suprimento do segundo degrau, além da descrição de sugestões para a inclusão de um quarto degrau para locar as opções de intervenção (Escada analgésica modificada – Fig. 9.1). Essas alterações não têm por intuito negar o uso da escada original, que já se mostrou efetiva ao longo dos anos, mas tais adaptações se mostram necessárias para assegurar seu uso continuado com as inovações mais recentes em farmacologia e intervencionismo, sem perder sua simplicidade original, facilitando a disseminação do conhecimento em dor oncológica.[7] Outras medidas como radioterapia antálgica e o próprio tratamento da doença de base devem ser avaliados e ponderados para que se alcance controle satisfatório.

■ Farmacológico

Deve ser preferencialmente:

- Por via oral ou transdérmica, permitindo maior grau de independência e conforto.
- Pelo relógio, isto é, administração de doses fixas conforme o tempo de ação de cada droga para alívio continuado da dor.
- Para o indivíduo, considerando suas necessidades e permitindo controle adequado da dor com os mínimos efeitos adversos.
- Com atenção aos detalhes e reavaliações frequentes da presença e características da dor, adequando o tratamento aos hábitos e rotinas do paciente e prevenindo efeitos colaterais previsíveis dos medicamentos utilizados, por exemplo, prescrevendo laxativos aos usuários de opioides.

Figura 9.1
Escada analgésica modificada.

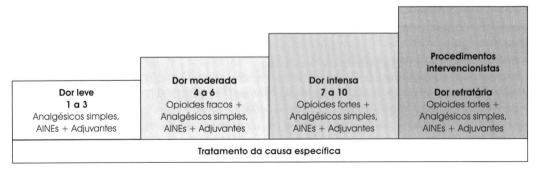

Fonte: World Health Organization. WHO's Pain Ladder for Adults, 1998.

■ Opioides

Considerados pilares do tratamento da dor oncológica, sobretudo de intensidade moderada a forte, podem ser utilizados em todos os tipos de dor. Suas doses devem ser cuidadosamente tituladas e individualizadas. A dose ideal, é aquela que controla a dor com mínimos efeitos adversos. Deve-se ainda considerar a equipotência analgésica entre as medicações dessa classe sempre que houver necessidade de rotação do opioide em uso. Considerar o rodízio de opioides quando não houver controle satisfatório da dor apesar da titulação adequada da dose, na presença de manifestações tóxicas refratárias ao tratamento sintomático ou quando existir necessidade de troca da via de administração. Pacientes que desenvolvem efeitos adversos intoleráveis, mesmo antes de alcançar a analgesia adequada, devem receber tratamento efetivo para prevenir ou tratar esses efeitos, porém, na falha dessas medidas, considerar o rodízio de opioides. Para realizá-lo de forma segura deve-se calcular a dose total do opioide em uso nas 24 horas, incluindo as doses de resgate. Utilizar as tabelas de equivalência analgésica para calcular a dose do novo opioide, reduzindo em 20 a 30% a dose correspondente total para evitar tolerância cruzada e estabelecer as doses de manutenção, dividindo a dose total calculada do novo opioide pelo intervalo de administração, prescrevendo-se doses fixas, mas não deixando de prescrever as doses adequadas de resgate.

Evitar, durante o tratamento da dor contínua, a prescrição de opioide somente "se necessário" e lembrar que eles nunca devem ser suspensos abruptamente pelo risco de causar síndrome de abstinência. Associadas às doses fixas, devem ser prescritas doses de resgate ("se necessário") para controle de escapes de dor, que podem ser realizadas até de 1/1 hora, até que se obtenha adequado alívio da dor e que correspondam a 1/10 a 1/6 da dose diária total do opioide em uso ou dose equivalente de morfina de ação rápida, quando do uso de opioides de ação prolongada.

Os efeitos colaterais comuns a esta classe de medicamentos são náusea, vômito, prurido, tontura, xerostomia, obstipação, sonolência, euforia, dependência física e psíquica, tolerância, mioclonias e depressão respiratória.

O uso da morfina, como primeira linha no tratamento da dor oncológica, vem ganhando espaço,[8] especialmente em crianças no qual o uso da codeína é controverso.[9]

Meperidina é formalmente contraindicada para tratamento da dor, pelo risco de acúmulo de metabólitos tóxicos que podem causar convulsões e arritmias, além do alto risco de dependência, e esses efeitos não podem ser revertidos com naloxona, que pode inclusive exacerbá-los.[10]

Entre os opioides fracos (Tabela 9.1), que são assim classificados por possuírem dose teto, destacam-se a codeína e o tramadol. Entre os opioides fortes (Tabela 9.2) estão a morfina, a metadona, a oxicodona, a buprenorfina e o fentanil.

■ Adjuvantes

Os adjuvantes (Tabela 9.3) são substâncias que possuem efeitos analgésicos indiretos. Podem ser usados com a finalidade de melhorar o efeito dos opioides, prevenir e tratar outros sintomas que possam exacerbar a dor e auxiliar no manejo da dor neuropática. Agem potencializando as vias inibitórias, estabilizando a membrana neuronal, ativando o sistema inibitório GABA ou inibindo o sistema excitatório do glutamato. São exemplos de adjuvantes anticonvulsivantes, antidepressivos tricíclicos e duais, corticosteroides, bifosfonados, neurolépticos e anestésicos locais. Os estudos com adjuvantes são, na maioria, advindos da dor neuropática não oncológica.

Anestésicos locais tópicos agem por meio do bloqueio dos canais de sódio. São úteis para prevenir dor de punções, e no tratamento de alodínea em neuralgias, como a pós-herpética, por exemplo[11], além de serem utilizados em bloqueios e infiltrações.

Corticosteroides são úteis no tratamento da dor óssea, neuropática e por compressões neurológicas e obstrução intestinal. Produzem efeito adicional melhorando apetite, náusea, humor e fadiga.[12]

Tabela 9.1
Opioides fracos disponíveis no Brasil

Opioides fracos	Particularidades	Vias disponíveis	Dose habitual	Dose máxima	Equipotência a morfina oral
Codeína	• Pró-fármaco (precisa ser convertido em morfina por meio de enzima hepática que tem grande variação entre os indivíduos levando a respostas analgésicas diferentes – ausente em 10% da população) • Potente ação antitussígena • Causa obstipação importante e sonolência	VO	30 a 60 mg de 4/4 h	360 mg/dia	1/10
Tramadol	• Mecanismo de ação dual (ativando os receptores μ e inibindo a recaptação de serotonina e noradrenalina) • Reduzir dose ou prolongar intervalo de administração em pacientes com insuficiência hepática ou renal • Risco de redução do limiar convulsivo. Deve ser evitado em indivíduos com tumores cerebrais • Menos constipante e menor risco de depressão respiratória e dependência • Mais nauseante	VO, IV	50 a 100 mg de 6/6 h	400 mg/dia	1/5
Tapentadol	• Liga-se ao receptor μ e inibe a recaptação de noradrenalina.	VO, IV	50 a 100 mg de 4/4 h	500 mg/dia	1/ 2,5

Tabela 9.2
Opioides fortes disponíveis no Brasil

Opioides fortes	Particularidades	Apresentações disponíveis	Equipotência a morfina oral	
Morfina	• Fármaco de escolha para introdução e titulação de dose • Metabólitos de eliminação renal: cuidados na presença de insuficiência renal – se possível evitar, caso contrário reduzir a dose	VO de liberação rápida (10 e 30 mg e 10 mg/mL) VO de liberação controlada (30, 60 e 100 mg) IV/SC (2 mg/ml e 10 mg/mL) Retal Espinal	VO: 1 SC: 1/2 EV: 1/3	
Fentanil	• Sem metabólitos ativos • Opção de escolha em insuficiência renal • Via transdérmica não indicada para titulação analgésica, apenas para pacientes com dor já controlada • Causa menos constipação que a morfina.	Transdérmica (12,5; 25; 50 e 100 mcg/h) IV/SC (amp) Espinal Transmucosa	Dose diária de morfina oral (mg/24 h)	Dose Fentanil transdérmico (mcg/h)
			< 135	25
			135 a 224	50
			225 a 314	75
			315 a 404	100
			405 a 494	125
			495 a 584	150
			585 a 674	175
			675 a 764	200
			765 a 854	225
			855 a 944	250
			945 a 1034	275
			1035 a 1124	300
Metadona	• Potente opioide agonista μ • Ação antagonista de NMDA • Opção de escolha em dor neuropática • Meia-vida errática, entre 12–120 h, com risco de acúmulo • Aumenta o intervalo QT: cuidado na presença de arritmias • Excreção intestinal e hepática, seguro na insuficiência renal	VO (5 e 10 mg) SL IV (amp. 10 mg/mL)	Depende da dose equivalente de morfina	
			Dose diária de morfina oral	Taxa de conversão
			< 100 mg	3:1
			100 a 300	5:1
			300 a 600	10:1
			600 a 800	12:1
			800 a 1000	15:1
			> 1000	20:1
Oxicodona	• Agonista μ, delta e Kappa • Boa indicação para dor visceral • Efeitos analgésicos e colaterais semelhantes à morfina • Meia-vida aumentada em insuficiência hepática e renal	VO liberação rápida (indisponível no Brasil) VO de liberação controlada (10, 20 e 40 mg) IV (indisponível no Brasil)	2:1	
Buprenorfina	• Agonista parcial μ • Uso limitado em dor oncológica, podendo ser usado como 4ª linha • Seguro para uso em insuficiência renal e hepática	SL IV Transdérmica	75:1 a 95:1 (para via transdérmica)	

Tabela 9.3
Exemplos de adjuvantes

Adjuvantes	Particularidades	Mecanismos de ação principais	Dose habitual	Dose máxima
Gabapentina	• Iniciar de 300 mg ao dia a 300 mg 12/12 h • Titular dose com escalonamento gradual para melhor adaptação aos efeitos adversos e melhor aderência • Reduzir doses em idosos e em insuficiência renal • Efeitos adversos: sonolência, tontura e lentidão de raciocínio (cede em poucos dias com a manutenção de dose regular)	Estabilização da membrana neuronal Ativação do sistema inibitório GABA Inibição do sistema excitatório do glutamato	300 a 1200 mg VO de 8/8 h ou 300 a 900 mg VO de 6/6 h	3.600 mg/dia
Pregabalina	• Iniciar 75 mg ao dia a 75 mg 12/12 h • Titular dose com escalonamento gradual • Reduzir doses em idosos e em insuficiência renal • Efeitos adversos semelhantes aos da gabapentina	Estabilização da membrana neuronal Ativação do sistema inibitório GABA Inibição do sistema excitatório do glutamato	75 a 300 mg de 12/12 h	600 mg/dia
Amitriptilina	• Efeitos adversos comuns: boca seca, constipação, retenção urinária, embaçamento visual, sedação, prejuízo cognitivo, hipotensão ortostática • Evitar em pacientes com antecedentes de isquemia cardíaca e/ou arritmias	Potencialização das vias inibitórias de dor	25 a 150 mg/noite	150 mg/dia
Nortriptilina	• Semelhante à amitriptilina	Potencialização das vias inibitórias de dor	25 a 150 mg/noite	150 mg/dia
Duloxetina	• Efeitos adversos comuns: constipação ou diarreia, náusea, sonolência, tontura e embaçamento visual	Potencialização das vias inibitórias de dor	60 a 120 mg 1×/dia	120 mg/dia
Venlafaxina	• Efeitos adversos comuns: constipação ou diarreia, náusea, sonolência, tontura, embaçamento visual e sudorese excessiva • Evitar em pacientes com hipertensão arterial não controlada	Potencialização das vias inibitórias de dor	37,5 a 225 mg/dia	225 mg/dia

Cetamina é um antagonista do receptor NMDA não competitivo que bloqueia o glutamato e é recomendado para casos refratários. As doses baixas (sub-anestésicas < 1 mg/kg) produzem analgesia e podem limitar a sensibilização central, a hiperalgesia e a tolerância aos opioides. Existem apenas dados limitados sobre o uso de cetamina como adjuvante para os opioides no tratamento da dor do câncer, no entanto, eles sugerem um modesto potencial analgésico para a cetamina.[13]

Bisfosfonatos são utilizados para dor secundária a metástases ósseas, prevenção de morbidade esquelética (fraturas e/ou dor) a longo prazo e hipercalcemia. Os ensaios clínicos demonstraram os efeitos paliativos dos bisfosfonatos (p. ex., ácido zoledrônico, pamidronato) e denosumab (um inibidor RANKL) sobre a dor relacionada com as metástases ósseas.[14]

■ Analgésicos comuns e anti-inflamatórios não hormonais

Analgésicos comuns incluem paracetamol e dipirona (Tabela 9.4). Paracetamol é disponível isolado e em associações com opioides e AINEs. Tem eficácia limitada e atenção especial deve ser dada ao risco de hepatotoxicidade, mesmo em doses terapêuticas. A dose máxima é de 4 g/dia, sendo recomendado não exceder 3 g.[15]

A dipirona apresenta um excelente potencial analgésico, além de reduzir a tolerância opioide sem aumentar os efeitos colaterais. Em recente revisão sistemática seu uso em dor oncológica foi recomendado, na dose de 6 g/dia.[16]

Seu principal e mais temido efeito adverso é a agranulocitose; porém, a incidência é bastante baixa.

Anti-inflamatórios não hormonais (Tabela 9.4) também exercem papel analgésico importante em quadros com componente somático. Produzem analgesia bloqueando a biossíntese de prostaglandinas, mediadores inflamatórios que iniciam, causam, intensificam ou mantêm a dor. Ajudam a reduzir a dose necessária de opioides e não causam sedação e tontura. Devem ser usados com cautela em doentes com idade superior a 60 anos, com função renal comprometida ou administração concomitante de outros fármacos nefrotóxicos e quimioterápicos com excreção renal. A adição de AINE aos opioides tem o benefício potencial de reduzir a dose de opioides quando a sedação, a função cognitiva ou outros efeitos adversos em SNC fazem da terapia com analgésicos opioides algo oneroso.

Tabela 9.4
Analgésicos simples e AINEs

Analgésicos e AINEs	Doses recomendadas	Dose máxima diária
Dipirona	500 a 1.000 mg – 6/6 h	6 g
Paracetamol	500 a 1.000 mg – 6/6 h	4 g (recomendado 3 g)
Tenoxican	20 a 40 mg – 24 h	40 mg
Cetoprofeno	50 a 100 mg – 8 h	300 mg
Piroxican	20 a 40 mg – 24 h	40 mg
Nimesulida	50 a 100 mg – 12 h	200 mg
Meloxican	7,5 a 15 mg – 12/24 h	15 mg
Etoricoxibe	60 a 90 mg – 24 h	90 mg
Celecoxibe	100 a 400 mg – 24 h	400 mg

Em pacientes com alto risco de toxicidade cardíaca, como aqueles com história de doença cardiovascular, os AINEs devem ser descontinuados se a insuficiência cardíaca congestiva ou hipertensão se desenvolver ou piorar. Os AINEs associados com anticoagulantes, como varfarina ou heparina, podem aumentar significativamente o risco de complicações hemorrágicas.

Alguns pacientes necessitarão do uso prolongado dessas substâncias, especialmente quando houver metástases ósseas. Nesses casos é preferível o uso de inibidores seletivos de COX-2 não implicados em aumento do risco cardiovascular, como celecoxibe e etoricoxibe.

▪ Tratamento intervencionista

Alguns pacientes sofrem com o controle inadequado da dor, apesar da terapia farmacológica otimizada, podem não tolerar a programação de titulação de dose de opioides devido a seus efeitos colaterais. Outros pacientes podem preferir intervenções em vez de um regime de medicação crônica. O tratamento intervencionista consiste na utilização de técnicas minimamente invasivas para alívio da dor, isoladamente ou em associação com a terapia medicamentosa. Pode eliminar ou reduzir consideravelmente o consumo de analgésicos e consequentemente seus efeitos colaterais. Porém, erroneamente, tais técnicas ainda são consideradas como medidas de exceção, equívoco que leva muitas vezes ao prolongamento do sofrimento, além do risco de perda do tempo ideal para sua realização. Não raro os procedimentos são procurados em momentos nos quais o paciente já se encontra em situação clínica crítica e em fases terminais, sem condições para intervenções ou tirando dela benefício por pouco tempo. Principalmente quando a aferência dolorosa é bem delimitada, ou seja, quando o bloqueio de um alvo específico é capaz de aliviar a dor, o paciente deve ser precocemente avaliado por especialista e submetido a essas técnicas. Ausência de contraindicações gerais, como infecção, coagulopatia e recusa do paciente, devem sempre ser observadas.

As principais indicações para o encaminhamento para terapias de intervenção incluem pacientes que sofrem de dor que provavelmente seja aliviada com bloqueio do nervo (p. ex., dor por acometimento de pâncreas ou localizada em abdômen superior pode ser tratada com bloqueio do plexo celíaco/ nervos esplâncnicos; dor em abdômen inferior, com bloqueio superior do plexo hipogástrico, nervo intercostal e/ou nervo periférico/plexo), pacientes que, por alguma razão, encontram-se incapazes de obter analgesia adequada ou na presença de efeitos colaterais intoleráveis.

▪ Tratamento intervencionista: opções

A cadeia simpática é responsável pela aferência visceral e alvo importante para alívio da dor relacionada com o câncer. Também pode estar sensibilizada em alguns casos de dor somática, gerando dor mantida pelo simpático, como em pós toracotomias, por exemplo. Vias simpáticas não têm função motora ou sensitiva cutânea e, portanto, podem ser submetidas a neurólises sem que exista perda dessas funções e suas principais indicações encontram-se na Tabela 9.5. Nos plexos, devido à anatomia ampla, a lesão obrigatoriamente deve ser feita por agentes químicos, com álcool ou fenol. Já em gânglios e nervos, por se tratarem de estruturas bem delimitadas e de dimensões compatíveis, pode-se optar pela lesão química ou térmica, por meio de radiofrequência convencional.

Em lesões abdominais altas, tendo em vista a baixa complexidade da intervenção e o claro benefício que representam, recomenda-se que os procedimentos sejam considerados tão logo o tratamento com opioides comece a ser necessário.[17]

Tabela 9.5

Exemplos de neurólises possíveis para o tratamento da dor oncológica e suas principais indicações

Alvos – cadeia simpática	Aferência	Indicações em oncologia
Gânglio estrelado	Face, olhos, glândulas salivares, vasos da cabeça, coração, pulmões, metâmeros do tronco e membros superiores	Neuralgia pós-herpética, fogachos pós tratamento de câncer de mama
Simpático torácico	Parede e vísceras torácicas, parede abdominal superior, membros superiores	Dor pós toracotomia, pleural, alívio de linfedema de membros superiores e neuralgia pós-herpética
Nervos esplâncnicos e plexo celíaco	Baço, fígado, pâncreas, vias biliares, esôfago distal, estômago, intestino delgado, cólon proximal, adrenais, testículos	Dor abdominal alta e testicular
Simpático lombar	Rim, ureteres, genitália, membros inferiores	Dor retroperitoneal e espasmo vesical
Plexo hipogástrico	Bexiga, próstata, útero, ovários, região sacral	Tumores região pélvica
Gânglio ímpar	Períneo, reto, genitália	Lesões perineais e dor anal pós RT

Há uma tendência em considerar a neurólise de nervos esplâncnicos mais eficiente que a do plexo celíaco, mas os estudos ainda não são conclusivos.[18]

A cifoplastia percutânea e a vertebroplastia podem ser úteis para o tratamento de metástases dolorosas espinais líticas osteoclásticas ou em casos de fraturas de compressão vertebral ou instabilidade da coluna vertebral para as quais a cirurgia e a radioterapia não são viáveis. Consistem na injeção de polimetilmetacrilato na região acometida levando a significativo alívio da dor e melhora da capacidade funcional. Ajuda a restaurar a estabilidade mecânica enquanto reduz a dor e os sintomas neurológicos.[19]

De maneira análoga surgem outras opções para prover analgesia e estabilidade de ossos afetados, como a femuroplastia, que reduz o risco de fraturas e melhora a qualidade de vida, além de diminuir o consumo de analgésicos. Uma atividade lítica ocorre da ativação térmica produzida pela polimerização do cimento, reduzindo a atividade metastática e inibindo nociceptores regionais.[20]

Neurólises químicas periféricas e de neuroeixo podem encontrar espaço em casos refratários a outras terapias.[21] Fenol intratecal é opção em pacientes com dor perineal refratária, que já possuem perda da função esfincteriana anal e vesical e baixa expectativa de vida pelo risco de perda de força e sensibilidade em membros inferiores.

Administração de analgésicos no neuroeixo minimizam os efeitos colaterais por diminuírem a distribuição sistêmica da droga. Além disso, essas vias possibilitam o uso associado de anestésicos locais, que promove maior analgesia pela polifarmacologia (utilização de fármacos de diferentes mecanismos de ação) reduzindo a demanda opioide. São alternativas a serem consideradas quando o paciente apresenta efeitos colaterais intoleráveis. Produzem analgesia sistêmica, sendo medida de escolha para casos de múltiplas aferências dolorosas. Diversos sistemas são disponíveis: cateter peridural simples ou tunelizado com dispositivos externos, ou intratecal com reservatório implantado. A escolha dependerá da expectativa de vida do paciente. O implante precoce de sistemas de infusão de fármacos intratecal é associado ao prolongamento da taxa de sobrevida, melhora da mobilidade e qualidade de vida.[22] Consiste em um cateter intratecal tunelizado no flanco do paciente e conectado a uma bomba eletrônica com uma bateria implantada na parede abdominal anterior, que pode ser controlada com um dispositivo portátil.

Infusão contínua de anestésicos locais em alvos periféricos como plexos e nervos beneficiam pacientes com dor somática de aferência bem delimitada e, por vezes, são suficientes para promover alívio sem necessidade dos opiáceos. A relação risco-benefício leva em conta o potencial de infecção pela porta de entrada, hematoma, migração e quebra dos dispositivos.

Bloqueios de trigêmeo e seus ramos, glossofaríngeo, occipital, gânglio esfenopalatino são úteis para tumores de cabeça e pescoço, e auxiliam na seleção de pacientes candidatos a radiofrequência convencional ou pulsátil, sendo esta última recomendada em nervos somáticos com largas fibras A-delta e a termocoagulação não é indicada.

Bloqueios anestésicos peridurais ou intratecais (injeção única) têm sua indicação limitada a casos onde o intuito é a dessensibilização local, nos quais não existe estímulo neuronal mantido, pois, se houver, o benefício será restrito ao tempo de ação do anestésico (poucas horas). Também é útil como seleção para pacientes para o implante de dispositivos intratecais,

Dor oncológica unilateral situada abaixo dos ombros ou do dermátomo de C5, como em tumor de Pancoast, mesotelioma, invasão de plexo braquial ou lombar, pode ser elegível para cordotomia (lesão do trato espinotalâmico), em casos refratários, com baixa expectativa de vida (menos de 1 ano).[23]

Neuroestimulação é indicada para casos de dor de origem neuropática: síndrome dolorosa complexa regional, polineuropatia pós quimioterapia e neuralgia pós-herpética.

As estratégias de intervenção listadas acima são contraindicadas em caso de recusa do paciente, em vigência de infecções,

coagulopatia ou uso de substâncias que interfiram com a coagulação.

■ Tratamento não farmacológico

Existem várias abordagens não farmacológicas da dor, dentre as quais podemos destacar: terapias físicas, como compressas frias e quentes (que podem ser realizadas pelo próprio paciente ou seu cuidador, quando bem orientados pela equipe de cuidados); psicoterapia, com fortes evidências para técnicas cognitivo-comportamentais; intervenções psicoeducativas voltadas para pacientes, familiares, cuidadores e profissionais de saúde envolvidos nos cuidados do paciente portador de dor crônica; acupuntura e fisioterapia, através da utilização de técnicas como terapia manual, reabilitação funcional, eletroterapia, ultrassom e atividade física programada, dentre outros; além da terapia ocupacional, com objetivo de melhorar o controle do indivíduo sobre a dor, otimizando suas independência e autonomia, promovendo bem-estar emocional e capacidade adaptativa; manutenção das atividades e dos papéis ocupacionais e oferta de apoio e orientação aos familiares e cuidadores.[24]

Além disso, crescem as evidências do uso da Medicina integrativa no controle da dor, com a prática de terapias mente-corpo como ioga, meditação, *mindfullness*, toque terapêutico e técnicas de relaxamento.[25,26]

Embora haja variações entre essas terapias, todas elas possuem um objetivo comum, que é aumentar a habilidade dos pacientes em autogerenciar suas dores. Isso inclui a educação sobre a dor e o treinamento para ações nos momentos de crise.[24]

≡ Conclusão

Na maioria dos pacientes, a dor oncológica pode ser gerenciada com sucesso pela utilização de equipes multidisciplinares, técnicas adequadas e drogas seguras. O gerenciamento da dor preconizado por essas diretrizes é multimodal e abrangente. Baseia-se em avaliações rotineiras, utiliza intervenções farmacológicas e não farmacológicas e requer uma reavaliação contínua do paciente.

≡ Referências

1. World Health Organization (WHO). Definition of palliative care. 2016. Disponível em: http://www.who.int/cancer/palliative/definition/en/. Acesso em: 10 jan 2018.
2. Bakitas MA, Tosteson TD, Li Z, Lyons KD, Hull JG, Li Z, Dionne- Odom JN, et al. Early versus delayed initiation of concurrent palliative oncology care: patient outcomes in the ENABLE III randomized controlled trial. J Clin Oncol Off J Am Soc Clin Oncol. 2015; 33(13):1438-45.
3. Anderson KO, Richman SP, Hurley J, Palos G, Valero V, Mendoza TR, et al. Cancer pain management among underserved minority outpatients: perceived needs and barriers to optimal control. Cancer. 2002 Apr 15; 94(8):2295-304.
4. Panikulam A. Total pain management. Indian Journal of Palliative Care. 2011; 17(Suppl):S68-S69.
5. Hui D, Bruera E. A personalized approach to assessing and managing pain in patients with cancer. Journal of Clinical Oncology. 2014; 32(16):1640-6.
6. Valera GG, Carezzato NL, Vale FA, Hortense P. Cultural adaptation of the scale pain assessment in advanced dementia – PAINAD to Brazil. Rev Esc Enferm USP. 2014 Jun; 48(3):462-8.
7. Carlson CL. Effectiveness of the World Health Organization cancer pain relief guidelines: an integrative review. J Pain Res. 2016 Jul 22; 9:515-34.
8. Bandieri E, Romero M, Ripamonti C, Artioli F, Sichetti D, Fanizza C, et al. Randomized trial of low-dose morphine versus weak opioids in moderate cancer pain. J Clin Oncol. 2016 Feb 10; 34(5): 436-42.
9. Andrzejowski P, Carroll W. Codeine in paediatrics: pharmacology, prescribing and controversies. Arch Dis Child Educ Pract Ed. 2016 Jun; 101(3): 148-51.
10. Gutstein HB, AkilH. Opiod analgesics. In: Bruton LL, Lazo JS, Parker KL eds. Goodman & Gilman's The Pharmacological Basis oh Therapeutics. New York, McGraw-Hill, 2006, 547-90.
11. Garzon-Rodriguez C, Casals Merchan M, Calsina--Berna A, et al. Lidocaine 5% patches as an effective short-term co-analgesic in cancer pain. Preliminary results. Support Care Cancer. 2013; 21: 3153-8.
12. Weinstein E, Arnold RM. Steroids in the treatment of bone pain. J Palliative Med. 2009 Fev; 12(2): 188-90.
13. Bredlau AL, Thakur R, Korones DN, Dworkin RH. Ketamine for pain in adults and children with cancer: a systematic review and synthesis of the literature. Pain Med. 2013; 14:1505-17.

14. Cleeland CS, Body JJ, Stopeck A, et al. Pain outcomes in patients with advanced breast cancer and bone metastases: results from a randomized, double-blind study of denosumab and zoledronic acid. Cancer. 2013; 119:832-8.
15. U.S. Food and Drug Administration. FDA drug safety communication: prescription acetaminophen products to be limited to 325 mg per dosage unit; boxed warning will highlight potential for severe liver failure. 2011.
16. Gaertner J, Stamer UM, Remi C, Voltz R, Bausewein C, et al. Metamizole/dipyrone for the relief of cancer pain: a systematic review and evidence-based recommendations for clinical practice. Palliat Med. 2017 Jan; 31(1):26-34.
17. Dobosz Ł, Stefaniak T, Dobrzycka M, et al. Invasive treatment of pain associated with pancreatic cancer on different levels of WHO analgesic ladder. BMC Surgery. 2016; 16:20.
18. Shwita AH, Amr YM, Okab MI. Comparative study of the effects of the retrocrural celiac plexus block versus splanchnic nerve block, c-arm guided, for upper gastrointestinal tract tumors on pain relief and the quality of life at a six-month follow up. The Korean Journal of Pain. 2015; 28(1): 22-31.
19. Rastogi R, Patel T, Swarm RA. Vertebral augmentation for compression fractures caused by malignant disease. J Natl Compr Canc Netw 2010; 8: 1095-102.
20. Plancarte R, Guajardo J, Meneses-Garcia A, Hernandez-Porras C, Chejne-Gomez F, Medina-Santillan R, et al. Clinical benefits of femoroplasty: a nonsurgical alternative for the management of femoral metastases. Pain Physician. 2014 May-Jun; 17(3):227-34.
21. Koyyalagunta D, Burton AW. The role of chemical neurolysis in cancer pain. Curr Pain Headache Rep. 2010; 14:261-7.
22. Smith TJ, et al. Implantable drug delivery systems study group. Randomized clinical trial of an implantable drug delivery system compared with comprehensive medical management for refractory cancer pain: impact on pain, drug-related toxicity, and survival. J Clin Oncol. 2002 Oct 1; 20(19):4040-9.
23. Zuurmond WW, Perez RS, Loer SA. Role of cervical cordotomy and other neurolytic procedures in thoracic cancer pain. Curr Opin Support Palliat Care. 2010 Mar; 4(1):6-10.
24. Weiner D, Herr KA. Comprehensive interdisciplinary assessment and treatment planning: an integrative overview. New York, Springer 2002, 18-57.
25. Bauer BA, Tilburt JC, Sood A, et al. Complementary and alternative medicine therapies for chronic pain. Chin J Integr Med. 2016; 22(6):403-11.
26. Chen L, Michalsen A. Management of chronic pain using complementary and integrative medicine. BMJ. 2017; 357:j1284.

Sintomas Respiratórios

Sonia Perez Cendon Filha

Matheus Maciel Baptista

Marister Nascimento Cocco

≡ Dispneia

▪ Definição

A dispneia é a experiência subjetiva de desconforto respiratório, que compreende sensações que variam qualitativamente e também em intensidade. A experiência final é resultado das interações entre ampla gama de fatores ambientais, sociais, fisiológicos e psicológicos que podem induzir respostas fisiológicas ou comportamentais.[1] Entre as sensações que podem ser descritas como dispneia estão: falta de ar, aumento do esforço respiratório, aperto no peito, respiração rápida, expiração incompleta e sensação de sufocamento.

▪ Prevalência

A dispneia é um sintoma comum em pacientes com doenças avançadas ameaçadoras à vida e um dos principais sintomas relatados em pacientes com câncer terminal que se encontram nos últimos seis meses de vida. Nesta população, as taxas de dispneia podem chegar a 30% de todos os pacientes, com 70% destes referindo como principal descritor do sintoma a falta de ar e o principal desencadeador o esforço físico.

▪ Impacto psicossocial

Dispneia é um dos sintomas que mais impacta negativamente na qualidade de vida dos pacientes.[3] Foi descrita como o principal fator influenciador no desejo de viver dos pacientes portadores de câncer terminal e como a segunda causa mais comum de introdução de sedação paliativa.[4,5] Pacientes dispneicos relatam frequentemente isolamento social devido aos níveis reduzidos de atividades.[6]

▪ Significado prognóstico

A associação entre dispneia e redução de sobrevida em uma variedade de doenças, em especial pacientes portadores de câncer terminal, já foi previamente demonstrada. Em um dos estudos a presença de dispneia em pacientes oncológicos terminais foi associada a uma sobrevida mediana de menos de 30 dias.[7]

▪ Fisiopatologia e causas da dispneia

A dispneia pode surgir de um aumento da demanda ventilatória, do prejuízo à mecânica respiratória ou de uma combinação de ambos os fatores. A maioria das condições associadas ao desconforto respiratório são caracterizadas pelo aumento da resposta ventilatória. São promotores do aumento da resposta ventilatória: os distúrbios de equilíbrio ventilação-perfusão, aumento do espaço morto, presença de acidose metabólica ou estimulação de receptores pulmonares ou da parede torácica.

Os quimiorreceptores periféricos estão localizados nos corpos carotídeos e do arco aórtico. Eles percebem as mudanças na pressão parcial de O_2 do sangue arterial e também são estimulados na acidose induzida por hipercapnia. Os quimiorreceptores centrais estão localizados na medula e respondem a mudanças de pH e na tensão arterial de dióxido de carbono ($PaCO_2$). A hipercapnia aguda parece ser um estímulo bem mais potente para o aumento da atividade ventilatória do que a hipoxemia.

Hipercapnia

A detecção de hipercapnia pelos quimiorreceptores envia estímulos aos centros respiratórios do tronco cerebral e promovem aumento do esforço respiratório. É um dos mecanismos que mais rapidamente pode elevar a frequência respiratória de um indivíduo e a dispneia é importante em pacientes que não possuam um funcionamento adequado da musculatura respiratória como indivíduos paralisados a nível de C1-C2 (tetraplégicos) e aqueles sob efeito de bloqueadores neuromusculares.[8,9]

Contudo este pode não ser o único mecanismo pelo qual a hipercapnia produz dispneia. Em um estudo anterior com indivíduos normais que foram expostos aos mesmos parâmetros ventilatórios, que não foram submetidos previamente a ventilação, aqueles que foram mantidos mais hipercápnicos referiram maior desconforto respiratório.[10]

Hipoxemia

A hipoxemia possui relação menos clara entre a sua detecção por quimiorreceptores e o aumento do esforço respiratório, quando comparada com a hipercapnia. Entretanto existem indícios que ela é capaz de produzir desconforto respiratório ainda que não promova alterações na ventilação.

Indivíduos que se exercitam sob hipóxia experimentam mais dispneia do que quando realizam a mesma atividade ao respirar o ar ambiente e experimentam menor dispneia ao respirar O_2 a 100%.[11] Resultados semelhantes foram obtidos em pacientes com doença pulmonar obstrutiva crônica (DPOC) que se exercitam com diferentes graus de hipóxia.[12]

Hipoxemia progressiva em indivíduos normais está associada com maior desconforto respiratório do que graus comparáveis de aumento de esforço respiratório causados por exercício físico. Isso demonstra o efeito da hipoxemia na dispneia independentemente da ventilação-minuto.[13]

Mecanorreceptores

Uma variedade de mecanorreceptores que auxiliam o corpo na monitoração das mudanças de pressão, fluxo e volume do sistema respiratório estão localizados nas vias aéreas, pulmões e na parede torácica. A informação é transmitida desses receptores ao sistema nervoso central e modula a intensidade da dispneia. Mecanorreceptores podem ser a fonte primária de sensação de aperto no peito associada com a broncoconstrição.[14,15]

Receptores de vias aéreas superiores

Os receptores da face e vias aéreas superiores são amplamente inervados pelo nervo trigêmeo. A estimulação deles pode ser de grande utilidade no cuidado paliativo pois a sua estimulação pode reduzir a sensação de dispneia. Como exemplo, ar gelado direcionado ao rosto do paciente aumenta o tempo de respiração e reduz o desconforto associado ao aumento de carga inspiratória.[16] A estimulação dos receptores de via aérea superior de fluxo e temperatura com inalação de ar gelado reduzem a expiração de esforço em pacientes com DPOC, ao passo que a redução da sensibilidade desses receptores pelo uso de lidocaína tópica ou a inalação de ar aquecido e umidificado pioram a sensação de dispneia em indivíduos normais.[17,18]

Receptores pulmonares

Os receptores pulmonares se dividem em três categorias principais:

- *Receptores de adaptação lenta, também conhecidos como receptores de estiramento pulmonar*: são ativados pelo aumento na tensão das paredes das vis aéreas, fornecendo, portanto, informação sobre o aumento de volume pulmonar.

- *Receptores de adaptação rápida, ou receptores irritantes*: são estimulados por mudanças rápidas no volume pulmonar, estímulo mecânico direto, inalação de partícula de matéria ou químicos irritantes.

- *Fibras-C*: são fibras nervosas aferentes não mielinizadas que se originam em receptores J localizados em vias aéreas terminais, próximas aos capilares alveolares. São estimuladas por fatores mecânicos e químicos.

As restrições ao movimento respiratório são percebidas por esses receptores e aumentam a sensação de dispneia pela redução do tempo respiratório e hipercapnia aguda.[19] São ainda capazes de perceber a redução do volume corrente em pacientes enfisematosos e isso também aumenta sensação da falta de ar.[20]

A respiração contra uma carga externa deflagra um estímulo aos receptores pulmonares que produzem uma sensação de aumento do esforço respiratório. A mensagem enviada por esses receptores na vigência de um broncospasmo é mais frequentemente percebida como um aperto no peito. A ativação desses receptores parece ter papel também na dispneia produzida pela embolia pulmonar.

Receptores da parede torácica

A percepção da dispneia também depende dos receptores de parede torácica. Os fusos musculares funcionam como receptores de estiramento e os órgãos tendinosos percebem a geração de força. A restrição ao movimento da parede torácica gera hipercapnia e isso pode dificultar o papel exato dos receptores de parede torácica.

Sobrecarga mecânica do sistema respiratório

Uma extensa gama de doenças cardiopulmonares está associada ao aumento da carga mecânica devido a mudanças na resistência das vias aéreas, como asma e DPOC, ou na complacência pulmonar e da parede torácica, como na fibrose pulmonar idiopática e na cifoescoliose. Ainda que o aumento da carga mecânica e do esforço para respirar sejam características comuns da dispneia em muitas doenças, eles não são capazes de explicar completamente o desconforto respiratório em todos os cenários. Mudanças na entrega do oxigênio aos tecidos (p. ex., na anemia, por redução da capacidade de transporte) e nas tensões de O_2 e CO_2 também são fatores contribuintes.

Dissociação neuromecânica

Uma desproporção entre o que é esperado, sob condições normais, para uma dada mensagem eferente aos músculos respiratórios e o desfecho final desta mensagem (que deveria ser aumento da ventilação) pode contribuir para a sensação de falta de ar. Este fenômeno é chamado de dissociação neuromecânica. Os meios exatos pelos quais o corpo faz uma comparação entre a mensagem enviada e a resposta obtida dos músculos respiratórios permanecem desconhecidos.

A sensação de dispneia ocorre, na maioria das vezes, de uma combinação desses fatores. Um bom exemplo pode ser dado pelo paciente com DPOC, por exemplo. Esses pacientes não raramente podem experimentar uma falta de ar devido à hipoxemia (o aumento de mensagens neurológicas enviadas pelos quimiorreceptores periféricos e dos centros respiratórios), aumento na resistência de via aérea e hiperinsuflação (carga mecânica) e dissociação neuromecânica. E, em caso de sobrecarga de volume ou de infecção respiratória, a estimulação de receptores pulmonares pode também atuar no quadro.

■ Avaliação clínica

Por se tratar de um sintoma multidimensional, sua presença e gravidade não podem ser inferidas por meio dos exames físico ou laboratoriais. Pode ocorrer em pacientes sem taquipneia e sem sinais de esforço respiratório, ou ainda naqueles com oximetria de pulso, gasometria arterial e radiografia de tórax normais, sendo muito importante perguntar ao paciente sobre como ele está se sentindo.

Os objetivos de uma avaliação formal da dispneia no cenário paliativo são compreender a intensidade, a angústia, o impacto funcional do sintoma; diagnosticar fatores contribuintes potencialmente reversíveis e monitorar a resposta às medidas adotadas. A utilização de uma ferramenta de avaliação clínica validada, como ESAS (Edmonton Sympton Assessment Scale) ou MSAS-SF (Memorial Symptom Assessment Scale) auxilia no rastreio de sintomas relevantes nos cuidados paliativos e pode ser uma boa aliada na detecção da dispneia.[21] Dito isto, não existe superioridade comprovada de um instrumento sobre o outro, ao ponto de determinar um "padrão-ouro" de avaliação da dispneia, já que nenhum deles, quando utilizados de forma isolada, avalia completamente os parâmetros supracitados (o quão grave é a dispneia, o quanto ela pode ser angustiante e o quanto ela interfere na independência do paciente).

A diferenciação da dispneia pela queixa do paciente pode, em alguns casos, orientar a sua etiologia que, em última análise, pode culminar em um melhor direcionamento terapêutico. Em uma série de casos a queixa "falta de ar" (descrita em inglês como *air hunger* – fome de ar ao pé da letra) e "sensação de sufocamento" estiveram mais associadas a causas cardíacas (com acúmulo de líquido nos alvéolos), enquanto "expiração incompleta" ou "aperto no peito" foram mais associados a pacientes com condições que determinassem broncospasmos.[22] Alguns questionários para dispneia com listas de frases descritivas de sintomas foram desenvolvidos, e demonstraram algum benefício na facilitação do diagnóstico, contudo a sua aplicação no cenário clínico não foi ampla, muito provavelmente por se tratar de pacientes que apresentam múltiplas alterações fisiológicas concomitantes.[23]

A avaliação da intensidade da dispneia é essencial não só para saber o quanto aquele sintoma interfere no bem-estar do paciente, mas também para inferir o impacto das medidas adotadas na melhora do desconforto em relação ao nível inicial. Um método empregado rotineiramente para avaliação da intensidade da dispneia é perguntar ao paciente "de 0 a 10 qual é a intensidade da sua falta de ar?", sendo 0 ausência da disp-neia e 10 a pior falta de ar que ele imagina ser possível.

A angústia causada pela dispneia advém não somente da intensidade do sintoma, mas também de outros fatores como a perda da funcionalidade/ independência que o sintoma impõe ao paciente e o significado que o paciente atribui ao sintoma ("se não consigo respirar, com certeza estou morrendo"). A interpretação do novo sintoma pode ser influenciada por muitos fatores, que envolvem inclusive o tipo de personalidade, as experiências pregressas e os mecanismos de compreensão da sua própria doença por parte do paciente. Episódios agudos são frequentemente acompanhados de sentimentos de ansiedade, medo e, em algumas ocasiões, pânico. Pacientes podem expressar medo de morrer durante um episódio agudo ou quando despertados no meio da noite por um episódio de falta de ar.[24,25] A percepção da intensidade da falta de ar pode ser afetada por fatores psicológicos.

Papel da investigação complementar

Exames laboratoriais e de imagem não são úteis na detecção da presença ou na aferição da gravidade da dispneia. Contudo, essas investigações podem auxiliar na identificação de causas/mecanismos da dispneia e guiar a escolha do tratamento. Um exemplo é a detecção de derrame pleural volumoso, que pode ser a causa da dispneia e uma toracocentese de alívio poderia trazer alívio significativo à dispneia nessa situação.

▪ Tratamento
Medidas não farmacológicas

O tratamento não farmacológico da dispneia pode ser oferecido ao paciente paralelamente ao tratamento farmacológico, tornando-se particularmente importante quando todas as medidas para tratar a causa foram utilizadas e não se obteve resultados satisfatórios.

Trata-se de uma sensação subjetiva que pode ser desencadeada por esforço físico, fatores emocionais (medo, ansiedade), além de poeira e temperatura do ambiente; portanto, questionar sobre os fatores de piora e alívio do sintoma serão de grande ajuda no planejamento do manejo da dispneia.

Técnicas de relaxamento e controle de respiração, que envolvem posicionamento e exercícios respiratórios e técnicas de conservação de energia, permitem ao paciente diminuir o gasto energético e desenvolver maior autocontrole, sobretudo nos momentos de crise, reduzindo assim a ansiedade e o pânico e, por sua vez, favorecendo a realização das atividades diárias com melhor controle do sintoma.

Manobras de higiene brônquica estarão indicadas nos casos onde a presença de secreção seja um fator causal da dispneia. A utilização de oxigênio deve ser recomendada para pacientes hipoxêmicos; pois, não há evidência de benefício na utilização de oxigênio para pacientes não hipoxêmicos, e o uso desnecessário de oxigênio pode causar efeitos não desejados, como ressecamento e sangramento das narinas, diminuição da mobilidade e até mesmo aumento do período de internação e do custo do tratamento.

Manter o ambiente bem ventilado e utilizar ventilador de mesa ou manual voltado para o rosto do paciente aliviam a sensação de dispneia através do estímulo dos receptores do trigêmio presentes na face.[26] Medidas simples e de baixo custo como estas não exigem conhecimento técnico e podem ser orientadas aos pacientes, cuidadores e familiares.

A utilização de ventilação não invasiva (VNI) é outra alternativa para tratar a dispneia refratária, no entanto, também é bastante controversa, pois alguns pacientes podem sentir desconforto devido a utilização da interface e da necessidade de um "cabresto" para fixar a máscara ao rosto, causando ansiedade e, em pacientes claustrofóbicos, levar a sensação de sufocação e até mesmo de morte iminente. Cabe à equipe multidisciplinar discutir os reais benefícios da VNI, orientar pacientes e familiares promovendo maior adesão ao procedimento, oferecer ambiente adequado e seguro, com a presença de profissionais habilitados ao manejo dos ventiladores e que estejam disponíveis para agir prontamente em caso de necessidade. Programar a instalação da VNI de maneira intermitente, com períodos de 1 a 2 horas de utilização intercalados com intervalos de descanso favorece a redução do estresse da musculatura respiratória, sobretudo no caso de pacientes com quadro de fraqueza muscular e caquexia, e permite que o paciente possa se comunicar com familiares, amigos e com a equipe.

Um estudo realizado com pacientes em cuidados paliativos com tumores sólidos, sugere que a VNI parece ser mais efetiva no controle da dispneia do que a utilização de oxigenoterapia, favorecendo o uso de doses um pouco menores de opioides; porém, não parece influenciar no tempo de sobrevida.[27]

Tratamento farmacológico
Opioides

Recomendados por diversas entidades médicas, a administração de agonistas opioides é a estratégia farmacológica mais bem-sucedida no tratamento sintomático da dispneia em pacientes com doenças avançadas.[28-30] Os receptores opioides são encontrados nas vias aéreas, no parênquima pulmonar (receptores periféricos) e também nos centros de controle respiratório da medula (receptores centrais).

A estimulação de receptores opioides periféricos (por meio da nebulização de opioides) *versus* opioides sistêmicos para alívio de sintomas respiratórios já foi estudada. Devido às baixas taxas de absorção sistêmica dos opioides inalados, essa estratégia poderia levar ao alívio da dispneia e, simultaneamente, à redução significativa das taxas de efeito adversos provocados pelos opioides sistêmicos (náusea, tontura e constipação). Entretanto, atualmente, os dados são insuficientes para indicação de nebulização de opioides em detrimento ao uso de opioides sistêmicos.[31] Por isso, considera-se que a principal ação dos opioides contra a dispneia ocorra nos receptores centrais. Os mecanismos hipotéticos pelos quais os opioides reduziriam a dispneia incluem vasodilatação com melhora da função cardíaca, redução da sensibilidade medular à hipercapnia ou hipóxia, resposta medular atenuada à hipercapnia ou hipóxia, alteração da neurotransmissão dentro do centro respiratório medular, redução na taxa metabólica e nas necessidades respiratórias, sedação cortical (reduzindo a percepção respiratória), analgesia (reduzindo o estímulo à respiração secundário à dor) e efeito ansiolítico.

Opioides sistêmicos

Existem dados de vários estudos randomizados que demonstram o benefício dos opioides administrados sistemicamente no manejo da dispneia. Digno de nota, a maioria desses estudos incluíam pacientes não oncológicos.[31-40] O opioide sistêmico mais amplamente estudado é a morfina, contudo, é importante ressaltar que existem estudos que comprovam o benefício de outros opioides (p. ex., codeína, di-hidrocodeína, hidromorfona e diamorfina). Já o efeito do fentanil transdérmico é menos esclarecido. Mesmo doses tão pequenas quanto 10 mg/dia de morfina de liberação controlada já promovem benefícios de alívio de dispneia.

É importante lembrar que os opioides têm como potencial efeito adverso a depressão respiratória. Duas revisões sistemáticas e uma série de casos publicados identificaram 11 estudos que avaliaram o risco de depressão respiratória durante a administração de opioides sistêmicos para a paliação

de dispneia.[41-44] Apenas dois desses estudos demonstraram evidência de depressão respiratória e, em um dos estudos, o opioide estudado era a di-hidrocodeína e no outro o aumento de $PaCO_2$ (parâmetro utilizado pelos estudos para avaliar depressão respiratória) era medido após exercício físico em pacientes usando morfina. Válido comentar que nenhum estudo identificou excesso de mortalidade associada ao uso de opioides para dispneia.

Recomenda-se então titulação da dose de opioides sistêmicos, com aumentos progressivos da dosagem. Não há consenso quanto à dose inicial mais adequada para iniciar o tratamento. A dose mais amplamente estudada é a de 10 mg de morfina de liberação controlada, apresentando excelentes resultados. Em caso de pacientes usuários de opioides para controle de dor, um incremento em 25% da dose diária total costuma ser efetivo no controle da dispneia. Assim, como no uso para alívio de dor, os principais sintomas adversos relatados são náuseas, constipação e vertigem.

Prometazina

Estudada atualmente apenas no contexto da DPOC, os estudos foram feitos com pequeno número de pacientes. Estatisticamente, não demonstrou diferença significativa no controle da dispneia nessa população, mas parece ter aumentado a tolerância ao exercício físico quando comparada ao placebo. Carece de comprovação de causa e efeito para a classe farmacológica quanto à melhora da dispneia.[45]

Benzodiazepínicos

Não há papel para seu uso rotineiro no manejo farmacológico da dispneia como demonstrado por pelo menos dois estudos.[46,47] Exceção importante a essa regra é a presença concomitante da dispneia e sintomas de ansiedade (não raros quando da falta de ar, especialmente se esta for intensa). Nesta situação, benzodiazepínicos se tornam importantes aliados no manejo da dispneia.[48]

Broncodilatadores

Indicados para pacientes que possuem sinais de obstrução das vias aéreas. Broncoconstrição costuma estar presente em uma parcela considerável dos pacientes oncológicos uma vez que, não raramente, eles apresentam história de tabagismo prévio importante, muitas vezes com DPOC associada. É importante buscar causas reversíveis de dispneia. Em um estudo com 57 pacientes com câncer de pulmão, quase metade dos pacientes apresentavam sinais de obstrução de vias aéreas e apenas quatro estavam recebendo terapia broncodilatadora adequada. Depois da administração de broncodilatadores, aproximadamente metade dos pacientes que tinham sinais de obstrução das vias aéreas relataram melhora importante da dispneia.[49]

Diuréticos

Faltam evidências que deem suporte ao seu uso rotineiro. Diuréticos de alça, como a furosemida, têm papel mais bem documentado para alívio sintomático nos quadros de congestão pulmonar por insuficiência cardíaca e linfangite carcinomatosa. Os estudos feitos com furosemida inalatória não dão suporte ao seu uso rotineiro por terem falhado em demonstrar benefício em pacientes com câncer.[50]

Glicocorticoides

Não são rotineiramente empregados na paliação da dispneia como sintoma. Contudo, seu uso se torna valioso nos casos de exacerbações de doenças pulmonares crônicas, nas síndromes de compressão de veia cava superior associadas a tumor, nos pacientes que são portadores de doenças malignas responsivas à corticoide (p. ex., linfomas), nas inflamações de vias aéreas relacionadas com radioterapia, quimioterapia, imunoterapia (especialmente pneumonites) e na linfangite carcinomatosa.[51-53]

Sedação paliativa

Para os pacientes em final de vida, a dispneia muitas vezes causa perturbação e sofrimento gravíssimos, para os quais não se pode obter alívio mesmo com todas as medidas específicas para dispneia executadas por equipe multidisciplinar especializada. Para estes pacientes, o uso de sedação paliativa é uma estratégia aceita, com dose titulada para a redução do nível de consciência adequada aos desejos do paciente. Envolve a introdução de um agente não opioide para reduzir a percepção do sintoma pelo paciente com redução do nível de consciência, conforme será discutido detalhadamente em capítulo específico.

☰ Tosse

A tosse é um sintoma que está presente em 65% dos pacientes com câncer de pulmão e em 38% dos pacientes com câncer em outros órgãos com estadiamento avançado.[54]

Trata-se de um mecanismo de defesa responsável por remover das vias aéreas qualquer agente nocivo, sejam eles produto de processos infecciosos, inflamatórios, mecânicos ou químicos. Na presença de qualquer um desses agentes, desencadeia-se um processo fisiológico de condução do impulso nervoso por meio das vias sensoriais aferentes da árvore traqueobrônquica até o sistema nervoso central, que promoverá um processo de inspiração de um grande volume de ar e sua expulsão repentina e rápida com o objetivo de eliminar os agentes agressores e/ou muco. Para que este arco reflexo seja eficiente, existe a necessidade de vias sensoriais íntegras que possam transmitir adequadamente os estímulos, de um sistema mucociliar normal, de músculos inspiratórios e expiratórios com força suficiente para realizar a contração muscular da parede torácica e da musculatura abdominal a fim de promover inspiração e expiração adequadas.[55]

A tosse é considerada um sintoma, podendo ser de ordem transitória ou persistente. Deve ser investigada em relação as suas causas, causas estas que podem estar relacionadas com processos infecciosos, inflamatórios, neoplásicos, insuficiência cardíaca, a alguns fármacos, presença de corpo estranho e até mesmo a refluxo gastroesofágico.[56]

No paciente com câncer, a causa da tosse também pode estar relacionada com a compressão de vias aéreas, metástase pulmonar e presença de líquido pleural. Mesmo sendo um mecanismo natural e fisiológico, muitas vezes a tosse, a depender da sua intensidade e persistência, pode causar ao paciente muito desconforto e sofrimento, levando-o a exaustão, episódios de náusea e vômito, dores musculares torácica e abdominal, perda involuntária de urina, síncope e até mesmo fratura de costelas.

Nos casos de doenças em estágio avançado, a tosse pode tornar-se limitante no que se refere à qualidade de vida do paciente, devido aos fatores anteriormente descritos, bem como por interferir no sono e na interação social, pois a presença de tosse frequente, sobretudo na presença abundante de muco, torna-se motivo de isolamento social, em decorrência do desconforto que pode causar no indivíduo e nas pessoas ao seu redor.[57]

Deve-se realizar adequada avaliação da tosse. Considerando o caráter subjetivo e o impacto da tosse na vida do indivíduo, deve-se questionar sua intensidade através de uma escala numérica, onde 0 é igual a "sem tosse" e 10 a "pior tosse". Realizar detalhado exame físico, e, se indicado, exames de imagem e laboratoriais que possam indicar um alvo possivelmente reversível a ser tratado.

É indiscutível que o tratamento é de cunho multiprofissional, envolvendo aspectos farmacológicos e não farmacológicos.

■ Tratamento farmacológico

Deve-se considerar qualquer medida que possa aliviar o sofrimento dos pacientes, mesmo que isso cause estranheza na equipe multidisciplinar, visto que, não é raro encontrar profissionais que não tenham formação

consistente em cuidados paliativos. A supressão da tosse por meio de antitussígenos deve ser reservada para as situações nas quais esteja havendo sofrimento, pois se trata de um importante mecanismo protetivo da árvore traqueobrônquica. Identificar o período ou as situações nas quais a tosse cause maior desconforto, por exemplo, durante o sono, programar a administração do medicamento para um horário próximo ao de dormir permitirá ao paciente maior descanso durante a noite e, por consequência, maior energia para executar as suas atividades diárias.

Causas potencialmente reversíveis

As causas de tosse potencialmente reversíveis devem ser investigadas, mesmo se tratando de cuidados paliativos em pacientes com doenças avançadas. Uma história clínica bem coletada pode revelar uma exposição a perfumes ou outros odores que estejam deflagrando a tosse. A introdução recente de medicamentos (p. ex., inibidores da enzima conversora de angiotensina) ou uma nova infecção também podem agravar a tosse.

Rinite alérgica pode ser tratada com anti-histamínicos; drogas anticolinérgicas (p. ex., escopolamina) podem diminuir a secreção e reduzir, portanto, a tosse; inibidores de bombas de próton (p. ex., omeprazol) para tratamento de refluxo gastroesofágico e corticoides para quadros inflamatórios são medidas eficazes em cenários específicos.

Quando identificado um quadro infeccioso, a introdução de antibióticos auxilia no alívio da tosse, mesmo em pacientes com infecções crônicas. No paciente com câncer que obstrui vias aéreas centrais considerar: QT paliativa, RT paliativa e resseção endobrônquica por *laser*.

Antitussígenos

Correspondem ao principal pilar do tratamento farmacológico do sintoma da tosse. Podem ter ação central e ação periférica.

Cloperastina

A cloperastina e seu análogo levoclope-rastina já foram testadas em diversos cenários para tratamento da tosse crônica não produtiva. Possui efeito antitussígeno central e periférico, ação anti-histamínica e atividade papaverina-símile, assim como a codeína, porém sem os efeitos narcóticos desta.

Estudos farmacológicos demonstram que a molécula age no centro da tosse sem deprimir os centros respiratórios e que não repercute negativamente no sistema cardiocirculatório. A dose terapêutica varia de 10 a 20 mg 3 vezes ao dia para adultos. O início de ação é rápido, cerca de 20 a 30 minutos após a administração. A duração do efeito de uma única dose pode atingir 4 horas.[58] Em comparação com outros antitussígenos, apresentou controle da tosse igual ao da codeína e melhor do que de outras drogas.[59] Não existem estudos específicos em pacientes oncológicos ou em cuidados paliativos.

Opioides

Opioides de ação central são os principais agentes da terapia farmacológica para pacientes com tosse crônica no cenário paliativo, em especial para as tosses relacionadas com as malignidades intratorácicas. A medicação mais antiga utilizada para manejo de tosse é a codeína, que foi introduzida pela primeira vez com esse fim há mais de 150 anos. Existem diversos estudos pequenos (fase II) que dão suporte à eficácia de vários opioides como antitussígenos.[60,61] Entretanto, não existem ensaios clínicos randomizados, duplos-cegos, controlados que comprovem a eficácia da codeína no cenário de cuidados paliativos.[62] Na ausência de estudos específicos, considera-se razoável a extrapolação dos dados disponíveis atualmente na literatura para manejo de tosse crônica, de variadas etiologias.

Uma revisão sistemática que incluiu 49 estudos (alguns incluíam pacientes com câncer), 3.067 pacientes, avaliou a eficácia e a tolerabilidade de vários tratamentos para tosse crônica. Esta metanálise permitiu concluir que na maioria dos estudos que avaliaram a eficácia de opioides *versus* placebo, os opioides reduziram a frequência e a gravidade da tosse com repercussões positivas na qualidade de vida dos pacientes. Não houve superioridade de um opioide sobre o outro.[63]

Para pacientes que nunca receberam opioides, doses iniciais de codeína 15 mg VO a cada 4 horas ou morfina 5 mg a cada 4 horas podem ser adequadas. Para pacientes que já estão recebendo opioides para dor, um aumento da dose diária de 25 a 50% pode ser tentado com intenção de suprimir a tosse.

Gabapentina/pregabalina

Estes medicamentos são análogos do ácido amino gama butírico (GABA), que se ligam a canais de cálcio voltagem-dependentes e inibem a liberação de neurotransmissores. São utilizados no tratamento de dores neuropáticas por meio de mecanismos centrais. Sua recomendação não está embasada em uma superioridade do controle do sintoma em relação aos opioides, mas pode ser utilizado em casos e hipersensibilidade a opioides, ou quando a adição por esses agentes for uma preocupação.[64,65] É hipotetizado que o uso dessa classe de fármacos pode agir na redução da tosse por meio de mecanismos centrais. Embora o uso para tratamento de tosse crônica não esteja descrito em bula, a gabapentina é recomendada para tratamento de tosse crônica inexplicável pelas diretrizes do American College of Chest Physicians (ACCP).[66]

Tanto gabapentina como pregabalina possuem ensaios clínicos randomizados que comprovam sua eficácia no controle da tosse crônica. Deve-se iniciar a gabapentina em dose baixa, de 300 mg/dia, com aumento paulatino da dose até que ocorra um de três eventos: alívio da tosse, efeito adverso que limite a dose ou que seja atingida dose de 1.800 mg/dia dividida em duas tomadas.[67-69] Efeitos adversos podem incluir diarreia, náusea, labilidade emocional, sonolência, nistagmo, tremor, fraqueza e edema periférico.

Para pregabalina, a recomendação da dose inicial é de 75 mg/dia com aumento gradual até a dose máxima de 300 mg/dia para minimizar o risco de sedação e tontura.

Em casos selecionados, os pacientes podem se beneficiar de outras estratégias farmacológicas. Broncodilatadores podem ajudar se houver componente broncoconstritivo na etiologia da tosse. Corticoides, como a dexametasona de 4 a 12 mg/dia, podem diminuir a inflamação e a produção de muco e são regularmente utilizados em pacientes com asma e DPOC.

A utilização de estabilizadores da membrana de mastócitos (como cromoglicato de sódio) possui evidência de benefício em um pequeno ensaio clínico com pacientes com câncer de pulmão avançado quando comparado com placebo, para controle da tosse.[70]

Para secreções espessadas, expectorantes (como guaiacolato de glicerina) ou mucolíticos (acetilcisteína) podem ser usados com a finalidade de reduzir a viscosidade das secreções e tornar as tosses mais produtivas. Estes medicamentos são descritos por alguns autores como "pró-tussígenos", por não suprimirem a tosse e não apresentarem evidência de redução significativa da frequência ou da gravidade da tosse. A hidratação suplementar pode ser um fator que potencializaria o benefício dos expectorantes. Em todo caso, para pacientes com doenças neuromusculares, como esclerose lateral amiotrófica, o uso de expectorantes não é recomendado, pois muitos destes pacientes não conseguirão expelir o muco fluidificado. Em casos de tosses consideradas intratáveis pode ser tentada a nebulização com soro fisiológico 0,9% (funciona como um expectorante). A nebulização de anestésicos locais tem sido proposta por alguns estudos, mas esta medida está associada com aumento do risco de broncospasmo.[71-73]

■ Tratamento Não Farmacológico

A abordagem não farmacológica, com a participação de vários profissionais, promoverá melhor manejo da tosse, influenciando positivamente na qualidade de vida dos pacientes. A atuação da equipe com psicólogos, com a finalidade de acompanhar pacientes e familiares a lidar com as dificuldades do sintoma; fonoaudiólogos para a avaliação de deglutição e orientação dos cuidados necessários durante a alimentação e fisioterapeutas, que dispõem de vários recursos e técnicas para auxiliar no controle de sintomas é de fundamental importância.

A literatura da fisioterapia, especificamente em relação aos cuidados paliativos, é escassa e necessita de mais estudos; porém, as técnicas e recursos utilizados na reabilitação geral são bastante estudadas, reconhecidas e fundamentadas e, portanto, podem e devem ser utilizadas considerando-se as particularidades desses pacientes.[74]

Na presença de secreção, indica-se a higiene brônquica por meio de exercícios respiratórios, exercícios com pressão positiva, incentivadores respiratórios e osciladores de alta frequência, drenagem postural, tapotagem e manobras de vibrocompressão. Tais medidas favorecem a mobilização da secreção e, consequentemente, a sua *eliminação*. É possível obter melhores resultados, associando as técnicas entre si, com nebulização e com analgesia prévia em caso de dor.

A tosse tem importância fundamental na eliminação da secreção. Nos pacientes que apresentam força muscular preservada, na maioria das vezes, a solicitação de tosse e/ou *huffing* é o suficiente para promover a expectoração, no entanto, em pacientes que apresentam tosse pouco eficaz faz-se necessário utilizar técnicas de tosse assistida com o mesmo objetivo.

É boa prática reservar a aspiração naso e orotraqueal para pacientes que apresentem tosse ineficaz, mas com evidente presença de desconforto causado pela presença de secreção, seja ele observado ou relatado pelo próprio paciente, considerando-se que este é um procedimento bastante incômodo, que pode causar dor e que não está imune a complicações como sangramento ou até mesmo estímulo vagal.[75]

O posicionamento adequado do paciente com o decúbito elevado também colabora para a melhora do sintoma, visto que mantém livre a via aérea e minimiza o efeito do refluxo gastroesofágico, quando presente. Selecionar sondas com o menor calibre possível, utilizar solução salina para hidratar a mucosa e facilitar o deslizamento da sonda e solicitar analgesia prévia minimizam o desconforto causado pela aspiração. Dispor de uma fonte de oxigênio próxima para uso em caso de necessidade ou para pacientes que estejam em oxigenoterapia, evitar horário muito próximo ao da dieta, a fim de diminuir o risco de vômito e broncoaspiração, permitem realizar a aspiração com maior segurança. Em casos nos quais o procedimento possa ser mais arriscado, por exemplo, nos casos em que há presença de maior risco de sangramento, é de suma importância discutir com todos os envolvidos na atenção ao paciente os riscos e os benefícios do procedimento.

☰ Broncorreia

Trata-se da formação copiosa, acima de 100 mL, de secreção brônquica; e assim como a tosse, discutida anteriormente, é causa de sofrimento para os pacientes em cuidados paliativos, sobretudo no carcinoma bronquíolo alveolar e cânceres metastáticos com invasão brônquica. A presença de tamanha quantidade de secreção poderá levar o paciente a apresentar respiração ruidosa, alterar a qualidade do sono em razão dos vários episódios de despertar e é motivo de uma sensação bastante angustiante para o paciente e para os que o acompanham.

O tratamento da broncorreia, bem como o da tosse, deve priorizar o conforto do paciente; quando possível tratando a doença de base, por meio de quimioterapia e radioterapia se houver indicação.

O tratamento farmacológico e não farmacológico assemelha-se ao da tosse, visto que a secreção abundante é uma das causas da tosse e; portanto, os mesmos recursos e técnicas podem ser utilizados.[76]

■ Manejo das secreções das vias aéreas

As medidas iniciais, sempre que possível, consistem na redução do volume de fluidos intravenosos e dietas enterais. São escassas as evidências de benefício para medidas farmacológicas com o objetivo de "secar" ou reduzir volume de secreções das vias aéreas. Uma metanálise com 11 estudos falhou em demonstrar que qualquer intervenção farmacológica é superior ao placebo no tratamento da "sororoca/*death rattle*".[77,78] Outros estudos demonstram que a respiração ruidosa parece ser mais angustiante para os familiares e acompanhantes do que para o próprio paciente.[79-81]

■ Medidas farmacológicas

A decisão clínica de quando e com qual agente iniciar o tratamento deve ser realizada com base num contexto clínico, e como visto anteriormente, o sofrimento familiar deve ser considerado na tomada de decisão.

Butilbrometo de escopolamina (hioscina) na dose de 20 mg IV ou SC a cada 6 ou 4 horas pode ser utilizado. Uma alternativa é administrar uma dose de 20 mg SC e, após 30 minutos, iniciar infusão contínua SC ou IV em BIC de 20 a 60 mg em 24 horas (dose infusional máxima em 24 horas pode ser ajustada até o máximo de 120 mg/dia).

Outras drogas como o Scopoderm, na dose de um *patch*/adesivo de 1,5 mg a cada 72 horas e o glicopirrolato, também são opções terapêuticas; porém, não estão disponíveis no Brasil.

Outra medicação que pode ser utilizada é a atropina na dose de 0,4 a 0,6 mg SC a cada 4 a 6 horas. Pode ser administrado 0,4 mg SC uma vez e, após 30 minutos, iniciar infusão contínua SC de 1 a 2 mg/dia. Outra possibilidade é a administração da solução oftálmica (colírio) de atropina de 0,5 mg/gota pela via sublingual (SL). As doses recomendadas são de 1 a 2 gotas a cada 2 a 4 horas.[82-85]

☰ Hemoptise

A hemoptise é a expectoração de sangue proveniente dos pulmões. Deve sempre ser diferenciada de pseudo-hemoptise (expectoração de sangue originado na nasofaringe ou orofaringe) e da hematêmese (vômito de sangue). O diagnóstico de pseudo-hemoptise pode ser feito por meio do exame de inspeção de nasofaringe e orofaringe. Já hematêmese deve ser suspeitada quando estiverem presentes fatores de risco para sangramento digestivo e outros sintomas abdominais relacionados. Características do material expectorado que tornam improvável a origem gastrointestinal incluem: pH alcalino, aspecto espumoso e/ou a presença de pus.

Hemoptise maciça é um termo normalmente empregado para descrever a expectoração de um grande volume de sangue ou uma alta taxa de sangramento rápido, embora os limites que constituem hemoptise maciça sejam controversos. Uma das definições mais empregadas classifica hemoptise maciça como ≥ 500 ml/24 h de sangue expectorado ou uma taxa de sangramento ≥ 100 ml/h.[86]

■ Patogênese e causas subjacentes

Em populações sob cuidados paliativos, hemoptise pode ocorrer em pacientes com câncer primário de pulmão ou metastático para o órgão, em doenças hematológicas malignas terminais, infecções ou abscessos de pulmão, bronquiectasias, embolia pulmonar, distúrbios da coagulação, uso de anticoagulante e outras causas menos comuns.

Entre pacientes com câncer, a causa mais comum de hemoptise é câncer de pulmão. É o sintoma inicial em 7 a 10% dos pacientes, e aproximadamente 20% dos pacientes terão hemoptise durante o curso da doença.[88]

Hemorragia pulmonar é uma complicação conhecida do agente antiangiogênico bevacizumabe (anticorpo monoclonal contra o *vascular endothelial growth factor* [VEGF]), contudo o efeito parece ser relacionado com os antiangiogênicos como um todo. Este risco é maior especialmente em pacientes com carcinomas espinocelulares (CEC) broncogênicos. O uso deste tipo de agente é contraindicado em pacientes com CEC de pulmão em qualquer paciente com hemoptise (> 2,5 ml de sangue) dentro de um período de 3 meses.[89-91]

Apesar da hemoptise ser comum no carcinoma broncogênico, hemoptise maciça terminal (p. ex., invasão tumoral de um vaso sanguíneo) é rara, ocorrendo apenas em 3% de 877 pacientes em uma série de casos.[92,93]

Quando de fato ocorre hemoptise maciça associada com carcinoma broncogênico, o prognóstico é extremamente sombrio (taxa de mortalidade de 59 a 100%), transformando-a em uma emergência em cuidados paliativos. Outras causas de hemoptise maciça incluem bronquiectasias, tuberculose pulmonar e infecção pulmonar fúngica.

■ Manejo clínico

Hemoptise, mesmo em quantidade pequena, pode ser extremamente assustadora para o paciente e para quem presencia a manifestação do sintoma. De um lado, a angústia de um escarro com raias de sangue associado com tosse pode ser aliviada por meio de orientações. No outro extremo, se a hemoptise é maciça, ela pode ser o prenúncio de um evento cujo desfecho será o fim da vida, e testemunhar o que pode ser a exsanguinação do paciente requer atenção urgente de todos que presenciarem.

O tratamento deve ser ajustado para o estado global do paciente, a gravidade da hemoptise, da causa subjacente e dos desejos do paciente e de sua família. O paciente e a família podem, frequentemente, ser mais bem assistidos por meio de informações dirigidas para objetivos e recomendações para o manejo. Pode ser necessário dividir com o paciente e seus familiares informações prognósticas para ajudá-los a determinarem os melhores objetivos do cuidado e, subsequentemente, as melhores decisões médicas. Ao utilizar uma abordagem em equipe multidisciplinar, necessidades psicossociais e espirituais podem ser atendidas tão rapidamente quanto os sintomas físicos.

O tratamento paliativo da hemoptise é primariamente relacionado com o manejo da experiência do paciente e da família e esforços para interromper o sangramento, se isso for consistente com os objetivos globais de cuidado. No mínimo, aconselhamento quando a quantidade sangue é pequena de que isso não oferece risco no momento. Toalhas escuras, lençóis escuros, cobertores escuros e curativos absorventes com revestimento externo impermeável podem ser usados para redução do impacto visual. O ambiente pode ser manejado garantindo que a secreção tingida de sangue não seja coletada com recipientes brancos ou claros que o tornem visível da mesma forma que o sangue vivo, vermelho escarlate, deve ser mantido fora de vista.

Pacientes com hemoptise maciça devem ser imediatamente posicionados de forma que o pulmão, que mais provavelmente esteja sangrando, fique pendente (p. ex., caso se imagine que a hemorragia seja proveniente do pulmão direito, adota-se o decúbito lateral direito). A intenção desta manobra é proteger o pulmão que não está sangrando, pois o derramamento de sangue do pulmão "hemorrágico" para o pulmão não acometido pode interferir na troca gasosa por meio de obstrução das vias aéreas com coágulo ou preenchimento alveolar com sangue.

Em situações raras, nas quais a causa subjacente possa ser revertida, exames diagnósticos (broncoscopia e, se uma lesão endobrônquica não for identificada, angiograma/arteriografia para identificar um vaso sanguíneo responsável, que pode ser acessível para embolização arterial e procedimentos intervencionistas) podem ser considerados, se isso for consistente com os objetivos de cuidado.[94]

Para pacientes com hemoptise maciça, isso pode requerer cuidados de suporte mais urgentes com uso de transfusão de hemocomponentes (plaquetas e hemácias), reversão de anticoagulação e administração de agentes procoagulantes. A radioterapia de dose única (radioterapia hemostática) pode interromper o sangramento tumoral se o paciente estiver estável o suficiente para realizar os exames de imagem de planejamento. Broncoscopia terapêutica com uso de tamponamento por balão e infusão de agentes vasoativos, como epinefrina, pode ser bem-sucedida como uma medida proteladora. O uso de antifibrinolíticos VO ou sob forma de nebulização já foi utilizado, mas sua utilidade é guiada por relatos de casos.[95,96]

Uma série de casos sugere que vasopressina sob nebulização pode ser efetiva para hemoptises leves a moderadas em pacientes sob cuidados paliativos.[97] Se a área de sangramento puder ser diretamente visualizada, técnicas broncoscópicas como coagulação por *laser* ou eletrocautério também podem ser usadas com taxas de resposta de 60 a 100%.

Se a hemoptise for realmente intensa ou acompanhada de instabilidade hemodinâmica grave e os objetivos de cuidados não favorecerem as tentativas diagnósticas ou intervenções, a sedação paliativa de urgência pode ser necessária.

■ Tratamento não farmacológico

A hemoptise é bastante assustadora para pacientes e familiares e, em caso de hemoptise de grande volume, pode ser bastante traumático para quem vivencia ou acompanha. Cabe ao fisioterapeuta realizar o posicionamento do paciente de modo a deixar a região que apresenta o sangramento para baixo, minimizando o risco de acontecer inundação de outros segmentos pulmonares e orientar o paciente, familiares e a equipe sobre a importância dessas medidas protetivas. Proporcionar e orientar a utilização de recipientes e toalhas para a expectoração, de preferência de cor escura diminuindo assim o desconforto causado pelo impacto da visualização do sangue são de grande valia.

≡ Referências

1. Dyspnea. Mechanisms, assessment, and management: a consensus statement. American Thoracic Society. Am J Respir Crit Care Med. 1999; 159:321.
2. Mercadante S, Aielli F, Adile C, et al. Epidemiology and characteristics of episodic breathlessness in advanced cancer patients: an observational study. J Pain Symptom Manage. 2016; 51:17.
3. Gysels M, Bausewein C, Higginson IJ. Experiences of breathlessness: a systematic review of the qualitative literature. Palliat Support Care. 2007; 5:281.
4. Chochinov HM, Tataryn D, Clinch JJ, Dudgeon D. Will to live in the terminally ill. Lancet. 1999; 354:816.
5. Mercadante S, Porzio G, Valle A, et al. Palliative sedation in patients with advanced cancer followed at home: a systematic review. J Pain Symptom Manage. 2011; 41:754.
6. Brown ML, Carrieri V, Janson-Bjerklie, Dodd MJ. Lung cancer and dyspnea: the patient's perception. Oncol Nurs Forum. 1986; 13:19.
7. Maltoni M, Pirovano M, Scarpi E, et al. Prediction of survival of patients terminally ill with cancer. Results of an Italian prospective multicentric study. Cancer. 1995; 75:2613.
8. Banzett RB, Lansing RW, Reid MB, et al. 'Air hunger' arising from increased PCO2 in mechanically ventilated quadriplegics. Respir Physiol. 1989; 76:53.
9. Banzett RB, Lansing RW, Brown R, et al. 'Air hunger' from increased PCO2 persists after complete neuromuscular block in humans. Respir Physiol. 1990; 81:1.
10. Demediuk BH, Manning H, Lilly J, et al. Dissociation between dyspnea and respiratory effort. Am Rev Respir Dis. 1992; 146:1222.
11. Chronos N, Adams L, Guz A. Effect of hyperoxia and hypoxia on exercise-induced breathlessness in normal subjects. Clin Sci (Lond). 1988; 74:531.

12. Lane R, Cockcroft A, Adams L, Guz A. Arterial oxygen saturation and breathlessness in patients with chronic obstructive airways disease. Clin Sci (Lond). 1987; 72:693.
13. Adams L, Lane R, Shea SA, et al. Breathlessness during different forms of ventilatory stimulation: a study of mechanisms in normal subjects and respiratory patients. Clin Sci (Lond). 1985; 69:663.
14. Taguchi O, Kikuchi Y, Hida W, et al. Effects of bronchoconstriction and external resistive loading on the sensation of dyspnea. J Appl Physiol. (1985) 1991; 71:2183.
15. Moy ML, Woodrow Weiss J, Sparrow D, et al. Quality of dyspnea in bronchoconstriction differs from external resistive loads. Am J Respir Crit Care Med. 2000; 162:451.
16. Schwartzstein RM, Lahive K, Pope A, et al. Cold facial stimulation reduces breathlessness induced in normal subjects. Am Rev Respir Dis. 1987; 136:58.
17. Spence DP, Graham DR, Ahmed J, et al. Does cold air affect exercise capacity and dyspnea in stable chronic obstructive pulmonary disease? Chest. 1993; 103:693.
18. Simon PM, Basner RC, Weinberger SE, et al. Oral mucosal stimulation modulates intensity of breathlessness induced in normal subjects. Am Rev Respir Dis. 1991; 144:419.
19. Chonan T, Mulholland MB, Cherniack NS, Altose MD. Effects of voluntary constraining of thoracic displacement during hypercapnia. J Appl Physiol. (1985) 1987; 63:182.
20. O'Donnell DE, Bertley JC, Chau LK, Webb KA. Qualitative aspects of exertional breathlessness in chronic airflow limitation: pathophysiologic mechanisms. Am J Respir Crit Care Med. 1997; 55:109.
21. Watanabe SM, Nekolaichuk C, Beaumont C, et al. A multicenter study comparing two numerical versions of the Edmonton Symptom Assessment System in palliative care patients. J Pain Symptom Manage. 2011; 41:456.
22. Simon PM, Schwartzstein RM, Weiss JW, et al. Distinguishable types of dyspnea in patients with shortness of breath. Am Rev Respir Dis. 1990; 142:1009.
23. Harver A, Mahler DA, Schwartzstein RM. Use of a descriptor model for prospective diagnosis of dyspnea. Am J Respir Crit Care Med. 2000; 161:A705.
24. Bailey PH. Death stories: acute exacerbations of chronic obstructive pulmonary disease. Qual Health Res. 2001; 11:322.
25. Maessen M, Veldink JH, van den Berg LH, et al. Requests for euthanasia: origin of suffering in ALS, heart failure, and cancer patients. J Neurol. 2010; 257:1192.
26. Bausewein C, Simon ST. Shortness of breath and cough in patients in palliative care. Dtsch Arztebl Int. 2013 Aug; 110(33-34):563-72.

27. Nava S, Ferrer M, Esquinas A, et al. Palliative use of non-invasive ventilation in end-of-life patients with solid tumours: a randomised feasibility trial. www.thelancet.com/oncology. Vol 14 March 2013.

28. Lanken PN, Terry PB, Delisser HM, et al. An official American Thoracic Society clinical policy statement: palliative care for patients with respiratory diseases and critical illnesses. Am J Respir Crit Care Med. 2008; 177:912.

29. Qaseem A, Snow V, Shekelle P, et al. Evidence-based interventions to improve the palliative care of pain, dyspnea, and depression at the end of life: a clinical practice guideline from the American College of Physicians. Ann Intern Med. 2008; 148:141.

30. Mahler DA, Selecky PA, Harrod CG, et al. American College of Chest Physicians consensus statement on the management of dyspnea in patients with advanced lung or heart disease. Chest. 2010; 137:674.

31. Bruera E, Sala R, Spruyt O, et al. Nebulized versus subcutaneous morphine for patients with cancer dyspnea: a preliminary study. J Pain Symptom Manage. 2005; 29:613.

32. Johnson MJ, Hui D, Currow DC. Opioids, exertion, and dyspnea: a review of the evidence. Am J Hosp Palliat Care. 2016; 33:194.

33. Ben-Aharon I, Gafter-Gvili A, Paul M, et al. Interventions for alleviating cancer-related dyspnea: a systematic review. J Clin Oncol. 2008; 26:2396.

34. Abernethy AP, Currow DC, Frith P, et al. Randomised, double blind, placebo controlled crossover trial of sustained release morphine for the management of refractory dyspnoea. BMJ 2003; 327:523.

35. Booth S, Moosavi SH, Higginson IJ. The etiology and management of intractable breathlessness in patients with advanced cancer: a systematic review of pharmacological therapy. Nat Clin Pract Oncol. 2008; 5:90.

36. Viola R, Kiteley C, Lloyd NS, et al. The management of dyspnea in cancer patients: a systematic review. Support Care Cancer. 2008; 16:329.

37. Charles MA, Reymond L, Israel F. Relief of incident dyspnea in palliative cancer patients: a pilot, randomized, controlled trial comparing nebulized hydromorphone, systemic hydromorphone, and nebulized saline. J Pain Symptom Manage. 2008; 36:29.

38. Schmitz A, Schulz C, Friebel U, et al. Patient-controlled therapy of breathlessness in palliative care: a new therapeutic concept for opioid administration? J Pain Symptom Manage. 2016; 51:581.

39. Barnes H, McDonald J, Smallwood N, Manser R. Opioids for the palliation of refractory breathlessness in adults with advanced disease and terminal illness. Cochrane Database Syst Rev. 2016; 3:CD011008.

40. Ekström M, Bajwah S, Bland JM, et al. One evidence base; three stories: do opioids relieve chronic breathlessness? Thorax. 2018; 73:88.

41. Viola R, Kiteley C, Lloyd NS, et al. The management of dyspnea in cancer patients: a systematic review. Support Care Cancer. 2008; 16:329.

42. Clemens KE, Quednau I, Klaschik E. Is there a higher risk of respiratory depression in opioid-naïve palliative care patients during symptomatic therapy of dyspnea with strong opioids? J Palliat Med. 2008; 11:204.

43. Clemens KE, Klaschik E. Effect of hydromorphone on ventilation in palliative care patients with dyspnea. Support Care Cancer. 2008; 16:93.

44. López-Saca JM, Centeno C. Opioids prescription for symptoms relief and the impact on respiratory function: updated evidence. Curr Opin Support Palliat Care. 2014; 8:383.

45. Woodcock AA, Gross ER, Geddes DM. Drug treatment of breathlessness: contrasting effects of diazepam and promethazine in pink puffers. Br Med J (Clin Res Ed). 1981; 283:343.

46. Simon ST, Higginson IJ, Booth S, et al. Benzodiazepines for the relief of breathlessness in advanced malignant and non-malignant diseases in adults. Cochrane Database Syst Rev. 2016; 10:CD007354.

47. Viola R, Kiteley C, Lloyd NS, et al. The management of dyspnea in cancer patients: a systematic review. Support Care Cancer. 2008; 16:329.

48. Clemens KE, Klaschik E. Dyspnoea associated with anxiety-symptomatic therapy with opioids in combination with lorazepam and its effect on ventilation in palliative care patients. Support Care Cancer. 2011; 19:2027.

49. Congleton J, Muers MF. The incidence of airflow obstruction in bronchial carcinoma, its relation to breathlessness, and response to bronchodilator therapy. Respir Med. 1995; 89:291.

50. Wilcock A, Walton A, Manderson C, et al. Randomised, placebo controlled trial of nebulised furosemide for breathlessness in patients with cancer. Thorax. 2008; 63:872.

51. Elsayem A, Bruera E. High-dose corticosteroids for the management of dyspnea in patients with tumor obstruction of the upper airway. Support Care Cancer. 2007; 15:1437.

52. Storck K, Crispens M, Brader K. Squamous cell carcinoma of the cervix presenting as lymphangitic carcinomatosis: a case report and review of the literature. Gynecol Oncol. 2004; 94:825.

53. Lin RJ, Adelman RD, Mehta SS. Dyspnea in palliative care: expanding the role of corticosteroids. J Palliat Med. 2012; 15:834.

54. Bausewein C, Simon ST. Shortness of breath and cough in patients in palliative care. Dtsch Arztebl Int. 2013 Aug; 110(33-34):563-72.

55. Murray & Nadel. Tratado de medicina respiratória.
56. Turino GM. Abordagem do paciente com doença respiratória. 21. ed. 2001, p. 419-22.
57. Elman LB, Dubin RM, Kelley M, McCluskey L. Management of oropharyngeal and tracheobronchial secretions in patients with neurologic disease. J Palliat Med. 2005; 8(6):1150-9.
58. Catania MA, Cuzzocrea S. Pharmacological and clinical overview of cloperastine in treatment of cough. Ther Clin Risk Manag. 2011; 7:83-92.
59. Aliprandi P, Castelli C, Bernorio S, Dell'Abat E, Carrara M. Levocloperastine in the treatment of chronic nonproductive cough: comparative efficacy versus standard antitussive agents. Drugs Exp Clin Res. 2004; 30:133-41.
60. Homsi J, Walsh D, Nelson KA, et al. A phase II study of hydrocodone for cough in advanced cancer. Am J Hosp Palliat Care. 2002; 19:49.
61. Morice AH, Menon MS, Mulrennan SA, et al. Opiate therapy in chronic cough. Am J Respir Crit Care Med. 2007; 175:312.
62. Molassiotis A, Bailey C, Caress A, et al. Interventions for cough in cancer. Cochrane Database Syst Rev. 2010.
63. Yancy WS Jr, McCrory DC, Coeytaux RR, et al. Efficacy and tolerability of treatments for chronic cough: a systematic review and meta-analysis. Chest. 2013; 144:1827.
64. Ryan NM. A review on the efficacy and safety of gabapentin in the treatment of chronic cough. Expert Opin Pharmacother. 2015; 16:135.
65. Gibson PG, Vertigan AE. Management of chronic refractory cough. BMJ. 2015; 351:h5590.
66. Gibson P, Wang G, McGarvey L, et al. Treatment of Unexplained Chronic Cough: CHEST Guideline and Expert Panel Report. Chest. 2016; 149:27.
67. Ryan NM, Birring SS, Gibson PG. Gabapentin for refractory chronic cough: a randomised, double-blind, placebo-controlled trial. Lancet. 2012; 380:1583.
68. Vertigan AE, Kapela SL, Ryan NM, et al. Pregabalin and speech pathology combination therapy for refractory chronic cough: a randomized controlled trial. Chest. 2016; 149:639.
69. Gibson P, Wang G, McGarvey L, et al. Treatment of unexplained chronic cough: CHEST guideline and expert panel report. Chest. 2016; 149:27.
70. Moroni M, Porta C, Gualtieri G, et al. Inhaled sodium cromoglycate to treat cough in advanced lung cancer patients. Br J Cancer. 1996; 74:309.
71. Truesdale K, Jurdi A. Nebulized lidocaine in the treatment of intractable cough. Am J Hosp Palliat Care. 2013; 30:587.
72. Sanders RV, Kirkpatrick MB. Prolonged suppression of cough after inhalation of lidocaine in a patient with sarcoid. JAMA. 1984; 252:2456.
73. Slaton RM, Thomas RH, Mbathi JW. Evidence for therapeutic uses of nebulized lidocaine in the treatment of intractable cough and asthma. Ann Pharmacother. 2013; 47:578.
74. Arcuri JF, Abarshi E, Preston NJ, Brine J, Lorenzo VAP. Benefits of interventions for respiratory secretion management in adult palliative care patients – a systematic review. BMC Palliat Care. 2016; 15:74.
75. Conselho Regional de Medicina do Estado de São Paulo (Cremesp). Cuidado paliativo. São Paulo; 2008.
76. Broaddus C, et al. Tradução 6ª Edição (cap.30) 2017, Parte 3: Medicina respiratória clínica. Seção G: Sintomas da doença respiratória e seu manejo.
77. Wee B, Hillier R. Interventions for noisy breathing in patients near to death. Cochrane Database Syst Rev. 2008.
78. Heisler M, Hamilton G, Abbott A, et al. Randomized double-blind trial of sublingual atropine vs. placebo for the management of death rattle. J Pain Symptom Manage. 2013; 45:14.
79. Lokker ME, van Zuylen L, van der Rijt CC, van der Heide A. Prevalence, impact, and treatment of death rattle: a systematic review. J Pain Symptom Manage. 2014; 47:105.
80. Campbell ML, Yarandi HN. Death rattle is not associated with patient respiratory distress: is pharmacologic treatment indicated? J Palliat Med. 2013; 16:1255.
81. Shimizu Y, Miyashita M, Morita T, et al. Care strategy for death rattle in terminally ill cancer patients and their family members: recommendations from a cross-sectional nationwide survey of bereaved family members' perceptions. J Pain Symptom Manage. 2014; 48:2.
82. Twycross R, Wilcock A (Eds). Hospice and palliative care formulary, 4th ed. Palliativedrugs.com Ltd. © 2012. p. 637.
83. Bennett M, Lucas V, Brennan M, et al. Using anti-muscarinic drugs in the management of death rattle: evidence-based guidelines for palliative care. Palliat Med. 2002; 16:369.
84. Kintzel PE, Chase SL, Thomas W, et al. Anticholinergic medications for managing noisy respirations in adult hospice patients. Am J Health Syst Pharm. 2009; 66:458.
85. Protus BM. Evaluation of atropine 1% ophthalmic solution administered sublingually for the management of terminal respiratory secretions. Am J Hosp Palliat Care. 2013; 30:388.
86. Hirshberg B, Biran I, Glazer M, Kramer MR. Hemoptysis: etiology, evaluation, and outcome in a tertiary referral hospital. Chest. 1997; 112:440.
87. Stenekes SJ, Hughes A, Grégoire MC, et al. Frequency and self-management of pain, dyspnea, and cough in cystic fibrosis. J Pain Symptom Manage. 2009; 38:837.

88. Kvale PA, Simoff M, Prakash UB, American College of Chest Physicians. Lung cancer. Palliative care. Chest. 2003; 123:284S.
89. Johnson DH, Fehrenbacher L, Novotny WF, et al. Randomized phase II trial comparing bevacizumab plus carboplatin and paclitaxel with carboplatin and paclitaxel alone in previously untreated locally advanced or metastatic non-small-cell lung cancer. J Clin Oncol. 2004; 22:2184.
90. Sandler A, Gray R, Perry MC, et al. Paclitaxel-carboplatin alone or with bevacizumab for non-small-cell lung cancer. N Engl J Med. 2006; 355:2542.
91. Crabb SJ, Patsios D, Sauerbrei E, et al. Tumor cavitation: impact on objective response evaluation in trials of angiogenesis inhibitors in non-small--cell lung cancer. J Clin Oncol 2009; 27:404.
92. Miller RR, McGregor DH. Hemorrhage from carcinoma of the lung. Cancer. 1980; 46:200.
93. Razazi K, Parrot A, Khalil A, et al. Severe haemoptysis in patients with nonsmall cell lung carcinoma. Eur Respir J. 2015; 45:756.
94. Fujita T, Tanabe M, Moritani K, et al. Immediate and late outcomes of bronchial and systemic artery embolization for palliative treatment of patients with nonsmall-cell lung cancer having hemoptysis. Am J Hosp Palliat Care. 2014; 31:602.
95. Hankerson MJ, Raffetto B, Mallon WK, Shoenberger JM. Nebulized tranexamic acid as a noninvasive therapy for cancer-related hemoptysis. J Palliat Med. 2015; 18:1060.
96. Pereira J, Phan T. Management of bleeding in patients with advanced cancer. Oncologist. 2004; 9:561.
97. Anwar D, Schaad N, Mazzocato C. Aerosolized vasopressin is a safe and effective treatment for mild to moderate recurrent hemoptysis in palliative care patients. J Pain Symptom Manage. 2005; 29:427.

Sintomas Gastrintestinais

Pedro Henrique Zavarize de Moraes

Monique Sedlmaier França

Jessica Couto Christino

☰ Náuseas e vômitos

■ Conceito

Náusea é a sensação desagradável da necessidade de vomitar, habitualmente acompanhada de sintomas autonômicos como sudorese fria, sialorreia, hipotonia gástrica, refluxo do conteúdo intestinal para o estômago, entre outros. Vômito ou êmese é a expulsão rápida e forçada do conteúdo gástrico através da boca, causada por uma contração forte e sustentada da musculatura da parede torácica e abdominal. Estima-se que a prevalência de náuseas e vômitos em pacientes com câncer incurável é de 31 e 20%, respectivamente.[1]

Náuseas e vômitos podem ser classificados como eventos agudos, tardios, antecipatórios e refratários. A êmese aguda ocorre nas primeiras 24 horas após seu estímulo, enquanto a tardia acontece após 24 horas e pode persistir por até seis dias. Náusea e vômitos antecipatórios ocorrem temporalmente longe de seu estímulo e podem ser desencadeados por lembranças do tratamento ou do ambiente em que ocorria o estímulo emetogênico. Os refratários são aqueles que ocorrem apesar das medidas profiláticas e terapêuticas instituídas.[2-5]

■ Fisiopatologia

O funcionamento normal do trato gastrintestinal superior envolve uma interação entre o sistema nervoso central e o intestino. O centro do vômito pode ser ativado diretamente por agentes irritantes e indiretamente por quatro vias principais: trato gastrintestinal, córtex cerebral e tálamo, região vestibular e zona gatilho para quimiorreceptores.

■ Etiologia

Frequentemente, náuseas e vômitos no paciente oncológico são associados à quimioterapia. Entretanto, existe uma série de outras etiologias que podem causar esses sintomas: o uso de outras medicações que não quimioterápicos, radioterapia, constipação, suboclusão ou obstrução intestinal, distúrbios hidreletrolíticos, distúrbios do labirinto, infecção, ansiedade, o próprio tumor, especialmente se afetar o sistema nervosos central, entre outras. No caso do paciente oncológico, frequentemente é um quadro multifatorial:

- *Induzidos por quimioterapia*: os agentes quimioterápicos são divididos em quatro níveis emetogênicos, que são definidos pela frequência de vômitos esperada para aquela medicação na ausência de antieméticos profiláticos. As categorias são: Alto (> 90% de risco de êmese); moderado (entre 30 e 90%); baixo (entre 10 e 30%); mínimo (< 10% de risco de êmese). Dependendo do risco de vômito induzido pela quimioterapia, o médico deve avaliar uso de medicações profiláticas. Dexametasona, antagonistas 5-HT3 e antagonistas NK1 são algumas das opções de medicações profiláticas. As últimas recomendações incorporam Olanzapina como medicação profilática para os esquemas

quimioterápicos de alto poder emetogênico (Tabela 9.6).

A dexametasona é utilizada no dia da aplicação da quimioterapia para evitar náuseas agudas e o seu uso nos dias subsequentes à administração da quimioterapia tem efeito terapêutico para náuseas tardias. Entre os antagonistas 5-HT3 mais utilizados no Brasil estão a ondansetrona, a palonosetrona e a granisetrona. A Palonosetrona possui uma meia-vida mais longa que os outros antagonistas 5-HT3. Assim, deve-se evitar a prescrição de outras drogas desta classe para quem, no dia anterior, fez uso de palonosetrona. O fosaprepitanto e o aprepitanto são antagonistas NK1 mais disponíveis no nosso meio. São medicações indicadas para esquemas de alto poder emetogênico. O uso adequado das medicações profiláticas de acordo com o risco emetogênico permite bom controle das náuseas e vômitos e melhor aderência ao tratamento.

- *Outras medicações que não quimioterápicos*: várias medicações apresentam como efeito colateral náuseas e vômitos.

Tabela 9.6
Antieméticos por categoria de risco emetogênico dos quimioterápicos

Classe medicamentosa	Medicação	Dose no dia da quimioterapia	Doses subsequentes
Alto risco			
Antagonista de NK1	Aprepitanto	125 mg, VO	80 mg, VO nos D2 e D3
	Fosaprepitanto	150 mg, IV	
Antagonista 5-HT3	Palonosentrona	0,25 mg, IV	
	Granisentrona	1 mg, IV	
	Ondansetrona	8 mg, IV	
Corticosteroide (se uso de antagonista NK1)	Dexametasona	12 mg, IV	8m g, VO ou IV, no D2, e 2× por dia nos D3 e D4
Risco moderado			
Antagonista 5-HT3	Palonosentrona	0,25 mg, IV	
Corticosteroide	Dexametasona	8 mg, IV ou VO	8 mg, VO, nos D2 e D3
Baixo risco			
Corticosteroide	Dexametasona	8 mg, IV ou VO	

Fonte: Ethan B, et al.[2]

Os pacientes com neoplasia maligna frequentemente necessitam de vários remédios de suporte, o que os colocam em maior risco. Entre as medicações que estão relacionadas com náuseas e vômitos podem ser citadas: antibióticos, anti-inflamatórios, antidepressivos e opioides. No caso das náuseas induzidas pelos opioides, estas normalmente melhoram após alguns dias de uso da medicação. É importante reforçar isso para o paciente, evitando que ele pare de usar precocemente o opioide e dificulte seu controle de dor.

- *Radioterapia*: a incidência e a gravidade das náuseas e vômitos induzidos pela radioterapia dependem do local do tratamento, volume da área tratada e técnica utilizada. Características individuais também influenciam no surgimento de sintomas. A probabilidade de apresentar este sintoma pode variar de 30%, para mama ou extremidades, até 90%, para abdômen superior. Nos casos de irradiação de corpo total, o risco de náuseas e vômitos pode alcança mais de 90%. Existem protocolos que orientam o uso de antieméticos profiláticos para reduzir esses sintomas induzidos pela radioterapia.[6]

- *Constipação*: a constipação pode levar a náuseas e vômitos. Mais adiante, neste capítulo, o tema será mais bem abordado.

- *Suboclusão ou obstrução intestinal*: estima-se que até 100% dos pacientes com quadro de suboclusão ou obstrução maligna apresentem náusea e 87% a 100% vômito.[7] No seguimento deste mesmo capítulo haverá a discussão sobre suboclusão intestinal e obstrução intestinal maligna.

- *Distúrbios hidreletrolíticos*: os pacientes oncológicos têm diversos motivos para apresentar distúrbios hidreletrolíticos. Os motivos mais comuns são: uso de medicações, por exemplo, diuréticos;

pós-operatório; vômitos incoercíveis; alterações hormonais; lesões renais e síndromes paraneoplásicas.

- *Vertigem*: vertigem é um sintoma de movimento ilusório. Ele advém de uma assimetria no sistema vestibular. A vertigem pode estar relacionada com uma série de diagnósticos de diversas gravidades, desde vertigem paroxística benigna até doenças que ameaçam a vida, como acidente vascular cerebral.

- *Infecção*: os agentes patogênicos bacterianos, virais e parasitários podem causar diarreia, náuseas e/ou vômitos. O vômito é especialmente comum com infecções causadas por rotavírus, adenovírus entérico, norovírus e *Staphylococcus aureus.*

- *Ansiedade*: estima-se que 41% dos indivíduos que reclamam constantemente de náuseas sofram de transtornos de ansiedade, enquanto 24% possuem depressão. No caso dos pacientes em tratamento oncológico, alguns podem sofrer de náuseas antecipatórias. Para esse grupo de pessoas, sugere-se o uso de benzodiazepínicos e terapia.

- *O próprio tumor*: a presença de tumores no trato gastrintestinal e peritônio podem causar náusea e vômito por levarem a dismotilidade do trato gastrintestinal ou até a quadros oclusivos. Tumores em sistema nervoso central ou meníngeos também podem se apresentar com nauseas e êmese.

■ Diagnóstico

O diagnóstico é clínico, com base na história relatada pelo paciente e seus familiares. Importante graduar a intensidade e a frequência dos episódios de náusea e vômito. A avaliação do estado nutricional e de hidratação também deve ser realizada, de forma a fornecer dados para raciocinar sobre a gravidade e o tempo de evolução dos eventos.[1-5]

▪ Tratamento

Náusea e vômitos agudos ou crônicos muitas vezes podem ser manejados por medicamentos antieméticos ou procinéticos (Tabela 9.7). A metoclopramida combina propriedades antieméticas e procinéticas, porém pode estar associada a efeitos colaterais extrapiramidais, devendo vigiá-los durante o uso prolongado. Os antagonistas da serotonina formam a pedra angular da terapia para o controle de êmese em oncologia. Em caso de vômito, deve-se dar o suporte necessário para que o paciente não evolua com distúrbios hidreletrolíticos.

≡ Soluço

▪ Conceito

O soluço é uma contração involuntária, intermitente e espasmódica dos músculos do diafragma e intercostais. Essa contração resulta na parada repentina da inspiração e no fechamento abrupto da glote, produzindo desta forma o som característico. Geralmente é

Tabela 9.7
Exemplos de antieméticos e suas possíveis indicações

Classe	Medicamentos	Mecanismo de ação	Possíveis indicações
Antagonistas da serotonina (5HT3)	Ondansetrona (4 a 8 mg VO ou EV a cada 8 h) Granisetrona (1 mg VO ou EV 1×/d), Palonosetrona (0,25 mg – dose única 30 min antes da quimioterapia)	Bloqueiam a ligação da serotonina em alguns de seus receptores periféricos específicos (trato gastrintestinal) e no cérebro (zona de gatilho quimiorreceptora)	Náuseas por quimioterapia; condições que levem à lesões/inflamação de TGI
Corticosteroides	Dexametasona (4 a 20 mg/d, VO, EV, SC)	Não é bem esclarecida; acredita-se que se associe à síntese e ação de prostaglandina	Hipertensão intracraniana; induzida por quimioterapia; causas inflamatórias e causas compressivas
Antagonistas de neurocinina (NK1)	Aprepitanto (125 mg VO 1 h antes da quimioterapia + 80 mg 1×/dia nos 2 a 3 dias seguintes)	São antagonistas dos receptores de neurocininas do tipo 1, responsáveis pelo controle da êmese	Induzida por quimioterapia
Antagonistas da dopamina (D2)	Metoclopramida (10 mg VO, EV ou SC 8/8 h) Bromoprida (10 mg VO ou EV 8/8 h)	Bloqueiam a zona de gatilho quimiorreceptora, estimulando a mobilidade do trato gastrintestinal, promovendo o esvaziamento gástrico e prevenindo a estase e a dilatação gástrica, fatores responsáveis pelo reflexo da êmese	Estase gástrica; efeito adverso de drogas (opioides); causas metabólicas
Benzodiazepínicos	Lorazepam Alprazolan Clonazepan	Bloqueiam os estímulos provenientes do córtex cerebral ao centro do vômito	Náusea antecipatória ou associada à ansiedade
Neurolépticos	Haloperidol (0,5 a 2 mg a cada 8 ou 6 horas) Olanzapina (5 mg/d) Levomepromazina (6 a 12 mg/d)	Depressão do centro do vômito	Causas metabólicas, etiologia incerta

Fonte: Adaptada de Almeida RGL, Pontes ACAA, Cardoso DA, et al. Revista Brasileira de Cancerologia. 2015; 61(2):15-121; Ferreira GD, Mendonça GN. Cuidados Paliativos: Guia de Bolso. São Paulo: ANCP, pp. 5-62; Ferrian AM, Prado BL, Buzaid AC, et al. MOC-Cuidados Paliativos. São Paulo: Dendrix, 2017.

benigno e autolimitado, mas pode ser sintoma de uma doença crônica e necessitar de tratamento.

■ Fisiopatologia

O exato mecanismo fisiopatológico do soluço é desconhecido. Em 80% dos casos, sabe-se que resulta da contração involuntária do hemidiafragma esquerdo.[8] Existem vias neurais envolvidas no arco-reflexo do soluço que incluem o nervo frênico, o nervo vago e o nervo acessório. As conexões centrais não são bem definidas.

■ Etiologia

Em geral, os soluços são causados por distensão gástrica importante provocada por libação alimentar ou alcoólica, bebidas gaseificadas, aerofagia e/ou insuflação gástrica durante endoscopia.[9] Outras causas são: distúrbios gastrintestinais, como o refluxo, mudanças bruscas de temperatura (gástrica ou ambiental), medicamentos (p. ex., diazepam, barbitúricos, dexametasona e alpha-metil-Dopa), infecções (p. ex., meningite, encefalites) e lesões estruturais do sistema nervoso. Descargas adrenérgicas ou estresse emocional também são causas bem documentadas de "crises" de soluço.

■ Diagnóstico

O diagnóstico é clínico. Didaticamente, soluços podem ser divididos em 3 classes: A primeira é a crise de soluço, que dura até 48 h. Se a duração for de 48 h a 30 dias, chama-se de soluço persistente. Por fim, soluço intratável é aquele com mais de 30 dias de duração, refratário a medidas terapêuticas.

■ Tratamento

O embasamento científico para o tratamento do soluço é muito frágil, pois são baseados em estudos observacionais, relatos de caso e poucas séries de casos. Se houver uma doença potencialmente responsável pelo soluço, o tratamento deve ser direcionado para essa doença. Por exemplo, oferecer um inibidor de bombas de prótons ou inibidor histamínico anti-H2 para soluços causados por refluxo gastresofágico. Se a causa não for identificada, são indicadas manobras físicas como primeira linha de tratamento. Manobras físicas incluem: interrupção dos movimentos respiratórios; estimular a úvula e nasofaringe (goles de água gelada, gargarejo com água, derreter 1 colher de chá de açúcar na boca); estimulação do nervo vago (pressão leve sobre o globo ocular) e contração do diafragma (apoiar o tórax sobre os joelhos, compressão do tórax pelas costas). A terapia farmacológica deve ser reservada aos casos de soluços refratários às medidas descritas. Opção para o tratamento medicamentoso incluem clorpromazina, baclofeno e metoclopramida. Alguns relatos de caso mostraram eficiência no bloqueio do soluço com uma variedade de outras drogas: anticonvulsivantes, antidepressivos tricíclicos, metilfenidato, quinidina, olanzapina e lidocaína oral solução (2%). Para soluços refratários a manobras mecânicas e farmacológicas, podem ser utilizadas opções como hipnose, acupuntura, abordagens cirúrgicas, como a destruição ou bloqueio anestésico do nervo frênico e implantação de estimuladores do nervo vago.

≡ Constipação

■ Conceito

A constipação intestinal é um sintoma que se caracteriza por evacuações dificultosas ou dolorosas associadas a evacuações infrequentes, fezes endurecidas e/ou em pequena quantidade. Estima-se que cerca de 30% dos doentes com câncer não recebendo opioide apresenta constipação intestinal. Na prática de cuidados paliativos, esse sintoma torna-se mais frequente e de abordagem ainda mais complexa, devido ao efeito constipante dos opioides, à inatividade física, ao

Tabela 9.8
Critérios de Roma III para diagnóstico de constipação intestinal

Dois ou mais dos seguintes sintomas presentes por pelo menos 3 meses, nos últimos 6 meses antes do diagnóstico
Esforço evacuatório em mais de 25% das evacuações
Sensação de evacuações incompletas em mais de 25% das evacuações
Fezes endurecidas ou cíbalos em mais de 25% das evacuações
Menos de 3 evacuações por semana
Sensação de obstrução de saída em mais de 25% das evacuações
Manobras manuais facilitadoras de evacuação em mais de 25% das evacuações
Fezes macias podem estar presentes, se em uso de laxativo
Critérios insuficientes para síndrome do intestino irritável

efeito associado de outros medicamentos e à inapetência, com consequente baixa ingestão de fibras e líquidos.[10] Os critérios de Roma III são utilizados para definir constipação intestinal (Tabela 9.8).[11]

■ Fisiopatologia

A motilidade intestinal normal depende do equilíbrio entre três processos fisiológicos básicos: coordenação dos movimentos peristálticos, transporte molecular pela mucosa intestinal e reflexos evacuatórios presentes. A constipação intestinal no paciente em cuidados paliativos normalmente é multifatorial, incluindo o uso de opioides e outros medicamentos, inatividade física, baixa ingestão de fibras e líquido e o próprio tumor.

■ Diagnóstico

Para o diagnóstico, além dos parâmetros clínicos já incluídos nos critérios de Roma III, é importante avaliar sintomas associados, como flatulência, ruídos abdominais alterados, dor para evacuar, sangramento, náuseas e vômitos. No exame do abdômen deve-se pesquisar presença de distensão ou massa palpável, alterações na frequência e intensidade dos ruídos intestinais. Por meio do exame proctológico pode-se detectar presença de fissuras anais ou mamilos hemorroidários, intussuscepção ou prolapso interno do reto visível ou palpável durante esforço evacuatório, presença de fecaloma ou massa retal intrínseca ou extrínseca, alteração de tônus esfincteriano e presença de sangue.

■ Tratamento

A constipação intestinal dificilmente é controlada com apenas uma modalidade terapêutica. Assim, a combinação de tratamentos não farmacológico e farmacológico pode ser fundamental. O tratamento da constipação deve ser multidisciplinar incluindo nutricionistas, enfermeiros, médicos, fisioterapeutas e psicólogos.[12] No caso da constipação intestinal associada ao uso de opioide, o sintoma perdura enquanto for feito uso do fármaco. Por isso, deve-se incluir precocemente o tratamento laxativo não farmacológico.[13]

As intervenções não medicamentosas incluem controle dos hábitos alimentares, terapias físicas, exercícios, massagens, acupuntura, *biofeedback*, promoção de conforto e privacidade do paciente durante a evacuação, além de terapias cognitivas e psicocomportamentais. Intervenções dietéticas devem incluir regularização das refeições, suplementação de fibras, ingestão adequada de líquidos e uso de alimentos funcionais probióticos e prebióticos.

Em geral, o tratamento medicamentoso é associado e deverá ser baseado nos mecanismos mais provavelmente envolvidos na constipação intestinal. Os laxantes são classificados segundo o seu mecanismo de ação em: formadores de bolo, emolientes/lubrificantes, osmóticos e estimulantes (Tabela 9.9). É importante salientar que grande parte dos laxantes apresenta combinação de dois ou mais princípios ativos.

Tabela 9.9
Laxantes

Fármaco	Dose	Período de latência	Efeito adverso
Formadores de bolo			
Psilio	1 colher de sopa – 3×/dia	12 a 72 horas	Sobrecarga de líquidos, flatulência e empachamento
Metilcelulose	1 colher de sopa – 3×/dia	12 a 72 horas	
Surfactantes/Emolientes/Lubrificante			
Óleo mineral	10 a 15 ml por dia	6 a 8 horas	Bem tolerado, pode causar dermatite de contato
Docusato	até 240 mg por dia	24 a 72 horas	
Agentes osmóticos			
Lactulose	15 a 30 ml – até 2× por dia	24 a 48 horas	Flatulência e empachamento
Sulfato de Magnésio	1 a 2 colheres de chá por dia	30 minutos a 3 horas	Fezes amolecidas e urgência fecal Atenção em insuficiência renal
Polietilenoglicol	8 a 34 gramas por dia	1 a 4 dias	Náusea, empachamento, cólica
Glicerol (supositório)	Um supositório	15 a 60 minutos	Irritação retal
Laxativos estimulantes			
Bisacodil	10 a 30 mg – 1× por dia	6 a 10 horas	Irritação gástrica
Senna	15 a 30 mg de sennosides por dia	6 a 12 horas	Melanose colônica

Fonte: autoria própria adaptado das referências 4 e 5.

Ξ Diarreia

■ Conceito

Considera-se diarreia o aumento do volume das fezes, diminuição na consistência ou aumento de aquosidade e/ou aumento da frequência das evacuações. Estima-se que 5 a 10% dos pacientes com câncer avançado apresentem diarreia.

■ Etiologia

As causas de diarreia no paciente oncológico são múltiplas (Tabela 9.10). Elas acontecem em função de dois mecanismos básicos, diminuição da absorção de solutos e aumento da secreção de solutos. Há quatro categorias de causas de diarreia: secretagogas, inflamatórias, por perda de células absortivas e por ingestão de substâncias não absorvíveis.

- *Diarreia induzida por tratamento oncológico*: no caso das quimioterapias, tanto o 5-fluorouracil (5-FU) quanto o irinotecano podem causar danos à mucosa intestinal, levando a perda de epitélio

e diarreia secretória.[14] Aproximadamente 10% dos pacientes tratados com 5-FU diminuíram a expressão da enzima lactase na borda da escova intestinal, levando a intolerância à lactose e causando diarreia

Tabela 9.10
Causas de diarreia

Diarreia induzida por tratamento oncológico	• 5-FU • Irinotecano • Inibidores de tirosinoquinase • Imunomediadas
Diarreia paradoxal (por obstrução parcial)	• Fecaloma • Tumores intestinais altos • Síndrome do intestino narcótico
Diarreia iatrogênica	• Laxantes, citostáticos, AINEs, ferro, antibióticos
Pós-radioterapia	• Tumores abdominais ou pélvicos
Por má absorção	• Ressecção gástrica ou intestinal • Câncer do pâncreas (esteatorreia)
Tumoral	• Tumores carcinoides • Tumor retal ou do sigmoide inferior com produção de muco e sangue
Infecciosa	• Vírus, bactérias e parasitas

Fonte: autoria própria adaptada das referências 4 e 5.

osmótica.[15] O irinotecano pode levar a uma diarreia precoce (durante ou dentro de várias horas da infusão de drogas) ou tardia. A primeira é mediada por ação colinérgica e a diarreia tardia é multifatorial: dismotilidade, fatores secretórios e efeito tóxico direto na mucosa intestinal. A diarreia causada por inibidores de tirosina quinase ocorre por meio de múltiplos mecanismos que inclui o aumento da secreção de cloreto causada pela desregulação da via de sinalização do receptor do fator de crescimento epidérmico, dano da cripta colônica, dismotilidade intestinal e alteração na microbiota intestinal. A diarreia causada pela imunoterapia é imunomediada e achados das biópsias demonstram infiltrados neutrofílicos, linfocíticos ou mistos.

- *Diarreia paradoxal*: a diarreia paradoxal ou falsa diarreia é caracterizada pela saída de um muco contendo pequenos vestígios de fezes pelo ânus, causada, na maioria das vezes, pela prisão de ventre crônica.
- *Diarreia iatrogênica*: causada por antibióticos ou outros medicamentos. Esse tipo de diarreia pode surgir em até 30% dos pacientes em uso de antibiótico.
- *Diarreia induzida por radioterapia*: radioterapia da região pélvica e abdominal pode provocar diarreia por atuar sobre as células sadias que recobrem o intestino, fazendo com que a eliminação das fezes seja mais rápida.
- *Diarreia por má absorção*: é classificada como diarreia osmótica e, em geral, cessa durante o jejum. Pode ocorrer em pacientes que tiveram parte do trato gastrintestinal ressecado. No caso da ressecção gástrica, sobretudo na ressecção gástrica de Billroth II com gastrojejunostomia, os pacientes podem desenvolver a esteatorreia. Caso boa parte do pâncreas exócrino tenha sido ressecado, quadro semelhante pode ocorrer.

- *Diarreia causada por tumor*: a diarreia pode ser devida à presença de obstrução intestinal causada pelo tumor, levando a um quadro semelhante ao da diarreia paradoxal. Os tumores também podem levar a sangramento, que é outro fator que estimula a eliminação de fezes. No caso dos tumores neuroendócrinos, em cerca de 10% dos casos ocorre liberação de substâncias semelhantes aos hormônios, configurando a síndrome carcinoide, que pode incluir diarreia.
- *Diarreia infecciosa*: a diarreia pode ser causada por vírus, bactéria e parasitas. No cenário hospitalar, o *Clostridium difficile* tem sido apontado como um importante agente causador de doenças diarreicas associadas ao uso de antimicrobianos.

■ Diagnóstico

A diarreia começa com o aumento da frequência dos movimentos intestinais e/ou uma diminuição da consistência das fezes. Alguns pacientes podem evoluir para sepse devido à violação da mucosa intestinal. A avaliação do paciente com diarreia começa com um histórico para determinar a gravidade. O volume e a duração devem ser determinados e a história deve incluir questões relativas a alimentos ou drogas que possam desempenhar um papel contributivo. Também deve ser apreciado que outros fatores podem contribuir para a diarreia, como a possibilidade de infecção intestinal (p. ex., *Clostridium difficile*), terapia de radiação abdomino-pélvica, ressecção intestinal prévia, presença de ileostomia e má absorção. A presença de febre ou dor abdominal podem ser sinal de uma possível complicação, como sepse ou obstrução intestinal.

■ Tratamento

A estratégia de tratamento da diarreia varia conforme o mecanismo que está causando o quadro. No caso da diarreia induzida por quimioterapia ou agentes alvos, frequentemente utiliza-se terapêuticas antidiarreicas como os opiáceos, que reduzem a motilidade intestinal e aumentam o tônus anal. A loperamida é frequentemente utilizada na medicina paliativa pois é potente e tem menos efeitos adversos. A diarreia aguda induzida pelo irinotecano pode ser evitada se o paciente receber atropina como pré-medicação da quimioterapia. Já no cenário da imunoterapia, para as diarreias graves, deve-se iniciar corticoide e até mesmo considerar o uso de imunossupressores. Caso a diarreia seja paradoxal, deve-se estabelecer medidas laxativas, incluindo hidratação e ajuste de dieta. A suspensão ou substituição de medicações que possam estar causando diarreia deve ser adotada. As diarreias relacionadas com a má absorção podem melhorar com administração de enzimas pancreáticas na esteatorreia e de colestiramina na ressecção ileal. Nas situações em que a diarreia é causada pelo próprio tumor, seja por obstrução, sangramento ou síndrome carcinoide, é importante avaliar a necessidade de cirurgia e a possibilidade de tratamento oncológico. Por fim, se a causa da diarreia for infecciosa, o tratamento deve combater o agente causador. Não se deve esquecer de manter toda a terapia de suporte enquanto o quadro não é revertido, garantindo hidratação e reposição de eletrólitos.

☰ Obstrução intestinal maligna

■ Conceito

Obstrução intestinal acontece quando existe uma interrupção do fluxo normal do conteúdo intraluminal intestinal. Esse quadro pode ser originado por um problema funcional do intestino (alteração na fisiologia intestinal) ou por um problema mecânico (volvo, brida, oclusão por crescimento tumoral). Em 75% das vezes a obstrução mecânica acontece no intestino delgado.[9] Além de diferenciar os eventos suboclusivos (interrupção incompleta de eliminação de gases e fezes) de oclusivos (obstrução completa), é muito importante tentar separar em regiões anatômicas. Essa diferenciação pode auxiliar no diagnóstico etiológico do quadro, propiciando um tratamento direcionado para a causa do problema. Em todos os casos de obstrução ou subobstrução, o principal papel da equipe de saúde é diagnosticar a causa do quadro abdominal. Em associação com o tratamento dos sintomas, devemos, sempre que possível, tratar a causa. Os pacientes podem apresentar vômitos ou diarreia paradoxal, e esses dois sintomas podem levar a distúrbios hidreletrolíticos que podem piorar o mau funcionamento intestinal perpetuando o quadro.

■ Etiologia

A melhor maneira de iniciar a avaliação etiológica, como já citado anteriormente, é separar por região anatômica.

- *Obstrução colorretal*: neoplasia maligna de cólon ou de reto pode se apresentar ou evoluir com quadro oclusivo pelo próprio tumor primário. Cirurgia abdominal prévia pode levar à quadro de brida (aderência). Quadros inflamatórios de repetição (doença inflamatória intestinal, diverticulite, colite isquêmica) podem levar à estenose intestinal. Algumas regiões do intestino grosso, que não são completamente retroperitoneal, podem sofrer volvo (sigmoide ou ceco). Algumas condições benignas podem levar, também, à quadros de estenose retal, como doença inflamatória intestinal, tuberculose, uso crônico de supositório, radioterapia, fibrose por endometriose, linfogranuloma venéreo, pós-operatório e fecaloma.

- *Obstrução de delgado*: cirurgia abdominal ou pélvica prévia. Hérnia de parede abdominal ou inguinal. Inflamação intestinal. História de neoplasia maligna. Radioterapia abdominal prévia. Ingestão de corpo estranho.

■ Quadro clínico

O quadro clínico auxilia a fazer a diferenciação de oclusão intestinal e suboclusão intestinal. Esta separação é definidora de tratamento. E para completar a diferenciação diagnóstica, devemos, sempre que possível, associar o quadro clínico com exames de imagem. O quadro clínico depende do grau de oclusão, além da sua localização exata.

- *Oclusão intestinal*: os sintomas mais comuns são dor abdominal, parada de eliminação de flatos, parada de evacuação, vômitos. Normalmente o paciente apresenta sinais de desidratação, podendo ser até mesmo um quadro de desidratação grave. Febre pode estar presente, ainda mais quando o paciente possui complicação infecciosa (translocação bacteriana ou abscesso associado) ou complicação vascular (isquemia de alça intestinal por trombose vascular ou por distensão de alça intestinal levando à isquemia). No quadro inicial, durante o exame clínico pode ser evidenciado ruídos hidroaéreos metálicos ocasionalmente associado a ondas de Kussmaul (peristalse visível). Com a evolução do quadro, os ruídos hidroaéreos tendem a reduzir, até mesmo chegar a um quadro de abdômen silencioso (sem ruídos audíveis).

- *Suboclusão intestinal*: normalmente este quadro se apresenta de uma forma menos exuberante que o anteriormente descrito. Iniciando com desconforto abdominal associado a náuseas ou, até mesmo, vômitos em graus variáveis. O paciente não se encontra tão desidratado. Ainda pode manter a eliminação de gases associado a quadro de obstipação. Algumas vezes, pode apresentar diarreia paradoxal.

■ Diagnóstico

Muitas vezes, o quadro clínico e o exame físico são suficientes para o diagnóstico, porém exames de imagem auxiliam a detectar complicações associadas ao quadro oclusivo como infecção, perfuração, isquemia, além de otimizar a detecção da etiologia e localização anatômica da obstrução.

A radiografia simples de abdômen em 3 posições é um ótimo exame para iniciar a avaliação. Para os pacientes que estejam estáveis, a tomografia computadorizada, pode oferecer detalhes anatômicos permitindo um diagnóstico mais apurado e um possível planejamento cirúrgico. Desde que não exista contraindicação, a tomografia computadorizada deve ser realizada com contraste venoso. O uso de contraste oral ou retal pode auxiliar a melhor estudar o trato gastrintestinal, dependendo da localização da obstrução, e ambos podem ser utilizados concomitante ao contraste venoso.

■ Tratamento

Para iniciar o tratamento é necessário diferenciar o quadro oclusivo de suboclusivo. Nos quadros onde existem oclusão mecânica não se pode usar nenhum medicamento com ação pró-cinética (metoclopramida, bromoprida).

O tratamento requer controle dos sintomas concomitantes. Sempre que tratar qualquer sintoma associado, lembrar dos efeitos colaterais dos medicamentos a serem utilizados e julgar a relação risco e benefício. Um dos principais sintomas associados a serem tratados é a dor. Deve-se utilizar opioide, se necessário.

O tratamento dos quadros oclusivos e suboclusivos devem ser, preferencialmente, discutidos em ambiente multidisciplinar. Assim que etiologia for definida deve-se avaliar cautelosamente a indicação cirúrgica. Muitos quadros com aparente indicação cirúrgica são candidatos à tratamento clínico inicial com medidas medicamentosas e descompressivas. Entre as medidas medicamentosas deve-se avaliar o benefício de uso de dexametasona. Se o paciente apresentar distensão gástrica pode-se passar sonda nasogástrica e deixar aberta. Quando houver distensão de alças intestinais com aumento de conteúdo intraluminal pode-se utilizar medicações com ação antissecretória como octreotide e escopolamina. Sempre deve-se priorizar medicações que possam ser utilizadas por via diferente de via oral, já que nesses quadros a absorção de remédios por via oral pode ser errática.

Em casos de obstrução por neoplasia maligna pode ser realizado quimioterapia com intenção de desobstruir. Principalmente se houver, para o tumor em questão, algum regime quimioterápico com alta taxa de resposta. Em quadros suboclusivos pode-se utilizar medicações laxativas, assim como pró-cinéticos e estímulo retal com clister glicerinado ou *fleet* enema.

≡ Ascite

■ Conceito

Ascite é o acúmulo de fluido na cavidade peritoneal.

■ Etiologia

Existem diversas causas para ascite, todavia a causa mais comum é a cirrose que, no Estados Unidos, representa 80% dos casos. Outras causas comuns incluem ascite relacionada com malignidade ou devido à insuficiência cardíaca. Aproximadamente 5% dos pacientes com ascite possuem mais de um motivo para desenvolver essa condição. Por exemplo: hipertensão portal por cirrose e carcinomatose peritoneal, no caso de neoplasias avançadas. Esses pacientes com múltiplas causas para desenvolverem ascite tendem a ter um manejo mais complexo, sendo comum a refratariedade aos tratamentos. A correta identificação dos agentes fisiopatológicos é fundamental para estabelecer a estratégia de tratamento ou controle.[16-18] A ascite pode ser classificada com base em sua fisiopatologia causal:

- *Hipertensão portal*: cirrose hepática; hepatite alcoólica; insuficiência hepática aguda; doenças hepáticas veno-oclusivas (p. ex., síndrome Budd-Chiari); insuficiência cardíaca; pericardite constritiva; ascite associada à hemodiálise.
- *Hipoalbuminemia*: síndrome nefrótica; enteropatia perdedora de proteína; desnutrição severa.
- *Doenças peritoneais*: ascite da malignidade; peritonite infecciosa; gastrenterite eosinofílica; diálise peritoneal.
- *Outras etiologias*: ascite pancreática; ascite quilosa; mixedema tireoidiano; hemoperitônio; iatrogênica.

■ Quadro clínico

Os pacientes tipicamente apresentam-se com distensão abdominal que pode estar associada a outros sintomas como desconforto abdominal, restrição inspiratória, saciedade precoce, ganho de peso, edema de membros inferiores. De acordo com a etiologia, podemos encontrar sinais da patologia de base.[17]

- *Hipertensão portal*: circulação colateral abdominal, varizes de esôfago, esplenomagalia.
- *Hipoalbuminemia*: anasarca, edema, sinais de desnutrição proteica.
- *Doenças peritoneais*: massas abdominais palpáveis, sinais de obstrução intestinal.
- *Insuficiência cardíaca*: turgor de jugular, ortopneia, dispneia induzida por esforços.

■ Diagnóstico

O diagnóstico de ascite é clínico. O sinal clínico capaz de detectar o menor volume de ascite é a macicez móvel. Outros achados são: o semicírculo de Skoda, sinal do piparote e abaulamento das prateleiras de Blumer. Assim que o diagnóstico de ascite é feito, deve-se investigar a sua causa. Geralmente o paciente é encaminhado para um exame de imagem para confirmar e quantificar a ascite, além de avaliar sinais de malignidade ou cirrose hepática. Pode-se realizar uma paracentese diagnóstica com objetivo de análise química do líquido ascítico. Esta análise em associação com análise laboratorial sérica permite investigar a etiologia da ascite para ditar o tratamento.

A International Ascites Club utiliza uma escala de graduação para a ascite[18]:

- *Grau 1*: ascite detectável somente por ultrassom.
- *Grau 2*: ascite moderada detectável por distensão simétrica do abdômen.
- *Grau 3*: ascite extensa e grosseira com marcada distensão abdominal.

■ Tratamento

A abordagem terapêutica depende basicamente da causa da ascite e dos sintomas provocados por ela. Sempre que possível o tratamento deve ter como objetivo o controle da patologia que leva à ascite, com as medidas cabíveis para este objetivo.

O tratamento envolve restrição de sal e prescrição de diuréticos, sendo efetivo em 90% dos enfermos. Entretanto, outras modalidades terapêuticas podem ser necessárias, como TIPS (*shunt* transjugular intra-hepático porto-sistêmico), paracentese de repetição, cateter peritoneal para esvaziamento. Todas as medidas devem ser levadas em correlação com prognóstico e situação clínica do paciente.

Pacientes com ascite relacionada com malignidade, normalmente apresentam apetite muito reduzido. Nesse caso, modificações de dieta podem reduzir a qualidade de vida e limitar a ingesta calórica. Desta forma, evita-se as modificações dietéticas restritivas neste perfil de paciente. Ainda mais, tendo em vista que estatisticamente os pacientes com ascite

maligna de origem não ovariana têm expectativa de vida de menos de 3 meses.[16]

Quando o paciente se torna muito sintomático, deve-se avaliar a indicação de paracentese de alívio. Tradicionalmente, após a retirada de grandes volumes se faz uma reposição com substância coloide para evitar instabilidade hemodinâmica. Porém, no caso de ascite relacionada com doença maligna geralmente não se recomenda reposição de albumina, mesmo após retirada de volumes tão significativos quanto 21 litros. Os dados de reposição de albumina nesta indicação são controversos.[16-18]

☰ Referências

1. Teunissen SC, Wesker W, Kruitwagen C, et al. Symptom prevalence in patients with incurable cancer: A systematic review. Journal of Pain and Symptom Management. 2007; 34(1):94-104.
2. Ethan B, et al. Antiemetics: American Society of Clinical Oncology Clinical Practice Guideline Update. J Clin Oncol. 2011; 29:4189-4198.
3. Almeida RGL, Pontes ACAA, Cardoso DA et al. O manejo da êmese em uma unidade oncológica: a necessidade da intervenção farmacêutica em tempo real. Revista Brasileira de Cancerologia. 2015; 61(2):115-21.
4. Ferreira GD, Mendonça GN. Cuidados paliativos: guia de bolso. São Paulo: ANCP, 2017.
5. Ferrian AM, Prado BL, Buzaid AC et al. MOC-cuidados paliativos. São Paulo: Dendrix, 2017.
6. Horvat TZ, Adel NG, Dang TO, et al. Immune-related adverse events, need for systemic immunosuppression, and effects on survival and time to treatment failure in patients with melanoma treated with ipilimumab at Memorial Sloan Kettering Cancer Center. J Clin Oncol. 2015; 33:3193.
7. Tuca A, Guell E, Martinez-Losada E, et al. Malignant bowel obstruction in advanced cancer patients: epidemiology, management, and factors influencing spontaneous resolution. Cancer Manag. Res. 2012; 4:159-69.
8. Samuels L. Hiccup: a ten year review of anatomy, etiology, and treatment. Can Med Assoc J. 1952; 67:315.
9. Markogiannakis H1, Messaris E, Dardamanis D, et al. Acute mechanical bowel obstruction: clinical presentation, etiology, management and outcome. World J Gastroenterol. 2007; 13(3):432.

10. Fallon MT. Constipation in cancer patients: prevalence, pathogenesis, and cost-related issues. European J Pain. 1999; 3 (Suppl A):3-7.
11. Drossman D. The functional gastrointestinal disorders and the Rome III process. Gastroenterology. 2006; 130:1377-80.
12. Lewis JH. Hiccups: causes and cures. J Clin Gastroenterol. 1985; 7:539.
13. Consenso Brasileiro de Constipação Intestinal Induzida por Opioides - Revista Brasileira de Cuidados Paliativos. 2009; 2 (3 - Suplemento 1).
14. Weber JS, Hodi FS, Wolchok JD, et al. Safety profile of nivolumab monotherapy: a pooled analysis of patients with advanced melanoma. J Clin Oncol. 2016.
15. Lau PY, Fung B, Meng WC, et al. Efficacy of multidisciplinary approach in treatment of constipation: a pilot study. Hong Kong Med J. 2006; 12(6): 415-877.
16. Ayantunde AA, Parsons SL. Pattern and prognostic factors in patients with malignant ascites: a retrospective study. Ann Oncol. 2007; 18(5):945.
17. Cattau EL Jr, Benjamin SB, Knuff TE, et al. The accuracy of the physical examination in the diagnosis of suspected ascites. JAMA. 1982; 247:1164.
18. Moore KP, Wong F, Gines P, et al. The management of ascites in cirrhosis: report on the consensus conference of the International Ascites Club. Hepatology. 2003; 38:258.

Fadiga Relacionada com o Câncer

Polianna Mara Rodrigues de Souza

≡ Introdução

Cansaço, queda dos níveis de energia, sensação de exaustão e comprometimento do funcionamento físico e cognitivo são queixas extremamente comuns entre os portadores de doenças crônicas e, quando persis quências físicas, emocionais e sociais por comprometerem seriamente a capacidade do indivíduo de desempenhar plenamente seus papéis e atividades habituais, incluindo as funções ocupacionais, podendo levar ainda a impacto econômico.[1,2]

Isso é o que se chama de Fadiga, definida como sensação subjetiva angustiante e persistente de cansaço ou exaustão física, emocional e cognitiva que não é proporcional à atividade recente e que interfere no funcionamento habitual do indivíduo. Quando a presença deste sintoma está relacionada com câncer e/ou seu tratamento denomina-se "fadiga relacionada com o câncer" (FRC), conforme definição do National Comprehensive Cancer Network (NCCN).[1,3,4]

A fadiga é um dos sintomas mais angustiantes e frequentes experimentado pelos pacientes com câncer, podendo se manifestar em qualquer estágio da doença, mesmo entre os indivíduos considerados sobreviventes de câncer. A maioria dos pacientes apresentará algum grau de fadiga no curso da doença oncológica e cerca de 30% terá fadiga persistente mesmo após o término do tratamento.[1,2] Trata-se de um sintoma multidimensional, que engloba aspectos físicos, mentais, emocionais e sociais; e que causa significativo estresse e ansiedade não apenas para o paciente, mas também para sua família; afetando sobremaneira a qualidade de vida de todos.[2,5]

≡ Etiologia

A etiologia e a patogênese da FRC não são muito bem esclarecidas. Acredita-se que podem estar associadas ao próprio tumor ou ao seu tratamento, ou ainda a uma predisposição genética potencial, a uma doença física ou mental associada ou a fatores comportamentais e ambientais.[1] Outros mecanismos sugeridos estão relacionados com os efeitos do câncer e seu tratamento sobre o sistema nervoso central, metabolismo energético muscular, sono, ritmo circadiano, mediadores inflamatórios e de estresse, ativação do sistema imune, alterações hormonais relacionadas com os efeitos sobre o eixo hipotálamo-pituitário, menopausa precoce ou privação androgênica em homens.[1,6]

≡ Fatores contribuintes

Uma ampla gama de possíveis causas e influências – somáticas, afetivas, cognitivas e psicossociais –, e que muitas vezes não podem ser facilmente separadas umas das outras, compartilham a FRC como um caminho final comum.[1,2] O próprio tratamento antineoplásico associa-se ao desenvolvimento dos sintomas da FRC, incluindo agentes citotóxicos, modificadores de resposta biológica, terapia molecular alvo, terapia hormonal e radioterapia.

Outros conhecidos fatores contribuintes são: progressão tumoral, outros sintomas não aliviados, principalmente dor; anemia, alterações nutricionais, alterações hormonais, alterações metabólicas, desidratação, comorbidades não compensadas, efeitos adversos de inúmeras medicações, incluindo sintomáticos para alívio de diversos sintomas associados ao câncer e seu tratamento; perda de massa muscular, inatividade e descondicionamento físico; humor deprimido, estresse emocional e distúrbios do sono.[1,2]

≡ Características clínicas

Assim como a própria etiologia, as manifestações clínicas da fadiga também são diversas e multidimensionais e incluem: sensação de cansaço, exaustão, astenia e/ou falta de energia; falta de concentração, prejuízo de memória, lentificação cognitiva e desinteresse. Não há correlação dos sintomas com o grau de atividade realizada, assim como não há melhora dos sintomas com o repouso. A consequente redução de atividade deflagra um ciclo vicioso, no qual a redução da *performance* física leva à redução de atividade/inatividade que por sua vez leva à evitação ao esforço, com perda progressiva da capacidade

de recuperação e humor deprimido, que contribui para uma redução ainda maior no grau de atividade.

A fadiga raramente é um sintoma isolado. Muitos pacientes sofrem concomitantemente outros sintomas não controlados que contribuem para a piora da fadiga, como dor, distúrbios do sono, estresse emocional, ansiedade e depressão.[1]

Entre todos os sintomas que tendem a afetar particularmente os pacientes com câncer, os da FRC são percebidos pelos pacientes como os mais angustiantes por prejudicar de forma importante a qualidade de vida e a capacidade de *performance* física de muitos dos pacientes afetados. Dependendo do curso e da gravidade da doença subjacente, os efeitos da FRC podem variar de indisposição temporária a enfrentamento inadequado da vida cotidiana e isolamento social, chegando à incapacidade para execução de trabalho, o que gera problemas socioeconômicos não somente para pacientes e famílias, mas gerando ônus econômico adicional para a sociedade como um todo.[1,2,5]

A FRC prejudica marcadamente a qualidade de vida de pacientes e familiares. Diversos estudos prospectivos mostraram uma associação com menor sobrevida e aumento da mortalidade naqueles que apresentam FRC.[1] O problema pode surgir em qualquer momento no curso da doença, podendo ser um sintoma precoce mesmo antes de o câncer ser diagnosticado ou podendo surgir durante o tratamento, muito tempo após o seu término, ou quando a doença recorrer ou progredir. Seus sintomas podem ser temporários, mas também podem persistir, permanecendo presentes durante anos após o término do tratamento. Os estudos sugerem que quanto pior os sintomas da FRC durante a fase de tratamento ativo do câncer (quimioterapia e/ou radioterapia), maior a probabilidade de persistirem ou recorrerem após o término do tratamento.[1,2]

≡ Diagnóstico, avaliação e diagnóstico diferencial

A Classificação Estatística Internacional de Doenças e Problemas Relacionados com a Saúde (CID 10) propôs critérios para o diagnóstico da FRC (Tabela 9.11), no entanto, sua utilização na prática não é recomendada. De acordo com diretrizes da American Society of Clinical Oncology (ASCO) e da National Comprehensive Cancer Network (NCCN), a pergunta a ser realizada como método de "triagem" é: "Você se sente cansado?"[1,2]

Tabela 9.11
Critérios CID10 propostos para FRC[2]

	Seis ou mais dos seguintes sintomas presentes todos os dias ou quase todos os dias durante pelo menos 2 semanas no último mês, pelo menos um dos sintomas deve ser (A1) fadiga importante
A1	Fadiga importante, energia reduzida ou aumento da necessidade de repouso desproporcional a qualquer mudança recente no nível de atividade
A2	Queixas de fraqueza generalizada ou membros pesados
A3	Redução da concentração ou da atenção
A4	Perda da motivação ou interesse nas atividades habituais
A5	Insônia ou hipersonia
A6	Experiência de sono não reparador
A7	Percepção de necessidade de lutar para superar a inatividade
A8	Marcada reação emocional à sensação de fadiga (tristeza, frustração ou irritabilidade)
A9	Dificuldade em cumprir tarefas diárias pela sensação de fadiga
A10	Percepção de problemas com memória de curto prazo
A11	Mal-estar pós esforços com duração de horas
B	Os sintomas causam estresse clínico significante ou comprometimento social, ocupacional ou em outras importantes áreas da funcionalidade
C	Há evidências pela história, exame físico ou achados laboratoriais de que os sintomas são consequência do câncer e/ou seu tratamento
D	Os sintomas não são primariamente consequência de comorbidades psiquiátricas como depressão maior, somatização, transtorno somatoforme ou *delirium*

Fonte: adaptado de Escalante CP.

Todos os pacientes com câncer devem ser questionados diretamente sobre os sintomas de fadiga e exaustão em intervalos regulares durante o tratamento e seu posterior acompanhamento, mesmo após considerado curado do câncer. A NCCN orienta que tal medida seja contemplada na consulta inicial, em todas as consultas de reavaliação e em todas as consultas de seguimento após tratamento. A anamnese desempenha um papel central no processo de diagnóstico, devendo-se questionar especificamente sobre o tipo, gravidade, curso temporal dos sintomas, fatores de melhora e piora e impacto nas atividades de vida diária do paciente.[1-4]

Recomenda-se o uso de uma escala numérica ou analógica visual para registrar a intensidade dos sintomas, no qual 0 representa ausência de fadiga e 10 a pior fadiga que se possa imaginar. A fadiga é considerada leve quando pontuada de 1 a 3, moderada de 4 a 6 e intensa de 7 a 10. Uma intensidade relatada de 4 ou acima indica necessidade de avaliação diagnóstica adicional. O uso de escalas numéricas ou visuais analógicas também é recomendado para avaliar o grau em que a FRC prejudica o indivíduo em várias áreas da vida cotidiana; valores de 5 e acima são considerados como uma limitação severa.[1-4] Para melhor avaliar de forma objetiva a intensidade e o impacto da fadiga, pode se utilizar o Inventário Breve da Fadiga.[2,5]

É de extrema importância identificar e tratar causas remediáveis que possam contribuir para a fadiga (Tabela 9.12); pois, muitos fatores podem confundir a avaliação diagnóstica da FRC: os seus sinais e sintomas não são específicos, uma vez que também podem decorrer de outras doenças ou problemas; seu quadro clínico é definido pela avaliação subjetiva do paciente afetado a respeito de seus sintomas e suas limitações; a maioria dos pacientes com FRC não aparentam estar doentes, mesmo quando os sintomas são intensos e incapacitantes; o tipo e a extensão dos sintomas

Tabela 9.12
Causas tratáveis que contribuem para a fadiga[1,2]

- Anemia
- Depressão
- Hipogonadismo
- Hipotireoidismo
- Distúrbios hidreletrolíticos
- Desidratação
- Desnutrição
- Infecções
- Comorbidades descompensadas
- Efeitos adversos de medicações
- Distúrbios do sono
- Dor e outros sintomas não controlados
- Abuso de substâncias

variam amplamente de um paciente para o outro, podendo se modificar com o tempo e não existem testes ou marcadores laboratoriais para avaliação diagnóstica da FRC.[1,2]

Não há, normalmente, a necessidade de se proceder a investigações complementares complexas se uma anamnese bem-feita, um exame físico minucioso e os exames laboratoriais básicos não apresentarem evidências de alterações subjacentes. Dúvidas com relação ao diagnóstico diferencial podem existir quando há depressão associada, pois não é tarefa fácil diferenciar alguns dos sintomas apresentados e determinar sua possível relação com um transtorno depressivo. No entanto, de acordo com os achados de dois estudos, apenas cerca de um terço das pessoas que sofriam de FRC grave também apresentavam depressão maior, conforme os critérios definidos pelo DSM-IV.

≡ Tratamento

O tratamento da FRC precisa ser iniciado o mais precocemente possível, para evitar sua cronificação e maior dificuldade em seu controle. Deve envolver o tratamento adequado de todas as possíveis causas associadas que sejam potencialmente reversíveis, assim como o controle apropriado de outros sintomas apresentados. Múltiplas abordagens de tratamento devem ser aplicadas em conjunto, com especial atenção à educação de pacientes e famílias,

além do envolvimento destes no planejamento do tratamento. Os objetivos centrais do tratamento devem ser aliviar fatores que possam estar piorando fadiga e oferecer suporte individualizado para que o paciente possa lidar com seu sintoma e as adaptações impostas pela FRC, auxiliando no reconhecimento de pontos fortes e recursos do paciente.[1,7]

A educação do paciente e de sua família deve ser realizada de modo a proporcionar informações abrangentes a respeito da FRC, de modo que todos entendam que existe, de fato, uma sensação de exaustão que impede a realização de inúmeras atividades por parte do paciente. Além da difícil convivência com um sintoma tão limitante, os pacientes, muitas vezes, precisam lidar com muitas cobranças por parte dos familiares que, por vezes, julgam achar que faltam esforços do paciente em colaborar com sua melhora.[1,7] O tratamento específico da FRC envolve medidas farmacológicas e não farmacológicas que serão esclarecidas a seguir.

■ Tratamento não farmacológico

Existem diversas maneiras de se obter alívio dos sintomas e do estresse gerado pela FRC. Os achados de diversos trabalhos, incluindo revisões sistemáticas e metanálises, mostram benefícios com algumas medidas, permitindo a recomendação de intervenções como: terapia cognitivo-comportamental; psicoeducação e aconselhamento dirigido; técnicas de conservação de energia e gestão de atividades; exercícios físicos apropriados; hipnose, técnicas de relaxamento e *mindfullness*.[1-3,5,6]

As intervenções psicossociais e de aconselhamento dirigido são elementos importantes na construção de um plano de tratamento individualizado e incluem a abordagem de higiene do sono, de estratégias de enfrentamento e de técnicas de *coaching* e de gestão de atividades e conservação de energia, além de medidas educativas para pacientes e familiares a respeito do sintoma.[1,3,6]

As técnicas de conservação de energia e o gerenciamento de atividades visam auxiliar o paciente a identificar suas prioridades e a economizar energia, de modo que consiga executar as tarefas consideradas mais importantes, com descanso em intervalos apropriados para a rotina de cada paciente.[1,3,6]

Muitos trabalhos sugerem benefícios com a utilização de técnicas mente-corpo, como meditação, *mindfulness*, ioga e acupuntura; permitindo que possam ser utilizadas, uma vez que são seguras.[7]

Segundo as evidências atuais, a medida mais eficaz contra a FRC é a prática de exercícios físicos regularmente. Os programas de exercícios físicos de força e resistência ajudam o paciente a escapar do círculo vicioso de inatividade física, descondicionamento e exaustão e podem ser recomendados para todos os pacientes, desde que não haja contraindicações como dor ou dispneia não controladas, descompensações agudas de condições crônicas, febre, anemia, plaquetopenia, distúrbios de coagulação, metástases ósseas com risco de fraturas e doença cardiovascular descompensada. Os benefícios obtidos com a realização de atividade física nesses pacientes incluem: melhora da qualidade de vida, melhora da capacidade funcional, redução de estresse e melhora de diversos outros sintomas. Idealmente, as sessões de exercícios físicos deveriam ocorrer várias vezes por semana, com sessões diárias de exercícios de resistência e sessões semanais a quinzenais de exercícios voltados para melhorar a força, com duração de 30 a 45 minutos por sessão. No entanto, deve-se permitir ao paciente a possibilidade de escolher o melhor exercício que se adapte à sua rotina, além de adaptar a intensidade e a duração de cada sessão de treinamento às suas capacidades atuais, com aumento gradual ao longo do tempo; uma vez que muitas vezes há múltiplos obstáculos à implementação de um programa de exercícios ideal, incluindo limitações físicas ocasionadas pela própria doença de base.[1-7] Recomenda-se que todo esse processo seja supervisionado por fisioterapeutas.[1]

■ Tratamento farmacológico

Medicamentos com variados mecanismos de ação foram estudados para tratar a FRC, incluindo psicoestimulantes, agentes fitoterápicos, fatores de crescimento, corticosteroides e antidepressivos. Com relação aos antidepressivos, verifica-se que não há benefício no uso quando o foco é melhora da fadiga; no entanto, há benefícios quando existe a associação com sintomas depressivos ou diagnóstico de um transtorno depressivo.[1,6,7]

Fatores de crescimento hematopoético (como a eritropoetina e a darbepoetina) e transfusões sanguíneas podem ser indicados em pacientes que desenvolvem anemia secundária ao tratamento oncológico, mais especificamente à quimioterapia. A anemia é uma das principais causas reversíveis de FRC e, quando presente, deve ter suas causas adequadamente investigadas, pois quando não houver uma causa que a explique ou quando persistir apesar do tratamento da causa de base, os fatores estimuladores de eritropoietina e transfusões sanguíneas podem ser considerados, conforme recomendações da American Society of Clinical Oncology (ASCO) e da American Society of Hematology (ASH). O uso dos fatores estimuladores de eritropoietina para o tratamento de anemia associada à quimioterapia é recomendado quando os níveis de hemoglobina forem menores ou igual a 10 mg/dL, com o objetivo de elevação dos níveis de hemoglobina e diminuição do número de transfusões. Deve-se ter em mente que há aumento do risco de eventos tromboembólicos com o uso dessas medicações, devendo-se avaliar criteriosamente, porém de forma individualizada, os riscos e os benefícios de seu uso quando indicado. A NCCN recomenda que o uso deva ser evitado em pacientes com anemia não relacionada à quimioterapia, utilizando-as somente em pacientes com hemoglobina menor que 10 mg/dL.[1,6,7]

Psicoestimulantes, como metilfenidato, dexmetilfenidato e modafinil podem aliviar a FRC. São potencialmente úteis, especialmente para pacientes com FRC grave que não responderam satisfatoriamente a outras formas de tratamento. Só devem ser utilizados na ausência de contraindicações, tais como hipertensão arterial não controlada, coronariopatias, arritmia, epilepsia, psicose e transtornos afetivos graves.[1,6,7]

O metilfenidato (5 a 40 mg/d, preferencialmente em duas tomadas diárias, evitando a administração ao final da tarde e à noite) mostrou-se efetivo em vários estudos, incluindo uma metanálise publicada em 2016.[8] Benefícios adicionais de seu uso incluem melhora de ansiedade, apetite, náusea, dor e sonolência, além do relato de melhora na habilidade cognitiva e funcional em alguns estudos.[1,6,7]

O modafinil (100 a 200 mg ao dia, também em duas tomadas diárias, com dose máxima de 400 mg ao dia), apesar de resultados conflitantes em estudos, parece ser benéfico para pacientes portadores de fadiga grave.[1,6,7]

Os corticosteroides podem ser úteis em melhorar temporariamente os sintomas da FRC, aumentando o nível de atividade do paciente, no entanto, não se pode esquecer do risco de causar miopatia induzida por esteroides, quando do uso prolongado, o que poderia agravar a FRC. Por essa razão, a NCCN e a Associação Europeia de Cuidados Paliativos (EAPC) recomendam seu uso para pacientes em CP e por tempo limitado.[1,6,7]

Com relação aos agentes fitoterapêuticos, diversos estudos utilizando *ginseng*, substância tradicionalmente utilizada para tratar estados de esgotamento de todos os tipos, sugerem benefício na melhora dos sintomas relacionados com a FRC. Outro fitoterápico estudado e com resultados promissores é o guaraná, que ocasionou melhora significativa da FRC em mulheres submetidas à quimioterapia ou à radioterapia para tratamento de câncer de mama. As doses iniciais recomendadas são de 50 a 75 mg duas vezes ao dia.[1,6,7]

☰ Conclusão

A FRC é um dos sintomas mais angustiantes e prevalentes em pacientes com câncer, trazendo profundo impacto na qualidade de vida não só do paciente, mas também de seus familiares. Apesar disso, ainda é pouco valorizada pelos profissionais de saúde, assim como pouco reportada pelos pacientes, fazendo com que não seja adequadamente avaliada e tratada. Entidades como ASCO e NCCN recomendam seu rastreamento já na visita inicial do paciente, assim como a cada visita de reavaliação; além de orientarem a investigação de todas as causas tratáveis e todos os fatores que possam contribuir para sua manifestação. O tratamento da FRC deve ser individualizado e deve incluir medidas educativas associadas ao tratamento não farmacológico e, quando da presença de fadiga moderada a intensa, ao tratamento medicamentoso.

☰ Referências

1. Horneber M et al. Cancer-related fatigue: epidemiology, pathogenesis, diagnosis and treatment. Deutsches Azteblatt International. 2012; 109 (9): 161-72.
2. Escalante CP. Cancer related fatigue: prevalence, screening and clinical assessment. 2018. Disponível em: http://www.uptodate.com/online. Acesso em: 6 fev 2018.
3. National Comprehensive Cancer Network. Cancer-related fatigue (Version 1.2018). https://www.nccn.org/professionals/physician_gls/pdf/fatigue.pdf. Acesso em: 6 fev 2018.
4. Escalante CP, Manzullo EF. Cancer-related fatigue: the approach and treatment. J Gen Intern Med. 2009; 24(Suppl 2):412-6.
5. Howell D, et al. A pan-canadian practice guideline and algorithm: screening, assessment, and supportive care of adults with cancer-related fatigue. Current Oncology. 2013; 20:e233-246.
6. Campos MPO, et al. Fadiga relacionada ao cancer: uma revisão. Rev Assoc Med Bras. 2011; 57(2):211-9.
7. Escalante CP. Cancer related fatigue: treatment. 2018. Disponível em: http://www.uptodate.com/online. Acesso em: 6 fev 2018.
8. Qu D, et al. Psychotropic drugs for the management of cancer-related fatigue: a systematic review and meta-analysis. Eur J Cancer Care (Engl). 2016 Nov; 25(6):970-9.

Anorexia e Caquexia

Andrea Pereira
Sandra Elisa Adami Batista Gonçalves

≡ Anorexia

Redução do apetite ou anorexia, depressão, alteração do paladar e do olfato, saciedade precoce, inflamação, entre outros, prejudicam o estado nutricional nos pacientes oncológicos.[1-4] Disgeusia, mucosite, xerostomia, dentição danificada, obstrução intestinal, constipação, diarreia, inapetência, náusea, redução da motilidade intestinal, dor de difícil controle e vômitos e anorexia estão associados ao câncer e ao seu tratamento, como a quimioterapia, radioterapia, cirurgia e transplante de células tronco hematopoiéticas.[1,2,4] A fim de melhorar esse quadro a intervenção nutricional deve ser adequada a cada fase do tratamento do câncer, do curativo ao paliativo. (Figura 9.2).[4]

A desnutrição, o índice de massa corpórea (IMC) e a perda de peso no paciente oncológico, sobretudo associada a redução da massa magra, pioram a sobrevida e a resposta ao tratamento na maioria dos tipos de câncer (Figura 9.3).[4-8] Essa perda de peso tende a ser mais agressiva nos cânceres de pâncreas e do trato gastrintestinal e menos significativa na leucemia, linfoma, câncer de mama e sarcomas.[2] O aporte calórico-proteico adequado tem a finalidade de melhorar os sintomas e o prognóstico do paciente, sendo essencial à avaliação e à terapia nutricional precoce.[9]

O último consenso europeu nutricional no paciente oncológico mostra uma maior evidência na melhora da qualidade de vida em relação à sobrevida nos pacientes que receberam intervenção nutricional.[4]

Figura 9.2
Evolução dos pacientes com câncer e sobreviventes. A DPC pode se desenvolver em qualquer período do tratamento e/ou ser progressiva. A intervenção nutricional adequada deve ser baseada em avaliação precoce. E próximo ao final de vida deve ser focada no controle e na melhora dos sintomas associados à dieta.[4]

Figura 9.3
O valor de 0-4 prediz a sobrevida dos pacientes com câncer avançado. Com base em grupos de índice de massa corpórea (IMC) e perda de peso mostrando uma média de sobrevida (0-melhor prognóstico e 4-pior prognóstico).[4,8]

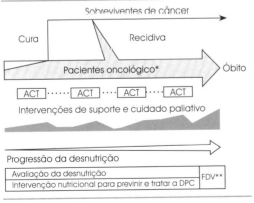

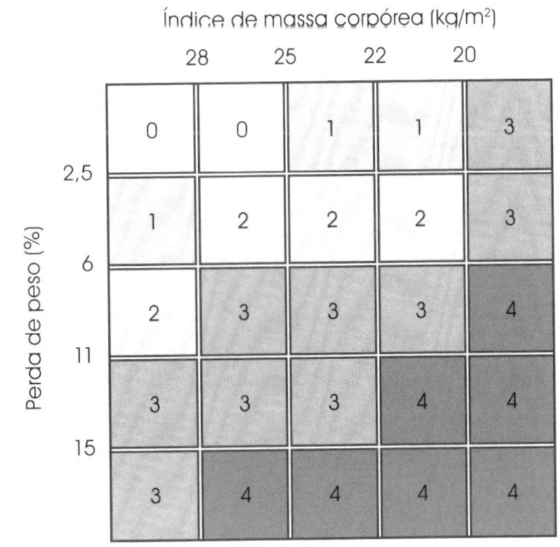

ACT: tratamento anticâncer.
*Tratamento curativo: ☐   Tratamento paliativo: ☐
**FDV: final de vida, morte iminente, apenas tratamento sintomático.
DPC: desnutrição.

☰ Caquexia

A caquexia é mais comum nos pacientes oncológicos em estágios avançados, afetando de 60 a 80% dos pacientes nessa condição.[10] Ela tem um impacto na redução da resposta ao tratamento e no aumento da taxa de morbimortalidade no câncer (> 50% dos óbitos em câncer ocorrem na presença de caquexia e > 20% em decorrência dela).[11]

Em termos etimológicos, a palavra caquexia vem do grego, em que *kakòs*, significa mal e *héxis*, condição.[12]

Existem várias definições para essa síndrome, neste capítulo utilizaremos a do European Palliative Care Research Collaborative. Caquexia é uma síndrome multifatorial caracterizada por perda involuntária de peso associada à perda de massa muscular esquelética (com ou sem perda de gordura), refratária ao suporte nutricional convencional e conduzindo a uma perda funcional progressiva.[13] Essa síndrome inclui anorexia, fadiga e alterações endócrino-metabólicas em sua sintomatologia.[11]

Além disso, ela também pode ser definida e classificada, segundo a Tabela 9.13, em pré-caquexia, caquexia e caquexia refratária.[11,12]

■ Fisiopatologia

A fisiopatologia complexa caracteriza-se por balanço energético-proteico negativo devido a uma associação entre a redução da ingestão alimentar e a alteração metabólica.[13]

Temos também causas periféricas envolvendo disfagia ou interferência direta na função gastrintestinal: produção de substâncias que alteram a ingestão alimentar, como lactato, triptofano ou peptídeo relacionado com o paratormônio; tumores que alteram a disponibilidade de nutrientes, resultando em anorexia (deficiência de zinco); produção tumoral de citoquinas inflamatórias (TNFα, IL1, IL6); alterações na função gastrintestinal interferindo na função do receptor visceral, levando a alteração na secreção de peptídeos gastrintestinais (p. ex., peptídeo tirosina); modificações no esvaziamento gástrico alterando o *feedback* dos hormônios societógenos.[14,15]

Entre as causas centrais, destacam-se a depressão por alteração da serotonina e a liberação do fator de corticotrofina, dor e uma variedade de alterações dos neurotransmissores centrais. Hipóxia tem sido considerada uma causa de anorexia no paciente com câncer de cabeça e de pescoço.[14,15]

Somado a todos esses fatores, observamos as seguintes alterações metabólicas que agravam a perda de peso e a sua recuperação: resistência à insulina, que não permite uma absorção adequada de carboidratos; aumento da lipólise e proteólise, com perda maior das reservas de gordura e proteína (massa

Tabela 9.13
Classificação da caquexia[11,12]

	Pré-caquexia	Caquexia	Caquexia refratária
Perda de peso (kg)	≤ 5% em 6 meses	> 5% em 6 meses ou > 2% com IMC < 20	> 10%
Sintomas	Anorexia e sintomas correlacionados Alteração metabólica Inflamação crônica e sistêmica recorrente	Presença de sarcopenia Anorexia e sintomas correlacionados Alteração metabólica Inflamação crônica e sistêmica recorrente	Baixo score de *performance* Expectativa de vida < 3 meses Suporte psicossocial e paliativo
Resposta ao tratamento	Melhor	Moderada a baixa	Sem resposta

IMC: Índice de Massa Corpórea (kg/m²).

Figura 9.4
Principais alterações associadas à perda de peso na caquexia.

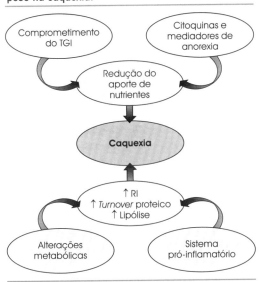

RI: resistência à insulina; TGI: trato gastrintestinal.[15]

muscular), acentuando ainda mais a perda de peso.[14,15] Na Figura 9.4 temos um esquema resumido das alterações que pioram a perda de peso na caquexia.[15]

■ Diagnóstico

O diagnóstico clínico mais usado e prático é baseado na perda de peso e nos sintomas já discutidos anteriormente, apresentados na Tabela 9.6. Além disso, toda a equipe deve ficar atenta a anorexia, redução da ingestão alimentar, perda de massa muscular e da força e impacto na funcionalidade.[11]

A avaliação da massa muscular por métodos para composição corporal (ultrassonografia, tomografia computadorizada, ressonância nuclear magnética, DXA e bioimpedanciometria) pode ser utilizada como auxílio e seguimento desses pacientes.[16] A avaliação clínica da força muscular pela dinamometria e da funcionalidade através de testes clínicos apropriados também podem ser utilizadas.[11] Esses métodos são muito úteis nos pacientes obesos, nos quais muitas vezes há uma dificuldade em se avaliar a perda muscular.[12] Os exames laboratoriais mostrando anemia, inflamação e hipoalbuminemia não são específicos da caquexia.

■ Tratamento

Farmacológico

Como veremos a seguir existem várias recomendações farmacológicas para o tratamento da caquexia, falaremos de forma resumida de cada uma delas.

Os procinéticos, como metoclopramida e bromoprida, podem ser usados para diminuir a estase gástrica e a saciedade precoce, ajudando na ingestão alimentar.[15,17]

Já os corticoides aumentam o apetite e o bem-estar em 80% dos pacientes; porém, seu efeito se mantém por poucas semanas e não há evidência de que melhore o estado nutricional e a sobrevida. Deve-se considerar também os efeitos adversos que aumentam com o uso prolongado. Dexametasona, 2 a 4 mg/dia ou prednisona, 5 a 10 mg/dia; se houver melhora dos sintomas, manter a menor dose terapêutica possível. Se não houver resposta em 7 a 10 dias deve ser suspenso.[15,17]

Os progestágenos como o acetato de megestrol e medroxiprogesterona têm grau 1 de evidência para a melhora do apetite, ganho de peso e melhora na qualidade de vida em pacientes com síndrome anorexia-caquexia, ainda não foi demonstrado ganho de massa muscular ou aumento na sobrevida. O início de ação pode levar 2 semanas, mas tem um efeito mais prolongado que os corticosteroides. Têm um custo mais alto e seus principais efeitos colaterais são edema, tromboembolismo, hipertensão arterial e insônia. A dose preconizada de acetato de megestrol é de 160 a 300 mg/dia (podendo-se utilizar até 800 mg; doses mais altas estão relacionadas com maior ganho de peso, porém com aumento das taxas de eventos adversos). A dose de medroxiprogesterona é 400 mg/dia.[15,17]

A talidomida pode ser usada de forma isolada ou combinada com outros agentes nos pacientes com anorexia-caquexia; porém, a restrição de acesso à droga e a necessidade de outros estudos ainda não justificam seu uso na prática clínica.[15,17]

Canabinoides têm sido relacionados com a melhora de apetite, diminuição de náuseas e melhora do paladar, porém comparado ao placebo não houve diferença significativa na melhora do apetite e qualidade de vida.[15,17]

A combinação de drogas, tais como, acetato de megestrol com formoterol (agente anabólico) ou ibuprofeno (anti-inflamatório), é uma opção citada em alguns estudos.[12]

O tocilizumabe, um quimioterápico, está associado ao aumento do IMC, redução da IL6, melhora da qualidade de vida e aumento da albumina sérica, podendo ser uma alternativa no tratamento da caquexia.[18-20]

A anamorelina, indisponível no Brasil, é um análogo da grelina, cujos efeitos são: aumento do peso, principalmente de massa muscular não associado a aumento do tumor. Porém, quanto ao aumento de força muscular, não há um resultado uniforme entre os estudos. É considerada por alguns pesquisadores a mais efetiva substância no tratamento da anorexia e caquexia atualmente.[4,21-24]

E uma última droga, ainda não aprovada pelo FDA, chama-se enobosarm, que apresenta atividade anabólica e androgênica e nos pacientes com caquexia ocasionou aumento de massa magra e de força muscular.[22,25] Na Tabela 9.14 há uma descrição resumida de algumas substâncias que podem auxiliar no tratamento da caquexia.

Nutricional

Além de uma adequação calórico-proteica da dieta, podemos indicar na caquexia o uso do ômega 3, uma gordura poli-insaturada composta, principalmente, por EPA (ácido eicoapentaenoico) e DHA (ácido docosa-hexaenoico). No tratamento da caquexia, o EPA com características anti-inflamatórias é o mais importante. Embora, existam trabalhos que falem de melhora da perda de peso, da qualidade de vida e redução da inflamação, outros não encontraram benefício. As doses recomendadas variam de 1,5 a 2,2 g/dia.[4]

O β-hidroxi-β-metilbutirato (HMB) é um metabólito ativo da leucina, um aminoácido essencial, que é responsável pela regulação da síntese proteica na célula muscular, inibição da proteólise e modulação do *turnover* proteico. Em estudos clínicos, o HMB tem mostrado capacidade em aumentar a força muscular e a massa magra. A suplementação recomendada é de 3g/dia, com melhora da perda de peso e do ganho de massa muscular.[4]

A nutrição enteral é indicada quando existe trato gastrintestinal íntegro e quando a dieta oral < 50 a 60% do gasto energético basal estimado por 5 a 7 dias. Indicamos em casos de disfagia, fístula inoperável e na maioria dos casos de tumores de cabeça e pescoço. Quando ocorre uma perda de peso acentuada, essa dieta pode ser iniciada antes, por meio de sonda nasoenteral para períodos mais curtos, ou gastro ou jejunostomia para períodos mais longos. Esse tipo de dieta pode ser exclusiva ou complementar a uma dieta oral insuficiente.[4]

A nutrição parenteral é usada quando o paciente tem uma ingesta oral insuficiente e em casos de vômitos incoercíveis e trato gastrintestinal com absorção prejudicada (não íntegro). Devido a complicações metabólicas e aumento do risco de infecções, a primeira escolha é a dieta enteral. Como a enteral, pode ser usada para complementar a dieta oral ou parenteral.[4]

Em casos de final de vida, nenhuma das duas dietas (enteral e parenteral) é indicada, por não apresentarem benefícios ao paciente e aumentarem o desconforto. Nesses casos, devemos priorizar a dieta oral e a vontade do paciente, não havendo necessidade de restrições; por exemplo, no caso de um paciente

Tabela 9.14
Substâncias usadas no tratamento da caquexia[17]

Tratamento	Descrição	Benefício fisiológico	Mecanismos possíveis
Acetato de megestrol	Derivado ativo da progesterona	Melhora do apetite, da ingestão, do estado nutricional, da qualidade de vida e estabilização do peso	Estímulo do neuropeptídeo Y
Medroxiprogesterona	Derivado ativo da progesterona	Melhora do apetite e da ingestão e estabilização de peso	Redução da serotonina, IL1, IL6 e TNFα
Grelina	Hormônio peptídico gástrico	Melhora da massa magra	Receptor secretagogo do hormônio de crescimento
Δ-9-tetra-hidro cannabinol Canabinoide Melhora a ingestão e o ganho de peso			Ativação do receptor de endorfina e inibição da prostaglandina
Antagonistas da melanocortina*	Antagonista do hormônio adrenocorticotrópico	Prevenção da anorexia, da perda de massa magra e do GEB	Alteração do neuropeptídeo Y ou antagonismo ao receptor-4-melanocortina
Talidomida	Imunomodulador	Limita a perda de peso e de massa magra	Redução do TNFα, citocinas pró-inflamatória, fator kappa B, ciclo-oxigenase 2 e angiogênese
Etanercepte	Imunomodulador	Limita fadiga e melhora a adesão à terapia adjuvante	Redução do efeito TNF
Ômega 3 (EPA)	Lipídeo	Melhora do peso, do apetite e da qualidade de vida	Redução das citocinas inflamatórias e do fator indutor de proteólise
Rikkun-shito	Erva medicinal japonesa	Melhora a média de sobrevida com gencitabina (CA de pâncreas), a anorexia dismotilidade do TGI, ansiedade e perda de massa muscular	Desconhecido
Corticoide	Imunomodulador	Melhora do apetite e da qualidade de vida	Vários mecanismos
Inibidor da ECA	Medicação cardíaca	Reduz a perda de massa muscular	Inibe a produção de TNFα
β-bloqueador	Medicação cardíaca	Preservação do peso, massa magra e gorda, melhora qualidade de vida	Normaliza a fosforilação Akt

*Experimento apenas em animais; TGI: trato gastrintestinal; GEB: gasto energético basal.

diabético em final de vida, a restrição de carboidratos não é realizada.[26]

Atividade física

A prática de exercício físico, cada vez mais indicada no tratamento do câncer, também é indicada na caquexia. A atividade física leva a redução da resistência à insulina, aumento da síntese proteica, redução da atividade inflamatória e melhora da função imunológica. Desse modo, auxilia na redução da perda de peso, redução de fadiga e de massa muscular.[4,17]

☰ Conclusões

A caquexia é uma síndrome complexa com várias abordagens terapêuticas, muitas vezes pouco efetivas na prática, devido a sua gravidade. Os programas de ensino e atualização do seu manejo para a equipe multiprofissional são fundamentais para o diagnóstico na fase de pré-caquexia, onde o resultado do tratamento é melhor. O tratamento é complexo, incluindo medicamentos, orientação nutricional e exercício físico.

≡ Referências

1. Raynard B. Nutritional support of the cancer patient: issues and dilemmas. 2000; 34:137-68.
2. Tisdale MJ. Mechanisms of cancer cachexia. Physiol Rev. 2009; 80:381-410.
3. Epstein JB, Barasch A. Taste disorders in cancer patients: pathogenesis, and approach to assessment and management. Oral Oncol. 2010; 46(2):77-81.
4. Arends J, Bachmann P, Baracos V, Barthelemy N, Bertz H, Bozzetti F, et al. ESPEN guideline on nutrition in cancer patients*. Clin Nutr [Internet]. Elsevier Ltd. 2016; 1-38. Disponível em: http://dx.doi.org/10.1016/j.clnu.2016.07.015
5. Caccialanza R, Pedrazzoli P, Cereda E, Gavazzi C, Pinto C, Beretta GD, et al. Nutritional support in cancer patients: a position paper from the Italian Society of Medical Oncology (AIOM) and the Italian Society of Artificial Nutrition and Metabolism (SINPE). J Cancer. 2016; 7:131-5.
6. Kiss N. Nutrition support and dietary interventions for patients with lung cancer: current insights. Lung Cancer Targets Ther. 2016; 7:1-9.
7. Waitzberg DL, Alves CC. Avaliação e planejamento nutricional em câncer. Onco. 2012.
8. Martin L, Senesse P, Gioulbasanis I, Antoun S, Bozzetti F, Deans C, et al. Diagnostic criteria for the classification of cancer-associated weight loss. J Clin Oncol. 2015; 33(1):90-9.
9. Fearon KCH. The 2011 ESPEN arvid wretlind lecture: cancer cachexia: the potential impact of translational research on patient-focused outcomes. Clin Nutr. Elsevier Ltd. 2012; 31(5):577-82. Disponível em: http://dx.doi.org/10.1016/j.clnu.2012.06.012
10. Blum D, Stene GB, Solheim TS, P.Fayers, Hjermstad MJ, Baracos VE, et al. Validation of the consensus definition for cancer cachexia and evaluation of a classification model — a study based on data from an international multicentre project (EPCRC). Ann Oncol. 2014; 1635-42.
11. Muscaritoli M, Molfino A, Lucia S, Rossi Fanelli F. Cachexia: a preventable comorbidity of cancer. A T.A.R.G.E.T. approach. Critical Reviews in Oncology/Hematology. 2015.
12. Muscaritoli M, Anker SD, Argilés J, Aversa Z, Bauer JM, Biolo G, et al. Consensus definition of sarcopenia, cachexia and pre-cachexia: joint document elaborated by Special Interest Groups (SIG) "cachexia-anorexia in chronic wasting diseases" and "nutrition in geriatrics." Clin Nutr. 2010 Apr; 29(2): 154-9.
13. Mochamat, Cuhls H, Marinova M, Kaasa S, Stieber C, Conrad R, et al. A systematic review on the role of vitamins, minerals, proteins, and other supplements for the treatment of cachexia in cancer: a European Palliative Care Research Centre cachexia project. J Cachexia Sarcopenia Muscle. July 2016; 25-39.
14. Ezeoke CC, Morley JE. Pathophysiology of anorexia in the cancer cachexia syndrome. J Cachexia Sarcopenia Muscle. 2015 October; 287-302.
15. Pereira A, Tenório E. Anorexia e caquexia. In: Manual de Oncologia Clínica. 2017.
16. Prado CM, Cushen SJ, Orsso CE, Ryan AM. Conference on "nutrition at key life stages: new findings, new approaches" symposium 4: clinical nutrition: gold standards and practical demonstrations sarcopenia and cachexia in the era of obesity: clinical and nutritional impact proceedings of t. Proc Nutr Soc. 2016; 75:188-98.
17. Aoyagi T, Terracina KP, Raza A, Matsubara H, Takabe K, Aoyagi T, et al. Cancer cachexia, mechanism and treatment. World J Gastrointest Oncol. 2015; 7(4):17-29.
18. Ando K, Takahashi F, Kato M, Kaneko N, Doi T, Ohe Y, et al. Tocilizumab, a proposed therapy for the cachexia of interleukin6-expressing lung cancer. PLoS One. 2014; 9(7):1-10.
19. Berti A, Boccalatte F, Sabbadini MG, Dagna L. Assessment of tocilizumab in the treatment of cancer cachexia. J Clin Oncol. 2013; 31(23):2970.
20. Hirata H, Tetsumoto S, Kijima T, Kida H, Kumagai T, Takahashi R, et al. Favorable responses to tocilizumab in two patients with cancer-related cachexia. J Pain Symptom Manage. 2013; 46(2): 9-13.
21. Garcia JM, Yan Y, Manning-Duus E, Friend J. Effects of ghrelin receptor agonist anamorelin on lean body mass in cancer patients with cachexia; results from phase II randomized double mind, multicenter study. Cancer & Metabolism. 2014. p. 19.
22. Ebner N, Steinbeck L, Doehner W, Anker SD, von Haehling S. Highlights from the 7th cachexia conference: muscle wasting pathophysiological detection and novel treatment strategies. J Cachexia Sarcopenia Muscle. 2014; 5(1):27-34.
23. von Haehling S, Anker SD. Prevalence, incidence and clinical impact of cachexia: facts and numbers? Journal of Cachexia, Sarcopenia and Muscle. 2014.
24. Blauwhoff-Buskermolen S, et al. Loss of muscle mass during chemotherapy is predictive for poor

survival of patients with metastatic colorectal cancer. J Clin Oncol. 2016.

25. Crawford J, Prado CMM, Johnston MA, Gralla RJ, Taylor RP, Hancock ML, et al. Study design and rationale for the phase 3 clinical development program of enobosarm, a selective androgen receptor modulator, for the prevention and treatment of muscle wasting in cancer patients (POWER Trials). Current Oncology Reports. 2016. p. 37.

26. Orrevall Y, Tishelman C, Permert J, Lundström S. A national observational study of the prevalence and use of enteral tube feeding, parenteral nutrition and intravenous glucose in cancer patients enrolled in specialized palliative care. Nutrients. 2013; 5(1):267-82.

Distúrbios Hematológicos

Gustavo Cassefo

Juliana Todaro Pupo

☰ Anemia

É definida pela Organização Mundial de Saúde (OMS) por níveis de hemoglobina (Hb) menores que 13 g/dL no homem e 12 g/dL na mulher. Porém, apesar de uma definição numérica, destaca-se sua associação com sintomas físicos e prejuízo na qualidade de vida.[1]

Frequentemente observada em pacientes em cuidados paliativos, pode ser vista em 90% dos pacientes no contexto das doenças oncológicas e, assim como nos demais grupos sua etiologia é multifatorial, incluindo deficiências nutricionais, perdas sanguíneas, supressão da medula óssea por drogas e até mesmo infiltração medular pelo tumor. Neste contexto, deve-se realizar a investigação dos potenciais fatores associados a anemia e assim traçar um plano terapêutico com base no controle adequado dos sintomas e melhora da qualidade de vida, considerando o estágio da doença.[1,2]

A presença de sintomas associados a anemia depende da velocidade de apresentação, gravidade e morbidades, isto por que, cabe à hemoglobina o transporte de oxigênio e níveis mais baixos reduz a oxigenação tecidual, além disso, por vezes, pode ocorrer como consequência de sangramentos agudos e de grande volume se associando a insultos por hipovolemia.

Na tentativa de compensar o mecanismo de hipóxia, nosso organismo entra em estado hiperdinâmico, o qual faz com que além dos sintomas de fadiga, letargia, vertigem e dispneia, possam evoluir com taquicardia, síncope e até mesmo complicações como arritmias e isquemia miocárdica. Desta forma, a anemia é vista como um marcador evolutivo das doenças e um índice de mal prognóstico.

O objetivo do tratamento da anemia nos pacientes em cuidados paliativos é o de melhorar a qualidade de vida mantendo os níveis de hemoglobina necessários para o controle adequado dos sintomas, e não as metas de normalidade. Tendo isto como objetivo e levando em consideração o estágio da doença, os desejos do paciente em relação aos seus cuidados e a sua funcionalidade, deve-se discutir a proporcionalidade das diversas possibilidades terapêuticas existentes, individualizando o planejamento de cuidados.

A transfusão de concentrado de hemácias pode fazer parte das estratégias terapêuticas para o controle de sintomas relacionados com a anemia, lembrando que este é um recurso escasso e limitado, e que não trata a doença de base. A transfusão poderá ser considerada baseando-se no estágio atual da doença, morbidades associadas, prognóstico e objetivos de cuidados. Assim, nos pacientes em fase final de vida a transfusão pode não ser proporcional e outras medidas para o alívio de sintomas devem ser instituídas, como o uso de corticosteroides para sintomas de fadiga e morfina quando o sintoma é a dispneia. Este tema será abordado a seguir.[1,2]

☰ Anemia de doença crônica

A anemia de doença crônica (ADC) ocorre em consequência da alteração da homeostase do ferro e da eritropoiese induzida pela liberação de citocinas e ativação do sistema reticuloendotelial (SRE), em decorrência de doenças inflamatórias crônicas, nos quadros infecciosos prolongados e nas doenças neoplásicas e, portanto, amplamente observada em pacientes em cuidados paliativos.

Tipicamente a ADC possui um padrão hipoproliferativo. Trata-se de uma anemia normocítica e normocrônica de moderado grau (Hb 9,5 a 8 g/dL) com redução do ferro circulante e da saturação da transferrina, desencadeada pela hepcidina, e ferritina normal ou aumentada, refletindo a retenção pelo SRE.

A base terapêutica da ADC consiste na correção da doença de base e suporte aos mecanismos desencadeados pela hipóxia tecidual. Apesar do uso liberal do suporte transfusional, sobretudo nos pacientes oncológicos, não há evidência que estratégias mais restritivas (gatilhos transfusionais de 7 a 8 g/dL) possam aumentar a morbidade. Assim como, não há evidência que a suplementação de ferro possa ajudar quando nos referimos a ADC isolada.

Já a administração de eritropetina, embora com papel recente discutido pela associação a eventos tromboembólicos e crescimento tumoral, pode ser considerada com a finalidade de redução do suporte transfusional e fadiga.

☰ Anemia ferropriva e outros distúrbios carenciais

A ferropenia na população em cuidados paliativos é causada principalmente pela perda de sangue em decorrência de sangramentos agudos ou crônicos, em destaque para a população oncológica. Entretanto pode ocorrer também por alterações absortivas e, nesse cenário, outros nutrientes podem ser privados como a vitamina B12 e o ácido fólico.

Na anemia ferropriva o marcador de maiores sensibilidade e especificidade é a ferritina, a qual estará reduzida pelo prejuízo dos estoques de ferro; entretanto, uma vez que muitos desses pacientes apresentaram associadamente processos inflamatórios, o nível de ferritina a ser utilizado é 100 ng/dL em vez de 30 ng/dL.

Quando secundária a perdas, os mecanismos para interromper o sangramento devem ser avaliados, por exemplo, por via endoscópica e, concomitante a isto, sugere-se suplementação de ferro, a qual para melhores tolerância e resposta pode ser considerada por via parenteral.

A deficiência de ácido fólico é frequente em pacientes em cuidados paliativos devido à baixa ingesta, ao aumento do consumo pela neoplasia, além do uso de fármacos antagonistas fólicos e, como previamente citado, alterações absortivas. A deficiência de ácido fólico pode atingir até 30% dos pacientes em cuidados paliativos.

Nestes casos, assim como na deficiência de vitamina B12 há um padrão megaloblástico com hipersegmentação neutrofílica; entretanto, como previamente mencionado, a anemia em pacientes em cuidados paliativos, em geral, é multifatorial e, desta forma, nem sempre ocorrerá elevação do volume corpuscular médio, assim como a ferropenia nem sempre terá o clássico padrão de microcitose.

A abordagem terapêutica dependerá dos mecanismos associados a síndrome carencial. Nos casos de sangramentos, agudos ou crônicos, deve ser ponderado a proporcionalidade de realização de tratamentos algumas vezes invasivos. Este tema será discutido a seguir. Nos pacientes com sangramento do trato gastrintestinal alto por causas não neoplásicas pode ser realizado o tratamento convencional com inibidores da bomba como o omeprazol e o uso do sucralfato.

Sugere-se o acompanhamento pelas equipes de nutrição para a orientação da dieta e avaliação do uso de suplementos alimentares, além da reposição pelas vias oral e/ou parenteral, a depender da tolerabilidade do paciente. Na anemia por deficiência de ferro, a reposição de ferro pode ser feita pela via oral (sulfato ferroso 300 mg, 2 a 3 vezes ao dia). Se a tolerabilidade for baixa ou quando associada a baixa absorção gastrintestinal do ferro, considerar a reposição pela via parenteral. No entanto, a reposição parenteral muitas vezes requer o deslocamento do paciente para as aplicações o que pode gerar desconforto. Com relação à via de administração, a via intramuscular é desconfortável e deve ser evitada.

≡ Infiltração medular

Em pacientes com câncer, a anemia pode ser causada pela infiltração neoplásica da medula óssea, comprometendo a hematopoiese e a liberação de células sanguíneas. Por vezes, a suspeita clínica ocorre pelo padrão reação leucoeritroblástico em sangue periférico, entretanto, o diagnóstico final ocorrerá pela biópsia da medula óssea.

No entanto, nos pacientes em cuidados paliativos, a biópsia de medula óssea pode ser método diagnóstico que causa desconforto intenso; assim, o diagnóstico passa a ser presumido quando descartada outras possíveis causas da anemia e quando há fortes evidências da infiltração medular.

O tratamento da infiltração medular consiste em se tratar a doença de base e os sintomas relacionados. O suporte transfusional

também pode ser considerado para o controle de sintomas.

≡ Neutropenia

A neutropenia é definida por uma contagem de neutrófilos em sangue periférico inferior a 1,5 × 109/L e entre doentes em cuidados paliativos é particularmente observada entre os oncológicos, sobretudo na estratificação como grave (< 0,5 × 109/L).

Geralmente secundária ao tratamento, embora também possa ocorrer pela infiltração medular, a neutropenia é vista como uma situação de risco, pois gera uma resposta inflamatória ineficiente, desencadeando quadros infecciosos graves e de rápida evolução para sepse, em que a febre pode ser seu único sintoma.

A National Comprehensive Cancer Network (NCCN) define a neutropenia febril como uma temperatura maior que 38,3° ou > 38° por mais que 60 minutos em pacientes com contagem de neutrófilos inferior a 500 mcl ou inferior a 1.000 mcl com previsão de queda neste valor nas próximas 48 horas.

A neutropenia febril é considerada a principal complicação relacionada ao tratamento de pacientes onco-hematológicos e sua suspeita clínica implica a administração empírica e precoce de antimicrobianos. O uso de antimicrobianos deve ser realizado de forma racional contextualizando o paciente em sua fase da doença, sendo ainda as infecções a principal causa de morte nos pacientes oncológicos.

≡ Plaquetopenia

A plaquetopenia é definida por uma contagem de plaquetas inferior a 150 × 109/L, sendo considerada como grave quando inferior a 50 × 109/L. Os principais mecanismos envolvidos na sua ocorrência são a redução da produção medular, o aumento da destruição por anticorpos e/ou sequestro esplênico, o consumo por eventos trombóticos e a diluição secundária à ressuscitação ou transfusão maciça.

Apesar da preocupação com os riscos do sangramento associados à plaquetopenia grave e o seu manejo transfusional, deve-se atentar que esta, por vezes, é um fator preditivo de trombose, por exemplo, na trombose induzida por heparina e na coagulação vascular disseminada.

Não existem evidências científicas com relação à indicação de transfusão de plaquetas em pacientes em cuidados paliativos. Tendo como objetivo principal o controle de sintomas numa fase de doença avançada, a tolerabilidade em relação à indicação de transfusão de plaquetas passa a ser maior, realizando as transfusões nos contextos de sangramentos ativos.

≡ Trombocitopenia induzida por heparina

A trombocitopenia induzida por heparina (*heparin induced thrombocytopenia* [HIT]), frequentemente utilizada no ambiente hospitalar, trata-se de uma resposta imune em que ocorre a produção de anticorpos contra o epítopo do fator 4 plaquetário de pacientes em tratamento com heparina (não fracionada e de baixo peso molecular).

O diagnóstico de HIT é suspeito no desenvolvimento de plaquetopenia moderada (50 a 70 × 109/L) ou queda de 30 a 50% sobre o basal após 5 a 14 dias da introdução desta medicação ou subitamente em pacientes que usaram a heparina em intervalos menores que 100 dias.

Em muitos pacientes a plaquetopenia pode ser a única manifestação. Entretanto, um grupo de pacientes podem desenvolver um estado de hipercoagulabilidade por mecanismos ainda pouco elucidados, desencadeando eventos trombóticos venosos e arteriais.

O manejo desses pacientes inclui a suspensão da heparina mesmo previamente a sua definição laboratorial e a introdução de inibidores diretos da trombina como argatroban e bivalirudina. O uso do fondaparinux é uma terapia emergente, assim como há série de casos relatando o uso de rivaroxaban.

A profilaxia de eventos tromboembólicos deve ser ponderada em pacientes em cuidados paliativos, visto que muitos dos pacientes possuem risco aumentado de sangramento. Se o risco de sangramento for maior que o risco de um evento tromboembólico, o uso de profilaxia não deve ser encorajado. Questiona-se o benefício do uso de profilaxia de eventos tromboembólicos quando a funcionalidade do paciente está abaixo de um Karnofsky de 40, devendo-se individualizar a indicação pesando os riscos e os benefícios.

≡ Coagulação intravascular disseminada

A coagulação intravascular disseminada (CIVD) é uma resposta a um distúrbio sistêmico, como sepse, doenças inflamatórias, trauma e neoplasias, a qual se caracteriza por uma perda de mecanismos compensatórios da ativação da coagulação, podendo ocasionar tanto trombose como hemorragia.

Apesar de frequentemente lembrada pelos eventos agudos e catastróficos a CIVD também pode se apresentar de forma crônica e subclínica difícil de ser classificada pelos testes de rotina, pois diferentemente dos quadros agudos, não há uma ativação intensa capaz de causar o consumo imediato de plaquetas e proteínas de coagulação, o que desencadeia trombocitopenia, redução dos níveis de fibrinogênio e prolongamento do coagulograma. Considera-se o diagnóstico de CIVD crônica confirmada quando o paciente possui um quadro clínico que possa sugerir o evento, como uma neoplasia, associadamente a indícios de fibrinólise (elevação de D-dímero) na ausência de outras etiologias, tais como trombose venosa profunda.

Uma vez que a CIVD ocorre em função de outras doenças, o seu tratamento consiste em resolver o fator desencadeante e não há uma recomendação de profilaxia para sangramentos ou tromboses. Esses fatores são tratados individualmente e balanceados na gravidade de sua apresentação.

≡ Tromboembolismo

O diagnóstico de tromboembolismo venoso inclui a trombose venosa profunda (TVP) e o tromboembolismo pulmonar (TEP) e, entre os seus principais eventos etiológicos, inclui situações frequentemente observadas nos pacientes em cuidados paliativos como imobilidade superior a três dias associada a morbidades que favorecem o seu aparecimento, tais como neoplasia e eventos infecciosos.

O algoritmo diagnóstico para eventos tromboembólicos em geral, se utilizam nos eventos de baixa probabilidade da solicitação do D-dímero, entretanto, uma vez que algumas patologias como o câncer podem interferir em seu resultado, o diagnóstico por imagem deve ser considerado.

A investigação diagnóstica e o tratamento devem ser individualizados. Em pacientes com sangramentos ativos nos quais o tratamento com anticoagulantes não será possível, a investigação de um quadro tromboembólico pode passar a ser fútil neste contexto, devendo-se manter outras medidas clínicas para o controle de sintomas associados. Se o paciente for possível candidato a terapêutica, está indicada a investigação com propedêutica armada para definição diagnóstica.

O objetivo terapêutico inclui a prevenção da extensão do trombo e a recorrência do evento, portanto se baseia na anticoagulação, a qual deve considerar as morbidades pregressas, risco associado de sangramento, além de custos e qualidade de vida. Nos pacientes com diagnóstico de TVP/TEP, sem contraindicações a anticoagulação, podem ser usados a varfarina porém com preferência ao uso de enoxaparina e daltaparina. O filtro de veia cava deve ser considerado em pacientes com TVP/TEP na presença de contraindicações para a anticoagulação e que tenham expectativa de vida mais prolongada (meses a anos).

≡ Trombose ligada ao câncer

No total de eventos tromboembólicos, a trombose relacionada com o câncer é observada em 20% dos eventos e está diretamente associada a um aumento de morbidade e mortalidade.

Entre os tumores de maior propensão estão os de pâncreas, estômago, cérebro, pulmão e neoplasias hematológicas. O risco aumenta conforme a extensão da doença. Além disso, por vezes, o tratamento pode potencializar o efeito trombogênico, por exemplo, intervenções cirúrgicas, terapia hormonal, drogas imunomoduladoras como a talidomida e agentes angiogênicos como o bevacizumab, assim como as morbidades associadas, por exemplo, obesidade, insuficiência renal e infecções.

Apesar de se tratar de uma população de alto risco para tromboembolismo a introdução de profilaxia deverá ser individualizada, visto que a literatura inclusive questiona a validade dos critérios utilizados na população geral para pacientes com câncer, pois nesses pacientes, deve-se ponderar também o risco hemorrágico.

O tratamento da trombose possui algumas considerações a serem feitas como risco de trombocitopenia, sangramento tumoral e recorrência, principalmente se doença em atividade. Muitos estimulam o uso da heparina não fracionada, embora as drogas orais possam ser utilizadas com a devida monitoração, entretanto há estudos ainda em andamento.

☰ Hemorragia e suporte transfusional

A hemorragia ocorre em aproximadamente 6 a 10% dos pacientes com câncer avançado, podendo corresponder ao evento final de vida. Pacientes portadores de tumores hematológicos, gastrintestinais e tumores de cabeça e pescoço estão mais propensos a sofrer com hemorragias graves.

O sangramento pode ocorrer pelo crescimento tumoral com dano vascular local ou por condições sistêmicas como distúrbios de coagulação, disfunção plaquetária, insuficiência hepática, medicamentos (anticoagulantes), entre outros. O sangramento pode se manifestar como epistaxe, hemoptise, hematemese ou enterorragia e sangramentos de lesões ulceradas.

O tratamento baseia-se na identificação de causas potencialmente reversíveis. Já naqueles pacientes em que o sangramento intenso promove evolução rápida para fase final de vida deve-se priorizar as medidas de conforto e alívio do sofrimento.

Algumas medidas locais podem ser instituídas para o controle do sangramento e estão descritas na Tabela 9.15.

As lesões tumorais ulceradas podem levar a perdas sanguíneas frequentes, sendo sugerido acompanhamento com equipe de estomatoterapia para auxiliar na elaboração de curativo hemostático, por exemplo, com uso de alginato de cálcio, uso de epinefrina tópica ou ácido tranexâmico.

A radioterapia hemostática deve ser considerada nos casos de sangramento por tumores de pele, reto e bexiga, assim como no câncer de pulmão onde pode determinar melhora de hemoptise em até 80% dos pacientes.

A indicação da radioterapia hemostática, assim como de procedimentos endoscópicos e procedimentos intervencionistas deverão ser avaliados e indicados de forma individual a depender do estágio da doença e funcionalidade do paciente, e evitados naqueles em fase final de vida.

Em pacientes com elevado risco de sangramento, considerar a suspensão de medicamentos como anti-inflamatórios não hormonais, ácido acetilsalicílico, anticoagulantes e corticoides. O uso de protetores gástricos como inibidores da bomba e antagonistas H2 podem auxiliar na prevenção de episódios de sangramento do trato gastrintestinal.

Nos pacientes com insuficiência hepática conhecida e com distúrbios de coagulação determinados pelo prolongamento do tempo de protrombina, considerar a reposição de vitamina K. Já nos sangramentos de mucosas, o ácido tranexâmico pode ser utilizado na via tópica ou sistêmica (via oral ou parenteral: dose de 250 a 1.000 mg 3 vezes ao dia), assim como o ácido aminocaproico. Esses agentes antifibrinolíticos devem ser utilizados com cautela nos pacientes com hematúria pois podem aumentar o risco de formação de coágulos na bexiga aumentando os riscos de obstrução e retenção urinária.

Em algumas situações, como nos tumores de cabeça e pescoço, o sangramento tumoral pode se tornar intenso provocando grande perda de volume em curto espaço de tempo. Além de piorar sintomas como a dispneia, o sangramento abundante determina angústia intensa com a percepção da morte iminente. Nesse contexto em que o controle do sangramento não será possível e a proximidade

---

Tabela 9.15
Medidas locais para o controle de sangramento tumoral

- Curativos não aderentes e uso de toalhas escuras nos sangramentos intensos.
- Curativos hemostáticos: alginato de cálcio, uso de ácido tranexâmico tópico, epinefrina, entre outros.
- Radioterapia hemostática.
- Procedimentos endoscópicos: ligadura vascular, cauterização.
- Radiologia intervencionista: embolizações arteriais percutâneas.

Fonte: elaborada pelos autores.

da morte determinam intenso sofrimento, deve-se instituir o uso da sedação paliativa com objetivo de rebaixar o nível de consciência e aliviar o sofrimento nos momentos finais da vida.

☰ Suporte transfusional

A anemia pode causar uma série de sintomas físicos e piora da funcionalidade com consequente piora na qualidade de vida. A transfusão de concentrado de hemácias por sua vez é medida rápida na elevação dos valores de hemoglobina e, consequentemente, na melhora de sintomas. A transfusão é realizada em 5 a 18% dos pacientes em cuidados paliativos, geralmente nos portadores de doenças hematológicas e tumores sólidos com alto risco de sangramento.

A fadiga é responsável por 61% das indicações de transfusão de concentrado de hemácias, e levando-se em consideração que a fadiga é de difícil manejo com poucas possibilidades terapêuticas, a transfusão passa a ser um método efetivo no controle deste sintoma. Apesar da literatura escassa em relação aos benefícios associados à transfusão de hemácias, acredita-se que pacientes com melhor funcionalidade (com escala de Karnofsky ≥ 40) e níveis de hemoglobina menor que 8 d/dL apresentam os melhores resultados em relação ao controle de sintomas.

A transfusão de concentrado de hemácias não está isenta de complicações, podendo ocorrer em até 12% dos pacientes. As principais complicações relativas com as transfusões estão relacionadas na Tabela 9.16.

Entretanto, nem sempre a elevação dos valores da hemoglobina reflete em melhora do controle de sintomas, visto que fadiga, dispneia, sensação de mal-estar podem estar relacionados com outros fatores que não só a anemia. Nestes casos, o manejo de sintomas torna-se mais amplo e a transfusão pode não ser a principal medida.

Tabela 9.16
Principais complicações associadas à transfusão em pacientes em cuidados paliativos

Sobrecarga de volume: possivelmente associado à disfunção cardíaca e/ou renal e a hipoalbuminemia	Realizar a transfusão mais lenta, uso de diuréticos de alça como a furosemida e não transfundir mais do que 2 unidades de concentrado de hemácias por dia
Reações como febre e urticária	Uso de anti-histamínicos (difenidramina 50 mg EV) e corticosteroides como medicações pré-transfusionais
Sobrecarga de ferro	Não é complicação comumente encontrada no contexto de cuidados paliativos

Fonte: elaborada pelos autores.

Assim, a transfusão em condições médicas irreversíveis pode ser medida fútil e deve ser evitada, sendo utilizada nos casos de benefícios no controle de sintomas realizando na menor frequência possível para o alívio do sintoma. A transfusão de plaquetas passa a ser recurso utilizado para o controle dos episódios de sangramento e não mais em um caráter profilático, diminuindo as indicações de transfusão.[17]

A transfusão de hemoderivados é um recurso limitado, que depende dos bancos de doação, e de alto custo operacional, devendo-se discutir de forma racional e fundamentada a proporcionalidade desse procedimento em pacientes com baixa expectativa de vida, levando em consideração os reais benefícios e os objetivos do tratamento no fim de vida.

Portanto, a tomada de decisão em relação a transfusão de concentrado de hemácias não passa somente pela avaliação dos níveis de hemoglobina. Deve levar em consideração o quadro clínico do paciente, o contexto de sua doença, estágio e prognóstico, sintomas a paliar e os riscos relacionados com a transfusão. Além da individualização do tratamento com base nos valores e preferências do paciente e seus familiares.

☰ Referências

1. Dunn A, Carter J, Carter H. Anemia at the end of life: prevalence, significance, and causes in patients receiving palliative care. J Pain Symptom Manage. 2003; 26(6):1132-9.
2. Prescott SL, Taylor JS, Lopez-Olivo MA, Munsell MF, VonVille HM. How low should we go: a systematic review and meta-analysis of the impact of restrictive red blood cell transfusion strategies in oncology. Cancer Treatment Reviews. 2016; 1-8.
3. Weiss G, Goodnough LT. Anemia of chronic disease. N Engl J Med. 2005; 352:1011-23.
4. Camaschella C. Iron-deficiency anemia. N Engl J Med 2015; 372:1832-43.
5. http://www.nccn.org/professionals/physician_gls/f_guidelines.asp#supportive
6. Onwuemene O, Arepally GM. Heparin-induced thrombocytopenia: research and clinical updates. Hematology. 2016; 262-7.
7. Toh CH, Alhamadi Y. Current consideration and management of disseminated intravascular coagulation. Hematology. 2013; 286-91.
8. Wells O, Anderson D. The diagnosis and treatment of venous thromboembolism. Hematology. 2013; 457-63.
9. Streiff MB. Thrombosis in the setting of cancer. Hematology. 2016; 196-205.
10. Pereira J, Phan T. Management of bleeding in patients with advanced cancer. Oncologist. 2004; 9(5):561-70.
11. Mannis GN, McNey LM, Gupta NK, Gross DM. The transfusion tether: bridging the gap between end-stage hematologic malignancies and optimal end-of-life care. Am J Hematol. 2016; 91(4):364-5.
12. To THM, LeBlanc TW, Eastman P, Agar MR, To LB, Rowett D, Vandersman Z, Currow DC. The prospective evaluation of the net effect of red blood cell transfusions in routine provision os palliative care. J Palliat Med. 2017; 20(10):1152-57.
13. Chin-Yee N, Taylor J, Rourke K, Faig D, Davis A, Fergusson D, Saindeberg E. Red blood cell transfusion in adult palliative care: a systematic review. Transfusion. 2018; 58(1):233-41.
14. To TH, To LB, Currow DC. Can we detect transfusion benefits in palliative care patients? J Palliat Med. 2016; 19(10):1110-13.
15. Smith LB, Cooling L, Davenport R. How do I allocate blood products at the end of life? An ethical analysis with suggested guidelines. Transfusion. 2013; 53(4):696-700.
16. Uceda Torres ME, Rodriguez Rodriguez JN, Sanchez Ramos JL, Alvarado Gomez F. Transfusion in palliative cancer patients: a review of the literature. J Palliat Med. 2014; 17(1):88-104.
17. Sherbeck JP, Boss RD. Ethical questions about platelet transfusions at end of life. AMA J Ethics. 2016; 18(8):764-70.

Situações de Emergência

Patrícia Taranto

Vladimir Galvão de Aguiar

André Paternò Castello Dias Carneiro

☰ Compressão da veia cava superior

▪ Definição

Dá-se o nome de síndrome da veia cava superior (SVCS) ao conjunto de sinais e sintomas ocasionados pela obstrução da veia cava superior (VCS) ou dos seus principais afluentes, seja por compressão extrínseca, invasão tumoral ou trombose.[1]

▪ Etiologia

As doenças malignas são responsáveis por mais de metade dos casos de SVCS, sobretudo as neoplasias intratorácicas. Nesse contexto, o câncer de pulmão é o principal causador da síndrome, com destaque para os subtipos: não pequenas células e pequenas células (representando até 50 e 25% dos casos, respectivamente). Outros tipos de câncer, como o linfoma, também podem levar a essa complicação, porém com menor frequência.[2]

Atualmente, a obstrução da VCS causada por trombose ou condições não malignas correspondem a até, aproximadamente, 35% dos casos, reflexo do uso mais difundido de dispositivos intravasculares, como cateteres e marca-passos.[3]

■ Quadro clínico

O aumento da pressão venosa na parte superior do corpo resulta em edema na face, região cervical e membros superiores, levando a complicações locais como cianose, pletora e distensão venosa da vascularização torácica e cervical (estase jugular). Pode haver comprometimento funcional das estruturas da laringe e da faringe, causando tosse, rouquidão, dispneia, estridor e disfagia. É possível, ainda, ocorrer edema cerebral, ocasionando desde cefaleia até confusão mental e coma, nos casos mais críticos.[2]

É importante ressaltar que a SVCS não é uma complicação aguda, mas sim uma condição de evolução geralmente insidiosa, na qual os sintomas desenvolvem-se ao longo de semanas. A gravidade do quadro está diretamente relacionada com o grau de obstrução do vaso e à velocidade do seu desenvolvimento.

Mesmo podendo ser bastante sintomática, a SVCS raramente requer intervenção de emergência. Em muitos casos, inclusive, o quadro-clínico tende a melhorar espontaneamente, à medida que a circulação colateral se desenvolve.[2]

■ Diagnóstico

O diagnóstico da SVCS é clínico, com base nos sinais e sintomas apresentados pelo paciente. A tomografia computadorizada com contraste, entretanto, é essencial para determinar a etiologia (trombose ou compressão extrínseca da VCS), o nível da obstrução da VCS e para estabelecer um plano terapêutico.[1,2]

■ Tratamento

O manejo da SVCS associada a condições malignas envolve tanto o tratamento do câncer quanto o controle dos sintomas relacionados com a obstrução venosa.[2] Sempre que possível é prudente obter o diagnóstico histológico, já que algumas neoplasias (como linfoma, câncer de pulmão de pequenas células e tumores de células germinativas) são quimiossensíveis e seu tratamento adequado acarreta importante melhora dos sintomas.

No cenário dos cuidados paliativos, em que o tratamento oncológico costuma ser pouco tolerado pelos pacientes e considerado desproporcional, o suporte clínico tende a ser priorizado. As medidas preconizadas envolvem: elevar a cabeça do paciente a fim de diminuir a pressão hidrostática e o edema; administração de corticoide para reduzir a carga tumoral (dexametasona 4 mg a cada 6 horas), sendo uma medida particularmente eficiente nos casos de linfoma ou timoma e, por fim, diuréticos de alça, como a furosemida.

Em pacientes com SVCS resultante de trombose intravascular relacionada com a presença de cateter, a sua remoção deve ser considerada, em conjunto com terapia de anticoagulação.

A radioterapia também é frequentemente utilizada para tratar pacientes sintomáticos, mas seu uso requer confirmação histológica do diagnóstico. A maior parte dos tumores que causam a SVCS são sensíveis à radioterapia, possibilitando melhora clínica em até 72 h. A resposta à radioterapia costuma ser tão boa que, em mais da metade dos casos de câncer de pulmão, pode-se atingir alívio completo dos sintomas em até 2 semanas. A radioterapia com intuito paliativo geralmente dura de 1 a 3 semanas e é feita sob regime de fracionamento diário.

A implantação percutânea de um *stent* intravascular é outra possibilidade terapêutica, com a vantagem de poder ser indicada sem a confirmação histológica de malignidade, nos casos em que há suspeita de câncer. A colocação de *stent* intravascular resulta em alívio mais rápido dos sintomas do que a radioterapia ou a quimioterapia, e é indicada para pacientes com sintomas graves, como distúrbios respiratórios que exigem intervenção urgente. Também pode ser particularmente útil nos casos de trombose associada à presença de cateter.

É importante lembrar que todo procedimento invasivo possui risco de complicação e que, independentemente do método terapêutico selecionado, o risco de recidiva sintomática do quadro é semelhante entre todas as medidas citadas.

Em pacientes com metástase cerebral o manejo ideal da SVCS ainda não está totalmente esclarecido. Orienta-se a colocação de *stent* devido ao potencial risco de exacerbação do edema cerebral, porém a anticoagulação temporária é necessária e implica maior risco de sangramento, com relatos na literatura de hemorragia cerebral.[2]

≡ Síndrome da compressão medular

■ Definição

A síndrome da compressão medular é uma complicação comum do câncer que pode afetar até quase 5% dos pacientes oncológicos.[5] Ocorre quando a doença acomete a coluna vertebral ou o espaço peridural, provocando compressão da medula espinal.[5] Trata-se de uma emergência oncológica que prejudica tanto a qualidade de vida como o prognóstico desses doentes.[5]

■ Etiologia

A compressão pode ocorrer por diferentes mecanismos: extensão posterior de uma massa presente no corpo da vértebra, comprimindo a face anterior da medula espinal; projeção anterior de uma neoplasia proveniente dos elementos dorsais; ou pela invasão do forame vertebral por um tumor.[2] Em mais de 85% dos casos, o mecanismo implicado relaciona-se com a presença de metástases ósseas na coluna vertebral, que se desenvolvem e ganham o espaço peridural, levando à compressão medular.[5]

A evolução geralmente é gradual, embora quadros agudos possam ocorrer quando há destruição do osso cortical, provocando o colapso do corpo vertebral e o deslocamento de fragmentos ósseos para o espaço peridural.[5]

Em adultos os cânceres de próstata, mama e pulmão correspondem, cada um, a até 20% dos casos de SCM. Linfoma não Hodgkin, câncer de células renais e mieloma múltiplo, por sua vez, a até 10% cada. O restante dos casos pode originar-se de câncer colorretal, sarcomas e até de tumores primários desconhecidos.[5]

■ Quadro clínico

A dorsalgia é o sintoma mais comum e o primeiro a surgir em até 95% dos casos. Pode apresentar-se de diferentes formas:

- *Dor localizada*: confinada à região da coluna vertebral afetada pelas metástases. Costuma aumentar progressivamente em intensidade.[5]
- *Dor radicular* : ocorre devido à compressão ou invasão das raízes nervosas. É frequentemente unilateral e piora durante a noite ou quando o paciente está recostado. Também se agrava durante a movimentação e a realização da manobra de Valsalva.[5]
- *Dor mecânica*: geralmente causada pelo colapso do corpo vertebral ou por outras fraturas patológicas. Está associada à instabilidade espinal, piorando com o movimento e melhorando parcialmente ao repouso.[5]

A fraqueza muscular é o segundo sintoma mais comum, presente em até 75% dos pacientes. A magnitude do déficit motor depende da localização da compressão medular espinal e existe forte associação entre fraqueza e capacidade de caminhar. Cerca de 50 a 68% dos pacientes são incapazes de deambular quando diagnosticados pela primeira vez com SCM.[5]

Até 70% dos pacientes apresentam algum tipo de déficit sensorial ao diagnóstico, embora raramente este sintoma preceda a dor ou o déficit motor. Disfunção vesical ou intestinal, que acometem 50 a 60% dos pacientes, ataxia de marcha e sintomas autonômicos também podem abrir o quadro. Os distúrbios do esfíncter são um sinal de mau prognóstico, tendem a ocorrer tardiamente e são proporcionais ao grau de fraqueza muscular. Cerca de metade dos pacientes com SCM são dependentes de cateter vesical ao diagnóstico, sendo a retenção urinária o achado mais comum.[6]

■ Diagnóstico/prognóstico

Todas as dorsalgias e cervicalgias de início recente em paciente oncológico devem induzir à investigação de SCM, assim como déficits neurológicos e disfunção esfincteriana. Anamnese e exame físico neurológico são os primeiros passos.[5] A suspeita clínica deve ser confirmada por exame de imagem não apenas para definir o diagnóstico, mas também para auxiliar no planejamento terapêutico da cirurgia, radioterapia, quimioterapia ou cuidados de suporte.[6]

A ressonância magnética (RM) é o exame complementar de escolha. Possui altas sensibilidade e especificidade, é pouco invasiva e permite avaliar tanto a coluna vertebral quanto as áreas adjacentes, como os tecidos moles do espaço paravertebral. Toda a coluna pode e deve ser avaliada no mesmo exame, já que até um terço dos pacientes apresenta mais de um foco de compressão da medula espinal[5]. As decisões em torno da conduta são alteradas por resultados da RM em mais de 40% dos casos.[6]

A SCM geralmente ocorre no cenário de câncer metastático e, de acordo com grandes estudos retrospectivos, a sobrevida média para esses pacientes varia de 3 a 6 meses. O indicador prognóstico mais importante para a predição do desfecho ambulatorial é a função motora do paciente antes de iniciar o tratamento. Se ele era capaz de caminhar ao início da radioterapia, provavelmente manterá essa habilidade ao término do tratamento.[5]

Outro fator conhecido preditivo de resposta é a velocidade com que se desenvolvem os sintomas. Rades et al. relataram que o início rápido do estabelecimento dos déficits neurológicos associa-se a um pior prognóstico. Em um estudo conduzido por eles com pacientes cujos sintomas estabeleceram-se em até 48 horas, nenhum dos integrantes apresentou melhora após o tratamento, e mais da metade evoluiu com deterioração funcional.[7]

Pacientes com tumores sabidamente radiossensíveis (mieloma múltiplo, tumores de células germinativas, linfomas ou carcinoma de pequenas células) também são mais propensos a manter ou até recuperar a capacidade de caminhar com o tratamento.[5]

Por fim, a ausência de metástases viscerais ou cerebrais e a presença de um único local de compressão medular também são considerados fatores de melhor prognóstico.[5]

■ Tratamento

Além dos cuidados clínicos de suporte, incluindo analgesia com eventual necessidade do uso de opioides e medidas para evitar constipação, também deve ser iniciado um tratamento direcionado para a reversão do quadro.

Corticoide

É a primeira linha de tratamento para a maioria dos pacientes com SCM. Os esteroides reduzem o edema e podem ainda ter efeito direto sobre a doença, como ocorre nas leucemias, linfomas e, às vezes, no câncer de mama.

Atualmente, não há consenso sobre as doses ideais de ataque e de manutenção. Como o dano da medula espinal torna-se irreversível se a compressão não for aliviada e os estudos em animais demonstraram haver efeito dose-resposta, uma abordagem possível seria usar dexametasona com doses elevadas (ataque de 100 mg e manutenção de 96 mg por dia) em pacientes que não conseguem caminhar ao diagnóstico ou que apresentem sintomas motores rapidamente progressivos. O regime de dose moderada (ataque de 10 mg e manutenção de 16 mg por dia), por sua vez, pode ser usado em pacientes ambulatoriais com déficits motores mínimos e não progressivos.[5]

Radioterapia

A radioterapia é especialmente efetiva em pacientes ambulatoriais, com tumores radiossensíveis e capacidade de deambular preservada.[5] Ainda não há consenso sobre o regime de tratamento ideal, permanecendo a dúvida entre adotar um esquema com doses mais elevadas em um menor período de tempo ou optar por doses baixas a moderadas em um curso mais prolongado de tratamento.[5]

Uma abordagem racional é tratar os pacientes de pior prognóstico com um curso curto de radioterapia e oferecer cursos prolongados aos pacientes com boa *performance*, doença oligometastática e tumor primário bem controlado.[5]

A radioterapia é um excelente adjuvante para a cirurgia e também pode ser usada como tratamento isolado em pacientes inelegíveis para a cirurgia ou quando o cuidado de suporte é o objetivo principal.[6]

Cirurgia

Apesar de ser considerada uma conduta agressiva, a cirurgia continua sendo o único método que promove alívio imediato da compressão medular e estabilização mecânica direta da coluna vertebral, além de apresentar maiores taxas de continência e de seguimento ambulatorial após o tratamento. Quando associada à radioterapia pós-operatória há maior chance de recuperação da capacidade de deambular e por um maior período de tempo, se comparada ao tratamento radioterápico isolado.[6]

Entre as opções disponíveis, a laminectomia consiste na remoção dos elementos posteriores da vértebra, descomprimindo a medula espinal. Deve ser reservada para a remoção de lesões posteriores, que representam a minoria dos casos. A toracotomia, por sua vez, é um método de descompressão anterior que permite a remoção total do tumor e do corpo vertebral, substituindo-o por cimento e dispositivos de fixação.[6]

Sempre que possível, o tratamento cirúrgico deve ser oferecido a pacientes selecionados com o diagnóstico de SCM. As indicações incluem pacientes com condições clínicas adequadas, compressão da medula causada por fragmentos ósseos intraespinais, coluna instável, disfunção esfincteriana iminente e contraindicação ou ausência de resposta à radioterapia.[6]

☰ Crise convulsiva

■ Definição

As crises convulsivas são complicações comuns em pacientes com neoplasias primárias e secundárias localizadas no sistema nervoso central (SNC) e podem representar a manifestação inicial dessas doenças.[8]

■ Etiologia

Os tumores que atingem o SNC são responsáveis por 4% de todas as causas de epilepsia, e a incidência de crises convulsivas em pacientes com diagnóstico de lesões secundárias ou primárias de SNC varia de 5 a 30% respectivamente. Idade do paciente, localização, tipo histológico e grau do tumor são dados da história clínica fundamentais na avaliação inicial e no seguimento clínico e devem sempre ser considerados com outros diagnósticos diferenciais, como alterações metabólicas (distúrbios do sódio e hipoglicemia), infecções em SNC, encefalites paraneoplásicas e efeitos adversos do tratamento instituído, também causadores de crises convulsivas nesses pacientes.[8]

Crianças e idosos acima de 65 anos, histologias como gangliogliomas e tumores disembrioplásticos epiteliais bem como outras histologias primárias de SNC de baixo grau apresentam as mais altas incidências de convulsões.[8]

Quadro clínico

A manifestação clínica mais comum é a crise parcial, porém crises generalizadas e estado de mal epiléptico não convulsivo também podem ocorrer na dependência da presença ou não de lesões identificáveis em SNC e suas localizações.[8]

Diagnóstico

O diagnóstico contempla história clínica, exame físico e métodos complementares. A avaliação por neuroimagem, por meio de ressonância magnética preferencialmente, por ser mais sensível, ou tomografia computadorizada de crânio com contraste são fundamentais para o estabelecimento de um diagnóstico diferencial preciso (progressão de doença, complicações locais de lesões conhecidas e eventos vasculares, por exemplo). A localização de lesões primárias ou secundárias em áreas de alto risco epileptogênico, como córtex motor ou ambos os hemisférios com acometimento de leptomeninges, fortalece o diagnóstico. O eletroencefalograma é dispensável na presença de crise convulsiva inequívoca, porém é importante em situações de alteração do estado mental sem evidência de lesões em SNC nos exames de imagem.[8]

Tratamento

Após adequado controle da crise convulsiva é importante definir um plano terapêutico de manutenção já que há alto risco de recorrência com impacto na morbidade e mortalidade desses pacientes. Preferencialmente deve-se optar pelo uso de agente único em posologia que impeça a recorrência com dose mínima monitorizada no sangue periférico, quando disponível, para minimizar os efeitos adversos.[9]

Os novos agentes como levetiracetam, pregabalina, lamotrigina, licosamida e topiramato são os mais indicados em decorrência do melhor perfil de tolerância. Deve-se avaliar sempre a existência de interações medicamentosas com agentes quimioterápicos ou imunobiológicos, além da radioterapia em pacientes que estão em tratamento ativo para o tumor para garantir que estejam sempre em dose sérica efetiva para o controle das crises.[9]

Uma mudança na estratégia do tratamento deve ser feita quando o controle das crises convulsivas não é alcançado com a administração de agente único. Após o aumento gradual da dose do medicamento inicial e a confirmação de sua concentração adequada no organismo pela monitoração dos níveis séricos, pode-se lançar mão de outro agente ou adicioná-lo ao esquema inicial visando uma estratégia de uso de drogas combinadas. Cerca de metade dos pacientes com lesões primárias ou secundárias em SNC têm suas crises convulsivas controladas com agentes únicos e, quando necessário, a melhor combinação parece ser com o uso de levetiracetam e valproato.[9] Além disso, faz-se necessário tratar o agravo que levou à crise convulsiva corrigindo-se distúrbios eletrolíticos e metabólicos quando presentes e planejando-se uma terapia direcionada para a lesão tumoral subjacente por meio de cirurgia, radioterapia e tratamento sistêmico (quimioterapia, terapia-alvo ou imunobiológicos) ou uma combinação destas, o que deve ser feito de forma individualizada porém com uma abordagem multiprofissional.

O uso de anticonvulsivantes de forma profilática em pacientes com lesões primárias ou secundárias em SNC não é recomendado. Metanálise publicada por Mikkelsen (2009)[10] concluiu que essa estratégia não apresenta benefício claro e robusto na literatura e acrescenta significativos efeitos adversos relacionados com os fármacos utilizados nesses pacientes. A única exceção parece ser o uso profilático em pacientes submetidos à craniotomia para tumores de localização supratentorial em que a administração de levetiracetam perioperatória por 7 dias se mostrou benéfica em termos de incidência de crises convulsivas após manipulação cirúrgica em comparação ao uso de fenitoína.[11] Estudos multicêntricos e duplo-cegos são necessários, porém, para validar essa recomendação e definir adequadamente o tempo ideal da profilaxia nesses casos.

O tratamento das crises convulsivas em pacientes com tumores primários ou secundários em SNC no final da vida é pouco estudado porém como regra geral deve ser mantido, exceto se houver clara contraindicação. Dados retrospectivos mais recentes mostram uma incidência de 36,9% de crises convulsivas no último mês de vida com um risco aumentado em pacientes com história prévia de epilepsia, sobretudo quando esse diagnóstico é feito de forma tardia.[12] A manutenção do tratamento quando o paciente evolui com alteração importante do estado mental ou desenvolve disfagia que impede o recebimento de medicações por via oral e aumenta o risco de aspiração deve ser avaliado com a participação da equipe multidisciplinar e discutido com o paciente e seus familiares. Nos casos de efeitos adversos relacionados com a medicação escolhida o ajuste de dose ou a troca do agente deve ser realizado pelo médico assistente do paciente.

Se houver, por quaisquer motivos, uma impossibilidade de administração dos anticonvulsivantes por via oral e sua manutenção estiver indicada, outras vias devem ser obtidas. Na presença de dispositivo enteral já instalado (sonda nasoenteral e gastrostomia) essa via é a preferencial. As vias subcutânea, nasal, retal e endovenosa devem ser utilizadas na dependência da disponibilidade no ambiente de cuidados do paciente (domicílio com familiares, regime de atendimento domiciliar ou hospitalar) devendo-se apenas realizar o ajuste de dose quando necessário a depender da droga e via utilizada (levetiracetam, por exemplo, deve ter a dose oral duplicada quando for administrado por via retal).[13]

Em situações de emergência os benzodiazepínicos são as drogas de escolha. Diazepam por via endovenosa, se disponível, ou por via retal pode ser repetido a cada hora até a resolução das crises. Lorazepam por via sublingual ou subcutânea é outra opção. Se as crises convulsivas tornam-se refratárias, a utilização de midazolam em dose sedativa está indicada, sendo para isso fundamental o estabelecimento prévio das diretivas antecipadas de vontade do paciente.[13]

Em suma, conclui-se que o desenvolvimento de crises convulsivas em pacientes oncológicos com lesões primárias ou secundárias em SNC é um evento comum durante o processo de evolução da doença, cuja frequência estará diretamente relacionada com o tipo, localização e volume tumoral. O tratamento está indicado devido à morbidade que gera e é semelhante àquele instituído em pacientes não oncológicos, assumindo particularidades quando se considera a interação dos anticonvulsivantes com os agentes antineoplásicos e a radioterapia e quando intervenções cirúrgicas em SNC são necessárias, neste último caso havendo papel para o tratamento profilático das crises. Em situações de emergência os benzodiazepínicos são as drogas de escolha, enquanto agentes anticonvulsivantes de nova geração utilizados isoladamente representam a melhor opção para o tratamento de manutenção. Em todos os casos são fundamentais a identificação de diagnósticos diferenciais e a definição das diretivas antecipadas de vontade do paciente para um melhor planejamento terapêutico.

≡ Hipercalcemia maligna

■ Definição

Hipercalcemia maligna é uma complicação relativamente comum em oncologia, acomete cerca de 20 a 30% dos pacientes e normalmente está associada a pior prognóstico[14] com sobrevida menor que 40 dias após o diagnóstico, de acordo com alguns artigos.[15]

■ Etiologia

Pode estar presente tanto em malignidades hematológicas quanto em tumores sólidos, sobretudo em carcinomas escamosos, câncer de mama, pulmão, mieloma múltiplo e metástases ósseas.[14]

Entre as etiologias mais frequentes dessa complicação, podemos destacar principalmente a secreção tumoral de proteína relacionada com o hormônio da paratireoide (PTHrP) e, em menor participação, presença de metástases ósseas osteolíticas e produção tumoral de calcitriol.[15]

■ Quadro clínico

Clinicamente, a hipercalcemia pode ser manifestada nos mais diversos sistemas, com manifestações gastrintestinais (obstipação, náusea, anorexia), renais (poliúria, polidipsia, insuficiência renal, diabetes *insipidus*), neurológicos (confusão mental, fadiga, coma, sonolência), cardiovasculares (bradicardia, hipertensão, diminuição do intervalo QT) e musculoesqueléticas (fraqueza e dor óssea), a depender dos níveis séricos de cálcio.[16]

■ Diagnóstico

A confirmação diagnóstica é dada pela dosagem do nível sérico de cálcio iônico, ou, de cálcio total corrigido pela albumina (Ca corrigido = Ca dosado (mg/dL) + 0,8 (4,0 – albumina sérica [g/dL])) associado aos sintomas clínicos para estratificação de três grupos.[17]

- *Hipercalcemia leve* (cálcio sérico < 12 mg/dL) – pode ser assintomática ou apresentar sintomas inespecíficos como constipação, fadiga e depressão.
- *Hipercalcemia moderada* (cálcio sérico 12 a 14 mg/dL) – pode ser bem tolerado cronicamente, porém, em caso de aumentos agudos, pode causar poliúria, polidipsia, desidratação, anorexia, náusea, vômito e alterações sensoriais.
- *Hipercalcemia severa* (cálcio sérico > 14 mg/dL): progressão dos sintomas de hipercalcemia moderada com fraqueza, letargia, confusão mental, coma, arritmia cardíaca.[17]

■ Tratamento

A melhor abordagem terapêutica para essa intercorrência oncológica deve levar em consideração o grau da hipercalcemia, a velocidade com que ela é instalada, os sintomas clínicos e contraindicações do paciente.[18]

Pacientes assintomáticos com hipercalcemia moderada crônica, não precisam de intervenção imediata. Deve-se orientá-los em relação a sinais de alarme relacionados com o aumento do cálcio e medidas para evitar a piora da hipercalcemia, como manter hidratação adequada (pelo menos 6 a 8 copos de água por dia), evitar diuréticos tiazídicos, lítio e dietas ricas em cálcio.[18]

Em caso de aumento rápido dos níveis de cálcio associados a sintomas clínicos ou hipercalcemia severa, iniciar tratamento com hidratação vigorosa e bisfosfonatos.

- *Hidratação vigorosa*: 3 a 6 l/24 h de solução salina isotônica para estimular excreção urinária de cálcio.[19]
- *Diurético de alça/furosemida*: seu uso era considerado principalmente para reduzir a reabsorção de cálcio. Porém, vem sendo cada vez menos indicado, restringindo seu uso apenas para reverter possíveis hipervolemias relacionadas com hidratação vigorosa.[19]

- *Bisfosfonatos*: ácido zoledrônico (4 mg EV em 15 min) ou pamidronato (60 a 90 mg em 2 horas), com redução dos níveis de cálcio a partir do 2º ao 4º dia da administração. Preferencialmente buscar o uso do ácido zoledrônico por controlar melhor a hipercalcemia relacionada com a malignidade. Atentar sempre a disfunção renal para ajuste de dose e melhor escolha do bisfosfonato.[18]

- *Calcitonina de salmão*: 4 a 8 UI SC/IM. Resulta em redução rápida dos níveis de cálcio com resultados em 12 a 48 h, porém, desenvolvimento rápido de taquifilaxia. Preferencialmente usada para controle rápido de hipercalcemia severa independentemente de sua etiologia.[19]

- *Glicocorticoides*: prednisona 20 a 40 mg/dia ou dexametasona 2 a 9 mg IV/dia. Redução da calcemia nos primeiros 2 a 5 dias, preferencialmente quando a etiologia da hipercalcemia for neoplasias hematológicas.[18,19]

- *Denosumab*: 120 mg IV/SC. Opção de tratamento em caso de refratariedade de resposta ou contraindicação aos bisfosfonatos. Uso independe da função renal.[18]

- *Hemodiálise*: preferencialmente usada em caso de hipercalcemia refratária ou quando há insuficiência renal ou cardíaca que dificultem o uso de bisfosfonatos ou hidratação vigorosa,[18] porém menos indicada no cenário de cuidados paliativos.

≡ Referências

1. Eren S, Karaman A, Okur A. The superior vena cava syndrome caused by malignant disease. Imaging with multi-detector row CT. Eur J Radiol. 2006; 59:93.

2. Wilson LD, Detterbeck FC, Yahalom J. Clinical practice. Superior vena cava syndrome with malignant causes. N Engl J Med. 2007; 56:1862.

3. Rice TW, Rodriguez RM, Light RW. The superior vena cava syndrome: clinical characteristics and evolving etiology. Medicine (Baltimore) 2006; 85:37-42.

4. Kvale PA, Selecky PA, Prakash UB. American College of Chest Physicians. Palliative care in lung cancer: ACCP evidence-based clinical practice guidelines (2nd edition). Chest. 2007; 132:368S.

5. Cole JS, Patchell RA. Metastatic epidural spinal cord compression. Lancet Neurol. 2008; 7:459.

6. Prasad D, Schiff D. Malignant spinal-cord compression. Lancet Oncol. 2005; 6:15-24.

7. Rades D, Blach M, Bremer M, et al. Prognostic significance of the time of developing motor deficits before radiation therapy in metastatic spinal cord compression: one-year results of a prospective trial. Int J Radiat Oncol Biol Phys. 2000; 48:1403-08.

8. Avila EK, Graber J, et al. Seizures and epilepsy in cancer patients. Curr Neurol Neurosci Rep. 2010; 10(1):60.

9. van Breemen MS, et al. Efficacy of anti-epileptic drugs in patients with gliomas and seizures. J Neurol. 2009; 256(9):1519.

10. Mikkelsen T. The role of prophylactic anticonvulsants in the management of brain metastases: a systematic review and evidence-based clinical practice guideline. J Neuro-Oncol. 2010; 96(1):97.

11. Iuchi T, et al. Levetiracetam versus phenytoin for seizure prophylaxis during and early after craniotomy for brain tumours: a phase II prospective, randomised study. J Neurol Neurosurg Psychiatry. 2015 Oct; 86(10):1158-62.

12. Pace A et al. Epilepsy in the end-of-life phase in patients with high-grade gliomas. J Neuro-Oncol. 2013 Jan; 111(1):83-6.

13. Uptodate. Seizures in patients with primary and metastatic brain tumors. (Literature review current through: Dec 2017. | This topic last updated: Jan 24, 2018). Disponível em: https://www.uptodate.com/contents/seizures-in-patients-with-primary-and-metastatic-brain-tumors?search=crise%20convulsiva%20cancer&source=search_result&selectedTitle=1~150&usage_type=default&display_rank=1

14. Stewart AF. Clinical practice. Hypercalcemia associated with cancer. N Engl J Med. 2005; 352:373.

15. Ramos REO, et al. Malignancy-related hypercalcemia in advanced solid tumors: survival outcomes. JGO – Journal of Global Oncology. Volume 3, Issue 6, December 2017.

16. Mirrakhimov AE. Hypercalcemia of malignancy: an update on pathogenesis and management. N Am J Med Sci. 2015; 7:483.

17. Bilezikian JP. Management of acute hypercalcemia. N Engl J Med. 1992; 326:1196.

18. Uptodate. Clinical Manisfestations of hypercalcemia. (Literature review current through: Dec 2017. | This topic last updated: Apr 24, 2017. Disponível em: https://www.uptodate.com/contents/clinical-manifestations-of-hypercalcemia?

19. Maier JD, Levine SN. Joshua D. Hypercalcemia in the intensive care unit: a review of pathophysiology, diagnosis, and modern therapy. Journal of Intensive Care Medicine. 15 October 2013.

Sexualidade e Disfunção Sexual no Paciente Oncológico

Ludmila de Oliveira Muniz Koch

Polianna Mara Rodrigues de Souza

Sabrina Rosa de Lima Matos

≡ Introdução

A Organização Mundial de Saúde (OMS) define Cuidados Paliativos (CP) como uma abordagem que aprimora a qualidade de vida dos pacientes adultos, crianças e suas famílias que enfrentam problemas associados a doenças ameaçadoras à vida, por meio da prevenção e alívio do sofrimento, identificação precoce, avaliação correta e tratamento adequado da dor e de outros problemas de ordem física, psicossocial e espiritual.[1] Daí a importância de uma abordagem multidisciplinar com foco real em prevenção e alívio do sofrimento, manejo adequado de sintomas e estabelecimento de metas de cuidados baseadas nos desejos e valores de cada paciente e sua família para que se possa, de fato, contribuir para a melhor qualidade de vida possível, mesmo nas fases mais avançadas de uma doença.

Qualidade de vida (QV) é um conceito fácil de ser percebido, porém não é fácil de ser definido. É algo subjetivo, dinâmico, multidimensional e extremamente individual; no entanto, imagina-se que esteja vinculada à saúde e não à presença de doenças. A OMS conceitua QV como "a percepção que o indivíduo tem do seu lugar na vida, no contexto da cultura e do sistema de valores nos quais vive, em relação aos seus objetivos, aos seus desejos, às suas normas e às suas inquietudes, sendo um conceito muito amplo que pode ser influenciado de maneira complexa pela saúde física do indivíduo, pelo estado psicológico e pelo seu nível de independência, suas relações sociais e suas relações com os elementos essenciais do seu meio".[2] Está relacionada com o grau de satisfação subjetiva que a pessoa sente pela vida e é influenciada por todas as dimensões do indivíduo – física, psicológica, social e espiritual. Segundo Calman, estudioso da questão, "a qualidade de vida é a diferença que existe, em determinado momento, entre as expectativas dos doentes e as suas experiências atuais". Assim, considera-se uma boa QV quando as aspirações de um indivíduo são atingidas e preenchidas pela sua situação atual e má QV quando há grande distância entre as aspirações e a situação atual. Para melhorá-la, seria necessário reduzir a distância entre as aspirações e aquilo que é possível alcançar.[3]

São dimensões que compõem a QV: bem-estar emocional, espiritualidade, *performance* social, vida familiar, *performance* ocupacional e sexualidade (aspecto fundamental e permanente da vida). Além disso, pode-se considerar a importância de fatores como comunicação, alimentação, capacidade funcional, estado físico geral, satisfação com o tratamento e orientações futuras sobre aspetos gerais do estado de saúde e da vida, incluindo informações sobre como lidar com a sexualidade durante o processo adoecimento e seu tratamento.[3]

A sexualidade é um aspecto fundamental e permanente da vida das pessoas e, segundo a OMS "sexualidade não se restringe ao ato sexual, incluindo também a identidade, papéis de gênero, comunicação e intimidade, podendo expressar-se por meio de pensamentos, valores, crenças, comportamentos e atitudes". O conceito de sexualidade inclui várias dimensões, e muitas delas são subjetivas e, portanto, individuais. Ainda segundo a

OMS, "sexualidade é um aspeto central ao longo da vida do ser humano e abrange o gênero, a orientação sexual, o erotismo, o prazer, a intimidade e a reprodução; vivida e expressa em pensamentos, fantasias, desejos, crenças, atitudes, valores, comportamentos, práticas, papéis e relacionamentos, sendo influenciada pela interação biológica, psicológica, fatores sociais, econômicos, políticos, culturais, éticos, legais, históricos, religiosos e espirituais".[4,5]

A OMS também define o que viria a ser saúde sexual: "a saúde sexual é um estado de bem-estar físico, emocional, mental e social em relação à sexualidade; não é meramente a ausência de doença ou disfunção sexual; requer uma abordagem positiva e cuidadosa da sexualidade, assim como a possibilidade de ter prazer e experiências sexuais seguras, livres de coerção, discriminação e violência".[4]

Várias são as dimensões que compõem a sexualidade humana, como a dimensão biológica, que se refere aos genes que modulam o sistema hormonal e neurológico, a aptidão para a reprodução, a capacidade para sentir e responder sexualmente e às alterações fisiológicas perante um estímulo sexual; a dimensão psíquica, que diz respeito às emoções, pensamentos, atitudes e personalidade e que, em conjunto com a dimensão biológica, determinam o modo de resposta perante diversas situações; e a dimensão cultural, que se refere ao contexto social, regras, crenças e valores que são transmitidos às pessoas pela família, escola, pares e meios de comunicação e que, em conjunto com as demais dimensões, influencia o comportamento sexual.[4,5,6]

A fisiologia do ato sexual sofre a influência de fatores hormonais e emocionais e envolve quatro fases: desejo, excitação, orgasmo e resolução. Todas elas podem sofrer alterações no transcorrer de processos de adoecimento.

Além das alterações físicas e hormonais que podem contribuir para o comprometimento da função sexual e da expressão da sexualidade, o impacto do adoecimento sobre a sexualidade pode abranger a percepção da vulnerabilidade implícita na própria doença, o que inclui o modo como ela é percebida, se causa sensação de ameaça para o futuro e medo da morte, sensação de desamparo e autodesamparo, perda de controle sobre o corpo, invasão do corpo por outros, dependência de terceiros para a sobrevivência, alterações de imagem corporal e descontentamento com a autoimagem e sensações de estar sujo, fétido, anormal ou doente. Muitos fatores podem contribuir para alterações da imagem corporal durante processos de adoecimento, tais como perda de peso e de massa muscular, presença de edemas, lesões, feridas e ostomias; presença de alterações deformantes, principalmente em áreas expostas, palidez cutânea, perda de cabelos e pelos e presença de próteses ou órteses.[5,6]

O sofrimento gerado por todas essas questões pode ser demasiado intenso e necessita ser olhado e cuidado. No cenário de uma doença grave e limitante da vida, a sexualidade poder ser para o paciente e seu parceiro uma forma significativa de manter e simbolizar a conexão interpessoal, além de ser fonte de alívio de sofrimento, independentemente da realização do ato sexual em si e, muitas vezes, é necessário ajuda profissional para sua ressignificação.[5,6]

☰ Câncer e sexualidade

O impacto inicial do diagnóstico de câncer está fortemente relacionado com a possibilidade de terminalidade da vida e, aos poucos, conforme transcorre o tratamento abre-se espaço para que outras preocupações relacionadas com a manutenção da vida diária possam emergir, isto é, como conviver com a doença e tentar viver normalmente apesar dela. Entre essas preocupações estão às relacionadas com a vida sexual.[6,7]

Tanto a doença quanto o seu tratamento podem ter profundo impacto sobre a sexualidade e a atividade sexual, seja por questões físicas, seja por fatores psicoemocionais. Mesmo quando a doença não afeta diretamente os órgãos sexuais, muitos de seus sintomas secundários como dor, fadiga, náuseas, depressão e ansiedade podem interferir na função sexual; assim como os próprios efeitos adversos do tratamento. Alguns fatores como presença de feridas e ostomias, modificações na aparência corporal, perda de peso e presença de edemas podem não somente fazer com que o paciente não se sinta apto ou atraente, mas também interferir no desejo e disposição do parceiro, assim como despertar no parceiro receio de prejudicar o paciente.

Apesar da maioria dos trabalhos sobre sexualidade e câncer se concentrar na abordagem em câncer de próstata, mama e tumores ginecológicos, as disfunções sexuais secundárias ao processo de adoecimento pelo câncer podem estar presentes em portadores de qualquer neoplasia, inclusive as hematológicas. Elas configuram importantes fontes de sofrimento para doentes e parceiros, podendo, inclusive, ter impacto em uma relação amorosa, seja ela conjugal ou não. Além disso, com o surgimento e desenvolvimento de uma doença grave o companheiro pode rapidamente assumir o papel de cuidador, dificultando, em muitos casos, a expressão sexual. [4,6,8]

Entre os doentes oncológicos, 20 a 90% relatam algum tipo de disfunção sexual e 85% dos doentes relatam manter disfunção sexual após o tratamento. Cinquenta por cento das mulheres com câncer da mama e 70% dos homens com câncer da próstata relatam disfunção sexual prolongada.

A despeito do impacto significativo na qualidade de vida de pacientes e parceiros, o tema ainda é pouco abordado pelos profissionais de saúde. Um estudo que visava identificar as necessidades psicossociais não satisfeitas dos doentes oncológicos identificou que 52% dos doentes referiam a necessidade "apoio em lidar com mudanças corporais ou na aparência física", 37% identificavam a necessidade "apoio para lidar com as mudanças na maneira como os outros me veem", 35% mencionavam a necessidade "apoio para lidar com as mudanças na maneira como eu me vejo" e 14% dos doentes identificavam a necessidade "ajuda para considerar as minhas necessidades sexuais". No *top* das 18 necessidades significativas e não satisfeitas, identificadas pelos doentes, a "ajuda em considerar as minhas necessidades sexuais" ocupava o nono lugar.[10]

Outros estudos corroboram essa realidade, mostrando que cerca de 80% dos doentes oncológicos gostariam de obter mais informação sobre sexualidade e 75% deles admite não ser capaz de abordar diretamente os profissionais de saúde a respeito do tema. Cinquenta e nove por cento das doentes com câncer de endométrio e colo de útero referiram não ter recebido nenhum tipo de informação acerca do seu funcionamento sexual. Na maior parte dos casos, os doentes não se demonstravam satisfeitos com a forma como os profissionais de saúde procederam quanto à transmissão de informação sobre a sexualidade, e os próprios profissionais reconhecem as suas dificuldades em lidar com o tema. Embora os doentes não sejam habitualmente questionados acerca da sua sexualidade, os profissionais de saúde reconhecem que esta faz parte integral da vida dos doentes, que contribui para a sua qualidade de vida, e que seria importante abordar este tema de modo a facilitar o processo de enfrentamento não só das alterações na sexualidade, mas da própria doença.[10-12]

☰ Avaliação da sexualidade

A avaliação da sexualidade se inicia por conhecer a visão, crenças e valores do paciente e seu parceiro a respeito do tema, compreender quais as mudanças que a doença trouxe ao seu relacionamento, se houve alterações da atividade sexual após o diagnóstico da doença e quais as dificuldades que a doença trouxe à intimidade e atividade sexual. Uma vez que a doença pode afetar a sexualidade de um doente, sua qualidade de vida e seu relacionamento podem ser afetados e negligenciar a avaliação das necessidades sexuais pode ser extremamente prejudicial para o paciente.[6,11-13]

Algumas barreiras precisam ser quebradas para que a avaliação transcorra de forma adequada, sendo necessário que os profissionais saibam lidar com os tabus que envolvem a questão. Fatores que podem interferir na avaliação adequada pelos profissionais de saúde envolvem constrangimento em lidar com o tema, falta de privacidade e ambiente adequado em muitos serviços, tempo limitado de consultas e avaliações, esperar até que os doentes perguntem sobre o tema, falta de conhecimento, experiência ou habilidades em lidar com as questões que podem surgir, falta de recursos para dar apoio se um problema for identificado e baixa prioridade ante o diagnóstico e tratamento. Além disso, muitos profissionais consideram equivocadamente que a expressão da sexualidade não é mais possível no curso de uma doença avançada. Já por parte dos pacientes pode haver vergonha em abordar o assunto, crença de que as alterações na sexualidade são normais e sem solução e de que não devem distrair o médico de sua doença com assuntos relacionados com o tema. Alguns trabalhos mostram que muitos doentes se queixam de que, mesmo quando vencem o seu próprio desconforto, depararam-se com o constrangimento e o despreparo dos profissionais de saúde.[10-13]

Algumas estratégias de abordagem devem ser observadas na avaliação, sendo a mais importante delas não esperar que o doente tome a iniciativa para iniciar a discussão, introduzindo o tópico na avaliação rotineira, observando a disponibilidade do doente para a conversa. Usar preferencialmente questões abertas para avaliar o nível de compreensão do doente e outras preocupações a respeito do tema, colocando, porém, as questões de forma clara, objetiva e sensível. Começar com tópicos menos desconfortáveis, respeitando a relutância do doente em revelar toda a informação na primeira abordagem. Evitar julgamentos sobre necessidades, comportamento, ou orientação sexual dos doentes, assim como juízos de valor. É mandatório que se mantenha um ambiente de privacidade e confidencialidade, optando por um local sem interrupções e mantendo uma postura de abertura, receptividade e honestidade.

As intervenções devem centrar-se na transmissão de informação e normalização das preocupações, envolvendo o parceiro do doente nessas discussões, desde que ambos concordem com essa participação. É importante que se estimule a comunicação entre parceiros, pois esta é essencial para a vivência da sexualidade nesta fase da vida. Além disso, deve-se encorajar o casal a explorar as mudanças nesta área, partilhando suas emoções e sentimentos e ajudando-os a identificar novas formas de expressão de afeto e intimidade, por exemplo, através do beijar, tocar, acariciar e abraçar. Algumas publicações trazem sugestões de questionamentos que podem ser realizados numa abordagem inicial da sexualidade que seguem transcritas a seguir:[6, 11]

- Algumas pessoas que estão passando por uma doença como a sua preocupam-se com a sexualidade. Isso lhe preocupa?
- O senhor(a) já passou por tanta coisa desde o seu diagnóstico. Isso pode afetar a maneira como você se vê enquanto mulher/homem?
- O senhor(a) deve estar se perguntando como tudo isso o afetará sexual ou intimamente. Vamos falar sobre isso?
- Esta doença pode ter impacto sobre o seu relacionamento e sobre outras áreas íntimas da sua vida. Como é isso para você?

Disfunções sexuais no paciente oncológico

A OMS vê a sexualidade como um componente integral da experiência humana e proporciona uma definição holística da sexualidade como a integração dos aspectos somáticos, emocionais, intelectuais e sociais dos seres sexuais de maneiras positivas para enriquecer e aprimorar a personalidade, a comunicação e o amor.[14,15] A sexualidade é uma integração da mente e do corpo e é um veículo para experimentar e expressar emoções. A imagem corporal, as capacidades reprodutivas e o funcionamento sexual são três aspectos distintos e inter-relacionados da sexualidade.[14]

Para falar dos efeitos do câncer e dos tratamentos oncológicos sobre a sexualidade, é preciso considerar o conceito amplo de sexualidade e não apenas a atividade sexual.[14]

O câncer pode causar danos diretos aos órgãos sexuais ou aos seus nervos e suprimentos de sangue; o tratamento com quimioterapia e radioterapia podem produzir efeitos colaterais que também podem interferir na função sexual, desejo ou prazer. A cirurgia pode alterar a aparência física e todos esses problemas podem diminuir o desejo e o prazer sexual e causar preocupações com a imagem corporal. Os problemas mais frequentes na população de cuidados paliativos são: dispneia, dor, fadiga, náuseas e vômitos, e todos eles podem interferir na expressão da sexualidade. Uma abordagem de reabilitação para o tratamento de sintomas decorrentes do câncer e de seus tratamentos pode apoiar e melhorar a qualidade de vida do paciente.[15]

Medidas práticas para minimizar o impacto dos sintomas físicos na função sexual

■ Dispneia

Sempre que possível, a primeira medida ideal é controlar a causa primária da dispneia. Se isso falhar e quando indicado, broncodilatadores ou drogas que alteram a consciência respiratória, como opioides ou fenotiazinas, por exemplo, podem ser úteis.

Orientar os pacientes a controlar a falta de ar durante o ato sexual por meio da respiração com os lábios franzidos e retirar os travesseiros extras da cama para criar a sensação de ambiente mais aberto e arejado. Evitar longos beijos na boca para evitar o medo de "não obter ar suficiente", assim como posições que restrinjam a respiração ou pressionem o tórax, evitando também perfumes e outros produtos que possam tornar a respiração mais difícil.[15]

É importante lembrar que a avaliação clínica do paciente se faz necessária para liberação de relação sexual em pacientes com desconforto respiratório, devendo ser conversado com paciente e companheiro sobre possíveis sinais de alerta, cuidados e alternativas de troca de intimidade e afeto, caso a relação sexual não seja liberada neste momento.

■ Dor

Um bom gerenciamento geral da dor é essencial, pois, com dor, os pacientes não só não têm desejo sexual como também não podem se concentrar em nenhuma outra atividade. É importante que os profissionais verifiquem a necessidade de orientar o uso de analgesia antes dos momentos de intimidade.

Algumas mulheres podem sofrer de dor durante o ato sexual devido a dispareunia provocada por secura vaginal decorrente da radioterapia, quimioterapia ou terapia hormonal. Os produtos de hidratação vaginal e/ou lubrificante vaginal, podem ser úteis e devem ser orientados.[15,16]

■ Fadiga

Pode ser frequente em pacientes oncológicos e naqueles em cuidados paliativos devido ao quadro de anemia, radiação, quimioterapia ou câncer avançado. Os pacientes podem não ser capazes de realizar até as atividades mais simples da vida diária, levando a perda de autoestima e confiança. A orientação de descanso e sono antes da relação sexual e do uso de uma posição em decúbito dorsal ou lateral poderá auxiliar a economizar energia.[15,16]

■ Náuseas e vômitos

Quando presentes podem comprometer a atividade sexual por levar à redução da sensação de bem-estar geral e da moral, além de estarem associados à presença de lesões em cavidade oral, halitose e higiene oral alterada, podendo inibir a proximidade do parceiro. A intimidade pode ser planejada seguindo uma terapia antiemética e procurando realizar a atividade sexual com relativa distância dos horários das refeições. Os profissionais de saúde podem também orientar medidas alimentares que ajude a controlar os sintomas.[15,16]

■ Incontinência

Pode ter um impacto devastador na forma como as pessoas se sentem a respeito de si mesmas, mas os problemas gerados pela incontinência são relativamente inexplorados em publicações sobre sexualidade. No entanto, a incontinência pode representar para o indivíduo perda de controle e dignidade e deveria merecer um olhar mais acurado. Para os pacientes que necessitam cateterismo vesical, os profissionais de saúde podem fornecer educação sobre autocateterismo para ser realizado antes dos momentos íntimos. Sugestões sobre utilizar as áreas de banho ou chuveiro como um local para explorar a intimidade e usar toalhas e lençóis de plástico para proteger a cama, podem minimizar constrangimento ocasionado pela incontinência.[16]

■ Estenose vaginal

A estenose vaginal pode ser considerada quando há impossibilidade de passar dois dedos na vagina, podendo ser identificada como dificuldade para ter relação sexual e/ou dificuldade para realizar exame ginecológico. Algumas práticas sugerem o uso do dilatador vaginal para prevenir estenose vaginal em pacientes que realizaram radioterapia pélvicas sobretudo por tumores ginecológicos.[17]

■ Ostomia

A ostomia pode trazer significativas dificuldades relacionadas com a imagem corporal, sendo um desafio importante para o paciente expor a sua condição para o parceiro e, em geral, podem ocorrer atitudes de isolamento, vergonha de expor o corpo, medo de situações que possam causar constrangimento pelo descolamento do equipamento coletor e medo de que o ato sexual cause danos à ostomia. A equipe multiprofissional deve estar capacitada para a condução e desenvolvimento de intervenções pertinentes para melhorar a intimidade do paciente. Algumas medidas antes da relação sexual podem auxiliar, como esvaziar a bolsa coletora. As mulheres podem recorrer a espartilhos e os homens podem utilizar tensores abdominais para dar segurança aos movimentos e deixar a bolsa menos visível. Usar uma bolsa fechada (não drenável) de menor capacidade pode ser mais confortável.[18]

■ Disfunção erétil

É considerado o problema que mais preocupa os homens no tratamento oncológico. Uma variedade de tratamentos antineoplásicos podem afetar as ereções e estes incluem cirurgias pélvicas tais como prostatectomia radical e cistectomia; radioterapia pélvica e terapia hormonal para tumores avançados de próstata. É importante que a equipe multidisciplinar oriente o paciente sobre possíveis alterações da função erétil ocasionadas pelo tratamento. Orientar o paciente para conversar com o seu médico sobre a possibilidade de uso de medicamentos e/ou uso de prótese peniana que podem ajudar ou amenizar a dificuldade de ereção.

≡ Orientações gerais importantes

Pacientes em quimioterapia ou uso de outros imunossupressores:[19]

- Beijos, abraços e toques estão liberados.
- Relação sexual liberada somente se plaquetas acima de 50.000 e neutrófilos acima de 1.500. Abaixo desses valores convém que cada paciente discuta com seu médico a liberação.
- O uso de lubrificantes deve ser orientado para prevenir desconforto durante a relação sexual e preservativos devem ser orientados para prevenir infecções e proteger parceiro de contato com os medicamentos que possam permanecer nos fluidos corporais.

Pacientes em radioterapia:[19]

- Importantíssimo orientar que a radioterapia não torna o paciente radioativo!
- Beijos, abraços e toques estão liberados.
- A relação sexual é permitida, desde que a área tratada não seja a região genital.
- Se a área tratada for a região genital, fazer pausa durante o tratamento e aguardar liberação médica para retomar as relações.

≡ Referências

1. World Health Organization. Definition of palliative care. Disponível em: http://www.who.int/cancer/palliative/definition/en/. Acesso em: 4 jan 2018.
2. World Health Organization. Study protocol for the World Health Organization project to develop a quality of life assessment instrument (WHOQOL). Qual Life Res. 1993; 2:153-9.
3. Calman KC. Definitions and dimensions of quality of life. In: Aaronson NK, Beckmann J. The quality of life of cancer patients. Nova York: Raven Press, 1987.

4. World Health Organization. Sexual health. Disponível em: https://www.who.int/reproductivehealth/publications/sexual_health/en/
5. Hordern A, Currow D. A patient-centred approach to sexuality in the face of life-limiting illness. Medical Journal of Australia. 2003; 179 (Suppl 6), p.S8-S11.
6. Moynihan TJ, Bober SL. Sexuality in palliative care. Up to date. 2018. Disponível em: https://uptodate.com/index.html.
7. Katz A. The sounds of silence: sexuality information for cancer patients. Journal of Clinical Oncology. 2005; 23(1),238-41.
8. Cort E, Monroe B, Olivieri D. Couples in palliative care. Sexual and Relationship Therapy. 2004; 19(3),337-54.
9. Stausmire J. Sexuality at the end of life. American Journal of Hospice and Palliative Medicine. 2004; 21(1),33-9.
10. Soothill K, Morris S, Harman J, Francis B, Thomas C, McIllmurray M. (2001). The significant unmet needs of cancer patients: probing psychosocial concerns. Support Care Cancer. 2001; 597-605.
11. Serrano, S. (2005). Os técnicos de saúde e a sexualidade dos doentes oncológicos: atitudes, crenças e intenções comportamentais. Análise Psicológica. 2005; 2(23),137-50.
12. H rny C. Communicating about cancer: patient's needs and caregiver's skills. Support Care Cancer. 2000; 437-38.
13. Lemieux L Kaiser S Pereira J Meadows L. Sexuality in palliative care: patient perspectives. Palliative Medicine. 2004; 630-7.
14. Tierney DK. Sexuality: a quality of life issue for cancer survivors. Seminars in Oncology Nursing. 2008; 24(2):71-9.
15. Shell JA. Sexual issues in the palliative care population. Seminars in Oncology Nursing. 2008; 24(2):131-4.
16. Hordern AJ, Currow DC. A patient-centred approach to sexuality in the face of life-limiting illness. Palliative Care Supplement. 2003; 179: S8-S11.
17. Bonner C, Nattress K, Anderson C, Carter J, Milross C, Philp S, et al. Chore or priority? Barriers and facilitators affecting dilator use after pelvic radiotherapy for gynaecological cancer. Support Care Cancer. 2012; 20(10):2305-13.
18. Cardoso DBR, et al. Sexualidade de pessoas com estomias intestinais. Rev Rene. 2015; 16(4): 576-85.
19. Sexuality and cancer: a guide for patients and partners. The University of Texas. MD Anderson Cancer Center. Patient Education Office. 2008.

Prurido no Paciente Oncológico

Patricia Karla de Souza

☰ Introdução

Prurido é definido como uma sensação que leva ao desejo de coçar.[1] Ele não é uma doença, mas um sintoma comum e ainda pouco compreendido que acompanha doenças localizadas ou sistêmicas.[2,3] Esse sintoma, quando presente no paciente oncológico, interfere muito na qualidade de vida desses indivíduos que, em muitos casos, já está prejudicada.[2] Essa interferência se dá pelo tanto pela sensação desagradável que o sintoma causa como também por modificar o humor, prejudicar o sono e dificultar a realização de atividades sociais corriqueiras.[4] Além disso predispõe a infecções pela quebra da barreira cutânea associada ao dano causado pelo ciclo coçadura-escoriação.[3]

A fisiopatologia é complexa e não totalmente compreendida. Diversas condições dermatológicas, neurológicas e sistêmicas podem ser a causa e diferentes mecanismos estão envolvidos, trazendo inúmeras possibilidades de tratamento, que nem sempre se mostram eficazes.[4] Atualmente, é conhecido o envolvimento das fibras C não mielinizadas (sensíveis ou não a histamina), neurônios nociceptivos tipo delta A da junção dermoepidérmica e receptores vanaloides – TRPV1 que, ao serem estimulados por substâncias pruridogênicas (histamina, serotonina, acetilcolina, interleucinas neuropeptídios, opioides, proteases, entre outros), transmitem o impulso do gânglio dorsal – via trato espinotalâmico – ao núcleo talâmico e córtex, onde é percebido como prurido.[1,5]

Existem várias formas de classificar o prurido. De acordo com a patogênese o prurido é classificado em quatro categorias:[6-8]

- *Prurioceptivo*: origina-se a partir de um processo inflamatório da pele, por exemplo, nos eczemas, urticária, entre outras dermatites.
- *Neuropático*: ocorre em decorrência de um dano na via aferente, como no prurido braquial, esclerose múltipla, prurido pós-herpético.
- *Neurogênico*: induzido por mediadores que agem no SNC, não havendo evidência de doença neural. Maior exemplo é o prurido colestático.
- *Psicogênico*: associado a transtornos psiquiátricos.

Existe ainda a classificação clínica desenvolvida pelo Fórum Internacional para o Estudo do Prurido:[1,6,8]

- *Grupo I*: doentes com doenças cutâneas: causados por dermatoses e dermatites incluindo as reações cutâneas a drogas e linfomas cutâneos.
- *Grupo II*: doentes sem alteração cutânea: *pruritus sine materia* decorrente de doenças linfoproliferativas e neoplasias de órgãos sólidos.
- *Grupo III*: doentes com leões cronicamente escoriadas: nesse grupo estão as doenças cronicamente afetadas pelo ato de coçar e escoriar em que não é possível a distinção da causa.

Nos pacientes oncológicos, sobretudo com malignidades hematológicas, o prurido é um sintoma frequente e pode ser multifatorial na sua origem. Ele antecede ou acompanha a doença e pode ser direta ou indiretamente relacionado com a malignidade ou ainda ser associado ao tratamento.[2,3,10] Estudos indicam uma prevalência de 13 a 27% em todos os casos, chegando até 68% nos casos hematológicos.[10,11]

Doenças linfoproliferativas, policitemia vera, síndromes mielodisplásicas, tumores sólidos – carcinoma de mama, estômago, pulmão, SNC, vulva e ânus – e tumores relacionados com síndromes paraneoplásicas estão entre as malignidades mais diretamente associadas ao prurido.[10] Nos tumores sólidos, substâncias tóxicas diretamente produzidas, assim como reações imunológicas a antígenos tumorais específicos, estão entre os mecanismos propostos na gênese desse sintoma.[3] Nos linfomas, diversos mediadores estão envolvidos como interleucinas (IL-31), neuropeptídios, proteinases, peptídio liberador de gastrina e opioides.[10,12]

Diversas condições indiretamente relacionadas com malignidades também são capazes de produzir prurido como a uremia, relacionada com falência renal, e a colestase, secundária à doença hepatobiliar.[2] Diferentes hipóteses são consideradas no aparecimento do prurido urêmico e incluem o hiperparatireoidismo, interferência da histamina, triptase e metabolismo do cálcio-fósforo e ainda uma alteração no sistema imune mantendo um estado pró-inflamatório constante com aumento de interleucinas e proteína C-reativa.[1,13] Substâncias pruridogênicas como sais biliares, opioides, serotonina e histamina e, mais recentemente, o ácido lisofosfatídico têm sido implicadas na gênese do prurido colestático.[1]

Variadas classes de medicamentos oncológicos também são associadas direta ou indiretamente ao prurido.[2] Essa relação atualmente é crescente, e ainda muito desconhecida, com o advento recente e cada vez maior de novas medicações anticâncer.[14] A identificação do mecanismo pelo qual a droga em questão causa o prurido é um desafio, pois, ou as drogas causam diretamente esse sintoma, ou originam alterações dermatológicas que levam a ele.[2] Um dos mecanismos propostos e muito estudado neste tipo de prurido é que queratinócitos desses indivíduos têm um número aumentado de receptores de neuroquinas 1, que são envolvidos na transmissão do prurido.[14] Clinicamente,

o prurido relacionado com drogas pode ser localizado ou generalizado e pode resolver-se rapidamente com a retirada da medicação ou persistir por meses após a sua descontinuação.[14] A condição dermatológica mais comum como efeito colateral do tratamento oncológico é a xerose cutânea, sobretudo no paciente idoso, que leva ao prurido pela quebra da barreira cutânea e consequente inflamação secundária.[15] Também precisam ser consideradas as medicações que não agem diretamente no tratamento do câncer, mas são utilizadas com frequência nesses pacientes e sabidamente podem desencadear prurido, como o uso de opioides.[2] O risco relativo de desenvolver prurido em pacientes com tumores de órgãos sólidos que recebem terapia alvo é relatada numa metanálise em 17,4%;[11] os mais comumente implicados são: inibidores do fator de crescimento epidérmico, anticorpo monoclonal anti-CTLA-4, inibidores do BRAF, inibidores da tirosinoquinase e inibidores do MEK.[11,14]

☰ Diagnóstico

O diagnóstico não é fácil e baseia-se principalmente na história e no exame clínico.[9] Muitas vezes não se chega a uma conclusão definitiva, mas hipóteses em relação à possível etiologia são realizadas. É de fundamental importância coletar dados como data do aparecimento, intensidade, frequência, localização, horário, relação com atividades específicas, possíveis fatores desencadeantes, outros sintomas que acompanham o prurido e a observação subjetiva do paciente em relação à causa.[9,16] O conhecimento das doenças preexistentes, da presença de atopia, dos medicamentos em uso é de fundamental importância. Datas de introdução das medicações, infusões e transfusões precisam ser conhecidas.[16] Toda a pele precisa ser examinada, incluindo mucosas, cabelo, unhas e região anogenital. A presença de escoriações e suas localizações devem ser observadas.[16] A avaliação especializada pelo dermatologista é importante e eficaz para detectar possíveis dermatites ou dermatoses que possam causar ou contribuir para o sintoma pruriginoso[6] e, se necessário, proceder a uma biopsia de pele. Com relação aos exames laboratoriais, normalmente os pacientes que já estão em tratamento para a doença oncológica já apresentam um controle laboratorial extenso. Deve ser observado alteração da função renal, hepática/biliar e/ou tireoidiana que poderiam estar indiretamente relacionadas com a causa do prurido.[16] Uma avaliação psiquiátrica ou psicológica deve ser solicitada quando houver necessidade.[2] Existem inúmeros questionários que são instrumentos para aferir a evolução do sintoma e resposta ao tratamento e podem ser úteis na avaliação e seguimento do doente.[9]

≡ Tratamento

O tratamento ideal para o prurido visa atuar no mecanismo que causa o sintoma em questão. Muitas vezes isso não é possível, ou porque não se conhece a causa real, ou não se sabe o mecanismo no qual aquela causa leva ao prurido.[9] Modulações do sistema serotoninérgico e encefalinérgico, assim como nos receptores opioides, são utilizados, porém ainda não existe nenhuma terapêutica universalmente válida, seja pelo desconhecimento seja pela riqueza da fisiopatologia desse sintoma.[1]

O controle do sintoma pruriginoso é de fundamental importância pelo impacto que causa na qualidade de vida do doente além do risco de infecções secundárias pelas escoriações.[11] O tratamento profilático, detecção precoce do sintoma e possíveis causas e intervenção rápida é fundamental para o controle.[11]

O manejo envolve etapas:[4,6,11]

- Tratamento da causa.
- Uso de medidas gerais.
- Tratamento tópico.
- Tratamento sistêmico.
- Outras possibilidades terapêuticas.

■ Tratamento da causa

Nem sempre é possível, mesmo quando identificado. Principalmente se for causado direta ou indiretamente pela doença oncológica que pode ser difícil ou demorada para ser controlada.[9] Se a medicação que está sendo utilizada for responsável pelo prurido, o aporte multidisciplinar é importante para verificar se há necessidade e possibilidade da troca ou parada momentânea da medicação em questão, isso sempre considerando o risco/benefício. Normalmente, tenta-se controlar o prurido com medidas específicas sem alterar o tratamento oncológico.

■ Medidas gerais

Medidas gerais que auxiliam no controle dos sintomas incluem deixar as unhas curtas, evitar ambientes com alta temperatura, optar por banhos curtos e mornos, evitar uso de sabonete e dar preferência ao uso de *syndets* ou limpadores com pH baixo no banho.[4,7,15] O uso de hidratantes após o banho é mandatório, pois eles reparam a barreira cutânea, melhoram a percepção da pele e cortam o vício do coçar e opioides.[15,17] O hidratante deve ser sem perfume, branco e rico em ácidos graxos que são componentes da barreira cutânea.[15]

■ Tratamentos tópicos

- *Corticoides tópicos de moderada ou alta potência*: utilizados amplamente no caso dermatites pruriginosas, caso em que são bem indicados, já que controlam o processo inflamatório.[17]

- *Inibidores da calcineurina*: tacrolimus e pimecrolimus tópico – fortes antagonistas da histamina, inibem a concentração intracelular do íon cálcio do TRPV1.[7] Também são usados nos casos de dermatites que cursam com prurido.[17]

- *Capsaicina*: um composto encontrado na pimenta que dessensibiliza fibras nervosas sensoriais pela ligação ao receptor vanaloide do subtipo 1 e que após uso prolongado leva a depleção de neuropeptídios e inativação receptores TRPV1.[7] Usado nos pruridos localizados, sobretudo neuropáticos, na concentração entre 0,02 e 0,1% em creme, várias vezes ao dia.[7,17] Atualmente, está em teste um *patch* com a concentração de 8,0% que diminuiria o número de aplicações. Causa intensa sensação de queimação e leva a taquifilaxia, fatos que restringem o seu uso.[17]

- *Mentol*: usado na concentração entre 0,5 e 3,0% é uma opção interessante já que essa substância age no receptor TRPM8, diminuindo a temperatura da pele.[17] Deve existir cuidado no uso para não haver sensibilização imunológica.[4]

- *Anestésicos tópicos*: lidocaína ou benzocaína. O efeito antipruriginoso dura pouco tempo, causa sensibilização imunológica, e não pode ser usado em grandes áreas pelo risco de alta absorção.[4] Uso praticamente abandonado.[17]

■ Tratamentos sistêmicos

Os tratamentos sistêmicos são indicados quando a terapia tópica não é efetiva ou quando não é possível ser realizada. Existem preferências de classes específicas de medicamentos para certos tipos de prurido, mas como as evidências são escassas, todos os fármacos descritos a seguir são bem aceitos pela comunidade médico-científica. A escolha também deve levar em conta idade, comorbidades e possíveis efeitos colaterais (Tabela 9.17).[15,18]

- *Anti-histamínicos*: são usados apesar da histamina muitas vezes não estar envolvida na fisiopatologia do prurido pelo baixo custo, segurança e fácil disponibilidade.[18] A preferência recai sobre os sedantes ou de 1ª geração que funcionam como um antipruriginoso de ação central como hidroxizine – 1 mg/kg/dia e dexclorfeniramina 6 mg/dia, ambos por via oral e dose única noturna, que melhoram a qualidade do sono pela sedação.[4] Podem ser adicionados anti-histamínicos não sedantes ou de 2ª geração no período

Tabela 9.17
Efeitos colaterais dos agentes usados no tratamento do prurido

Classe do medicamento	Medicamento	Efeitos colaterais comuns
Anti-histamínicos 1ª geração	Hidroxizine Clorfeniramina	Sedação, efeitos anticolinérgicos
Anticonvulsivantes	Gabapentina Pregabalina	Sonolência, visão borrada, tontura, constipação, ataxia, edema MMII
Antagonistas dos receptores μ-opioides	Naltrexone	Náusea, vômitos, insônia, irritabilidade, raramente hepatotoxicidade, raramente reação de abstinência a opioides
Antagonistas dos receptores κ-opioides	Nalfurafina	Insônia, cefaleia, náusea
Antidepressivos SSRI	Paroxetina Sertralina	Sonolência, insônia, náuseas, boca seca, disfunção sexual
Antidepressivos tricíclicos	Doxepina Amitriptilina	Sedação, efeitos anticolinérgicos
Talidomida	Talidomida	Teratogenicidade, neuropatia periférica, sonolência, constipação, tontura
Antagonista receptor da neuroquina 1	Aprepitanto	Náusea, tontura, sonolência
Fototerapia	UVA; UVB	Bronzeamento, aumento prurido, lesões malignas cutâneas

da manhã (loratadina, cetirizina, fexofe-nadina, bilastina) com papel extremamente discutível.

- *Anticonvulsivantes:* previnem a liberação de neurotransmissores no cérebro, impedindo o sinal pruriginoso. Utilizam-se os análogos do ácido Y-aminibutírico (GABA). Seguros e efetivos.[12]

- *Gabapentina:* iniciar dose de 300 mg até no máximo 2.400 mg/dia, em três doses por via oral. Usado no prurido urêmico em baixas doses e em doses maiores nos pruridos de diversas etiologias.[7,18]

- *Pregabalina:* tem resposta de ação mais rápida em comparação a gabapentina. Usada no prurido urêmico e no prurido de origem desconhecida. Dose 150 a 450 mg/dia, por via oral, dividida em duas ou três doses.[7,18]

▪ Antidepressivos

- *Inibidores da receptação da serotonina:* utilizados em pruridos de causa indeterminada e prurido colestático com poucas reações adversas cardiovasculares:[6,18]
  - ○ *Paroxetina:* 10 a 40 mg /dia, por via oral
  - ○ *Sertralina:* 25 a 100 mg/dia, por via oral

- *Inibidores da receptação da serotonina-norepinefrina:*[6]
  - ○ *Mirtazapina:* age bloqueando os receptores adrenérgicos, serotonérgicos e histaminérgicos. Segura, age em diversos tipos de prurido. Dose 7,5 a 30,0 mg/dia, por via oral.[18]
  - ○ *Antidepressivos tricíclicos* – pelos efeitos colaterais anticolinérgicos, devem ser considerados como 2ª ou 3ª linha:[6]
  - ○ *Doxepina:* propriedade antipruriginosa potente que resulta da alta afinidade pelos receptores H1 e H2. Dose: 10 a 100 mg, por via oral.
  - ○ Amitriptilina, nortriptilina e trimipramine: usados principalmente no prurido de causa neuropática.

- ○ Talidomida – imunomodulador, suprime a produção TNF-α levando a uma supressão de IL-2. Também é depressor SNC e periférico. Usado em prurido urêmico e no prurido do linfoma cutâneo.[13,18] Dose 50 a 400 mg/dia, por via oral. Droga teratogênica.[18] Não deve ser considerada como droga de primeira linha, mas deve ser considerada em casos recalcitrantes.[12,18]

- ○ Agonistas e antagonistas opioides – alterações no sistema opioide provavelmente atuam como fator patogênico no prurido:[12,18]

- ○ *Agonistas κ-opioides:* nalfurafine. Usado no prurido urêmico. Dose 2,5 a 5,0 μ/dia, por via oral.[18]

- ○ *Antagonistas μ-opioides:* naltrexona (12,5 a 100 mg/dia, por via oral), nalmefere (iniciar com 2 mg – 2×/dia, por via oral), naloxona (intravenoso).[18] Usado no prurido urêmico, colestático.

- ○ *Agonistas κ-opioides e antagonistas μ-opioides:* butorfanol intranasal – 1 a 4 mg/dia intranasal. Experiência clínica ainda pequena, mas relevante no tratamento do prurido de várias causas em especial no urêmico.[18]

- ○ *Aprepitante:* antagonista altamente seletivo pelos receptores neurocininas 1 da substância P. Indicado no tratamento de prurido intratável com grande propriedade antipruriginosa, mas poucos estudos controlados e alto custo. Dose 80 mg/dia por 3 dias consecutivos a cada 2 semanas ou diário, por via oral.[12,18]

- ○ *Outras drogas:* são utilizadas inúmeras tentativas nos diferentes tipos de prurido sem grande benefício, por exemplo no tratamento do prurido colestático – sequestrantes dos ácidos biliares (colestiramina) e ácido ursodeoxicólico; no prurido urêmico – sulfato de zinco, charcoal.[18]

■ Outras possibilidades terapêuticas

- *Fototerapia*: é um tratamento por meio de uma terapia física. Diminui o número de mastócitos e terminais nervosos livres na pele; reduz a produção de IL-2. Prefere-se o uso de UVB de banda estreita (UVB – *narrow band*). Tem a vantagem de ser efetivo e seguro no tratamento do prurido de diversas causas, sem o risco de efeitos colaterais, sobretudo nos pacientes idosos.[12,15] O uso de fármacos concomitantes potencialmente fotossensibilizantes, seria uma contraindicação.

- *Terapias integrativas*: suporte psicológico deve ser considerado como parte importante no manejo do prurido. Técnicas de relaxamento, meditação e programas educacionais ajudam os pacientes portadores a lidarem melhor com seu sintoma.[4]

Todo esforço deve ser feito para melhor elucidação dos mecanismos e causas envolvidas com esse sintoma que altera ainda mais a qualidade de vida dos pacientes oncológicos. Deve ser lembrado que existem poucos estudos controlados que verificam a efetividade dos tratamentos atualmente utilizados para o controle do prurido. Dermatologistas, oncologistas e hematologistas devem trabalhar conjuntamente visando minimizar e controlar o sintoma de modo a não alterar o curso da doença oncológica.

■ Referências

1. Brennan F. The pathophysiology of pruritus. A review for clinicians. Progress in Palliative Care. 2016; 24(3),133-46.
2. Chiang HC, Huang V, Cornelius LA. Cancer and itch. Semin Cutan Med Surg. 30:107-12.
3. Siemens W, Xander C, Meerpohl JJ, Buroh S, Antes G, Schwarzer G, Becker G. Pharmacological interventions for pruritus in adult palliative care patients.
4. Siemens W, Xander C, Meerpohl JJ, Buroh S, Antes G, Schwarzer G, Becker G. Pharmacological interventions for pruritus in adult palliative care patients. Cochrane Database of Systematic Reviews 2016, Issue 11. Art. Nº: CD008320. DOI: 10.1002/14651858.CD008320.pub3.
5. Misery L. Itch management: general principles. Systemic agents. In: Szepietowski JC, Weisshaar E (eds). Itch – management in clinical practice. Curr Probl Dermatol. Basel, Karger. 2016; 50:35-9.
6. Azimi E, Xia J, Ethan A. Lerner EA. Peripheral mechanisms of itch. In: Szepietowski JC, Weisshaar E (eds). Itch – management in clinical practice. Curr Probl Dermatol. Basel, Karger. 2016;50:18-23.
7. Kaur R, Sinha VR. Antidepressants as antipruritic agents: a review. Eur Neuropsycho Pharmacol. 2018; 28(3):341-52.
8. Şavk E. Neurologic itch management. In: Szepietowski JC, Weisshaar E (eds). Itch – management in clinical practice. Curr Probl Dermatol. Basel, Karger. 2016; 50:116-23.
9. Ständer S. Classification of itch. In: Szepietowski JC, Weisshaar E (eds). Itch – management in clinical practice. Curr Probl Dermatol. Basel, Karger. 2016; 50:1-4.
10. Pereira MP, Ständer S. Prurido crónico. Revista SPDV. 2017; 75(4).
11. Rowe B, Yosipovitch G. Malignancy-associated pruritus. Eur J Pain. 2016; 20:19-23.
12. Ensslin CJ, et al. Pruritus in patients treated with targeted cancer therapies: systematic review and meta-analysis. J Am Acad Dermatol. 2013;69(5):708.
13. Ahern K, Gilmore ES, Poligone B. Pruritus in cutaneous T-cell lymphoma: a review. J Am Acad Dermatol. 2012; 67:760-8.
14. Mettang T. Uremic itch management. In: Szepietowski JC, Weisshaar E (eds). Itch – management in clinical practice. Curr Probl Dermatol. Basel, Karger. 2016; 50:133-41.
15. Santoni M, Conti A, Andrikou K, et al. Risk of pruritus in cancer patients treated with biological therapies: a systematic review and meta-analysis of clinical trials. Critical Reviews in Oncology/Hematology. 2015; 96:206-19.
16. Leslie TA. Itch management in the elderly. In: Szepietowski JC, Weisshaar E (eds). Itch – management in clinical practice. Curr Probl Dermatol. Basel, Karger. 2016; 50:192-201.
17. Reich A, Szepietowski JC. Diagnostic procedures of itch In: Szepietowski JC, Weisshaar E (eds). Itch – management in clinical practice. Curr Probl Dermatol. Basel, Karger. 2016; 50:24-8.
18. Metz M, Staubach P. Itch management: topical agents. In: Szepietowski JC, Weisshaar E (eds). Itch – management in clinical practice. Curr Probl Dermatol. Basel, Karger. 2016; 50:40-4.
19. Pongcharoen P, Fleischer Jr. AB. Itch management: systemic agents. In: Szepietowski JC, Weisshaar E (eds). Itch – management in clinical practice. Curr Probl Dermatol. Basel, Karger. 2016; 50:46-53.

Linfedema

Fabiana Mesquita e Silva

Marister Nascimento Cocco

Pedro Henrique Zavarize de Moraes

≡ Introdução

Linfedema é uma condição crônica e progressiva caracterizada por acúmulo de linfa no tecido intersticial; a linfa caracteriza-se por ser um líquido composto de 96% de água, incolor, viscoso, rico em proteínas e alta concentração de leucócitos. Trata-se então, do resultado da ultrafiltração contínua da parte líquida do sangue pelas paredes dos capilares sanguíneos para o espaço intersticial. A linfa circula dentro de um sistema de baixa pressão formado por capilares, vasos e ductos linfáticos e acompanha o sistema circulatório de todos os órgãos do corpo humano, com exceção do coração e SNC.[1]

Entre as funções do sistema linfático, destaca-se, além da remoção de líquidos e fluidos corporais dos tecidos, bem como a absorção e transporte de ácidos graxos para o sangue; a capacidade de realizar o importante papel de defesa do organismo, por meio do processo de fagocitose e da ação dos antígenos linfocitários sobre as partículas estranhas e microrganismos invasores, como exemplo podemos citar bactérias, fungos, vírus, células mortas e células neoplásicas metastáticas.

O linfedema apresenta-se de forma localizada e resulta de uma incapacidade do sistema linfático de drenar eficazmente a linfa. Seja por falha de absorção e/ou transporte através dos vasos linfáticos ou linfonodos. É importante destacar que o linfedema difere do edema por sua fisiopatologia. O edema é fruto de uma alteração na hemodinâmica capilar favorecendo o movimento de fluidos do espaço vascular para o interstício. Essa alteração se deve por um desequilíbrio em um ou mais componentes da lei de Starling, como aumento da pressão hidrostática capilar, redução da pressão oncótica capilar (p. ex., hipoalbuminemia) ou aumento da permeabilidade capilar. O edema normalmente é considerado um sintoma ou sinal, e não uma patologia clínica propriamente dita, que pode se apresentar de maneira localizada ou generalizada.

≡ Incidência

O linfedema acomete com mais frequência os MMII, a forma unilateral é mais observada que a bilateral, as mulheres são mais afetadas que os homens e dados estatísticos revelam um índice de 15% de linfedema na população mundial.[2]

O linfedema é considerado uma das piores complicações em decorrência do tratamento do câncer de mama, sua incidência gira em torno de 16,6% e a complexidade do tratamento faz com que este índice se altere.[3]

Atualmente, o tempo de sobrevida após o tratamento de câncer de mama, gira em torno de cinco anos em 85% ou mais dos pacientes, e 10% cursarão com grau severo e 25% com grau moderado de linfedema. No câncer de mama, os fatores de risco para o surgimento do linfedema podem estar relacionados com o tratamento, o paciente e a doença.[4,5]

≡ Fatores de risco

Com relação ao tratamento do câncer de mama, está evidente que quanto mais significativa é a abordagem axilar, maior o risco do linfedema. Por exemplo, um esvaziamento axilar amplo tem um risco maior do que a exérese de poucos linfonodos. O tipo de cirurgia mamária também influencia o risco de linfedema, assim, a mastectomia oferece um risco maior desta complicação quando comparado à cirurgia conservadora como setorectomia ou quadrantectomia. Em seguida destaca-se o tratamento quimioterápico, sobretudo a quimioterapia com base em taxano incluindo docetaxel e a radioterapia na região supraclavicular e com via de acesso na região posterior.[4,6]

A presença de metástases linfonodais em casos mais avançados de câncer de mama, também é considerado um fator de risco. No entanto, a evidência sobre outros fatores de risco como idade, raça, educação, dominância das mãos, pressão arterial e comorbidades não é conclusiva.[4,6]

Em um estudo realizado em nossa população, foi descrito como fatores de risco para desenvolver linfedema após a linfadenectomia axilar: a administração venosa de quimioterápicos no membro superior homolateral ao tumor de mama e ter evoluído com seroma e edema precoce no pós-operatório.[7,8] Porém, estes dados são controversos. Em artigo publicado no Journal of Clinical Oncology, em março de 2016, foi realizado um acompanhamento prospectivo de 760 pacientes com câncer de mama para definir a associação entre coleta de exames, realização de punção venosa, mensuração de pressão arterial, celulite e viagem aérea influenciando no risco do linfedema. Nesse estudo, os únicos fatores de significância estatística foram dissecção de linfonodos axilares, radioterapia em linfonodos regionais, índice de massa corporal maior do que 25 kg/m^2 e celulite. Em setembro do mesmo ano, foi publicado um editorial nessa mesma revista, reforçando que devemos ter muito cuidado em recomendar contra as práticas usualmente recomendadas para profilaxia de linfedema, tendo em vista a contrariedade de múltiplos artigos sobre este complexo tema. E, em dezembro de 2017, foi publicado,

ainda no Journal of Clinical Oncology, um estudo sobre a eficácia dessas medidas de precaução em pacientes com cirurgia bilateral de câncer de mama. Nesse estudo prospectivo se conclui que colher exames de sangue, realizar medidas de pressão arterial, punção venosa, número de viagens aéreas e suas durações não estão relacionados com o desenvolvimento de linfedema.

O pós-operatório de câncer ginecológico, próstata, lesões linfáticas cirúrgicas (esvaziamento ganglionar/iatrogenia) e metástase linfonodal são relacionados como fatores de risco para o desenvolvimento de linfedema de membros inferiores.

Paciente com elevado índice de massa corpórea (IMC $\geq$ 30), com alterações de peso no período pós-operatório e indivíduos que não são adeptos a prática de atividade física de forma regular também têm maior risco para o desenvolvimento de linfedema.[4,8]

☰ Classificação

O linfedema pode ser classificado de acordo com a sua etiologia e também com a sua gravidade. De acordo com sua etiologia, pode ser classificado em primário e secundário. O primário é congênito, causado na maior parte das vezes por malformação dos vasos, dos gânglios linfáticos e até mesmo por uma ausência de vasos linfáticos. Apresenta-se de forma precoce, geralmente antes dos 35 anos e é observado com maior frequência no sexo feminino.[2,9] Já o linfedema secundário é adquirido no decorrer da vida, devido a processos inflamatórios como ocorre nos casos de erisipela, filariose, celulite, linfangite, linfadenite e também após o surgimento de lesões nas vias linfáticas, em virtude de processos cirúrgicos onde são ressecados os gânglios linfáticos, por causa da presença de metástases linfonodais e por lesões fibróticas no sistema linfático após o tratamento radioterápico.[2,9]

A Sociedade Internacional de Linfologia classifica o linfedema de acordo com sua gravidade, dividindo-o em três estágios:

- *Estágio 0 ou Ia*: existe o risco para o desenvolvimento do linfedema.
- *Estágio I*: o edema regride com a elevação do membro.
- *Estágio II*: o edema não regride somente com a elevação do membro e existe um risco maior para a ocorrência de fibrose, infecção e lesões cutâneas em virtude de alterações teciduais.
- *Estágio III*: existem alterações cutâneas importantes e o sinal de cacifo não está presente.[1]

≡ Diagnóstico

O diagnóstico é essencialmente clínico. Deve-se iniciar por uma história médica bem avaliada. A história precisa ter enforque em idade de início dos sintomas, áreas envolvidas, sintomas associados, história médica pregressa, história familiar e antecedentes de viagens. Dessa maneira, consegue-se avaliar os fatores de risco para tentar identificar a etiologia do quadro atual.

Após esta avaliação, é necessário fazer um exame físico detalhando as características do edema, da pele, medidas em comparação com membro contralateral. Uma forma de medir o membro é avaliar a sua circunferência, relacionando os locais de medida com protuberâncias ósseas, para que essa medida possa ser repetida.

Normalmente, o edema é unilateral, lentamente progressivo, usualmente após uma dissecção de linfonodos na base do membro. Trauma no mesmo membro pode estar associado. Avaliar presença de edema generalizado, excluindo insuficiência cardíaca e síndrome nefrótica. Deve-se lembrar que o paciente pode apresentar anasarca em associação com linfedema de um único membro ou segmento corporal. A presença de espessamento cutâneo ou subcutâneo normalmente se associa a quadros de linfedema. Principalmente, sinal de Godet ou cacifo se associam a quadros de edema, mas, o linfedema inicial pode apresentar este mesmo sinal clínico, assim como o quadro de linfedema pode estar associado à uma síndrome edemigênica.

≡ Avaliação e tratamento fisioterapêutico

O diagnóstico e o tratamento precoce do linfedema é crucial para que o quadro não se agrave, e uma avaliação fisioterapêutica minuciosa é determinante para a condução do caso e obtenção de resultados satisfatórios.

Na anamnese será possível investigar os dados subjetivos, como a sensação de peso ou aumento de volume do membro, sensação de roupas e/ou acessórios apertados e dificuldade na realização de atividades de vida diária e profissional.[8]

No exame físico o terapeuta avaliará a extensão do linfedema, a presença de dor, se há alteração de temperatura no membro e/ou hiperemia, avalia o aspecto da pele, verificando se ela se encontra seca e friável, além de verificar a presença de aderências, fibrose, fibroesclerose, seroma e linfocele. Por meio do teste de Godet ou cacifo é possível avaliar o deslocamento de líquido no membro, e quanto maior o deslocamento, melhor é o prognóstico, pois significa uma menor quantidade de fibrose tecidual. Este teste é mais utilizado nos membros inferiores. Nos membros superiores utiliza-se o método da prega com o polegar e o dedo indicador para verificar se há aumento da espessura da pele, observa-se também o contorno ósseo e articular do cotovelo, pois quando a visualização está prejudicada indica a presença de linfedema.

Entre os métodos objetivos, a perimetria manual é o mais utilizado na prática clínica, o diagnóstico é feito pela comparação dos valores das circunferências dos membros. As medidas devem ser realizadas sempre pelo mesmo avaliador, os dados devem ser coletados uma vez por semana com pontos fixos, espaços pré-definidos e intervalos de 5 a 7 cm. O linfedema leve é caracterizado por uma diferença < 3 cm, o moderado de 3 a 5 cm e o severo > 5 cm. Por meio dos valores encontrados na perimetria pode-se obter o volume dos membros e a fórmula que apresenta melhor acurácia para isso é a do cone truncado, nos MMSS considera-se linfedema uma diferença de 200 ml entre eles, entretanto não há um valor pré-determinado para utilizar como parâmetro de diagnóstico dos MMII.[2,9]

De acordo com a Sociedade Internacional de Linfologia, o tratamento padrão para o linfedema é a terapia física complexa. Esta por sua vez, é dividida em duas fases: a primeira visa a redução do volume do membro acometido por meio de cuidados com a pele, drenagem linfática manual, enfaixamento compressivo e exercícios miolinfocinéticos, com duração de 2 a 4 semanas. Já a segunda fase ou de manutenção preconiza o controle do linfedema quando serão mantidos os cuidados com a pele e os exercícios, progredindo para a automassagem linfática e o uso da malha compressiva.[2,8]

Outras terapêuticas conservadoras vêm sendo acrescentadas ao tratamento do linfedema e muitos estudos estão sendo realizados para avaliar a eficácia desses recursos. Entretanto, essas terapêuticas não substituem o tratamento padrão, elas podem ser associadas a ele para obter melhores resultados.

A linfofluoroscopia pode mudar a forma como é realizada a drenagem linfática manual atualmente, pois ela é realizada às cegas e por meio desse recurso é possível visualizar a arquitetura linfática específica de cada paciente. Está em andamento na Bélgica o primeiro estudo multicêntrico duplo-cego para investigar a eficácia da drenagem linfática manual guiada por linfofluoroscopia em pacientes com câncer de mama. Três grupos estão sendo estudados: terapia física complexa associada à drenagem linfática manual guiada por linfofluoroscopia, terapia física complexa associada a drenagem linfática manual "às cegas" e terapia física complexa associada a drenagem linfática manual placebo. Sendo assim espera-se que seja possível avaliar a contribuição da linfofluoroscopia e também da drenagem linfática manual na terapia física complexa, pois estudos recentes demonstraram que é possível obter um resultado de tratamento compatível com a terapia física complexa omitindo o uso de drenagem linfática manual e isso reduziria os custos do tratamento.[10]

O uso de kinesio *tape* foi considerado seguro para pacientes com linfedema, proporcionando melhor *performance* das atividades de vida diária. Em um estudo randomizado foi avaliado o efeito da kinesio *tape* na terapia física complexa, para esta avaliação três grupos foram estudados: terapia física complexa com bandagem de compressão, terapia física complexa com bandagem de compressão associada a kinesio *tape* e terapia física complexa associada a kinesio *tape*. Nos três grupos houve redução do linfedema, sendo observado também melhora da dor, do desconforto, da sensação de peso, da parestesia, da qualidade de vida e da independência funcional.[8,11]

Outro estudo clínico randomizado avaliou os efeitos do pilates clínico em pacientes que evoluíram com linfedema após câncer de mama. Este estudo comparou um grupo que realizava pilates clínico com o que realizava exercícios padrão para linfedema. Nesse estudo, foi possível observar que em ambos os grupos houve recuperação significativa dos sintomas, porém no grupo intervenção os resultados foram melhores. A principal hipótese do estudo foi que os principais exercícios de pilates clínico com base em estabilidade poderiam ativar de forma global os músculos e assim reduzir a gravidade do linfedema. Concluíram, então, que em decorrência dos efeitos positivos do pilates clínico em relação à funcionalidade, humor e qualidade de vida este recurso se torna indicado e seguro para esta finalidade.[9]

Outros estudos demonstraram que os exercícios de pilates clínico quando combinados com exercícios respiratórios são capazes de ativar o corpo de uma forma global, promover uma melhora da qualidade de vida e da funcionalidade, melhorando assim a imagem corporal; por isso, eles poderiam ser indicados no tratamento de doenças crônicas, como o linfedema.[9]

O uso do *laser* de baixa dose se mostra mais eficaz quando comparado com terapia placebo, porém a terapia convencional ainda apresenta melhores resultados.[12]

A terapia compressiva associada a bicicleta ergométrica com carga alta se mostrou efetiva para a diminuição do volume do edema de MMII. Já com relação aos sintomas gerais, ela se compara a terapia compressiva isolada e a terapia compressiva associada à bicicleta ergométrica com carga baixa. Entretanto, efeitos a longo prazo também precisam ser avaliados, assim como as modalidades de exercício para edema de membro inferior precisam ser padronizadas.[13]

Atualmente, a literatura sugere que o treinamento resistido não aumenta o risco de linfedema e se mostra seguro e benéfico para pacientes com este diagnóstico. Portanto, os pacientes devem ser orientados a realizar a prática regular desses exercícios.[14]

≡ Conclusão

A prevenção do linfedema é essencial, pois se trata de uma doença crônica que requer atenção permanente. Pacientes com diagnóstico de câncer de mama devem iniciar a prevenção do linfedema desde o momento do diagnóstico do câncer. Sintomas precoces como edema, sensação de peso no membro e tensão na pele devem ser monitorados pelo paciente, caso estes sintomas não regridam, é importante que ele seja avaliado por um profissional de saúde e para que esta prevenção seja efetiva o paciente deve receber orientações relacionadas com o retorno às atividades de vida diária, com os fatores de risco que levam a desenvolver o linfedema e recomendações quanto aos hábitos de vida saudável e à promoção da saúde.[8]

A presença de linfedema não controlado é um fator com impacto negativo na qualidade de vida dos pacientes, podendo interferir na sua imagem corporal, na sua mobilidade, na execução de atividades de vida diária e vida prática e até mesmo na sua vida social. Assim, o tratamento deve ser iniciado precocemente e com uma atenção multidisciplinar.[2,12,14]

≡ Referências

1. Internacional Society of Lymphology. The diagnosis and treatment of peripheral lymphedema. Consensus Document of the International Society of Lymphology. Lymphology. 2013; 46(1).
2. Tacani PM, Machado AFP, Tacani RE Abordagem fisioterapêutica do linfedema bilateral de membros inferiores Fisioter Mov. 2012; 25(3):561-70.
3. Gebruers N, Verbelen H, De Vrieze T, Coeck D, Tjalma W. Incidence and time path of lymphedema in sentinel node negative breast cancer patients: a systematic review. Arch Phys Med Rehabil. 2015; 96:1131-9.
4. Abrahams HJ, Gielissen MF, Schmits IC, Verhagen CA, Rovers MM, Knoop H. Risk factors, prevalence and course of severe fatigue after breast câncer treatment: a meta-analysis involving 12,327 breast cancer survivors. Ann Oncol. 2016.
5. Allemani C, Weir HK, Carreira H, Harewood R, Spika D, Wang XS, et al. Global surveillance of cancer survival 1995-2009: analysis of individual data for 25, 676,887 patients from 279 population-based registries in 67 countries (CONCORD-2). Lancet. 2015; 385:997-1010.
6. Gebruers N, Verbelen H, Vrieze TD Current and future perspectives on the evaluation, prevention and conservative management of brest cancer relates lymphoedema: a best practice guideline. Eur J Obstet Gynecol. 2017; 245-53.
7. Bergmann A, Mendes VV, de Almeida Dias R, do Amaral ESB, da Costa LFMG, Fabro EA. Incidence and risk factors for axillary web syndrome after breast câncer surgery. Breast Cancer Res Treat. 2012; 131:987-92.
8. Fabro EAN, Costa RM, Oliveira JF, et al. Atenção fisioterapêutica no controle do linfedema secundário ao tratamento do câncer de mama: rotina

do hospital de câncer III/Instituto Nacional de Cancer Rev Bras Mastologia. 2016; 26(1):4-8.

9. Sener HO, Malkoç M, Ergin G, et al. Effects of clinical pilates exercises on patients developing lymphedema after breast cancer treatment: a randomized clinical trial. J Breast Health. 2017; 13:16-22.

10. Vrieze TD, Vos L, Gebruers N, et al. Protocol of a randomised controlled trial regarding the effectiveness of fluoroscopy-guided manual lymph drainage for the treatment of breast cancer-related lymphoedema (EFort-BCRL trial). Eur J Obstet Gynecol. 2017.

11. Do J, Jeon JY, Kim W. The effects of bandaging with an additional pad and taping on secondary arm lymphedema in a patient after mastectomy. J. Phys. Ther. Sci. 2017; 29:1272-5.

12. Baxter GD, Liu L, Petrich S, et al. Low-level laser therapy (photobiomodulation therapy) for breast cancer-related lymphedema: a systematic review. BMC Cancer. 2017, 17:833.

13. Fukushima T, Tsuji T, Sano Y, et al. Immediate effects of active exercise with compression therapy on lower-limb lymphedema. Support Care Cancer. 2017; 25,2603-10.

14. Stuiver MM, Tusscher MR, McNeely ML. Which are the best conservative interventions for lymphoedema after breast cancer surgery? BMJ. 2017; 357:j2330.

Sintomas Psíquicos

Ana Laura de Figueiredo Bersani

Marcus Vinícius Rezende Fagundes Netto

Marilia Queiroz Foloni

A morte seria a suprema crise com a qual todos nós seres humanos precisaremos lidar

Elisabeth Kübler-Ross. M.D.

☰ Introdução

Talvez o maior obstáculo a enfrentarmos quando procuramos compreender a morte seja o fato de que é impossível para o inconsciente imaginar um fim para a própria vida. O inconsciente só seria capaz de compreender a morte sob a perspectiva de uma súbita e assustadora interrupção da vida por meio de um evento trágico como um acidente fatal ou condições clínicas agudas (p. ex., acidente vascular cerebral, infarto agudo do miocárdio, entre outras). Para maioria dos profissionais de saúde (sobretudo a classe médica) a morte pode significar: impotência, colapso, falência, declínio. Estamos cercados por profissionais capazes de prolongar a vida, mas com dificuldades em compreender que a morte é parte desta mesma vida. No decorrer da prática clínica de assistência de apoio e interconsulta em saúde mental é notável a dificuldade que temos em abordar a temática da morte e a postura quase majoritária de evitarmos o assunto na relação médico paciente e entre profissionais de saúde.

É inegável a todos que sofrem de doenças terminais experimentarem estados profundos de solidão, sentirem-se confusos, com medo, angustiados. É inegável também o quanto podem se beneficiar com a presença de alguém com quem possam dividir suas preocupações. Muitas vezes evitam expressar seus mais profundos sentimentos com familiares para não parecerem frágeis, desencorajados, pessimistas ou um fardo. É importante a todos os envolvidos aprimorar a capacidade de percepção dessa realidade e do direcionamento aos que podem auxiliá-los a lidarem com o que há de mais humano: o sentir. Quando isso ocorre de forma adequada quase sempre os doentes dizem sentir alívio e acolhimento.

Os pacientes não se intimidam e frequentemente expressam suas insatisfações quanto aos cuidados médicos não recebidos: compaixão, empatia, compreensão. Muitos de nós assumimos a postura da negação profissional ao optarmos por dar ênfase nas terminologias clínicas e cuidados físicos iminentemente requeridos para a doença em vigor. Muitas vezes passamos por momentos difíceis ao sermos retratados como insensíveis, inconvenientes, ou ainda, quando em atitudes extremas, desencorajamos nossos pacientes por meio de números e dados objetivos sob a perspectiva de uma medicina com base em evidências. Ressaltamos que jamais devemos privá-los do direito à esperança; é preciso bom senso dentro do universo individual de cada um dos pacientes e seus familiares para estimulá-los a traçarem um objetivo e uma razão para viverem o presente com dignidade até o último suspiro.

A doença oncológica avançada aumenta a vulnerabilidade para manifestação de sintomas psíquicos (tanto psicológicos quanto neuropsiquiátricos). Devido ao crescente reconhecimento de que existem alterações emocionais significativas nessa população, os profissionais de saúde mental têm participado com maior frequência no cuidado integral requerido aos pacientes em cuidados paliativos.

☰ Ansiedade

A ansiedade pode ser apenas um estímulo à adaptação ou ocorrer ao longo de um espectro de síndromes clínicas e diagnósticos.

A antiga classificação do Manual Diagnóstico e Estatístico de Transtornos Mentais (DSM-IV) propunha uma categoria denominada Transtorno de Ajustamento que é uma resposta comum aos estressores causados por doenças físicas, especialmente aquelas que apresentam risco à vida.[1,2] O transtorno de ajustamento ou adaptação é justificado quando indivíduos experimentam uma resposta desadaptativa relacionada com o enfrentamento de todo estresse de uma condição médica.

Dada a importância e a variabilidade de estressores encontrados por pessoas com doença grave, eles são fenômenos altamente relevantes na prática de cuidados paliativos. Os eventos estressores podem ser numerosos e extremamente complexos, comumente desencadeados diante do conhecimento de que a morte é iminente, de questões familiares, incapacidade para o trabalho, crise financeira (e ameaças de não cobertura das seguradoras de saúde), percepção de se tornar um fardo ou perder o controle, dor física e incapacidade na execução das tarefas da vida. A complexidade dos fatores que desencadeiam ansiedade ressalta o valor potencial da avaliação cuidadosa para compreender e abordar a ampla gama de reações emocionais como ansiedade, depressão, tristeza, raiva, bem como enfrentamento e adaptação.[2,3] O convívio com a doença incurável progressiva deve se ajustar continuamente a novas situações, realidades e perdas. Os processos psicológicos subjacentes ao enfrentamento e à adaptação são desafiadores, e o grau de sofrimento e disfunção que ocorrem podem variar com a gravidade e tipo de estressor, resiliência individual, saúde psicológica pré--mórbida, educação, apoio da família e profissionais de saúde, entre outros fatores. Os medos e aflições associados ao ajustamento são comuns e, até certo ponto, inteiramente normais. Categorizá-los como uma síndrome psiquiátrica acarreta o risco de medicalizar emoções para lidar com o sofrimento. Situações de luto, como lidar com o estresse da doença e de fato morrer, são tarefas da vida.

A avaliação pode requerer evidências comprovativas da família, dos amigos ou do médico de família (com o consentimento do paciente), para que os sintomas apresentados possam ser contrastados com o comportamento pré-mórbido e diferenciar sintomas que se agravam e passam a ser considerados patológicos.

A resiliência do indivíduo, que é um determinante da capacidade de adaptação, é influenciada pelo caráter, "força do ego", apoio social, cultura, sistema de crenças e capacidade do passado de lidar com estressores. Embora a resiliência geral não mude normalmente no final da vida, os estressores associados a uma doença fatal podem precipitar reações inesperadas.[2,4]

■ Transtornos de ansiedade

Ansiedade, medo ou nervosismo são quase universais em algum momento da vida, especialmente quando a vida é ameaçada por doenças. A ansiedade pode ser adaptativa ou mal adaptativa. Sentir pouco medo é perigoso, e sentir muito medo (como em uma neurose incapacitante) pode paralisar. No DSM V, cada transtorno do espectro da ansiedade (separação, mutismo seletivo, fobias, pânico, agorafobia, ansiedade generalizada) é diagnosticado somente quando os sintomas não são consequência dos efeitos fisiológicos do uso de substâncias, medicamentos, de outra condição médica ou não são explicados por outro transtorno mental.

A expressão da ansiedade varia de pessoa para pessoa, porém se associa a sinais e sintomas comuns ao agravarem-se, alguns dos quais estão relacionados com a hiperatividade do sistema nervoso simpático. Isso inclui inquietação, irritabilidade, dificuldade de concentração, aumento da tensão muscular, somatizações, distúrbios do sono, preocupações que não podem ser racionalmente atenuadas e ataques de pânico.

A maioria dos estudos indica que entre 10 e 30% dos pacientes com câncer têm um distúrbio de ansiedade identificável, ao contrário de uma prevalência de transtorno de ansiedade geral de 5% na comunidade.[5] A prevalência pode ser subestimada, porque o diagnóstico pode ser difícil especialmente se o paciente não tiver habilidade em expressar sentimentos. Alguma parte da prevalência está relacionada com a exacerbação de um transtorno psiquiátrico prévio ou subjacente pelo estresse de uma doença intercorrente, ou pelo uso de medicações que possam produzir ansiedade como efeito colateral.[6]

■ Classificação e etiologia[7]

- Situacional.
- Existencial.
- Transtornos psiquiátricos.
- Orgânica.
- Neoplasias do sistema nervoso central.
- Síndrome carcinoide.
- Pulmonar: êmbolos, broncospasmo, hipóxia, edema e linfangite.
- Endócrino: tireotoxicose e feocromocitoma.
- Hiponatremia e hipoglicemia.
- Cardíaca: taquiarritmias, doença pericárdica.
- Dor
- *Delirium.*
- Medicamentosa (antipsicóticos, metoclopramida, flumazenil, cefalosporinas, isoniazida, ciprofloxacina, tiroxina, baclofeno, corticosteroides, interferon, teofilina).
- Síndrome serotoninérgica: ISRS, SNRI.
- Estado de abstinência: benzodiazepínicos, opioides, álcool, tabaco, cafeína.

■ Diagnóstico

É difícil estabelecer um diagnóstico de transtorno de ansiedade ou ajustamento em pacientes oncológicos que sofrem de dor descontrolada ou com diversos sintomas físicos. Muitas vezes há necessidade de avaliação psiquiátrica cuidadosa.

A falha no diagnóstico aumenta a probabilidade de surgirem novos problemas relacionados, como dificuldades na tomada de decisões sobre o tratamento, adesão, mais visitas ao consultório médico e salas de emergência e manifestações de sintomas como tontura, palpitações, falta de ar, insônia ou dor.[4,8] Em pacientes com câncer em estado terminal, depressão e ansiedade parece aumentar o desejo para a morte acelerada.[9]

Existem muitas doenças físicas com sintomas de ansiedade que imitam sofrimento existencial ou psicológico, e estas também devem ser avaliadas, como dispneia e dor não controlada.[8] Da mesma forma, tanto as doenças psiquiátricas pré-mórbidas como as co-mórbidas devem ser avaliadas, pois muitas delas, incluindo depressão, síndrome de desmoralização, transtorno de personalidade e *delirium*, estão associadas à ansiedade.

▪ Tratamento

O tratamento deve ter como objetivo aliviar sentimentos desagradáveis e angustiantes para assim melhorar a qualidade de vida do paciente e a adesão aos cuidados médicos. Não é um objetivo realista nem apropriado eliminar todos os sintomas, mas sim auxiliar o paciente a se adaptar, promover resiliência e aceitação.

Para administrar o sofrimento psíquico, tanto a farmacoterapia quanto abordagens psicoterapêuticas devem ser consideradas.

É importante não presumir o que está causando a ansiedade e observar cuidadosamente todo o contexto particular de cada indivíduo. Conversar sobre a expectativa de vida e o prognóstico pode levar a uma redução na ansiedade. Yalom (2002) observou que a ansiedade da morte é inversamente proporcional à satisfação com a vida.[10] Construir um relacionamento de confiança com honestidade e empatia é importante para o futuro, quando decisões difíceis precisam ser tomadas. Discutir com o paciente as causas da ansiedade, as maneiras pelas quais as pessoas se ajustam ao estresse e fornecer exemplos anônimos é extremamente útil. Devemos explicar ao paciente que o medo da doença, tratamento e o medo de morrer são comuns a todos e falar sobre isso não causará danos permanentes.

O controle muito atento dos sintomas físicos, especialmente náusea, dor e dispneia, também ajuda muito a aliviar a ansiedade.

Psicofarmacologia

As escolhas farmacológicas para tratar os sintomas ansiosos compreendem várias classes, incluindo ansiolíticos, antidepressivos (discutidos posteriormente) e antipsicóticos.[2,11,12]

Os medicamentos usados para controlar o transtorno de ansiedade em populações com doença avançada são os mesmos indicados para transtorno de ansiedade geral. Existem poucos estudos de psicofarmacologia em populações de cuidados paliativos.[11]

Todos os medicamentos devem ser prescritos com revisão regular para avaliar a eficácia e os efeitos colaterais com atenção especial para *delirium*, distúrbios bioquímicos e interações medicamentosas. Quando ocorrer apenas uma resposta parcial a um medicamento específico ou efeitos colaterais intoleráveis, a terapia combinada pode ser útil. É prudente pedir auxílio psiquiátrico quando se considerar combinações de psicotrópicos.

Os inibidores seletivos da receptação de serotonina (ISRSs) quando associados ao tramadol podem causar síndrome serotoninérgica. No entanto, a experiência clínica mostra que, se os medicamentos são combinados em doses baixas e cuidadosamente titulados e monitorados, podem ser usados conjuntamente com segurança.

Os benzodiazepínicos (moduladores da atividade GABA) além do gerenciamento da ansiedade podem tratar a insônia e, em certas circunstâncias, serem antieméticos (p. ex., lorazepam). Clonazepam e diazepam têm meia-vida longa e são eficazes na supressão dos sintomas, enquanto alprazolam e lorazepam agem rapidamente e são úteis para ansiedade aguda ou ataques de pânico. Os benzodiazepínicos têm um papel particular no controle da ansiedade aguda e podem ser usados para controlar os sintomas até que um ISRS ou um inibidor de recaptação de serotonina e noradrenalina (IRSN) (p. ex., venlafaxina e duloxetina) tenham efeito. O principal efeito colateral associado à terapia com benzodiazepínicos é a sedação. A depressão do sistema nervoso central é aditiva a outros medicamentos, incluindo os opioides e anticonvulsivantes, e isso pode exacerbar seus riscos. A tolerância pode se desenvolver.

ISRS e IRSN são geralmente bem tolerados, mas até um quarto dos pacientes são incapazes de tolerá-los devido a náuseas, insônia, agitação, sonolência ou ganho de peso. A trazodona é útil como antidepressivo/ansiolítico de segunda linha, especialmente se a ansiedade estiver associada a insônia, distúrbio do sono ou cinzas quentes. Embora os antidepressivos tricíclicos (ADTs) sejam menos utilizados devido a efeitos colaterais anticolinérgicos, também mantêm um papel, especialmente quando há dor neuropática associada ou quando seus efeitos colaterais (como a sonolência) podem ser usados beneficamente.

Os antipsicóticos também são ansiolíticos efetivos, embora a evidência seja principalmente como potencializadores de antidepressivos. Os antipsicóticos atípicos, como a risperidona e a olanzapina, são geralmente preferidos nos cuidados paliativos. Quando os pacientes têm caquexia, o efeito colateral do ganho de peso pode ser uma vantagem.[11]

Existem evidências de que a pregabalina seja eficaz no transtorno de ansiedade generalizada[13] e agente de primeira linha para dor neuropática. Como a gabapentina, esse fármaco é um ligante da proteína alfa-2-delta de canais de cálcio pré-sinápticos específicos. Seu modo de ação envolve a inibição da liberação de glutamato e outros neurotransmissores. Os efeitos colaterais de sonolência e tontura podem limitar a dose.[13-16]

Sobre as terapias complementares é importante o discernimento entre a ideia de reversão da doença e aquelas que são fornecidas para ajudar a lidar com a doença. Algumas terapias complementares como arteterapia, musicoterapia, meditação, hipnose, relaxamento, reflexologia, ervas e especiarias chinesas[7,14,15,17] têm sido demonstradas em estudos randomizados para aliviar o sofrimento.

Raramente a ansiedade e a angústia existencial no final da vida causam sofrimento severo e intratável. Muitos especialistas divergem em opiniões sobre a sedação paliativa. Alguns defendem a sedação apenas para proporcionar sono e, portanto, alívio. Outros discordam dessa abordagem e limitam o uso de sedação somente a pacientes com sofrimentos considerados intratáveis relacionado com problemas físicos (p. ex., dor, dispneia ou *delirium*).

☰ Depressão

■ Transtorno depressivo maior e suicídio

Inserida dentro do contexto de doenças avançadas e terminais a depressão tem um efeito impactante na vida dos pacientes. O desejo de morte acelerada ou mesmo de suicídio pode se desenvolver a partir de uma forte desmoralização ou depressão instaladas e/ou subdiagnosticadas. Os tratamentos, que incluem medicamentos e psicoterapias com pacientes e suas famílias mostram-se promissores, são eficazes para aliviar o sofrimento e melhoram a qualidade do tratamento (adesão e cuidados médicos).

■ Diagnóstico

Humor deprimido e anedonia generalizada (perda de interesse ou prazer em quase todas atividades) com periodicidade de pelo menos duas semanas são características essenciais para o diagnóstico de um Episódio Depressivo Maior (DSM-5). Em crianças e adolescentes o humor pode ser irritável em vez de triste. O indivíduo deve também experimentar pelo menos quatro sintomas adicionais extraídos de uma lista que inclui mudanças no apetite ou peso, no sono e na atividade psicomotora; diminuição de energia; sentimentos de desvalia ou culpa; dificuldade para pensar, concentrar-se ou tomar decisões; ou pensamentos recorrentes de morte ou ideação suicida, planos ou tentativa de suicídio. O episódio deve ser acompanhado por sofrimento ou prejuízos clinicamente significativos no funcionamento social, profissional ou outras áreas importantes da vida do indivíduo. Para alguns o funcionamento pode parecer normal mas exigir um esforço acentuadamente aumentado. A avaliação desses sintomas é especialmente difícil quando eles ocorrem em um indivíduo que também apresenta uma condição médica geral (p. ex., câncer), pois alguns dos critérios e sintomas de um episódio depressivo maior são idênticos aos sinais e sintomas característicos de condições médicas gerais (p. ex., fadiga com o câncer).

Transtorno depressivo devido a outra condição médica (DSM-5) é um diagnóstico relacionado que é entendido como um resultado fisiológico direto de condições como hipotireoidismo, uremia crônica, presença de citocinas induzidas por câncer ou efeitos de medicação de esteroides, interferon-alfa, ou agentes quimioterápicos.[18,19] O DSM-5 contém também outras duas categorias denominadas outro transtorno depressivo especificado – para episódios breves e transtorno depressivo não especificado – para aqueles com sintomas mistos de ansiedade-depressão.[18]

Cânceres específicos que têm sido associados à depressão incluem: cânceres de pâncreas, que, como os linfomas e os cânceres de pulmão, podem aumentar as citocinas pró-inflamatórias (IL-1, IL-6, fator de necrose tumoral alfa).[20,21] Síndromes paraneoplásicas também podem causar distúrbios do humor.

▪ Prevalência de transtornos depressivos em medicina paliativa

As taxas são altas em medicina paliativa. Uma metanálise de 94 estudos de oncologia e cuidados paliativos sugeriu que a prevalência de transtornos do espectro da depressão pode ser de 38%.[22] Um diagnóstico de câncer pode precipitar ou aumentar o risco de depressão, tanto diretamente pelo uso de agentes de tratamento que têm efeitos colaterais psiquiátricos, como indiretamente, colocando desafios emocionais e logísticos que esgotam os recursos materiais e psicológicos dos pacientes. No clássico estudo PSYCOG, apenas 11% dos casos de depressão tinham evidência de distúrbio psiquiátrico passado, e a maior parte da depressão parecia se desenvolver no cenário do câncer.[21-23]

Uma metanálise mostra que pacientes deprimidos têm três vezes mais chances de serem não aderentes ao tratamento do que pacientes não deprimidos.[24]

▪ Fatores de risco para depressão em oncologia[25]

1. Sexo feminino.
2. Idade mais jovem.
3. História pregressa e história familiar de depressão.
4. Suporte social deficiente, incluindo disfunção familiar.
5. Dor e controle inadequado dos sintomas.
6. Doença e fatores relacionados ao tratamento.
7. *Status* funcional em declínio.
8. Questões existenciais não abordadas.
9. Distúrbios neurológicos comórbidos e uma série de outros distúrbios metabólicos e endócrinos.
10. Terapêutica medicamentosa (p. ex., interferon, interleucina 2 [IL-2]), esteroides, quimioterápicos (vincristina, vinblastina, procarbazina, L-asparaginase,

vinorelbina, paclitaxel, docetaxel), hormônios, agentes anti-hipertensivos (propranolol, reserpina, metildopa) e antibióticos (anfotericina).

■ Impacto dos sintomas depressivos no cenário oncológico[25]

Associações entre depressão e adesão ao tratamento

1. Redução do entendimento
2. Tomada de decisão ambivalente sobre tratamentos paliativos
3. Motivação diminuída para cuidados e comportamentos saudáveis
4. Pessimismo sobre o resultado e benefícios
5. Menor tolerância aos efeitos colaterais
6. Apoio familiar empobrecido com maior isolamento
7. Redução do uso de recursos da comunidade.

■ Depressão é causa de câncer?

A depressão não está diretamente associada a um aumento na taxa de câncer na comunidade geral. Além disso, eventos de vida como o luto não causam câncer[26] e o estresse não é mais considerado uma causa de câncer.[27] No entanto, podemos refletir sobre as causas indiretas de comorbidades associadas à depressão, incluindo obesidade, tabagismo, inatividade física e uso de álcool que aumentam o risco para malignidades.[28]

■ Suicídio

Pensamentos sobre morte, ideação suicida ou tentativas de suicídio são comuns dentro de um dos critérios que pode estar presente no transtorno depressivo maior. Esses pensamentos variam desde um desejo passivo de não acordar pela manhã, ou uma crença de que os outros estariam melhores se o indivíduo estivesse morto, até pensamentos transitórios, porém recorrentes, sobre cometer suicídio ou

planos específicos para se matar. Pessoas com maior potencial suicida podem ter colocado seus negócios em ordem (p. ex., atualizar o testamento, pagar as dívidas), podem ter adquirido materiais desnecessários (p. ex., corda ou arma de fogo) e podem ter estabelecido um local e um momento para consumarem o suicídio. As motivações podem incluir desejo de desistir diante de obstáculos percebidos como insuperáveis, intenso desejo de pôr fim a um estado emocional extremamente doloroso, incapacidade de antever algum prazer na vida ou desejo de não ser uma carga para os outros (DSM-5).[18]

Um intenso e permanente desejo de morrer pode se desenvolver a partir do sentimento de que a vida é inútil, sem sentido ou sem esperança. Quanto mais intenso for o sentimento de perda de propósito, mais agitação e desespero se desenvolverão, mais ativos e palpáveis esses planos se tornarão. Quando meios letais estão disponíveis, o perigo é maior. Observação atenta e admissão hospitalar para o tratamento ativo de depressão, desesperança e da síndrome de desmoralização são necessários para pacientes com alto risco de suicídio identificado.

Uma variação do desejo de morte acelerada em cuidados paliativos é o pedido de suicídio assistido por médico ou eutanásia. No Brasil a eutanásia é considerada crime de homicídio com penas que podem variar de 2 a 20 anos de prisão e esbarra na questão do direito à vida que é segundo nossa Constituição, inviolável. Há muitas diferenças na legislação entre diferentes países pelo mundo na maneira como encaram a prática da eutanásia e a discussão sobre o tema gera inúmeros debates. Mesmo em países que conferem a legalidade da prática (p. ex., Bélgica) é necessário muito discernimento clínico para diferenciar quando tal pedido é baseado em uma convicção filosófica sobre o controle do processo de morrer ou quando se desenvolveu a partir de um quadro depressivo.

Prevalência do suicídio

Há uma escassez de estudos sobre transtornos psiquiátricos e risco de suicídio na população brasileira. Fanger PC et al. (2010) encontraram dados relevantes em metanálise onde associaram ao risco de suicídio sintomas de dor e depressão apesar de limitações metodológicas.[29]

Acredita-se que o suicídio e a ideação suicida são mais altos entre os doentes clínicos, e o fenômeno parece mais significativo na população com câncer. Um estudo canadense identificou desejo de morte em 44,5% dos pacientes paliativos, enquanto 8,5% desenvolveram um desejo mais persistente.[30]

Um estudo nos Estados Unidos relatou que 25% dos pacientes com câncer haviam pensado seriamente sobre a eutanásia e 12% haviam discutido isso com seus médicos,[31] enquanto outro estudo, também nos Estados Unidos, descobriu que 17% de pacientes em cuidados paliativos identificou um alto desejo de morte apressada. [32] Na Holanda, a eutanásia e o suicídio assistido por médico compreendem entre 1 e 5% de todas as mortes e 7,4% das mortes relacionadas com o câncer.[33] Em 2006, os pacientes com câncer compreendiam 87% de 292 pacientes que haviam usado o suicídio assistido no estado americano de Oregon desde que foi inicialmente legalizado em 1994 (Departamento de Serviços de Saúde de Oregon, 2006). Geralmente, estudos têm sugerido um aumento na taxa de suicídio consumado no cenário de câncer, especialmente para homens mais velhos. Essas taxas, na faixa de 1 a 2%, são mais altas do que a prevalência comunitária de suicídio; por exemplo, de 1960 a 1999, os homens do registro de câncer da Noruega tinham 55% mais probabilidade de morrer por suicídio do que a população em geral; suicídios femininos foram 35% mais prováveis.[34]

Fatores de risco

Estudos holandeses mostraram que pacientes deprimidos têm quatro vezes mais chances de solicitar eutanásia do que os não deprimidos.[35] Uma série de estudos explorou a mudança que pode ser vista no interesse dos pacientes no tratamento de manutenção da vida quando a depressão é ativamente tratada.[36]

Um estudo de sete pessoas que buscam eutanásia legal em Darwin, Austrália, destacou a contribuição da depressão inadequadamente tratada, a desmoralização não reconhecida e o controle inadequado dos sintomas para o desejo de morte desses pacientes.[37] Zylicz descobriu que 25% dos pacientes em um programa de cuidados paliativos na Holanda queriam discutir a eutanásia. As razões mais importantes para seus pedidos incluíam medo do processo de morrer, *burnout* (equivalente à desmoralização), necessidade de controle, depressão e má administração dos sintomas.[38]

Avaliação do paciente oncológico com perfil suicida

Sempre que os pacientes expressam o desejo de morrer, os médicos precisam avaliar se isso pode ser contextualizado como aceitação da morte quando ela chega ou se há uma ideação suicida estruturada (pensamento suicida ativo). Identificar a presença de um transtorno depressivo maior ou sintomas de desmoralização é primordial, avaliando a falta de sentido, a falta de propósito, o pensamento sem esperança ou a inutilidade como caminhos para estruturação de pensamentos suicidas e planejamento de morte. Se um paciente parecer desesperado, agitado e fortemente decidido a agir, o risco é alto e requer um manejo urgente com medidas de proteção em ambiente seguro.

São frequentes os pedidos de interconsulta psiquiátrica para avaliação do risco de suicídio em casos de pacientes que não desejam morrer, mas que, em vez disso, aceitaram a própria morte. Essa aceitação é baseada na consciência da progressão da doença, da fragilidade e da inevitabilidade da morte.

■ Tratamento farmacológico da depressão

A escolha dos antidepressivos (AD) em cuidados paliativos (Tabela 9.18) é dirigida em grande parte por seus efeitos colaterais que podem ser aproveitados com vantagem, entretanto requerem experiência, conhecimento técnico farmacológico e alerta para as prováveis interações medicamentosas negativas que podem comprometer o tratamento de base e inviabilizar seu uso.

Os ADs de primeira linha preconizados em pacientes oncológicos com nível III de evidência pelo Canadian Network for Mood and Anxiety Treatments (CANMAT) são: escitalopram, venlafaxina e desvenlafaxina, bupropiona XL, duloxetina e mirtazapina.[39]

Recomendações práticas para uso de ADs em pacientes oncológicos[39]

1. Iniciar o tratamento em doses baixas seguidas de um período de titulação para obter uma resposta individualizada ideal (doses menores podem ajudar a evitar efeitos colaterais iniciais indesejados, sobretudo em pacientes com condições físicas prejudicadas).

2. Considerar o uso de ADs de acordo com seu perfil: para pacientes com sintomas de ansiedade ou distúrbio do sono, use ADs com um perfil sedativo; para pacientes com baixa energia ou retardo psicomotor, use ADs com um perfil estimulante.

3. Informar e tranquilizar os pacientes sobre o período de latência (os efeitos benéficos geralmente começam dentro de 2 a 4 semanas de seu início, com o efeito completo em cerca de 4 a 6 semanas) e sobre possíveis efeitos colaterais transitórios, a fim de evitar o abandono prematuro, especialmente se os pacientes estiverem recebendo outros medicamentos.

4. Tratar o paciente por 4 a 6 meses para evitar recaídas ou recorrência de episódios após a remissão. Trate os pacientes por períodos mais longos, se episódios depressivos maiores anteriores estivessem presentes (depressão recorrente maior).

5. Monitorar regularmente as variáveis físicas do paciente e o uso concomitante de medicamentos para o câncer (p. ex., esteroides, antieméticos, antibióticos, antiestrogênicos e agentes quimioterápicos).

6. Quando for necessário suspender a medicação, diminua a dose em 50% durante algumas semanas para reduzir o risco de sintomas de retirada que podem ser incômodos e confundidos com sintomas oncológicos ou recaída do quadro depressivo.

7. Pacientes com maior risco de suicídio devem receber prescrição de uma quantidade limitada de medicamentos antidepressivos e monitorados em acompanhamento com mais frequência.

Fatores a serem considerados ao prescrever ADs [39]

- Antecedentes psiquiátricos (p. ex., avaliar as respostas positivas anteriores ao tratamento com antidepressivo).
- Avaliar possíveis interações medicamentosas.
- Perfil de efeitos colaterais (p. ex., um antidepressivo sedativo pode ser preferível para aqueles com insônia proeminente; pacientes caquéticos podem se beneficiar de antidepressivos que estimulam o ganho de peso).
- Potencial para benefício duplo (p. ex., duloxetina para dor neuropática, venlafaxina para ondas de calor).
- Tipo de câncer (p. ex., evitar a bupropiona naqueles com câncer no sistema nervoso central devido ao risco aumentado de convulsão).
- Comorbidades (p. ex., evitar psicoestimulantes ou antidepressivos tricíclicos em pessoas com doença cardíaca sintomática).
- Prognóstico de câncer (p. ex., no estabelecimento de doença terminal, o rápido início de ação de psicoestimulantes/cetamina pode ser preferível).

Tabela 9.18
Uso de antidepressivos em medicina paliativa

Classe	Mecanismo de ação	Efeitos vantajosos	Precauções	Uso em cuidados paliativos	Faixas terapêuticas
Tricíclicos, p. ex., amitriptilina, nortriptilina	• Inibem absorção 5-HT e NA • Antimuscarínico • Anti-histamínico • Anti-alfa1	• Coanalgesia • Perfil sedativo	• Efeitos anticolinérgicos • Constipação • Boca seca (risco de mucosite) • Retenção urinária • Hipotensão • Arritmias • Síncope • *Delirium*	• Dor • Insônia • Depressão	Amitriptilina 25 a 150 mg
Inibidores seletivos da recaptação de serotonina (ISRS), p. ex., citalopram, fluoxetina, paroxetina, sertralina, escitalopram	• Inibem a recaptação 5-HT	• Usados para ondas de calor (paroxetina não recomendada) • Citalopram e Escitalopram (menor interação medicamentosa perfil sedativo)	• Disfunção sexual (5-HT2A) • GI – náusea, vomito, diarreia (5HT3) • Aumento do intervalo QT em altas doses (citalopram) • Insônia, cefaleia e diminuição da agregação plaquetária • Hiponatremia • Forte inibição do metabolismo do tamoxifeno (fluoxetina) • Alto potencial de interação medicamentosa (fluoxetina e paroxetina)	• Depressão • Ansiedade • TOC • Estresse pós-traumático	Citalopram 10 a 60 mg Fluoxetina 10 a 80 mg Paroxetina 10 a 60 mg Sertralina 25 a 200 mg Escitalopram 5 a 20 mg
Inibidores seletivos da receptação de serotonina e noradrenalina (ISRSN) p. ex., venlafaxina, desvenlafaxina, duloxetina	• Inibem a recaptação de 5-HT e NA • Fraco inibidor da receptação de dopamina	• Coanalgesia • Venlafaxina e desvenlafaxina (menos propensos a interação do metabolismo do tamoxifeno, usados para dor neuropática e ondas de calor) • Duloxetina indicada para dor crônica e neuropatia	• Hipertensão em altas doses • Náuseas • Efeitos GI • Alto riscos de síndrome de descontinuação, insônia, cefaleia e disfunção sexual (venlafaxina e desvenla) • Risco de hapatotoxicidade, monitoração da função hepática e retenção urinária (duloxetina)	• Depressão grave • Ansiedade	Venlafaxina 37,5 a 450 mg Desvenlafaxina 50 a 200 mg (cuidado com insuficiência hepatorrenal) Duloxetina 15 a 60 mg
Inibidores seletivos da receptação de dopamina e noradrenalina (ISRDN) p. ex., bupropiona	• Inibição da receptação de dopamina e noradrenalina	• Melhora da atenção e concentração • Redução da fadiga • Menor impacto na função sexual • Útil para parar de fumar	• Ansiedade • Convulsões • Agitação	• Depressão • Fadiga	Bupropiona 150 a 450 mg

Antidepressivos específicos serotoninérgicos e noradrenérgicos, p. ex., mirtazapina	• Aumenta a atividade 5-HT e NA • Anti-histamínico	• Estimula o apetite • Ajuda a dormir • Propriedades antieméticas e antidiarreicas • Usada para ondas de calor • Menor interação com tamoxifeno • Disfunção sexual mínima • Dispersão oral	• Boca seca • Letargia e sedação • Risco raro de agranulocitose (monitorar leucograma e neutrófilos) • Ganho de peso • Contraindicado em fenilcetonúricos	• Depressão • Ansiedade • Ganho de peso e apetite • Insônia	Mirtazapina 15 a 60 mg
Inibidor da receptação e antagonista serotoninérgico p. ex., trazodona	• Aumenta atividade 5-HT • -Anticolinérgico	• Ajuda a dormir	• Boca seca • Constipação • Retenção urinária • Letargia e sedação	• Hipnótico • Depressão	Trazodona 50 a 300 mg
Psicoestimulantes, p. ex., metilfenidato, modafinila	• Aumentam atividade dopaminérgica	• Contra sedação opioide • Aumento no estado de alerta • Contra fadiga • Efeitos rápidos na melhora do humor • Modafinila não reduz apetite, menor potencial de abuso	• Agitação • Insônia • Anorexia em altas doses (metilfenidato) • Convulsões • Alucinações • Psicose • Arritmias • Pesadelos • Náuseas e rinite, palpitação e Sd Stevens-Johnson (modafinila)	• Depressão • Sedação opioide	Metilfenidato 5 a 60 mg; Modafinila 100 a 400 mg
Agonista de Melatonina, p. ex., agomelatina	• Ação em receptores M1 e M2	- Útil para depressão com insônia significativa - Sem efeitos colaterais sexuais - Sem efeitos de retirada	• Náusea leve, tontura, cefaleia, sonolência • Contraindicado em pacientes com prejuízos hepáticos e renais • Contraindicado uso concomitante à ciprofloxacino e fluvoxamina • Cuidado com inibidores moderados de CYP1A2 (p. ex., propranolol)	• Sem evidências e estudos em oncologia	Agomelatina 25 a 50 mg
Estimulantes e moduladores de Serotonina – multimodais p. ex., vortioxetina e vilazodona	• Ação multimodal em receptores serotoninérgicos • Inibe a receptação e agonismo seletivo	- Sem ganho de peso ou efeitos colaterais sexuais - Vortioxetina tem efeito positivo em função cognitiva (memória e funções executivas) - Vilazodona – útil em depressão com ansiedade significativa	• Vortioxetina – iniciar com baixas doses para diminuir efeitos GI – principalmente náuseas • Vilazodona: náusea, vômitos, diarreia e cefaleia	• Requerem estudos em oncologia	Vortioxetina 5 a 20 mg Vilazodona 10 a 40 mg

5-HT: 5-hidroxitriptamina (serotonina); GI: gastrintestinal; NA: noradrenalina.

Vortioxetina e vilazodona são antidepressivos com mecanismo de ação multimodal serotoninérgico ainda sem estudos significativos em pacientes oncológicos.

ISRS e ISRN têm demonstrado ser eficazes para a depressão nos cenários de câncer. Alguns relatos de casos ou estudos menores apoiam indicações específicas de cuidados paliativos de medicações padrão (p. ex., paroxetina e sertralina para prevenir e tratar efeitos depressivos do uso de interferon) ou indicações para tratamentos não padronizados incluindo, por exemplo, cetamina ou escopolamina. A eletroconvulsoterapia também tem sido eficaz em alguns pacientes.[25,39,40]

Os inibidores da monoamina oxidase (IMAOs) devem ser evitados devido ao risco de interações medicamentosas, especialmente com opiáceos ou outras medicações serotoninérgicas. Tricíclicos, mirtazapina, trazodona e ISRS incluindo fluoxetina e sertralina raramente exacerbam a neutropenia. Os efeitos colaterais anticolinérgicos dos antidepressivos podem agravar o efeito constipante dos opiáceos, complicar a mucosite dolorosa ou exacerbar o *delirium*. Os efeitos constipantes podem ser particularmente perigosos em pacientes com massas pélvicas ou abdominais.[25,39,40]

Em pacientes com lesões cerebrais ou risco de convulsões, a bupropiona e os psicoestimulantes devem ser evitados e a mirtazapina também pode representar um risco; doses terapêuticas de citalopram foram associadas na maioria dos estudos populacionais em geral, sem aumento do risco de convulsão, ou mesmo com uma diminuição do risco, embora faltam estudos na população com câncer.[25,39-41]

O metilfenidato ou outros estimulantes podem ser benéficos tanto para o tratamento adjuvante da depressão como para a fadiga nos doentes terminais. Modafinila é um agente mais novo que pode ser melhor tolerado, mas seu uso pode ser limitado pelo custo.

Todos os estimulantes podem precipitar ou exacerbar um delírio. A bupropiona também pode reduzir a fadiga.

A mirtazapina ou tricíclicos podem ajudar na falta de sono, com o benefício adicional de melhorar o apetite (mirtazapina) ou tratar a dor (tricíclicos). A venlafaxina e a duloxetina também podem ser úteis para o tratamento adjunto da dor com os opiáceos. A literatura apoia o uso de venlafaxina e mirtazapina para ondas de calor em homens e mulheres submetidos a tratamentos hormonais, mas outros antidepressivos também podem ser úteis se não forem tolerados. O prurido de várias causas pode responder à paroxetina ou à mirtazapina quando os tratamentos padrão são ineficazes ou são contraindicados.[39-43]

Esteroides podem ser testados para elevar o humor e o bem-estar geral e são usados em pacientes com uma expectativa de vida muito curta (metilprednisolona 30 mg ou dexametasona 4 mg diários), com o devido cuidado em observar os efeitos colaterais, pois podem causar humor disfórico. A dexametasona é metabolizada pelo citocromo P450 (CPY) 3A4, com potencial de interação com a venlafaxina, e a dexametasona é menos ligada às proteínas plasmáticas, atingindo concentrações mais elevadas no LCR.[25]

Tamoxifeno e citocromo P450

O tamoxifeno é um modulador seletivo do receptor de estrogênio usado para reduzir a recorrência ou tratar a doença metastática em câncer de mama positivo para receptor de estrogênio. Acredita-se que os antidepressivos mais comuns induzam algum grau de inibição da CYP2D6 (a enzima que catalisa a conversão do tamoxifeno em sua forma ativa) e o uso dos inibidores mais potentes do CYP2D6, como fluoxetina, paroxetina e sertralina, tem sido associado com maior recorrência e mortalidade.[44] O citalopram e o escitalopram são inibidores menos potentes do CYP2D6, e em estudos retrospectivos eles não parecem estar associados ao aumento do risco de câncer. [45] Acredita-se que a venlafaxina e a mirazapina sejam inibidores fracos da CYP2D6 e, em geral, são seguros.[44]

Irinotecano e ISRSs

Os antidepressivos devem ser usados com cautela no contexto do irinotecano. [46] O irinotecano é um agente de câncer de cólon que também requer conversão para sua forma ativa pelo sistema CYP. Medicamentos ISRS e tricíclicos podem aumentar os níveis do fármaco ativo por meio da interação com o CYP, e a combinação também pode causar rabdomiólise por um mecanismo pouco claro (raro).

≡ Síndrome serotoninérgica

A síndrome serotoninérgica é uma desregulação autonômica rara, mas potencialmente fatal causada pelo excesso de serotonina. As manifestações geralmente são leves, mas podem se tornar graves, progredindo de calafrios, sudorese e náusea a taquicardia, midríase, mioclonia e hiper-reflexia, além de agitação psicomotora e desorientação, hipertermia, hipertensão, acidose metabólica e insuficiência renal que podem evoluir a complicações maiores como convulsão, coagulação intravascular disseminada, coma e até a morte.[47] O tratamento envolve a retirada dos agentes terminais e monitoração. A linezolida é um antibiótico com propriedades semelhantes à IMAOs e pode precipitar uma síndrome serotoninérgica quando combinado aos antidepressivos (administração dentro de 2 semanas de uso de antidepressivos deve ser evitada se possível). Os antidepressivos são contraindicados em pacientes que recebem a procarbazina, um agente quimioterápico, que tem uma ação bem documentada também em IMAOs. Em casos raros, medicamentos comuns, incluindo os opiáceos (especialmente a

meperidina), e ondansetron, podem precipitar a toxicidade da serotonina quando administrados com antidepressivos.

≡ Distúrbios do sono

Os distúrbios do sono são comuns em pacientes oncológicos e terminais e podem prejudicar a qualidade de vida desses pacientes. Alguns estudos exploraram a prevalência de distúrbios respiratórios do sono e outros os movimentos periódicos dos membros durante o sono, mas a maioria dos estudos do sono realizados em pacientes oncológicos foram direcionados para insônia.[48] A insônia é o principal distúrbio do sono em pacientes oncológicos em cuidados paliativos, com prevalência superior a 60%[49-53] e definida como dificuldade em iniciar e/ou manter o sono.

Em um estudo canadense com mais de 1.000 pacientes com idade média de 64,9 anos e com diferentes tipos de câncer em diferentes fases do tratamento, 31% relataram sintomas de insônia, 28% relataram sonolência diurna excessiva e 41% queixaram-se de pernas inquietas. Nessa pesquisa, pacientes com câncer de pulmão tiveram uma elevada prevalência de problemas de sono em geral, enquanto os pacientes com câncer de mama tiveram uma alta prevalência de insônia e fadiga.[54] As necessidades de pacientes com câncer de pulmão e de mama merecem atenção especial, pois esses pacientes parecem ser mais propensos a distúrbios do sono.

Savard et al.[55] estudaram prevalência, características clínicas e fatores de risco para insônia em 300 pacientes com câncer de mama e detectou que maior risco de insônia foi associado à licença médica, desemprego, viuvez, mastectomia, quimioterapia e estágio menos grave da doença no momento do diagnóstico. Em pacientes com câncer avançado, o maior risco foi associado à baixa *performance* funcional, ansiedade, depressão e confusão mental.

Estudiosos mostraram que o próprio câncer pode ser resultado de ritmos biológicos perturbados e as alterações na ritmicidade biológica são relevantes para o câncer, para as propriedades mitóticas das próprias células cancerígenas, para o tratamento do câncer e para a qualidade de vida nesses pacientes. A quimioterapia parece perturbar os ritmos circadianos de repouso e atividade, e a radioterapia também parece ter efeito prejudicial.[48]

Os fatores de risco para distúrbios do sono em pacientes com câncer são multifatoriais. Savard e Morin[56] resumiram os fatores relacionados com a insônia no câncer em três categorias:

1. Fatores predisponentes que aumentam a vulnerabilidade geral do indivíduo para desenvolver insônia (hipersensibilidade, sexo feminino, idade avançada e história pessoal e familiar de insônia).

2. Fatores precipitantes que desencadeiam o aparecimento de distúrbios do sono (o próprio câncer, o impacto emocional relacionado com a doença, a perda funcional, os tratamentos e os sintomas relacionados com o câncer, como dor e *delirium*).

3. Perpetuar fatores que contribuam para a manutenção do distúrbio do sono ao longo do tempo (comportamentos de sono disruptivos, crenças e atitudes errôneas em relação ao sono).

A insônia pode piorar na fase de terminalidade e até potencializar outros sintomas como dor, ansiedade, depressão e *delirium* ou ser potencializada por sintomas urinários ou dor.[48]

Muitos pacientes terminais fazem uso de hipnóticos por motivos não tão claros e estes medicamentos podem aumentar o risco de quedas e de confusão mental, sobretudo em idosos. Em geral, a interrupção dessas medicações pode melhorar significativamente a cognição sem piorar a intensidade da insônia.

Geralmente a insônia está associada a inúmeras consequências que resultam num impacto negativo na qualidade de vida e na capacidade funcional, podendo ser um forte preditor de distúrbios psiquiátricos (depressão e ansiedade), elevar o risco de queda, aumentar a dificuldade para deambular, desequilíbrio, além de piorar o declínio cognitivo.

Os pacientes com insônia podem estar em diferentes momentos, que variam de acordo com seu estado funcional e a fase da doença crônica; assim, sua abordagem e tratamento devem ser individualizados.

O diagnóstico de insônia deve ser baseado na história clínica e no exame físico, e se necessário, em exames laboratoriais.

De acordo com a Classificação Internacional de Distúrbios do Sono, Terceira Edição (ICSD-3), a insônia está presente se o paciente informar:

- Dificuldade em iniciar o sono, dificuldade em manter o sono ou acordar muito cedo, apesar de ter oportunidade e circunstância adequada para dormir.

- Desafio diurno relacionado com as dificuldades do sono.

- Nos pacientes oncológicos com insônia, o clínico deve avaliar os possíveis fatores associados ao quadro antes de iniciar um tratamento específico:[48, 57, 58]

- Sintomas físicos (p. ex., dor, falta de ar, tosse e soluços) devem ser abordados em conjunto para que haja um controle satisfatório dos sintomas.

- Doença psiquiátrica.

- Fatores ambientais: a exposição a estímulos altos e ativos pode impedir o sono restaurador e exacerbar a insônia.

- Aflição emocional por medo, raiva ou preocupação com a doença e com o fim da vida.

- Efeitos secundários às medicações em uso (opioides, corticosteroides, betabloqueadores, broncodilatadores, descongestionantes, diuréticos, levodopa, inibidores da recaptação da serotonina, inibidores da recaptação de serotonina e noradrenalina, cafeína e nicotina).

- Doenças crônicas: câncer, insuficiência cardíaca, DPOC, doença de Parkinson.

Sempre que possível deve-se tentar tratar primariamente as causas potencialmente reversíveis, como controle de dor, supressão de tosse, tratamento para ansiedade e depressão.

Com relação ao tratamento específico, os pacientes podem beneficiar-se de medicações que apresentam sonolência como efeito colateral, tais como a mirtazapina para depressão, náusea ou estimulação do apetite. E paralelo a isso, os agentes usados para tratar a insônia devem ter o menor risco possível de causar ou exacerbar outras condições, por exemplo *delirium*.

Na abordagem da insônia, deve-se levar em consideração o estado clínico e funcional do paciente. Assim, os pacientes com prognóstico melhor e com comorbidades mínimas provavelmente tolerarão tratamentos farmacológicos típicos para insônia de forma semelhante aos indivíduos saudáveis. Já os pacientes em fase final de vida ou mais debilitados podem ser mais suscetíveis aos efeitos adversos das drogas e ter maior risco de interação medicamentosa e de comprometimento renal e hepático. Os potenciais efeitos adversos de qualquer medicação proposta devem ser levados em consideração.

Com relação ao manejo não farmacológico, temos:

- Ajuste ambiental: com manutenção de quarto escuro, silencioso e com temperatura adequada; limitação do uso de computadores, *smartphones* e *iPads* e outros estímulos (televisão, música alta) à noite, cama e colchão confortáveis.
- Modificações no estilo de vida: reduzir ou evitar sonecas ou cochilos, não ficar muito tempo na cama, evitar exercícios no período noturno, exposição adequada à luz brilhante durante o dia, evitar o excesso de cafeína, o consumo de álcool e nicotina, evitar alimentação pesada ou ingesta de líquidos excessiva no jantar, não assistir televisão nem fazer trabalhos na cama, não ficar o tempo todo olhando as horas.
- Exercício físico: pode melhorar a fadiga, mas não há evidência suficiente para melhora de medidas subjetivas ou objetivas do sono.
- Incentivar a manutenção de rotinas familiares, desde que o paciente seja capaz. E à medida que a doença progride, a rotina deve ser ajustada de acordo com a tolerabilidade do paciente.
- Minimizar as interrupções do sono do paciente, tentando manter o ambiente tranquilo, silencioso e favorável ao sono.

Para os pacientes internados, as medicações ou ordens médicas devem ser realizadas quando o paciente estiver acordado, evitando medicamentos, alteração de dosagens ou drogas parenterais, fluidos e/ou nutrição no período noturno, assim como deve-se limitar as visitas nos horários em que o paciente não quiser ser perturbado.

Nos casos de insônia, além das modificações ambientais, a terapia comportamental, com higiene do sono, controle de estímulos, restrição do sono com reestruturação cognitiva, meditação e técnicas de relaxamento, é considerada como primeira linha e deve ser a terapia inicial na maioria dos pacientes, afim de evitar efeitos colaterais das medicações.[59]

Há estudos mostrando que terapia com luz intensa diariamente por 30 minutos durante quimioterapia mostrou melhora da atividade do ritmo circadiano, fadiga mais estável e melhora na qualidade de vida.[48]

O *mindfulness* ou atenção plena foi considerado uma técnica capaz de melhorar ligeiramente o sono de pacientes com insônia e sem apresentar efeito adverso, podendo ser uma técnica segura em determinadas populações, porém precisa de mais estudos na população oncológica.[60]

Nos pacientes oncológicos com insônia, geralmente tenta-se iniciar o tratamento com medidas não farmacológicas, antes de iniciar medicações para insônia, devido aos riscos e consequências indesejadas. E quando for necessário, tentar a menor dose efetiva do fármaco. Não existe uma abordagem farmacológica única que possa ser recomendada para todos os pacientes oncológicos, precisando ser individualizada.

As medicações mais usadas são:

- Antidepressivos:
  - *Mirtazapina:* na dose de 7,5 a 15 mg, pode ter efeito sedativo, sobretudo em paciente com depressão ou ansiedade.[61]
  - *Doxepina:* na dose de 6 mg, pode apresentar efeitos colaterais como tontura, boca seca, turvação visual, constipação e retenção urinária.[62]
  - Trazodona: um estudo observacional analisou o impacto da trazodona em indivíduos oncológicos com insônia, mostrando que 50% dos pacientes tratados com doses baixas (12,5 a 25 mg) tiveram períodos de sono mais longos e menos pesadelos. Tais dados foram mostrados numa revisão da Cochrane em 2014 e enfatizado sua boa tolerabilidade e sem efeitos adversos graves.[63] Hipnóticos não benzodiazepínicos, tal como os benzodiazepínicos, aumentam o risco de efeitos adversos.[63-65]

Agonistas seletivos do receptor de melatonina:

- *Ralmeteon*: seu uso deve ser evitado em pacientes com uso concomitante de ciprofloxacino por serem metabolizados pela via CYP450 1A2.
- Agomelatonina.

- *Benzodiazepínicos:* classe de medicação mais prescrita para tratamento de insônia na população em geral, e seus efeitos colaterais devem ser cuidadosamente considerados nos pacientes oncológicos. Alguns pacientes apresentam rápido desenvolvimento de tolerância, o que pode ser a causa do retorno dos sintomas da insônia; podem levar a sintomas de retirada quando descontinuados e seu potencial de comprometimento cognitivo e maior risco de quedas também devem ser avaliados. É mais preocupante em pacientes com função respiratória prejudicada, como naqueles com DPOC. E, quando associados ao uso de opioides, podem potencializar uma depressão do sistema nervoso central. Não há estudos prospectivos ou de longo prazo para avaliar a eficácia e a segurança do uso prolongado (duas semanas ou mais) em pacientes oncológicos. Assim, seu uso deve ser criterioso, de acordo com o estado atual do paciente, prognóstico, objetivos e condições médicas subjacentes.

- Anti-histamínico
  - *Difenidramina:* propriedades sedativas e efeitos anticolinérgicos (boca seca, prejuízo cognitivo, *delirium*), rápido desenvolvimento de tolerância, falta de dados de segurança ao paciente oncológico. Seu uso deve ser desencorajado para esse fim.
  - *Melatonina:* neuro-hormônio secretado pela glândula pineal que pode ajudar na manutenção do ciclo sono-vigília. Os ensaios duplo-cegos controlados com placebo não demonstraram resultados consistentes em termos de relação dose-resposta, benefícios e riscos, embora a maioria dos especialistas acredite que, em doses de 0,3 a 20 mg possa ser bem tolerada sem efeitos adversos. Em geral, não parece ser eficaz para insônia, com possível exceção

nos pacientes com síndrome da fase atrasada do sono e em um subgrupo de pacientes com baixos níveis de melatonina. Parece reduzir a latência do sono e atuar nos despertares frequentes noturnos ou matinais em pacientes em cuidados paliativos. Ressaltando que pode haver inconsistências de dose e qualidade nas preparações de diferentes marcas.

☰ Situações especiais

- Se um paciente oncológico tiver insônia como resultado de um *delirium*, prescrever um hipnótico não benzodiazepínico ou usar difenidramina ou melatonina para tratar a insônia provavelmente irá piorar o *delirium*.

- Um paciente com neoplasia pulmonar já submetido a pneumectomia, em fase terminal, com insônia, pode ter piora da função respiratória se for iniciado benzodiazepínico.

O impacto do tratamento medicamentoso é mais relevante e preocupante na população mais idosa e naqueles com comprometimento cognitivo de base, sobretudo na fase moderada ou grave.

As comorbidades e a polifarmácia podem aumentar a suscetibilidade aos efeitos adversos e assim deve se reforçar as orientações em relação à higiene do sono. É importante também lembrar das alterações do sono relacionadas com o envelhecimento fisiológico, como maior período de latência do sono, maior número de despertares noturnos, menor eficiência do sono, despertar precoce pela manhã, mais cochilos, menor tempo de duração total do sono, diminuição das ondas lentas e do sono com rápido movimento dos olhos (REM), aumento dos estágios I e II do sono sem movimento rápido dos olhos (NREM).

Os pacientes com demência podem ter insônia relacionada com o quadro e, nesses casos, cabe uma avaliação detalhada do quadro,

frisar higiene do sono e evitar medicamentos afim de minimizar efeitos adversos e, quando necessário, iniciar com doses baixas e reavaliar frequentemente. A insônia desses pacientes demenciados pode afetar significativamente a qualidade do sono dos cuidadores e isso prejudicar o cuidado dos próprios pacientes. Os cuidadores podem ter um impacto negativo sobre o humor, mais irritabilidade, depressão, ansiedade, raiva e sentimento de culpa, diminuindo a capacidade geral de prover os cuidados.[65,66]

Os profissionais de saúde devem ter consciência do quão comum são os distúrbios do sono em pacientes oncológicos (relacionados direta ou indiretamente com o câncer e seu tratamento) e de suas interfaces multifatoriais. O impacto da insônia sobre a qualidade do sono dos outros membros da família, amigos e cuidadores dos pacientes é significativo, podendo afetar o cuidado e a permanência desses pacientes no domicílio. Espera-se mais estudos para esclarecer os mecanismos celulares e moleculares desses sintomas, sobretudo o papel das citocinas, e o desenvolvimento de intervenções específicas durante o curso da doença oncológica.

☰ *Delirium*

O *delirium* ou estado confusional agudo é um distúrbio neurocognitivo comum em idosos e em pacientes com câncer, principalmente naqueles com doença avançada e nas últimas horas ou dias de vida. E pode ser um marcador de pior prognóstico em pacientes hospitalizados e institucionalizados. Algumas ferramentas prognósticas usadas em pacientes com câncer terminal, como o Índice Prognóstico Paliativo (PPI) e Predição da Mortalidade Hospitalar em Pacientes com Câncer Avançado (IMPACT), incluíram o *delirium* como uma variável. O escore do Prognóstico Paliativo (PaP) foi recentemente atualizado também com a incorporação do *delirium* (escore D-PaP).[67,68]

Nos casos oncológicos, o *delirium* pode estar relacionado diretamente com o câncer, podendo variar de acordo com o local e o tipo do tumor, pode também estar relacionado com o tratamento do câncer, com complicações decorrentes do câncer (estado de hipercoagulabilidade – síndrome de Trousseau, acidente vascular encefálico, embolia pulmonar, caquexia e desnutrição, distúrbios eletrolíticos) e ainda com as comorbidades existentes nesses pacientes.

De acordo com o Manual Diagnóstico e Estatístico de Distúrbios Mentais da American Psychiatric Association, quinta edição (DSM-5), o diagnóstico de *delirium* requer os seguintes critérios:

- Perturbações da atenção e da consciência em um período curto de tempo e que tende a flutuar no decorrer do dia.
- Perturbação nas funções cognitivas (p. ex., memória, orientação, linguagem, habilidade espacial, visual e/ou percepção).
- Essas perturbações não são explicadas por nenhum outro transtorno cognitivo e não estão associadas a nenhum contexto de coma.
- História, exame físico ou resultado de exames laboratoriais indicam que os distúrbios são causados por uma condição médica geral, intoxicação por substância, retirada ou efeito adverso de medicação.

Os subtipos de *delirium* foram delineados com base no comportamento psicomotor do paciente e no nível de agitação, podendo ser de 3 tipos: hipoativo, hiperativo ou misto.

O *delirium* em pacientes oncológicos pode muitas vezes ser diagnosticado de forma errônea, confundindo-se com casos de ansiedade, depressão, demência ou psicose.

E para muitos pacientes em processo de terminalidade de doenças crônicas (DPOC, doença renal, insuficiência cardíaca e outras doenças graves que ameaçam a vida como as neoplasias), a disfunção cerebral sem uma causa reversível definida, manifestada por *delirium*, é uma complicação comum que antecede a morte. No entanto, para muitos pacientes em cuidados paliativos, vários fatores podem contribuir para o aparecimento do quadro confusional e muitos são potencialmente reversíveis, por exemplo:

- Toxicidade induzida por opioides.
- Tumor cerebral, metástases e edema cerebral.
- Tratamento do câncer com quimioterapia e/ou radioterapia.
- Uso de psicotrópicos e anticolinérgicos.
- Alteração metabólica (aumento de cálcio, diminuição do sódio e insuficiência renal).
- Distúrbio do sono e outras causas de privação de sono.
- Sepse.
- Síndromes paraneoplásicas (encefalite).

Pacientes com câncer de sistema nervoso central, primário ou metastático, podem ter sinais de *delirium*, com alteração abrupta na marcha ou outros distúrbios motores, paralisia dos nervos cranianos ou mudanças sensoriais, sendo imprescindível descartar doença leptomeningea. As síndromes paraneoplásicas, em especial as encefalites autoimunes, representam um grande desafio aos clínicos. A encefalite límbica pode apresentar sintomas neuropsiquiátricos importantes, e deve ser lembrada principalmente nos casos de câncer de pulmão de pequenas células, teratoma de ovário, timoma e câncer testicular. Outra alteração que pode cursar com *delirium* é a encefalopatia hepática, quando há comprometimento hepático, não devendo ser esquecida.

As causas relacionadas com o tratamento oncológico geralmente envolvem uso de agentes tóxicos e medicamentos sintomáticos para controle de efeitos colaterais do tratamento. A Tabela 9.19 mostra alguns agentes mais comuns e o clínico deve questionar as medicações em uso do paciente e também medicamentos recentemente interrompidos,

Tabela 9.19
Medicações comumente relacionadas com *delirium* em pacientes oncológicos

- Suporte quimioterápico: anti-histamínicos (difenidramina, hidroxizine), corticosteroides (dexametasona, prednisona)
- Antieméticos: anticolinérgicos (escopolamina *patch*), antidopaminérgicos (metoclopramida, antipsicóticos)
- Antidepressivos: tricíclicos (amitriptilina, nortriptilina, doxepina), inibidores seletivos da recaptação de serotonina (paroxetina), inibidores seletivos da recaptação de serotonina e noradrenalina (venlafaxina) e outros (bupropiona)
- Benzodiazepínicos: curta duração (alprazolam e temazepam), duração intermediária (lorazepam) e longa duração (clonazepam, diazepam)
- Analgésicos: opioides (morfina, codeína), relaxante muscular (carisoprodol, ciclobenzaprina)
- Imunossupressores: tacrolimus, sirolimus, corticosteroides (metilprednisolona, hidrocortisona e prednisona)
- Antineoplásicos: ifosfamide, bevacizumabe, pembrolizumabe, ipilkimumabe, nivolumabe

Tabela 9.20
Fatores predisponentes para *delirium*

Demográficos:
- Idade > 65 anos
- Sexo masculino

Estado cognitivo:
- Demência
- História prévia de *delirium*
- Depressão

Déficit sensorial:
- Déficit auditivo e visual

Redução da ingesta oral:
- Desidratação
- Desnutrição

Drogas:
- Polifarmácia
- Drogas psicoativas
- Álcool

Comorbidades:
- Doença grave ou terminal
- Múltiplas comorbidades
- História de AVE
- Doenças neurológicas
- Doença renal crônica ou hepática
- Fratura ou trauma

Estado funcional:
- Imobilismo
- História de quedas
- Constipação
- Privação de sono

Fonte: adaptada de Saxena S.[72]

Tabela 9.21
Fatores precipitantes do *delirium*

Condições e doenças associadas:
- Infecções, febre, choque, doença aguda grave, anemia, infarto agudo do miocárdio, insuficiência cardíaca, hipoxemia, distúrbios metabólicos, doenças endócrinas, retenção urinária, constipação intestinal, hipoalbuminemia

Cirurgias:
- Ortopédicas, cardíacas, circulação extracorpórea

Drogas:
- Overdose, sedativos, anticolinérgicos, anticonvulsivantes, síndrome de abstinência por álcool ou benzodiazepínicos

Ambientais e situacionais:
- Admissão em unidade de terapia intensiva, restrição física, cateter vesical, estresse emocional, privação de sono

Doenças neurológicas:
- AVE, traumatismo craniano, hemorragia subaracnóidea, encefalite, meningite, epilepsia

Fonte: adaptada de Saxena S.[72]

incluindo corticosteroides (pode resultar em insuficiência adrenal e distúrbio eletrolítico) e psicotrópicos relacionados com a síndrome de abstinência. O tratamento pode envolver outras medidas não farmacológicas que aumentam o risco de *delirium*, como mudanças repentinas em quartos de hospitais, exames e procedimentos realizados à noite e restrição no leito, principalmente em pessoas vulneráveis, idosos ou com déficit cognitivo.[69,70]

Os mecanismos fisiopatológicos do *delirium* ainda não são claros. Entretanto, a maioria das causas fisiológicas do *delirium* podem ser determinadas e revertidas. A etiologia do *delirium* é multifatorial, e inúmeros estudos dividem os fatores de risco em predisponentes e precipitantes, os mais comuns estão listados nas Tabelas 9.20 e 9.21. Muitos dos fatores de risco já estão presentes nesses pacientes com doenças terminais avançadas, apesar de poder melhorar com o tratamento de suas causas específicas.

O fato de o *delirium* ser reversível em até 50% dos casos ressalta a importância do seu reconhecimento precoce, avaliação e manejo correto quando com agressividade.

O *delirium* hiperativo caracteriza-se por uma maior atividade psicomotora e é o tipo de *delirium* mais facilmente reconhecido. Sabe-se que está mais associado aos efeitos adversos de drogas anticolinérgicas, intoxicações medicamentosas e abstinência. É definido pela presença de três ou mais das seguintes características: hipervigilância, inquietação, fala rápida ou alta, raiva ou irritabilidade, impaciência, xingamentos, cantoria, risos, euforia, perambulação, distração, pesadelos e pensamentos persistentes. O *delirium* hipoativo caracteriza-se por menor atividade psicomotora, com letargia e confusão, e é menos reconhecido pelos profissionais de saúde. Ele caracteriza-se pela presença de quatro ou mais das seguintes características: diminuição do estado de vigília, fala lenta, letargia, diminuição da atividade motora e do olhar, apatia. E está mais relacionado com desidratação e encefalopatias. O *delirium* misto é caracterizado por componentes hipoativos e hiperativos.

A identificação do *delirium* é de extrema importância, já que 50% dos casos são reversíveis e muitas vezes com medidas não farmacológicas.[71,72]

O *delirium* apesar de ter sinais e sintomas estabelecidos é de difícil diagnóstico. Em idosos em cuidados paliativos, o Confusion Assessment Method (CAM) é uma ferramenta de triagem, de rápida e fácil aplicação, que ajuda a identificar as características necessárias para o diagnóstico de *delirium*, sendo útil na distinção de idosos com quadros demenciais.[73] Pode ser realizado em salas de emergência e em pacientes internados de longa permanência. Existe também uma versão para pacientes em unidades de terapia intensiva que é o CAM-ICU. Outra ferramenta traduzida para o português é o Memorial Delirium Assessment Scale (MDAS) que foi desenvolvido para avaliar a gravidade do *delirium* a qualquer

momento. É composto de dez questões com quatro alternativas cada, sendo três o valor limite por questão, totalizando trinta pontos. Quanto maior o número de pontos, maior a severidade do *delirium* e o ponto de corte é de seis pontos.

O diagnóstico de *delirium* requer a presença dos seguintes critérios: início agudo com curso flutuante e desatenção, associados ao pensamento desorganizado ou alteração do nível de consciência.

O médico deve interrogar a família e cuidadores sobre o estado mental de base do paciente. Nos pacientes com demência, o diagnóstico de *delirium* torna-se mais difícil de ser reconhecido e muitas vezes é pouco diagnosticado, ressaltando a importância do conhecimento do estado cognitivo prévio do paciente. No exame físico, deve-se procurar evidências de infecção, desidratação ou falência de algum órgão.

Efeitos adversos de medicações (opioides, corticosteroides, benzodiazepínicos e anticolinérgicos) e abstinência de medicamentos de uso crônico precisam ser revistos como possíveis causas de *delirium*.

Quadros de desnutrição e desidratação também são comuns em pacientes idosos e contribuem para maior suscetibilidade a efeitos adversos de medicamentos, devido a alteração da farmacocinética e farmacodinâmica desses indivíduos. A distribuição e metabolização de fármacos também devem ser considerados nos pacientes que evoluem com insuficiência renal ou hepática.

Testes laboratoriais podem auxiliar na identificação de anormalidades metabólicas como distúrbio eletrolítico e alterações infecciosas. O eletrocardiograma e os marcadores de necrose miocárdica podem diagnosticar infarto agudo do miorcárdio e, em alguns casos, um eletroencefalograma pode ser útil para excluir *status* epiléptico e crises convulsivas. Exames de imagens cerebrais também podem ser usados para descartar metástases cerebrais, hemorragia intracraniana ou isquemia e punção lombar para descartar meningite.

No entanto, quando diante de um idoso com *delirium* em cuidados de fim de vida, o médico deve ter uma abordagem individualizada e criteriosa das investigações etiológicas. E estas devem ser guiadas pelas metas de atendimento, avaliando os riscos e os benefícios da solicitação dos exames, devendo ser solicitados apenas se forem conduzir a estratégias específicas.[74]

≡ Manejo clínico

O manejo deve ser multimodal com avaliação dos fatores precipitantes, implementação de estratégias não farmacológicas e farmacológicas, e realizado de maneira multidisciplinar.

A prevenção do *delirium* é extremamente importante, com atuação nos fatores predisponentes modificáveis; por exemplo, evitar desidratação, privação de sono, constipação intestinal e retenção urinária, bem como estimular a deambulação, usar objetos orientadores como relógio e calendário, corrigir deficits sensoriais e realizar prescrição criteriosa de medicações, sendo capazes de diminuir o risco de *delirium* nesses pacientes. Se não for possível prevenir o *delirium*, sua identificação precoce pela equipe, especialmente por enfermeiros, auxilia na reversão da situação, melhorando a qualidade de vida do paciente, o bem-estar do paciente e de seus cuidadores e familiares e possibilitando uma morte digna ao idoso.

O tratamento dos sintomas de *delirium* inicia-se com a avaliação e a identificação das possíveis etiologias envolvidas, com correção das causas reversíveis e reconhecendo se o evento é um prenúncio de morte iminente.

Para estabelecer a reversibilidade potencial de um *delirium*, é importante saber o diagnóstico principal do paciente e suas comorbidades, prognóstico, *status* funcional e metas de tratamento.

Intervenções não farmacológicas são medidas fundamentais no controle do *delirium*; por exemplo, hidratação e nutrição, oferta de oxigênio, manutenção da função intestinal e vesical adequadas, otimização da higiene do sono, estimulo à mobilização, tratamento da dor, orientação frequente e correção de déficits visuais e auditivos.

Quando possível, a restrição física deve ser evitada, uma vez que se trata de um fator de risco independente para a manutenção do *delirium*, e podem haver alternativas como a manutenção de um acompanhante familiar, a realização de modificações ambientais para aumentar a sensação de familiaridade, iluminação adequada e bom controle da temperatura ambiente.

A revisão criteriosa da prescrição é muito importante, já que várias medicações (anticolinérgicos, quimioterápicos, antipsicóticos, corticosteroides) são potenciais causadores de *delirium* e muitas delas tornam-se fúteis na fase final da vida.

Entre os antipsicóticos, o haloperidol é a droga de escolha para o controle do *delirium* hiperativo, quando não for possível controlar com medidas não farmacológicas, devido a sua ampla evidência, alta potência, menor efeito sedativo, disponibilidade da forma farmacêutica e falta de metabólitos ativos. Dose inicial baixa de 0,5 a 1,0 mg com aumento gradual até obter o controle desejado da agitação. Pode ser usado por via oral, subcutânea ou intramuscular. Para o controle rápido da agitação, os antipsicóticos devem ser titulados até se obter controle do quadro, assim pode-se repetir a dose a cada 15 minutos quando usado pela via endovenosa, a cada 30 minutos quando por via subcutânea e a cada 60 minutos quando por via oral.

Os antipsicóticos atípicos também podem ser usados, porém com menos opção de vias de administração. Como exemplo: a risperidona

(0,5 a 1,0 mg/dia), olanzapina (2,5 a 5,0 mg/dia) e quetiapina (25 a 100 mg/dia), todos por via oral.[75]

Se o haloperidol não for eficaz com doses plenas após 24 a 48 horas, outros neurolépticos mais sedativos, como olanzapina ou clorpromazina podem ser alternativas em pacientes com sinais e sintomas persistentes de *delirium* refratário ao tratamento.

Embora seja claro na literatura de que os benzodiazepínicos não devem ser usados nos pacientes com *delirium*, o uso cuidadoso de lorazepam pode ser apropriado em pacientes com anormalidades cardíacas, como intervalo QTc prolongado, o qual impede o uso de antipsicóticos ou nos casos em que a suspeita etiológica do *delirium* seja síndrome neuroléptica maligna ou abstinência alcóolica. O lorazepam pode ser usado em conjunto com antipsicóticos típicos como haloperidol para comportamentos perigosos refratários ao tratamento. Se os sintomas persistirem além dessa terapia combinada, os médicos devem reavaliar possíveis causas subjacentes de *delirium*.

Os médicos devem priorizar a monoterapia sempre que possível para evitar síndrome neuroléptica maligna, condição caracterizada por instabilidade autonômica, febre, rigidez severa e mudanças no estado mental, difícil de ser distinguida de algumas condições clínicas como sepse.[76]

Pacientes que não melhoram com pelo menos dois neurolépticos diferentes podem se beneficiar de sedação parenteral com midazolam subcutâneo. Esse benzodiazepínico é altamente lipossolúvel, potente e tem uma meia-vida curta, permitindo uma titulação rápida.

A subnotificação e a presença frequente de *delirium* em pacientes oncológicos merecem maior atenção, visto que por meio da prevenção, identificação correta do *delirium* e, consequentemente, seu tratamento e cuidados, é possível ser gerenciável, melhorar a qualidade de vida, reduzir o tempo de hospitalização e o número de reinternações.

☰ Caso clínico

O controle de sintomas como depressão, distúrbios do sono e ansiedade e *delirium* em cuidados paliativos não deve se restringir a terapêuticas farmacológicas. Assim, muitas vezes, o acompanhamento psicológico, com o tratamento farmacológico, pode auxiliar na minimização do sofrimento psíquico e, por vezes, até substituir o uso de psicotrópicos.[77]

Atrelado a isso, não se pode deixar de considerar que, por vezes, reações esperadas de tristeza e angústia em determinados contextos são erroneamente diagnosticadas como depressão e ansiedade. No caso do paciente oncológico em cuidados paliativos, por exemplo, não é infrequente a tentativa de se medicalizar o luto, que é um processo natural e esperado ante a todas as perdas que o paciente experiencia e que, geralmente, são inerentes ao processo de adoecimento e ao próprio tratamento.[78]

Desse modo, o estabelecimento do diagnóstico e do tratamento mais adequado não é sem a escuta de cada caso, que deve ser considerado em sua singularidade. A seguir trazemos uma vinheta clínica que exemplifica o que foi exposto até o momento. Cabe ressaltar, entretanto, que entre as teorias que podem nortear a escuta do psicólogo hospitalar, a psicanálise se apresenta aqui como o arcabouço teórico e ético que embasa nossa prática. Passemos ao caso.

Jorge deu entrada no pronto atendimento com desconforto respiratório e, depois de avaliado e medicado, foi encaminhado para a unidade de internação oncológica e, após investigações, foi diagnosticado, aos 86 anos, com recidiva de neoplasia pulmonar metastática. A partir disso, esse paciente, que fez seu primeiro tratamento com a mesma equipe há 4 anos e sempre se mostrou alegre e confiante com relação ao tratamento, encontrava-se apático, negando-se a aderir a terapêuticas auxiliares como a fisioterapia e recusando alguns cuidados da enfermagem como banho e administração de alguns medicamentos.

Naquele momento, a equipe médica hipotetiza que o paciente sofria de depressão maior; mas, após perceber que o uso de antidepressivos não estava surtindo efeito, solicita avaliação psicológica para o paciente. "A única coisa que ele diz é que quer morrer", relata médico oncologista. Nos primeiros atendimentos, Jorge fechava os olhos e recusava o atendimento, apesar de, curiosamente, ter concordado com o encaminhamento. Com o passar do tempo, aceitava me receber, mas continuava dizendo que queria morrer. Essa fala que se repetia fazia com que, para a equipe, o diagnóstico de depressão maior se reafirmasse ainda mais.

Contudo, ao discutir o caso com o médico, a fala que causava horror na equipe se apresenta com algo de novo. "Não sei mais o que fazer. Hoje ele me disse: doutor eu *só quero morrer*", diz o médico angustiado. Ou seja, o que Jorge tentava dizer repetidamente, mas que até aquele momento não havia sido escutado, era que havia um objeto de investimento – a morte. Jorge dizia a todo tempo *só* o que queria: a morte.

Se pensarmos do ponto de vista fenomenológico, o que, por sua vez, é algo avesso a forma de se realizar o diagnóstico diferencial em psicanálise, poderíamos "forçar" uma certa aproximação entre o diagnóstico psiquiátrico de depressão maior e o diagnóstico de melancolia, que, por sua vez, seria um tipo clínico entre as psicoses. Freud foi o primeiro a se atentar para diferença entre o luto normal e a melancolia, afirmando que, apesar de ambos poderem ser considerados maneiras de o sujeito se posicionar diante de uma perda, enquanto "no luto, é o mundo que se torna pobre e vazio; na melancolia, é o próprio eu" (p. 251).[80] Dessa forma, a melancolia: se caracteriza por um desânimo profundamente penoso, cessação de interesse pelo mundo externo, perda da capacidade de amar, inibição de toda a produtividade, e uma diminuição dos sentimentos de autoestima – "sentimento de estima de si" – a ponto de encontrar expressão em se recriminar e em se degradar, culminando ainda numa expectativa delirante de punição. No luto, "a perturbação da estima de si" está ausente, assim como a expectativa delirante de punição (p. 72-73).[81]

Com isso, se no luto a perda é de um objeto, na melancolia há uma identificação do eu com o objeto perdido e, por isso, "o melancólico representa seu eu como desprovido de valor, incapaz de qualquer realização e moralmente desprezível" (p. 73).[81]

Assim, se na melancolia há a impossibilidade de escolha de um novo objeto de investimento, isso não acontece após o período de elaboração de um luto, nomeado por Freud de "normal". Dessa forma, Jorge não estaria deprimido, apesar de triste. Na verdade, o luto pela perda de si parecia estar sendo elaborado e o resultado era poder novamente eleger um objeto de investimento: a morte.

Evidentemente, isso causava horror e ensurdecia a equipe, que não admitia que um paciente, com uma doença incurável e extremamente agressiva, pudesse querer falar de sua própria morte. Por isso, era importante dar voz ao que Jorge parecia estar querendo dizer, desde o início de sua internação.

Assim, no atendimento que procedeu a discussão do caso com o médico titular, a fala "eu só quero morrer" pode ser escutada para além do plano do enunciado e, portanto, da equivalência imaginária entre desejo de morte e depressão. Alçado ao âmbito simbólico da enunciação, o dito "eu só quero morrer", pode ser escutado de modo que algo da posição subjetiva do sujeito diante do seu sofrimento pudesse ser questionado, produzindo certa implicação com o dito. "Dessa forma?" – questiona o analista. Neste momento, "eu só quero morrer", deixa de ser apenas uma queixa relativa ao cansaço decorrente do sofrimento e passa ao estatuto de questão – como quero morrer? Com isso, Jorge começa a falar sobre o que para ele representava a própria morte. Para Jorge não havia o medo da morte, mas do sofrimento advindo desse processo.

Dessa dialetização, portanto, decorre a implicação do sujeito: "como posso fazer para morrer sem tanto sofrimento?" – questiona Jorge. Dessa forma, sair do leito e tomar banho poderiam evitar úlceras de pressão e, consequentes infecções e quadros de dor; a fisioterapia, por sua vez, poderia diminuir seu sofrimento respiratório. Ou seja, se antes Jorge colocava-se em um lugar de objeto à espera do ideal de morte – "Quero morrer em um estalar de dedos." – naquele momento passa a condição de sujeito, fazendo uso da vida que lhe restava para que pudesse ter um processo de morte com menos sofrimento.

≡ Considerações finais

Sintomas como depressão, ansiedade, insônia e *delirium* em pacientes oncológicos em cuidados paliativos geralmente podem ter em sua origem múltiplos fatores, estando relacionados com o próprio tratamento oncológico, como a outros sintomas como dor, desconforto respiratório, fadiga, entre outros.

Assim, a utilização de psicotrópicos para tratar tais sintomas deve ser feita de forma cuidadosa e não sem um cálculo clínico, levando em consideração desde a possibilidade de interações medicamentosas, que podem ser extremamente prejudicais ao paciente, até o uso fútil desse tipo de tratamento.

Neste sentido, com o tratamento psiquiátrico, recorrer a estratégias de tratamento não farmacológicas como a avaliação e o acompanhamento psicológico são de grande importância nos cuidados paliativos de forma geral e, em especial, na oncologia. Afinal, não se pode deixar de considerar que há um sofrimento que é inerente ao processo de adoecimento e ao próprio tratamento e que não cessa com o uso de psicotrópicos.

Há sofrimentos, portanto, que dizem da posição simbólica do paciente ante o adoecimento e a possibilidade de morte e que, portanto, precisam ser escutados. Apenas dessa

forma, ao tomar a palavra, o paciente poderá ter notícias de sua posição diante do que diz e, a partir disso, possa se questionar sobre sua participação no sofrimento do qual se queixa. Com isso, ao transformar a queixa em questão, passa-se da condição de objeto para a posição de sujeito e então talvez alguma mudança na forma de se sofrer seja possível.

≡ Referências

1. Stark D, Kiely M, Smith A, Velikova G, House A, Selby P. Anxiety disorders in cancer patients: their nature, associations, and relation to quality of life. Journal of Clinical Oncology. 2002; 20,3137-48.

2. Lederberg MS. (2003). Psycho-oncology. In: Sadock BJ, Sadock VA (eds.) Kaplan and Sadock's synopsis of psychiatry. 9th ed. Philadelphia, PA. p. 1351-65.

3. Parkes CM. Luto: estudos sobre a perda na vida adulta. São Paulo: Summus, 1998.

4. Greer S, Watson M. Mental adjustment to cancer: its measurement and prognostic significance. Cancer Surveys. 1987; 6,439-53.

5. Stiefel F. Razavi D. Common psychiatric disorders in cancer patients. II. Anxiety and acute confusional states. 1994.

6. Wein S, Sulkes A, Stemmer S. The oncologists' role in managing depression, anxiety and demoralization in advanced cancer. Cancer Journal. 2010; 16(5),493-9.

7. Wein S, Amit L. Adjustment disorders and anxiety. In: Cherny N, Fallon M, Kaasa S, Portenoy R, Currow DC, eds. Oxford textbook palliative medicine. 5th ed. 2015.

8. Roy-Byrne PP, et al. Anxiety disorders and comorbid medical illness. Gen Hosp Psychiatry. 2008 May-Jun;3 0(3):208-25.

9. Kolva E, Rosenfeld B, Pessin H, Breitbart W, Brescia R. Anxiety in terminally ill cancer patients. Journal of Pain and Symptom Management. 2011; 42(5): 691-701.

10. Yalom ID. The gift of therapy. New York, NY: Harper Collins; 2002.

11. Breitbart W, Rosenfeld B, Gibson C, et al. Meaning-g-centered group psychotherapy for patients with advanced cancer: a pilot randomized controlled trial. Psycho-Oncology. 2010; 19(1),21-8.

12. Koen N, Stein DJ. Pharmacotherapy of anxiety disorders: a critical review. Dialogues in Clinical NeuroSciences. 2011; 13,423-437.

13. Rickels K, et al. Pregabalin for treatment of generalized anxiety disorder: a 4-week, multicenter, double-blind, placebo-controlled trial of pregabalin and

13. alprazolam. Arch Gen Psychiatry. 2005 Sep; 62(9): 1022-30.

14. McQuellon RP, et al. Reducing distress in cancer patients with an orientation program. Psychooncology. 1998 May-Jun; 7(3):207-17.

15. Roth AJ, Massie MJ. Anxiety and its management in advanced cancer. Curr Opin Support Palliat Care. 2007 Apr; 1(1):50-6.

16. Jackson KC, Lipman AG. Drug therapy for anxiety in palliative care. Cochrane Database of Systematic Reviews, 2004.

17. Arch JJ, Craske MG. First-line treatment: a critical appraisal of cognitive behavioral therapy developments and alternatives. Psychiatr Clin North Am. 2009 Sep; 32(3):525-47.

18. Manual Diagnóstico e Estatístico de Transtornos Mentais: DSM-5. American Psychiatric Association. 5. ed. Artmed; 2014.

19. Miller K, Massie MJ. Depressive disorders. In: Holland JC (eds.) Psycho-Oncology. New York: Oxford University Press. 2010; p. 177-86.

20. Ebrahimi B, Tucker SL, Li D, Abbruzzese JL, Kurzrock R. Cytokines in pancreatic carcinoma: correlation with phenotypic characteristics and prognosis. Cancer. 2004; 101(12),2727-36.

21. Derogatis LR, Morrow GR, Fetting J, et al. The prevalence of psychiatric disorders among cancer patients. Journal of the American Medical Association. 1983; 249(6),751-7.

22. Mitchell AJ, Chan M, Bhatti H, et al. Prevalence of depression, anxiety, and adjustment disorder in oncological, haematological, and palliative-care settings: a meta-analysis of 94 interview-based studies. Lancet Oncology. 2011; 12(2),160-74.

23. Wilson KG, Chochinov HM, Skirko MG, et al. Depression and anxiety disorders in palliative cancer care. Journal of Pain and Symptom Management. 2007; 33(2),118-29.

24. DiMatteo MR, Hanskard-Zolnierek KB. Impact of depression on treatment adherence and survival from cancer. In: Kissane DW, Maj M, Sartorius N. (eds.) Depression and Cancer. Oxford: Wiley-Blackwell. 2011; pp. 101-24.

25. Kissane DW, Doolittle M. Depression, demoralization, and suicidality. In: Cherny N, Fallon M, Kaasa S, Portenoy R, Currow DC. (eds.) Oxford Textbook Palliative Medicine. 5th ed. 2015.

26. Ewertz M. Bereavement and breast cancer. British Journal of Cancer. 1986; 53(5),701-3.

27. Li J, Johansen C, Hansen D, Olsen J. Cancer incidence in parents who lost a child: a nationwide study in Denmark. Cancer. 2002; 95(10),2237-42.

28. Chwastiak LA, Rosenheck RA, Kazis LE. Association of psychiatric illness and obesity, physical inactivity, and smoking among a national sample of veterans. Psychosomatics. 2011; 52(3),230-6.

29. Fanger PC, Azevedo RCS, Mauro MLF, Lima DD, Gaspar KC, Silva VF, Nascimento WTJ, Botega NJ. Depressão e comportamento suicida em pacientes oncológicos hospitalizados: prevalência e fatores associados. Assoc Med Bras. 2010; 56(2):173-8.

30. Chochinov HM, Wilson KG, Enns M, et al. Desire for death in the terminally ill. American Journal of Psychiatry. 1995; 152(8),1185-91.

31. Emanuel EJ, Fairclough DL, Daniels ER, Clarridge BR. Euthanasia and physician-assisted suicide: attitudes and experiences of oncology patients, oncologists, and the public. Lancet. 1996; 347(9018): 1805-10.

32. Breitbart W, Gibson C, Poppito SR, Berg A. Psychotherapeutic interventions at the end of life: a focus on meaning and spirituality. Canadian Journal of Psychiatry. 2004; 49(6),366-72.

33. Onwuteaka-Philipsen BD, van der Heide A, Koper D, et al. Euthanasia and other end-of-life decisions in the Netherlands in 1990, 1995, and 2001. Lancet. 2003; 362(9381),395-9.

34. Hem E, Loge JH, Haldorsen T, Ekeberg O. Suicide risk in cancer patients from 1960 to 1999. Journal of Clinical Oncology. 2004; 22(20),4209-16.

35. van der Lee ML, van der Bom JG, Swarte NB, Heintz AP, de Grae A, van den Bout J. Euthanasia and depression: a prospective cohort study among terminally ill cancer patients. Journal of Clinical Oncology. 2005; 23(27),6607-12.

36. Hooper SC, Vaughan KJ, Tennant CC, Perz JM. Major depression and refusal of life-sustaining medical treatment in the elderly. Medical Journal of Australia. 1996; 165(8),416-9.

37. Kissane D, Clarke D, Street A. Demoralization syndrome – a relevant psychiatric diagnosis for palliative care. Journal of Palliative Care. 17(1),12-21.

38. Zylicz Z. Palliative care and euthanasia in the Netherlands. In: Foley K. (eds.) Case against assisted suicide – for the right to end-of-life care, Baltimore, MD: Johns Hopkins University Press. 2002; pp. 122-43.

39. Grassi L, et al. The use of antidepressants in oncology: a review and practical tips for oncologists. Annals of Oncology, Volume 29, Issue 1, 1 January 2018, pp. 101-11.

40. Rayner L, Price A, Evans A, Valsraj K, Higginson IJ, Hotopf M. Antidepressants for depression in physically ill people. Cochrane Database of Systematic Reviews. 2010.

41. Waring WS, Gray JA, Graham A. Predictive factors for generalized seizures after deliberate citalopram overdose. British Journal of Clinical Pharmacology. 2008; 66(6),861-5.

42. Buijs C, Mom CH, Willemse PH, et al. Venlafaxine versus clonidine for the treatment of hot ashes in

breast cancer patients: a double-blind, randomized cross-over study. Breast Cancer Research and Treatment. 2009; 115(3),573-80.

43. Demierre MF, Taverna J. Mirtazapine and gabapentin for reducing pruritus in cutaneous T-cell lymphoma. Journal of the American Academy of Dermatology. 2006; 55(3),543-4.

44. Aubert RE, Stanek EJ, Yao J, et al. Risk of breast cancer recurrence in women initiating tamoxifen with CYP2D6 inhibitors. Journal of Clinical Oncology. 2009; 27(18S).

45. Cronin-Fenton D, Lash TL, Sorensen HT. Selective serotonin reuptake inhibitors and adjuvant tamoxifen therapy: risk of breast cancer recurrence and mortality. Future Oncology. 2010; 6(6),877-80.

46. Richards S, Umbreit JN, Fanucchi MP, Giblin J, Khuri F. Selective serotonin reuptake inhibitor-induced rhabdomyolysis associated with irinotecan. Southern Medical Journal. 2003; 96(10),1031-3.

47. Kim HF, Fisch MJ. Antidepressant use in ambulatory cancer patients. Current Oncology Reports. 2006; 8(4), 275-81.

48. Ancoli-Israel S. Sleep disturbances in cancer: a review. SMR 2015; 6(2):45-9.

49. Kvale EA, Shuster JL. Sleep disturbance in supportive care of cancer: a review. J Palliat Med. 2006; 9:437.

50. Hugel H, Ellershaw JE, Cook L, et al. The prevalence, key causes and management of insomnia in palliative care patients. J Pain Symptom Manage 2004; 27:316.

51. Mercadante S, Aielli F, Adile C, et al. Sleep disturbances in patients with advanced cancer in different palliative care settings. J Pain Symptom Manage 2015; 50:786.

52. Yennurajalingam S, Balachandran D, Pedraza Cardozo SL, et al. Patient-reported sleep disturbance in advanced cancer: frequency, predictors and screening performance of the Edmonton Symptom Assessment System sleep item. BMJ Support Palliat Care. 2017; 7:274.

53. Glynn J, Gale S, Tank S. Causes of sleep disturbance in a specialist palliative care unit. BMJ Support Palliat Care. 2014; 4 Suppl 1:A56.

54. Davidson JR, MacLean AW, Brundage MD, Schulze K. Sleep disturbance in cancer patients. Soc Sci Med. 2002; 54:1309-21.

55. Savard J, Simard S, Blanchet J, Ivers H, Morin CM. Prevalence, clinical characteristics, and risk factors for insomnia in the context of breast cancer. Sleep. 2001; 24:583-90.

56. Savard J, Morin CM. Insomnia in the context of cancer: a review of a neglected problem. J Clin Oncol. 2001; 19:895-908.

57. International classification of sleep disorders, 3rd ed. American Academy of Sleep Medicine, Darien, IL; 2014.

58. Smith MT, Haythornthwaite JA. How do sleep disturbance and chronic pain inter-relate? Insights from the longitudinal and cognitive-behavioral clinical trials literature. Sleep Med Rev. 2004; 8:119.

59. Johnson JA, Rash JA, Campbell TS, et al. A systematic review and meta-analysis of randomized controlled trials of cognitive behavior therapy for insomnia (CBT-I) in cancer survivors. Sleep Med Rev. 2016; 27:20.

60. Gong H, Ni CX, Liu YZ, et al. Mindfulness meditation for insomnia: a meta-analysis of randomized controlled trials. J Psychosom Res. 2016; 89:1.

61. Khoo SY, Quinlan N. Mirtazapine: a drug with many palliative uses. J Palliat Med. 2016; 19:1116.

62. Tanimukai H, Murai T, Okazaki N, et al. An observational study of insomnia and nightmare treated with trazodone in patients with advanced cancer. Am J Hosp Palliat Care. 2013; 30:359.

63. Sharafkhaneh A, Jayaraman G, Kaleekal T, et al. Sleep disorders and their management in patients with COPD. Ther Adv Respir Dis. 2009; 3:309.

64. Randall S, Roehrs TA, Roth T. Efficacy of eight months of nightly zolpidem: a prospective placebo-controlled study. Sleep. 2012; 35:1551.

65. Kolla BP, Lovely JK, Mansukhani MP, Morgenthaler TI. Zolpidem is independently associated with increased risk of inpatient falls. J Hosp Med. 2013; 8:1.

66. Carter PA. Caregivers' descriptions of sleep changes and depressive symptoms. Oncol Nurs Forum. 2002; 29:1277.

67. Maltby KF, Sanderson CR, Lobb EA, Phillips JL. Sleep disturbances in caregivers of patients with advanced cancer: a systematic review. Palliat Support Care. 2017; 15:125.

68. Inouye SK. Delirium in older persons. New England Journal of Medicine. 2006. 354(11):1157-65.

69. Bush SH, et al. Delirium in adult cancer patients: ESMO Clinical Practice Guidelines. Annals of Oncology. 2018; 0:1-23.

70. Irwin SA, Pirrello RD, et al. Clarifying delirium management: practical, evidence-based, expert recommendations of clinical practice. Journal of Palliative Medicine. 2013; 16(4):423-34.

71. Moyer DD. Review article: terminal delirium in geriatric patients with cancer at end of life. American Journal of Hospice & Palliative Medicine. 2011; 28(1):44-51.

72. Saxena S, Lawley D. Delirium in the elderly: a clinical review. Postgrad Med J. 2009.

73. Martins S, Fernandes L. Delirium in elderly people: a review. Frontiers in Neurology. 2012; 3:1-11.

74. Fabbri RMA, et al. Validity and reliability of the Portuguese version of the confusion assessment method (CAM) for the detection of delirium in the elderly. Arq Neuropsiquiatr. 2001; 59(2-A):175-9.

75. Kairalla MC, Santos KA, Moreira RL. Agitação e delirium. In: Moraes NS, Di Tommaso ABG, Nakaema KE, Pernambuco ACA, Souza PMR. Cuidados paliativos com enfoque geriátrico – a assistência multidisciplinar. São Paulo: Atheneu, 2014; 219-25.

76. Agar MR, Lawlor PG, et al. Efficacy of oral risperidone, haloperidol or placebo for symptoms of delirium among patients in palliative care: a randomized clinical trial. JAMA Internal Medicine. 2017; 177(1):34-42.

77. Scott AI, Pirrello RD, et al. Clarifying delirium management: practical, evidenced-based expert recommendations for clinical practice. J Palliative Med. 2013; 16(4):423-35.

78. Maté Méndez J, Hollenstein Prat MF, Gil FL. Insomnio, ansiedad y depresión en el paciente oncológico. Psicooncología Investig y clínica biopsicosocial en Oncol [Internet]. 2004; 1(2):211-30. Disponível em: https://dialnet.unirioja.es/servlet/articulo?codigo=1958474&orden=1&info=link%5Cnhttps://dialnet.unirioja.es/servlet/extart?codigo=1958474

79. Tomás-Sábado J, Gómez-Benito J. Variables relacionadas con la ansiedad ante la muerte. Vol. 56, Revista de Psicología General y Aplicada. 2003; 257-79.

80. Freud S. Luto e melancolia. Metapsicologia. 1992; (32):128-42.

81. Siqueira ESE. A depressão e o desejo na psicanálise TT – The depression and the desire in psychoanalysis. Estud pesqui psicol [Internet]. 2007; 7(1):68-77. Disponível em: http://pepsic.bvsalud.org/scielo.php?script=sci_arttext&pid=1808-42812007000100007&lng= pt&nrm=iso.

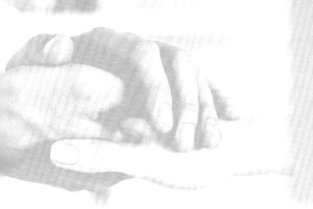

Capítulo 10

Ana Carolina Pires de Rezende
Juliana Karassawa Helito
Tatiana Leitão de Azevedo

Aspectos da Radioterapia nos Cuidados Paliativos

≡ Introdução

Radioterapia é uma modalidade de tratamento que utiliza a radiação ionizante para o tratamento de doenças oncológicas e não oncológicas. Sua principal interação ocorre no DNA celular, causando alterações importantes e levando a morte tumoral, sendo este o objetivo do tratamento.[1]

Cuidados paliativos são o conjunto de medidas ou intervenções que têm como intuito o alívio de sintomas provocados por uma enfermidade grave, seja ela oncológica ou não, melhorando a qualidade de vida dos pacientes.[2] Neste contexto, a radioterapia se torna uma excelente aliada no manejo de pacientes oncológicos e sintomáticos. Aproximadamente metades deles serão tratados com irradiação em algum momento da doença. Sintomas como dor, obstrução, sangramento são comuns e a terapia com irradiação ionizante tem um papel importante na paliação de sintomas com toxicidade aceitável.

Nesse contexto, pode-se citar a aplicabilidade da radioterapia em casos de:
- Metástases ósseas/dor
- Compressão medular
- Metástases cerebrais
- Síndrome de veia cava
- Obstrução brônquica
- Sangramentos

≡ Metástases ósseas e dor

Os ossos são os principais sítios de metástase à distância, sendo a ocorrência dela bastante comum na prática oncológica.[3] Tumores primários como mama, próstata e pulmão têm maiores chances de produzirem lesões ósseas secundárias, causadas por disseminação hematogênica. O principal local acometido é o esqueleto axial (crânio, coluna, pelve) e as apresentações dessas metástases podem ser líticas, blásticas ou mistas.

Dor, fratura e compressão nervosa são as principais complicações das metástases ósseas, causando desconforto e piora na qualidade de vida dos pacientes.[3] A avaliação inicial destes deve incluir a descrição minuciosa da dor (localização, início, fatores de piora ou melhora, irradiação, tipo, persistência), exame neurológico, assim como os fatores prognósticos e controle da doença primária.

Exames de imagem muitas vezes são necessários tanto para o diagnóstico quanto para a avaliação da extensão da doença, invasão de estruturas nervosas e tecidos adjacentes. A radiografia simples (RX) é capaz de detectar lesões ósseas, porém com baixa sensibilidade, sendo necessária uma grande destruição do osso para que se torne visível a este exame de imagem. A tomografia computadorizada (TC) tem melhor sensibilidade que o RX, com melhor avaliação das estruturas de partes moles adjacentes. A ressonância nuclear magnética (RNM) tem excelente sensibilidade, sobretudo para lesões na coluna vertebral e para componentes de partes moles. Exames metabólicos como a cintilografia óssea (CO), considerada o melhor método para rastreamento de pacientes em risco de metástases ósseas, principalmente lesões osteoblásticas e a tomografia com emissão de pósitrons (PET), útil na detecção de lesões osteolíticas e na avaliação de todo o esqueleto, também fazem parte dos exames diagnósticos.[3]

A abordagem terapêutica nas metástases ósseas deve ser multidisciplinar. Entre as opções de tratamento, podem ser citadas quimioterapia, hormonoterapia, cirurgia, radiofármacos e radioterapia. A avaliação dos fatores prognósticos de predição de sobrevida como *performance status*, na escala de ECOG ou de Karnofsky (KPS), são de extrema importância para decisão e escolha do tratamento a ser empregado.[4,7]

A cirurgia tem um papel importante sobretudo em pacientes com bom *performance status*, sem doença visceral ativa, com boas condições clínicas e volume pequeno de metástases ósseas. O principal objetivo desta abordagem é prevenir ou tratar fraturas, e assim evitar ou aliviar as dores, melhorando a qualidade de vida desses pacientes.[4]

Agentes quimioterápicos sistêmicos têm um papel limitado no controle das metástases ósseas; todavia, podem oferecer um melhor controle de outros sintomas gerais.[5] A hormonoterapia e o uso de bisfosfonados têm papéis importantes na doença metastática de pacientes com neoplasia de mama e próstata,

oferecendo bom controle da doença e prevenindo complicações.[6] Os radiofármacos como samário 153 e estrôncio 89 têm indicação na doença óssea extensa e difusa.

A radioterapia deve ser considerada em todos os pacientes com dor óssea provocada por metástases ósseas independente do sítio primário. Oitenta a noventa por cento dos pacientes relatam melhora parcial da dor e 50% relatam melhora completa da dor após curso de radioterapia. Vários estudos randomizados e consensos foram conduzidos para tentar avaliar a melhor dose e a técnica empregada para controle de dor nesses casos. Os esquemas mais utilizados são doses de 30 Gy em 10 frações, 20 Gy em 5 frações e 8 Gy em fração única. A efetividade, a segurança e os efeitos colaterais das diferentes doses são considerados semelhantes; porém, os cursos com maior número de frações têm o tempo de controle de dor maior quando comparado com o curso com fração única, aumentando assim a chance de retratamento quando realizado uma única fração.[4,7]

O seguimento e o acompanhamento pós-tratamento têm grande importância, já que uma grande parte desses pacientes vai necessitar de nova abordagem, seja no local já irradiado ou em outros sítios, pois a chance desaparecimento de novas lesões metastáticas é considerável no curso natural da doença.

≡ Compressão medular

A síndrome de compressão medular (SCM) é considerada uma urgência oncológica. É definida como compressão do saco dural e de seu conteúdo (medula espinal e/ou cauda equina) por massa tumoral extradural. A SCM ocorre em 5 a 14% dos pacientes oncológicos em algum momento da evolução da doença.[8,9] Em 85 a 95% dos casos a SCM é decorrente do envolvimento de corpos vertebrais e em 10 a 15% dos casos ocorre por extensão para o forame intervertebral de neoplasias paravertebrais.[10]

As principais etiologias em adultos são os tumores de mama, pulmão e próstata, assim como os de origem hematológicos (linfoma e mieloma múltiplo), que, em alguns casos, podem abrir o diagnóstico com quadro de SCM.[11]

Os principais sintomas apresentados são dor e déficits neurológicos, que podem ser sensitivos e/ou motores. Uma avalição neurológica clínica é importante para que se possa avaliar o grau de comprometimento, sintomas associados, tempo de início e evolução do quadro. Sabe-se que o tratamento precoce, nesses casos, tem impacto na melhora do quadro neurológico. Exames de imagem como TC e RNM de coluna complementam o diagnóstico e ajudam a identificar o local da compressão medular (CM), assim como a presença de outros focos de doença.

O uso de corticosteroides, logo que se tenha a suspeita de CM, é de extrema importância clínica. Estudos mostraram que o uso de dexametasona aumenta a taxa de deambulação desses pacientes. Os corticosteroides têm a função de diminuir o edema vasogênico e prevenir a isquemia local, entre outros benefícios.[12]

A cirurgia tem um papel importante no contexto da SCM, com descompressão mecânica imediata da medula, redução do volume tumoral, além de promover a estabilização da lesão óssea geralmente associada. A radioterapia pós-operatória é sempre preconizada em casos de cirurgia para descompressão utilizando dose de 30 Gy, em 10 frações diárias de 3 Gy.[13]

A irradiação pode ser o tratamento inicial da CM, sendo a principal indicação para os pacientes com tumores radiossensíveis, clinicamente inoperáveis ou com grande volume de doença óssea metastática que impeça a realização de laminectomia. Um esquema consagrado o é de 30 Gy em 10 frações diárias.[13]

≡ Metástases cerebrais

Com a melhoria das terapias sistêmicas e exames de imagem, o diagnóstico de metástases cerebrais (MC) tem se tornado mais frequente na rotina dos oncologistas e rádio-oncologistas. Aproximadamente 10 a 30% dos pacientes com câncer apresentaram metástases cerebrais em estudos de autópsia. Os principais sítios primários que podem levar ao surgimento de MC são melanoma, neoplasia de mama e de pulmão. Geralmente os sintomas estão relacionados com o número de lesões, com a localização e com o edema cerebral associado, contudo, por vezes, os pacientes apresentam-se assintomáticos.[14,15]

A avaliação clínica e a determinação de fatores prognósticos são de grande importância para o tratamento e a condução desses casos. Índices prognósticos foram criados na tentativa de classificar e de melhor avaliar esses pacientes, o RPA (Recursive Partition Analysis), o SIR (Score Index for Brain Metastases Radiosurgery) e o GPA (Graded Prognostic Assessment) são os mais utilizados. Sendo assim, é indicada a melhor forma de tratamento baseando-se em fatores como idade, KPS, controle da doença sistêmica, número e volume de lesões. O diagnóstico das MC deve ser confirmado por meio de exames de imagem, e a RNM de encéfalo é o exame de escolha para melhor avaliação. A TC de crânio também é uma opção a ser utilizada no diagnóstico de MC; porém, com menor sensibilidade e resolução anatômica.[8]

O tratamento pode variar desde medidas de suporte clínico e sintomático, com o uso de analgésicos, corticosteroides e anticonvulsivantes até procedimentos mais invasivos. O controle local, sempre que possível, é desejável. A cirurgia deve ser considerada em pacientes com doença sistêmica controlada naqueles com metástases únicas, sendo indicada a radioterapia em leito cirúrgico no pós-operatório.[16] A radiocirurgia também é uma modalidade de tratamento com bons índices de controle local, chegando a uma taxa de aproximadamente 70%, tanto em metástases únicas quanto em metástases múltiplas. Doses de 18 a 24 Gy podem ser utilizadas em fração única, a depender do tamanho da lesão. A radioterapia de cérebro total também é uma opção terapêutica de lesões metastáticas, sendo a dose de 30 Gy em 10 frações diárias de 3 Gy a mais utilizada, com bom controle da doença em todo o encéfalo. Reforços de dose com radiocirurgia podem ser associados à radioterapia de cérebro total.[17]

O seguimento dos pacientes com MC é importante, sobretudo os que realizaram radiocirurgia, visto que a história natural da doença geralmente cursa com o surgimento de novas lesões metastáticas. Caso isso ocorra, um novo curso de tratamento poderá ser prontamente realizado.

≡ Sangramento

Sangramento tumoral é um quadro que se apresenta de forma frequente em pacientes oncológicos, sobretudo nos casos avançados. É uma situação que gera desconforto, perda de qualidade de vida, do controle de sintomas e, por vezes, pode se tornar uma situação dramática levando o paciente ao óbito. O impacto negativo que o sangramento tumoral causa na vida do paciente e dos cuidadores deve ser considerado e minimizado ao máximo.[18]

A etiologia da hemorragia de origem neoplásica tem diversas causas como neovascularização, invasão direta de estruturas vasculares, distúrbios da coagulação oriundos do próprio tumor, medicamentos, quimioterapias ou cirurgias. O quadro pode se manifestar de várias maneiras a depender da localização do tumor, sendo em forma de hematêmese, melena, hematoquesia, hemoptise, hematúria, epistaxe, sangramento vaginal, sangramento de ulcerações de pele, entre outros.

O manejo do sangramento consiste na identificação de sua causa e sítio para assim controlá-lo. História clínica e exame físico, medicações em uso e patologias associadas são importantes para identificar a etiologia do sangramento. Estabilidade hemodinâmica com transfusões sanguíneas, se necessário, são importantes para melhora clínica do paciente.

A hemostasia pode ser feita de várias maneiras na tentativa de controle do sangramento. Curativos locais compressivos, agentes hemostáticos, cirurgia, procedimentos endoscópicos, embolizações e radioterapia são opções muitas vezes utilizadas em combinação.

Geralmente, o sangramento tumoral é decorrente de uma neoplasia avançada no qual a cirurgia tem seu papel, contraindicado por questões clínicas ou técnicas, já que em muitas dessas situações, o tumor pode estar aderido a estruturas vitais. Porém, em alguns casos, a ligadura de vasos ou ressecção tumoral é necessária.

A radioterapia tem papel importante no controle do sangramento, já que é um procedimento não invasivo e muito efetivo. Estudos com irradiação hemostática sugerem um controle de 80% da hemoptise, 85% dos sangramentos retais e 60% das hematúrias de causas tumorais. Doses hipofracionadas têm se mostrado mais efetivas na hemostasia e no controle tumoral associado. Doses de 30 Gy em 10 frações, 20 Gy em 5 frações, 15 Gy em 3 frações e 8 Gy em fração única são alguns dos fracionamentos utilizados, a depender do local do sangramento e da condição clínica, apresentando controle hemostático semelhantes.[19]

≡ Obstrução brônquica

Obstrução brônquica é um quadro que pode ser observado principalmente em tumores primários das vias aéreas inferiores, neoplasias de pulmão e mediastino, mas também em casos de metástase pulmonar oriundos de outros primários como mama, gastrintestinais e de cabeça e pescoço.[20]

Geralmente, os sintomas observados são dispneia com piora progressiva, taquipneia, sibilos, tosse e engasgos provocados pela obstrução das vias aéreas e que podem levar a um quadro dramático de insuficiência respiratória aguda. Esta oclusão pode ser tanto intraluminal, com lesões da parede das vias aéreas, quanto extraluminal, por compressão extrínseca.[20]

A TC de tórax pode fornecer algumas informações pertinentes do quadro obstrutivo; porém, a broncoscopia é o exame padrão-ouro para diagnóstico e avaliação. Ela pode ser uma das opções de tratamento com a dilatação, colocação de *stents* ou mesmo ablações locais, além de possibilitar a realização de biópsias para elucidar a origem etiológica.

A radioterapia, com finalidade desobstrutiva e paliativa, tem sem mostrado bastante efetiva no alívio dos sintomas, com melhora clínica e da qualidade de vida dos pacientes. A dose a ser utilizada assim como a técnica a ser escolhida depende da gravidade do quadro de obstrução e do *performance status* do indivíduo. Naqueles com obstrução grave e bastante sintomáticos deve-se optar por doses hipofracionadas, sendo o esquema mais utilizado o de 17 Gy em 2 frações de 8,5 Gy, com intervalo de 1 semana entres as aplicações. Nos pacientes assintomáticos ou, por vezes, com sintomas toleráveis, os fracionamentos com doses efetivas maiores mostraram melhor resposta com maior controle. Doses de 39 Gy em 13 frações diárias de 3 Gy, 20 Gy em 5 frações diárias de 4 Gy e 36 Gy em 12 frações diárias de 3 Gy são opções consideráveis.[21]

Alguns tumores como o carcinoma de pequenas células de pulmão e os linfomas são muito quimiossensíveis, devendo-se iniciar o tratamento sistêmico o mais rápido possível, já que esta é sua principal modalidade de tratamento. Mesmo assim, a desobstrução mecânica pode ser necessária antes de se iniciar quimioterapia ou mesmo durante o tratamento.

☰ Síndrome da veia cava superior

Caracterizada pela oclusão intrínseca ou extrínseca da veia cava superior com consequente obstrução do fluxo sanguíneo, levando a sintomas característicos desta síndrome como dispneia, edema de face e membros superiores, podendo evoluir com instabilidade hemodinâmica e óbito.[22]

Várias podem ser as causas da síndrome da veia cava superior (SVCS), sendo de origem neoplásica em 60 a 85% dos casos. As etiologias mais comuns são as neoplasias de pulmão (carcinoma de pequenas células, carcinoma não pequenas células), timomas, linfomas e metástases linfonodais. Outras causas possíveis são a trombose venosa, tuberculose, mediastinite fibrosante, entre outras. Todas de incidência muito rara.[22]

Os sintomas apresentados pelos pacientes são causados por obstrução sanguínea venosa da região da cabeça, pescoço, membros superiores e região superior do tórax. O acúmulo desse fluxo leva à redistribuição deste com formação de circulação colateral e edema. O inchaço de face, pescoço e membros superiores é bem característico e sua instalação é geralmente insidiosa. Várias outras queixas podem estar associadas à síndrome e sua evolução nos leva a classificar a gravidade do quadro em leve, moderado e grave. Nos primeiros, observamos dispneia, pletora, cianose, tosse e disfagia. Nos mais graves, rouquidão, cefaleia e síncope podem ocorrer. Casos de edema cerebral com confusão mental, sonolência, estridor laríngeo e alterações hemodinâmicas são considerados muito graves e o tratamento deve ser realizado o mais rápido possível.[23]

O diagnóstico é clinico, contemplando a avaliação da etiologia e diagnósticos diferenciais, assim como avaliação da extensão da doença quando ela for de origem neoplásica. A TC de tórax é o principal exame diagnóstico de imagem, com boa resolução anatômica, podendo ser o PET CT útil na delimitação dos volumes de tratamento da radioterapia. A confirmação anatomopatológica por meio de biópsia é de extrema importância para definição do tratamento.

Casos de neoplasias quimiossensíveis como os linfomas e carcinomas de pequenas células de pulmão devem priorizar o início tratamento sistêmico, pois apresentam resposta tumoral rápida e consequente alívio dos sintomas obstrutivos. Já nos quadros de obstrução muito grave, com risco de vida, a dilatação mecânica via endoscópica com a colocação de *stents* é o tratamento de escolha na urgência.

A radioterapia é o tratamento de escolha em casos com menor gravidade e em pacientes clinicamente compensados. O alívio dos sintomas ocorre em 85% dos casos, em torno de 7 a 15 dias após início do tratamento. Quando sintomáticos, fracionamentos com doses diárias mais altas (3 a 4 Gy/dia) nos primeiros dias podem promover alívio de sintomas de maneira mais rápida. Esquemas fracionados como 5 frações de 4 Gy, 10 frações de 3 Gy e 2 frações de 6 Gy são reservados para doença metastática ou pacientes com baixo *performance status*.[23]

≡ Conclusões

A radioterapia constitui parte fundamental do manejo do paciente oncológico em cuidados paliativos. Os avanços tecnológicos e o aumento do número de estudos científicos, demonstrando sua alta efetividade com diminuição de suas toxicidades associadas, têm possibilitado a inclusão do uso da radiação em um número cada vez maior de protocolos multimodais oncológicos, constituindo assim, mais uma ferramenta importante na luta pela melhoria da qualidade de vida dos pacientes.

≡ Referências

1. Secreto HRC. Resposta das células e tecidos à radiação. In: Secreto HRC. Radiobiologia da bancada à clínica. São Paulo: Scortecci; 2016. v.1, p. 63-73.
2. Matsumoto DY. Cuidados paliativos: conceito, fundamentos e princípios. In: Carvalho R T. Parsons HA. (Org.) Manual de cuidados paliativos. São Paulo: Academia Nacional de Cuidados Paliativos (ANCP); 2012. p. 23-30.
3. Coleman RE. Clinical features of bone disease and risk of skeletal morbidity. Clin Cancer Res. 2006 Oct; 15;12:6243s-9s.
4. Lutz S, Berk L, Chang E, Chow E, Hahn C, Hoskin P, et al. Paliative radiotherapy for bone metastases: an ASTRO evidence-based guideline. Int J Radiat Oncol Biol Phys. 2011 Mar; 15;79: 965-76.
5. Houston SJ, Rubens RD. The systemic treatment of bone metastases. Clin Orthop Relat Res. 1995; 312:95-104.
6. Michaelson MD, Smith MR. Bisphosphonates for treatment and prevention of bone metastases. J Clin Oncol. 2005; 8219-24.
7. Chow E, Harris K, Fan G, Tsao M, Sze WM. Palliative radiotherapy trials for bone metastases: a systematic review. J Clin Oncol. 2007 Apr; 10;25: 1423-36.
8. Kwok Y, Patchell RA, Regine WF. Palliation of brain and spinal cord metastases. In: Halperin EC, Perez CA, Brady LW. Principles and practice of radiation oncology. 6th ed. Philadelphia: Lippincott Williams & Wilkins; 2013. p. 1766-78.
9. Byrne TN. Spinal cord compression from epidural metastases. N Engl J Med. 1992; 327:614-9.
10. Spinazzé S, Caraceni A, Schrijvers D. Epidural spinal cord compression. Crit Rev Oncol Hematol. 2005; 56(3):397-406.
11. Prasad D, Schiff D. Malignant spinal-cord compression. Lancet Oncol. 2005; 6(1):15-24.
12. Sorensen S, Helweg-Larsen S, Mouridsen H, Hansen HH. Efect of high-dose dexamethasone in carcinomatous metastatic spinal cord compression treated with radiotherapy: a randomised trial. Eur J Cancer. 1994; 30A:22-7.
13. Patchell RA, Tibbs PA, Regine WF, Payne R, Saris S, Kryscio RJ, et al. Direct decompressive surgical resection in the treatment of spinal cord compression caused by metastatic cancer: a randomised trial. Lancet. 2005; 366(9486):643-8.
14. Gavrilovic IT, Posner JB. Brain metastases epidemiology and pathophysiology. J Neurooncol. 2005 Oct; 75:5-14.
15. Kaal ECA, Niel CGJH, Vecht CJ. Therapeutic management of brain metastases. Lancet Neurol. 2005 May; 4:289-98.
16. Patchell RA, Tibbs PA, Walsh JW, Dempsy RJ, Maruyama Y, Kryscio RJ, et al. A randomized trial of surgery in the treatment of single metastases to the brain. N Eng J Med. 1990 Feb; 22;322: 494-500.
17. May NT, Dirk R, Wirth A, Simon SL, et al. Radiotherapeutic and surgical management for newly diagnosed brain metastasis(es): an American Society for Radiation Oncology evidence-based

guideline. Practical Radiation Oncology. 2012 Dez; 2:210-25.

18. Cihoric N, Crowe S, Eychmuller S, Aebersild DM, Ghadjar P. Clinical significant bleeding in incurable cancer patients: effectiveness of hemostatic radiotherapy. Radiation Oncology. 2012 Aug 3; 7:132.

19. Rasool MT, Manzoor NA, Mustafa SA, Magbool LM, Afroz F. Hipofractionated radiotherapy as local hemostatic agent in advanced cancer. Indian Palliat Care. 2011 Sep; 17:219-21.

20. Ernst A. Feller-Kopman D, Becker HD, Mehta AC. Central airway obstruction. Am J Respir Crit Care Med. 2004 Jun; 15;169:1278-97.

21. Bezjak A, Dixon P, Brundage M, Tu D, Palmer MJ, Blood P, et al. Randomized phase III trial of single versus fractionated thoracic radiation in the palliation of pacients with lung cancer. Int J Radiat Oncol Biol Phys. 2002; 54:719-28.

22. Yu JB, Wilson LD, Detterbeck FC. Superior vena cava syndrome a proposed classification system and algorithm for management. J Thorac Oncol. 2008 Aug; 3:811-4.

23. Rowell NP, Gleeson FV. Steroids, radiotherapy, chemotherapy and stents for superior vena caval obstruction in carcinoma of the bronchus: a systematic review. Clin Oncol. 2002 Oct; 14:338-51.

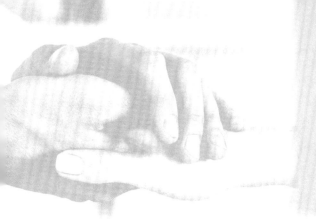

Capítulo 11

Pedro Henrique Zavarize de Moraes
Nathália Almeida Pinto

Terapias Modificadoras de Doença no Câncer Avançado: Até Quando?

≡ Introdução

Câncer avançado é, por definição, o cenário no qual a doença acomete diferentes órgãos e não é passível de tratamento local, como cirurgia ou radioterapia, com intenção curativa. A depender do sítio primário, mesmo em estágios avançados, a doença pode ser curada pela combinação de tratamentos como quimioterapia e cirurgia, quimioterapia e radioterapia ou quimioterapia exclusiva. Devido à heterogeneidade de subtipos histológicos e seus perfis de agressividade ou resposta ao tratamento, a escolha do tratamento deve ser multidisciplinar. Deve, ainda, levar em consideração aspectos relacionados com o paciente, como fragilidade e desejos, e aspectos relacionados com o médico, visando um tratamento individualizado e não exclusivamente baseado em *guidelines*. Muitas vezes definir o ponto de parada dos tratamentos modificadores de doença é um grande desafio. A melhor forma de manejar esta difícil decisão leva em consideração todas as individualidades do caso em um ambiente multidisciplinar centrado no paciente. Ainda deve-se avaliar que aqui serão discutidas todas as opções de tratamento, e não somente o tratamento sistêmico, que muitas vezes é o primeiro a ser lembrado.

≡ Tipos de tratamentos modificadores de doença

Todas as modalidades de tratamentos modificadores de doenças devem ser utilizadas com um objetivo claro. Em se traçando um objetivo, pode-se avaliar a melhor técnica a ser empregada em cada caso.

≡ Cirurgia

No contexto da doença avançada, o papel da cirurgia deixa de ser curativo na maioria dos casos. A depender do tipo histológico, o sítio primário deve ser operado mesmo em doença metastática, com impacto em melhores desfechos, como é o caso da nefrectomia citorredutora em câncer de rim[1] e cirurgia de *debulking* em câncer de ovário.[2] No caso dos cânceres de mama localmente avançados, com acometimento da pele e dificuldade de controle da doença, a mastectomia higiênica desenvolve um papel importante no controle local. Atualmente, o papel da metastasectomia em doença oligometastática vem sendo comprovado em diversos tipos de tumor, especialmente em tumores de cólon com metástases hepáticas. A cirurgia paliativa pode ocorrer visando controle de sintomas, por exemplo, a passagem de prótese de via biliar em casos de obstrução. O principal aspecto é discernir o contexto da cirurgia e não realizar procedimentos fúteis em pacientes com baixa *performance* ou que pouco se beneficiarão de uma cirurgia, sendo expostos a todos os riscos atrelado a esse tipo de procedimento.

≡ Quimioterapia citotóxica

A quimioterapia citotóxica é a base do tratamento oncológico e possibilitou a cura de alguns tipos de tumores em estágios avançados, como linfoma de Hodgkin e não Hodgkin, tumores de testículo e células germinativas, leucemia, retinoblastoma, tumor de Wilms, entre outros. O mecanismo de ação desses fármacos consiste em danificar diretamente o DNA celular, impedindo a replicação das células tumorais. Existem diferentes tipos de drogas e mecanismos de ação a serem utilizados de maneira isolada ou em inúmeras combinações, a depender do tipo e do estágio de tratamento do câncer. Pode ser utilizada no cenário neoadjuvante – com a finalidade de reduzir o tumor e facilitar ou possibilitar uma cirurgia curativa – adjuvante, para diminuir as chances de uma recidiva tumoral após cirurgia curativa; e metastático, para controle da doença e de sintomas.

Por não serem drogas com sítio de ação específicos para as células tumorais, a quimioterapia pode trazer efeitos colaterais importantes, como náuseas, vômitos, fadiga, inapetência, alopecia, neuropatia, diarreia e perda ponderal.

O câncer em progressão pode causar dor, dispneia, caquexia, febre e diversos sintomas intoleráveis. No cenário paliativo, a quimioterapia pode ser utilizada como coadjuvante no controle de sintomas, desde que de forma individualizada. Deve ser discutido com o paciente e seus familiares, levando em consideração a tolerância do paciente aos tratamentos prévios e o princípio de não piorar a sua qualidade de vida.

≡ Hormonoterapia

Os tumores de próstata e os tumores de mama, com expressão de receptores de estrógeno e progesterona, têm como um dos pilares do tratamento a hormonoterapia. As células do câncer de próstata têm sua replicação estimulada pela testosterona e, por isso, em algum momento do tratamento, os pacientes em estádios avançados serão submetidos à terapia de deprivação androgênica, também conhecida como castração química. Em geral, seus efeitos colaterais são diminuição da libido e disfunção sexual, perda da densidade óssea e maior acúmulo de gordura, e estes devem ser considerados no momento do tratamento. Homens jovens tendem a relutar a esse tipo de tratamento e, por isso, a decisão deve ser compartilhada com o paciente.

Em mulheres com câncer de mama com expressão de receptores hormonais, a hormonoterapia pode ser utilizada tanto no cenário adjuvante quanto no metastático. Em geral, o tamoxifeno, que comumente é utilizado em mulheres na pré-menopausa, tem um perfil de tolerabilidade melhor do que os inibidores de aromatase, recomendado para mulheres na pós-menopausa. Seus principais efeitos colaterais são fogachos, artralgia, perda de densidade óssea e acúmulo de gordura. Com o aumento do tempo de adjuvância, de cinco para dez anos nas situações de maior risco, devemos sempre avaliar a qualidade de vida das pacientes durante o tratamento.

A hormonoterapia ganha espaço em pacientes com câncer de mama metastático idosas ou com baixa *performance status*; pois, seus efeitos colaterais não são tão impactantes como os da quimioterapia, além de ter uma boa taxa de resposta e controle de doença.

≡ Anticorpos e inibidores de tirosina quinase

Terapia alvo é um novo modelo de tratamento do câncer, por meio do qual alvos moleculares são identificados como estimuladores do crescimento tumoral e fármacos são desenvolvidos para atuar diretamente nesses alvos. Os anticorpos monoclonais são desenvolvidos a partir de antígenos contra determinada proteína expressa nas células tumorais. Um grande exemplo dessa classe é o trastuzumab, anticorpo que se liga à proteína HER2, expressa em alguns tumores de mama. O surgimento do trastuzumab revolucionou o tratamento desse subtipo de câncer de mama, mudando a evolução natural da doença, que antes do advento desse fármaco tinha um desfecho mais agressivo e desfavorável.[3] Essa medicação tende a ser muito bem tolerada, entretanto, é cardiotóxica e, por isso, a função ventricular deve ser monitorada durante todo o tratamento.

Os inibidores de tirosina quinase são fármacos dirigidos a proteínas transmembrana específicas que ativam a cascata de proliferação celular. Sua eficácia vem sendo demonstrada sobretudo em tumores de rim e melanoma, nos quais a quimioterapia é sabidamente pouco eficaz. Por terem sítios de ação específicos, pode se esperar erroneamente que esses fármacos sejam menos tóxicos do que a quimioterapia. A depender do sítio de ação, o fármaco pode ser muito bem tolerado ou ter efeitos colaterais mais importantes, levando a uma maior taxa de descontinuação. Fármacos como sorafenib e sunitinib já têm um perfil de toxicidade mais difícil de ser tolerado pelo paciente, causando diarreia, fadiga, hipertensão, síndrome mão-pé, entre outros.

Não só a eficácia, como o perfil de tolerância de cada tratamento deve ser considerado na escolha do tratamento oncológico, além do momento no qual a droga se mostrou eficaz em cada estudo. Uma droga eficaz e bem tolerada na segunda linha de tratamento certamente não terá o mesmo efeito em um paciente politratado e já com efeitos colaterais de outros tratamentos anteriores.

≡ Imunoterapia

As células cancerígenas têm diversos mecanismos de imunossupressão que atrapalham o efeito antitumoral do sistema autoimune. Nos últimos três anos, diversas classes de anticorpos que atuam bloqueando a inibição do sistema imune e, dessa forma, permitindo sua atuação contra as células tumorais, vêm sendo aprovadas e ganhando espaço no tratamento de diversos tipos de câncer. Ipilimumab, pembrolizumab e nivolumab são alguns exemplos dessa classe. Por serem fármacos relativamente novos, seus efeitos colaterais ainda estão sendo conhecidos na prática médica, visto que, por terem um custo mais elevado, ainda não estão disponíveis para a maioria dos pacientes. De maneira geral, o perfil de toxicidade dessas drogas é mais favorável do que o da quimioterapia. Em geral, fadiga e *rash* cutâneo são os mais comuns; todavia, efeitos autoimunes podem ocorrer, desde tireoidite e diabetes melito tipo 1 até situações mais graves e ameaçadoras à vida, como colite e pneumonite. Antes de indicar o tratamento com imunoterapia, deve-se avaliar se a droga está aprovada no país para aquele subtipo de câncer e em qual linha se deu sua aprovação, a fim de evitar um tratamento de custo elevado cuja eficácia não seja comprovada. Para alguns tumores como melanoma e pulmão, a imunoterapia vem demonstrando resultados extraordinários, porém tais resultados não são válidos para tumores de mama.

≡ Tratamentos aprovados e não aprovados

Muitas vezes, durante o tratamento oncológico sistêmico, atinge-se um ponto que envolve o uso de medicações não aprovadas no Brasil. Além das dificuldades em propiciar um tratamento não disponível comercialmente no país, o custo dessa opção deve ser extremamente bem avaliado.

Nos Estados Unidos, o Food and Drug Administration (FDA) – órgão local regulatório de medicação – tem uma clara política de acelerar a aprovação de algumas medicações com estudos mais iniciais. Isso faz com que a população americana possa ser submetida a tratamentos inovadores mais rapidamente. Porém, corre-se o risco do pleiteado tratamento ser ótimo em um estudo com poucos pacientes e não repetir o benefício posteriormente em estudos confirmatórios. Por exemplo, o bevacizumabe foi aprovado de forma acelerada em 2008 para tumores de mama HER2 negativos metastáticos em primeira linha de tratamento. O estudo inicial aparentava mostrar resultados favoráveis. Posteriormente, os estudos confirmatórios não foram capazes de reafirmar o benefício do estudo inicial, sendo retirada a indicação de câncer de mama para essa medicação.

A Agência Nacional de Vigilância Sanitária (Anvisa) tem um canal de *Fast Track* que busca aprovar mais rapidamente alguns tratamentos no Brasil. Porém, mesmo com esta forma de acelerar, normalmente as aprovações nacionais são, em sua maioria, posteriores às aprovações americanas ou europeias.

Sempre que se oferece um tratamento inovador para o paciente, deve-se atentar que além dos elevados custos envolvidos, tanto o paciente e sua família quanto as equipes de assistência criam grandes expectativas sobre os seus resultados. Com uma expectativa muito elevada a respeito de um determinado tratamento não prontamente disponível, pode-se utilizar de medidas de manutenção de vida desproporcionais à *performance* e à história natural da doença do paciente. A importação individual de qualquer medicação leva um tempo estimado em quatro semanas. Nesse período, muitas coisas podem ocorrer, retirando talvez a indicação do tratamento que está por chegar. Nesse caso, a frustração de passar por todo o processo de importação sem que o paciente efetivamente possa receber o tratamento é extremamente impactante para toda a família.

Além do possível sofrimento global para o paciente em questão, sempre que se fala em tratamentos de alto custo sem cobertura formal por seguradoras de saúde, aumenta-se o risco de lesão econômica para o paciente e toda sua família que, em determinadas situações, podem fazer um investimento elevado sem o retorno tão aguardado. Já se discute sobre a toxicidade econômica do tratamento oncológico, e como otimizar os investimentos e melhorar a sua relação custo-benefício.

Uma forma de amortizar o custo direto ao paciente acaba sendo a judicialização, que deve ser utilizada com muita cautela. Deve-se lembrar que todo e qualquer tratamento autorizado em medida liminar pode ter seu processo revisto em segunda instância, correndo-se o risco de que todo o custo do tratamento recaia sobre o paciente. Mesmo que isso não aconteça, este custo entra como uma forma de sinistralidade, onerando todo o sistema suplementar de saúde ou podendo gerar um custo não esperado no orçamento, já limitado, do Sistema Único de Saúde (SUS).

☰ *Performance versus* história natural da doença

O *status* funcional pode ser uma forma inicial de avaliação da capacidade e fragilidade do paciente oncológico. Entretanto, a avaliação funcional pode ser muito superficial, especialmente em pacientes mais idosos, conforme será abordado mais adiante. Um estudo com 566 pacientes com câncer de pulmão não pequenas células, em pacientes com mais de 70 anos, demonstrou que a sobrevida global foi influenciada por independência para atividades instrumentais diárias e qualidade de vida, sem interferência direta de comorbidades ou limitação para atividades básicas de vida.

Diversas ferramentas foram criadas com o objetivo de predizer a fragilidade do paciente e riscos de maiores efeitos colaterais pelo tratamento oncológico, como as escalas de *performance status* (p. ex., ECOG e Karnofsky), avaliação geriátrica ampla para pacientes idosos e calculadoras de expectativa de vida, visando diminuir a quantidade de tratamentos fúteis. Essas ferramentas podem ser acessadas *on-line* e levam em consideração fatores como idade, comorbidades, disfunções orgânicas, nível de dependência para atividades de vida diárias, quedas, número de internações prévias e tratamentos quimioterápicos anteriores. Segue o exemplo de duas calculadoras *on-line* para auxiliar na avaliação dos pacientes: https://eprognosis.ucsf.edu e http://www.mycarg.org/Chemo_Toxicity_Calculator.

Associado a toda essa avaliação ampla, devemos entender a história natural da doença em questão. Alguns tumores podem ter uma evolução tão lenta que o tratamento não se justifica por sua toxicidade e impacto negativo em qualidade de vida. Está bem estabelecido na literatura o tratamento de tumores de próstata com vigilância ativa, definido por segmento muito próximo do paciente, sem lançar mão de terapias modificadoras de doença.[4]

Por outro lado, sabemos que alguns tumores têm um comportamento mais agressivo, levando o paciente a prejuízo em qualidade de vida em curto período de tempo. A sobrevida mediana de pacientes com tumor de pulmão tipo não pequenas células está entre 7 e 11 meses, mesmo com tratamento modificador de doença.[5] Outras vezes, a progressão da doença oncológica pode trazer impacto direto na qualidade de vida e, com objetivo de manter a qualidade de vida, pode-se indicar algum tipo de tratamento.

Além de julgar a *performance* e a história natural da doença sem tratamento, deve-se incluir, nesta análise, a sensibilidade do tumor em questão ao tratamento proposto. Esta análise é sempre difícil de ser executada. Deve-se, no mínimo, avaliar a histologia e os tratamentos previamente realizados. Os ensaios clínicos que foram responsáveis pela aprovação do tratamento proposto podem trazer dados iniciais sobre as taxas de resposta, toxicidades e eventos esperados. Porém, muitas vezes, o paciente que está sendo avaliado naquele momento não pode ser enquadrado perfeitamente no ensaio clínico. Assim, na medida do possível, os dados devem ser individualizados.

Levando-se em conta a avaliação da *performance* e a história natural da doença em questão, deve-se avaliar os riscos e os benefícios para analisar qualquer indicação de tratamento modificador de doença. Além da avaliação da *performance* naquele momento, deve-se considerar os motivos que levaram o paciente a estar com a *performance* reduzida. Um paciente extremamente sintomático por um tumor altamente sensível à quimioterapia com ECOG 2 e um paciente com ECOG 2 por uma comorbidade prévia com um tumor avançado pouco sensível ao tratamento modificador de doença são dois casos completamente diferentes. Certamente, a motivação terapêutica seria diferente para cada um dos dois pacientes citados anteriormente.

Tumores com comportamento localmente agressivo podem ser tratados com procedimentos cirúrgicos de repetição. E, ocasionalmente, a cirurgia pode ter um caráter higiênico ou objetivar o controle de outros sintomas locais, como dor ou ulcerações abertas com infecção de repetição.

Deve-se pensar de forma a julgar todas as possibilidades de tratamento modificador de doença, e não somente pensar em tratamentos sistêmicos, baseados em quimioterapia. Muitas modalidades de tratamento podem aliviar sintomas de pacientes com *performance* reduzida. Infelizmente, muitos tratamentos de ação local não estão amplamente disponíveis; assim, esse ponto deve ser sempre considerado. Indicar um tratamento ao qual o paciente não terá acesso pode trazer sofrimento emocional para o paciente e para toda sua família.

≡ Tratamento modificador de doença em pacientes idosos

Com o envelhecimento da população, é cada vez maior o número de pacientes oncológicos acima de 60 anos. Muitas vezes existem discussões sobre tratamentos para pacientes com mais 80 ou 90 anos. Nos Estados Unidos, aproximadamente 50% de todos os casos de câncer e 70% das mortes por câncer ocorrem na população acima de 65 anos.[6] Teoricamente, o tratamento oncológico nesses pacientes segue os mesmos preceitos dos pacientes mais jovens. Porém, muitas vezes, pacientes nessa faixa-etária são excluídos dos ensaios clínicos que se utiliza como referência para os tratamentos modificadores de doença.

Não se deve definir o tratamento de um indivíduo idoso baseando-se somente em sua idade biológica. O *status performance* tem um papel mais importante do que a idade em si, associado às comorbidades. Mais especificamente, uma avaliação geriátrica ampla deve ser realizada para realmente entendermos a condição de saúde desses pacientes.

Os pacientes mais velhos recebem o tratamento padrão em frequência menor do que os mais jovens.[7] Muitas vezes, os pacientes idosos nem são encaminhados para o oncologista clínico ou radioterapeuta para avaliar a necessidade de tratamento complementar.[8]

Assim, *guidelines*, como o National Comprehensive Cancer Network (NCCN), preconizam utilizar avaliação geriátrica ampla em todos os pacientes maiores de 65 anos. Desta forma, podem-se predizer complicações, efeitos adversos, estimar sobrevida, rever os diagnósticos clínicos do paciente, em resumo, fazer um tratamento mais consciente e assertivo nesta população tão ímpar.

Muitas vezes quando se fala em tratamento modificador de doença se pensa somente em quimioterapia. Mesmo em pacientes muito idosos, pode-se tentar tratamento com menor toxicidade agregada, como radioterapia ou hormonoterapia. Tais modalidades, muitas vezes, são utilizadas em caráter curativo, após uma cirurgia com ressecção total da doença oncológica, ou em caráter paliativo. Alguns tumores são extremamente responsivos a tratamentos de baixa toxicidade, como algumas modalidades de hormonoterapia ou radioterapia.

≡ Tratamento modificador de doença em pacientes de baixa *performance*

Este assunto é sempre de difícil avaliação, já que esses pacientes usualmente são excluídos de ensaios clínicos. Antes de avaliar a indicação de tratamento modificador de doença, devemos avaliar o objetivo deste tratamento e o motivo que levou à baixa *performance* desse paciente. Após essa avaliação inicial, deve-se pensar na sensibilidade do tratamento desejado para a doença em questão, além de sua taxa de resposta. Muitas vezes, os tratamentos da oncologia são capazes de levar a resposta objetiva ou doença estável. Se o paciente está com a *performance* prejudicada, manter a doença estável, talvez não seja capaz de recuperar a *performance*. Por outro lado, neste mesmo cenário, manter doença estável pode ser suficiente para controlar algum sintoma em especial, por exemplo, dor, que pode levar a um fim de vida com maior sofrimento para esse paciente.

Em tumores de mama com crise visceral, quando um órgão está entrando em insuficiência por crescimento tumoral, muitas vezes se opta por fazer quimioterapia. Normalmente, a *performance* está reduzida por conta do órgão disfuncionante. Mas, em alguns tipos de tumor de mama com alta taxa de resposta, como HER2 positivo, evidenciamos uma rápida redução do volume de doença com recuperação da função orgânica e da *performance*.

Pacientes com melanoma maligno com mutação BRAF podem ter um benefício rápido e importante com inibidores tirosina quinase como vemurafenib, propiciando uma rápida recuperação da *performance*. Se o melanoma não tiver esta mutação, em alguns casos, a imunoterapia pode ser utilizada, tendo em vista uma taxa de efeitos adversos menor do que a quimioterapia citotóxica padrão, e a possibilidade de uma resposta sustentada. O maior problema, neste caso, é que a imunoterapia tem uma resposta mais lenta do que os inibidores de tirosina quinase.

Em outros casos o tratamento pode ter outro objetivo, como resolver um quadro oclusivo em um paciente com baixa *performance*. Se for um tratamento cirúrgico, devem-se avaliar cautelosamente os riscos ante os potenciais benefícios. Em alguns casos de obstrução intestinal maligna, normalmente após a falha do tratamento conservador, pode-se pensar em tratamento cirúrgico, gastrostomia de alívio ou sedação paliativa. Nem sempre a melhor conduta vai ser encontrada em algum estudo clínico, sendo necessária uma abordagem multidisciplinar para adequar a conduta aos desejos e anseios do paciente sem trazer ainda mais morbidade do que o quadro atual.

Em casos de dor de difícil controle, associar radioterapia paliativa em um paciente, mesmo que com baixa *performance*, pode propiciar o alívio de um importante sintoma, além de possibilitar a redução de algumas medicações que tem potencial de efeitos adversos com redução de qualidade de vida.

Vários tumores são respondedores a tratamentos hormonais, com menor toxicidade aguda do que outras modalidades de tratamento, como quimioterapia ou cirurgia. Podendo ser uma ótima opção de tratamento para paciente com reservas biológicas limitadas. Alguns tipos de tumores podem apresentar ótima resposta com esse tipo de tratamento, como os tumores de mama do tipo luminal, que apresentam alta positividade de receptores de estrogênio e progesterona.

Mesmo os pacientes com *performance* reduzida, podem ser candidatos a tratamentos locais, como cirurgia ou radioterapia, nas suas mais diversas indicações, em especial se o tumor estiver levando a algum sintoma local de difícil controle. Podendo passar de um tratamento curativo, como uma ressecção completa de um tumor localizado que traga algum sintoma, ou prejuízo em qualidade de vida, até um tratamento puramente paliativo para amenizar o sintoma local.

≡ Tratamento modificador de doença no fim de vida

Mesmo que o paciente se encontre em estágio de fim de vida ele pode ser submetido à alguns tratamentos modificadores de doença com objetivos muito específicos.

Quando o paciente se encontra com critérios de terminalidade de vida, o principal objetivo deve ser alívio de sintomas. E, pode-se oferecer alguns tratamentos que se espere ter baixa toxicidade para controlar sintomas que limitam ainda mais a qualidade de vida nesse período. Pacientes com hemorragias podem ser submetidos à radioterapia hemostática, ou mesmo, à cirurgia para controle deste problema que pode ser catastrófico e traumatizante para toda a família e equipe assistencial. No caso de paciente em fim de vida, deve-se julgar cautelosamente sobre todo e qualquer procedimento a ser realizado. Principalmente, tentando se individualizar com as particularidades e preferências de cada paciente e, sempre que possível, de sua família. O tratamento proposto deve ser avaliado para evitar distanásia. Nesse momento delicado e cercado de incertezas, prioriza-se a comunicação mais clara possível com o paciente e com sua família para, assim, evitar a criação de falsas expectativas acerca da medida proposta.

Se o tratamento pensado for algum tratamento sistêmico, deve-se considerar o tempo para resposta, pois alguns tratamentos sistêmicos podem levar até meses para que se obtenha a possível resposta esperada. Esse tempo pode, muitas vezes, ultrapassar a expectativa de vida do paciente tornando-se, assim, um tratamento fútil e com maior potencial de expor o paciente a eventos adversos do que proporcionar um real benefício.

☰ Tratamento modificador de doença e expectativa do paciente e familiares

Idealmente, o tratamento oncológico tem uma relação de confiança entre as equipes médicas e o paciente, gerando capacidade de comunicação de prognóstico sem gerar falsas esperanças. Se esta conversa for clara e baseada em dados reais, o paciente estará ciente do seu prognóstico e das perspectivas de tratamentos futuros. Mantendo-se a idealidade da situação, a família do paciente também é informada desse prognóstico e das perspectivas de tratamento, respeitando-se os limites gerados pelo próprio paciente. Dessa maneira, se o paciente vier a ter uma evolução desfavorável, as pessoas mais envolvidas no cuidado estarão cientes da real gravidade e das reais perspectivas, facilitando a compreensão das limitações da medicina e da finitude da vida.

Infelizmente, em alguns casos, se incorre uma má comunicação que pode ser retroalimentada pelas equipes de cuidados que geram expectativas desproporcionais, tanto para o paciente quanto para os familiares. Assim, esperando um resultado impossível, se tem uma enorme dificuldade em evitar tratamentos distanásicos. Em alguns momentos, essa falsa expectativa pode ser reforçada de forma positiva pela própria equipe médica, seja por dificuldade do médico em aceitar a evolução do caso, seja por dificuldade de comunicação entre qualquer uma das partes envolvidas.

Não raramente se observa o "cerco do silêncio", quando a comunicação do paciente com a família não é clara, com objetivo de uma parte poupar a outra de alguma má notícia. Nesse momento, a principal medida é otimizar a comunicação para quebrar este cerco e alinhar o conhecimento real do caso entre os envolvidos diretamente nas decisões. Para uma melhor compreensão, avaliar o Capítulo 10 – Aspectos da Radioterapia nos Cuidados Paliativos.

Porém, algumas vezes, mesmo com uma comunicação clara e bem-feita, existe uma dificuldade de aceitar a má evolução clínica. Este quadro pode ter uma grande influência da religião e das crenças pessoais. Neste ponto, ou família ou paciente desejam lutar até o fim e utilizar todos os recursos possíveis. Cabe às equipes de assistência, com importante participação de psicólogos e de toda equipe multidisciplinar, trabalhar com a família e com o paciente, a fim de evitar distanásia e sofrimentos. No Brasil, a parte legal é muito vaga nestes casos, deixando as equipes inseguras e receosas em tomar algumas medidas mais assertivas. Assim, a limitação de medidas terapêuticas deve se basear em uma comunicação clara e mais direta possível entre todos os envolvidos nos cuidados do paciente e o próprio paciente. O paciente, sua família, a equipe médica e a equipe multidisciplinar devem estar cientes e confortáveis com as medidas a serem feitas e, principalmente, com as medidas que não devem ser feitas.

☰ Referências

1. Heng DYC, et al. Cytoreductive nephrectomy in patients with synchronous metastases from renal cell carcinoma: results from the International Metastatic Renal Cell Carcinoma Database Consortium. European Urology. 2014; 66:4,704-10. Disponível em: https://doi.org/10.1016/j.eururo.2014.05.034.

2. Vergote I, et al. Neoadjuvant chemotherapy or primary surgery in stage IIIC or IV ovarian cancer. The New England Journal of Medicine. 363, 10: 943-53. Disponível em: https://doi.org/10.1056/NEJMoa0908806.

3. Romond EH, et al. Trastuzumab plus adjuvant chemotherapy for operable HER2-positive breast cancer. New England Journal of Medicine. 2005; 353,16:1673-84. Disponível em: https://doi.org/10.1056/NEJMoa052122.

4. Stacy L, Folkvaljon Y, Makarov DV, Bratt O, Bill--Axelson A, Stattin P. Five-year nationwide

follow-up study of active surveillance for prostate cancer. European Urology. 2015. Disponível em: https://doi.org/10.1016/j.eururo.2014.06.010.

5. Rossi A, Maione P, Colantuoni G, Guerriero C, Ferrara C, Del Gaizo F, Nicolella D, Gridelli C. Treatment of small cell lung cancer in the elderly. The Oncologist. 2005 June; 10,6:399-411. Disponível em: https://doi.org/10.1634/theoncologist. 10-6-399.

6. Lichtman SM. Therapy insight: therapeutic challenges in the treatment of elderly cancer patients. Nature Clinical Practice. Oncology 3. 2006; 2:86-93. Disponível em: https://doi.org/ 10.1038/ncponc0420.

7. Arti H, Leung D, Trainor K, Borgen P, Norton L, Hudis C. Factors influencing treatment patterns of breast cancer patients age 75 and older. Critical Reviews in Oncology/Hematology. 2003; 46,2: 121-6. Disponível em: https://doi.org/10.1016/S1040-8428(02)00133-6.

8. Newcomb P, Carbone PP. Cancer treatment and age: patient perspectives. Journal of the National Cancer Institute. 1993; vol. 85. Disponível em: https://doi.org/10.1093/jnci/85.19.1580.

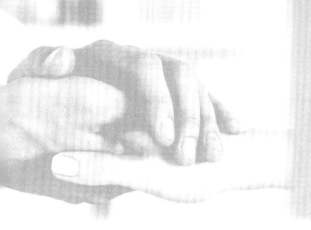

Capítulo 12

Carolina Morais Tsuchida
Letícia Martins Arantes
Natalia Rodrigues Nunes Perin

Hipodermóclise

A hipodermóclise é definida como a infusão de fluidos no tecido subcutâneo que é transferido para a circulação sanguínea por ação combinada entre difusão e perfusão tecidual.[1]

Historicamente, a utilização desta via foi descrita, pela primeira vez, em 1914 para o tratamento de casos de desidratação em pacientes pediátricos.[2]

A técnica de hipodermóclise caiu em descrédito por volta de 1950, em razão de relatos de sobrecarga hídrica e choque circulatório, ocorridos após infusão de grandes volumes de soluções sem eletrólitos no tecido subcutâneo. Além disso, a divulgação e a notificação de resultados desastrosos decorrentes de infusões aplicadas no tecido muscular, em conjunto com o surgimento da facilidade de aplicação de infusões pela via intravenosa, favoreceram o desuso desta terapia.[3]

A bandeira dos cuidados paliativos, como prática distinta na atenção em saúde, que foi levantada pela enfermeira Cicely Saunders na década de 1960 inclui a assistência, o ensino e a pesquisa. Nesse contexto, o subcutâneo retornou como alternativa de administração de medicamentos e soluções, respaldado por estudos conclusivos com a descrição correta do procedimento e as soluções adequadas para a aplicação.[4]

Quando pensamos na abordagem paliativa, a via de administração oral, em geral, é a preferida. No entanto, a dificuldade de acesso venoso, a presença de sintomas persistentes e intratáveis como náusea, vômito, disfagia severa, odinofagia, obstrução intestinal ou ainda estados confusionais, por exemplo, coma e fase de agonia podem motivar a decisão de se optar por vias de administração alternativas, hipodermóclise, por exemplo.[5]

A hipodermóclise é uma alternativa relativamente simples, segura, de baixo custo e com reações adversas raras e geralmente reversíveis, podendo ser realizada em uma variedade de cenários, incluindo o domicílio, o cuidado em instalações de longa permanência e a própria unidade hospitalar.[6]

≡ Características da hipoderme

A hipoderme é a camada mais profunda da pele e sua espessura varia de pessoa para pessoa. Composta predominantemente de tecido adiposo organizado em lóbulos, separados entre si por uma rede de septos fibrovasculares de tecido conjuntivo. Capilares sanguíneos e linfáticos estão presentes nestes septos.[7]

Portanto, a administração de fluidos e/ou fármacos no tecido subcutâneo é favorável por ser uma via dotada de capilares sanguíneos e linfáticos permitindo o transporte desses fluidos até à macrocirculação após o processo de absorção. Os medicamentos administrados por via subcutânea têm ação farmacocinética semelhante à via intramuscular, atingindo, no entanto, uma concentração sérica menor, mas com tempo de ação prolongada. Com isso, evita-se o *clearance* pré-sistêmico pelo fígado, originando uma concentração sérica estável do medicamento, evitando efeitos colaterais indesejáveis por consequência de picos plasmáticos.[8]

A taxa de absorção de fármacos por via subcutânea é uniforme e lenta. Entretanto, essa pode ser variada intencionalmente, de acordo com meio utilizado: em bólus ou em infusão contínua. As doses dos medicamentos são semelhantes às utilizadas por via endovenosa, mas o início de ação é geralmente similar ao da via oral (15 a 30 minutos)[4] (Fig. 12.1).

≡ Indicações

A hipodermóclise é indicada para reposição de fluidos na desidratação leve/moderada; para administração de medicamentos na impossibilidade de utilização da via oral e/ou quando a escolha pela via intravenosa não é adequada.[9]

≡ Impossibilidade de utilização por via oral

- Lesões cavidade oral.
- Fístula traqueobrônquica e broncoesofágica.
- Náusea e vômitos persistentes e intratáveis.
- Oclusão intestinal.
- Alteração do nível de consciência (*delirium*, sonolência, coma).[10]

≡ Impossibilidade de utilização por via intravenosa

- Paciente com infecção sistêmica que recebe antibioticoterapia pelo cateter ou está

Figura 12.1
Curva de concentração sérica de fármacos × via de administração.

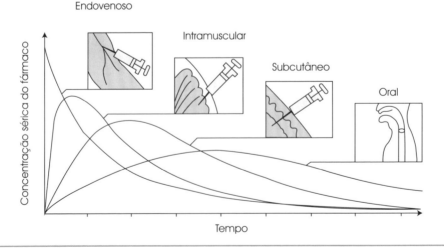

Fonte: adaptada de Manual de Cuidados Paliativos da ANCP-2016.

contaminado e preenchido com *lock* de antibiótico.[5,10]

☰ Principais contraindicações

■ Absolutas

- Áreas edemaciadas com lesões na pele.
- Áreas com comprometimento do sistema linfático (procedimentos cirúrgicos com comprometimento ganglionar através de dissecção).
- Estado avançado de caquexia com comprometimento importante do subcutâneo.
- Recusa do paciente.
- Desidratação grave, choque volêmico ou qualquer condição em que exista necessidade de reposição rápida de fluidos.[5,10]

■ Relativas

- Administração em áreas com capacidade reduzida de absorção.
- Distúrbio de coagulação.[5]

☰ Medicamentos que podem ser utilizados em hipodermóclise

Os medicamentos mais bem tolerados por via subcutânea são aqueles cujo pH ficam próximos à neutralidade e que sejam hidrossolúveis; pois, soluções com extremos de pH (< 2 ou > 11) apresentam risco aumentado de precipitação ou irritação local.[11]

Outro item a ser avaliado é com relação à solubilidade. Medicamentos com baixa solubilidade em água, ou seja, aqueles que são considerados "oleosos", também não apresentam estudos de segurança e eficácia para serem utilizados até o momento.[12,13]

A terapia subcutânea abrange não só os fluidos de reposição, mas alguns medicamentos também passaram a ser prescritos para essa via, tais como: antimicrobianos, analgésicos, entre outros. Parte desses medicamentos não apresentam descrição em bula sobre a possibilidade de serem administrados por meio dessa técnica; logo, quando prescritos, consideramos como uso *off-label*, isto é, não existe a informação na literatura oficial do produto (bula).[12,14]

Os fármacos mais utilizados em cuidados paliativos são: os hidrossolúveis, bem toleráveis no tecido conjuntivo, e os adiposos, apresentando menor risco de efeito acumulativo.[15]

A Tabela 12.1 mostra as drogas mais comumente utilizadas até o momento e com maior disponibilidade de estudos.[13]

A Tabela 12.2 traz fármacos que apresentam poucos estudos em relação aos itens da tabela anterior; logo, deve haver uma avaliação mais criteriosa antes da prescrição.[13]

Tabela 12.1
Medicamentos mais utilizados

Hidratação	Cloreto de sódio 0,9%
	Glicose 5%
Analgésicos opioides	Morfina
	Oxicodona
	Metadona
Antimicrobianos	Amicacina
	Ampicilina
	Cefepime
	Ceftriaxona
	Tobramicina
Antieméticos	Metoclopramida
	Ondansetrona
Anti-histamínicos	Hidroxizina
	Prometazina
Corticosteroides	Hidrocortisona
	Metilpredinisolona
	Dexametasona
Diurético	Furosemida
Protetor gástrico	Ranitidina
Sedativos	Midazolam
	Haloperidol
	Clorpromazina
	Fentanil
	Fenobarbital

Tabela 12.2
Medicamentos citados pela literatura

- Glicose 10%
- Atropina
- Cefotaxima
- Ceftazidima
- Cetorolaco
- Ciclizina
- Clonazepam
- Diclofenaco*
- Dipirona
- Escopolamina
- Famotidina
- Granisetrona
- Hidromorfona
- Hidroxizina
- Levomepromazina
- Naproxeno
- Octrotídeo
- Tramadol

*Diluir o máximo possível, pois é extremamente irritante.

≡ Diluição e compatibilidade

Existem numerosas recomendações na literatura, todas repletas de conflitos. O objetivo principal da diluição é minimizar a irritação no local da punção. Em geral, tanto água destilada quanto soro fisiológico 0,9% podem ser utilizados para esse fim, com vantagens e desvantagens específicas de cada um (Tabela 12.3).[7]

Hoje, algumas literaturas sugerem que a diluição seja feita na proporção de 1 mL de droga para 1 mL de diluente; porém, extrapolar essa informação para todas as drogas que se utilizam hoje é um pouco arriscado. O ideal é avaliar o que o fabricante preconiza para o uso intravenoso, pois cada droga apresenta uma concentração máxima para administração, determinando sua faixa de segurança.[13]

A combinação de fármacos pode facilitar essa questão relacionada com o volume, pois algumas substâncias apresentam compatibilidades entre si, dessa forma, os volumes a serem infundidos seriam menores. Com relação ao tempo de infusão, os estudos preconizam: 62,5 mL/h ou 1 mL/min, essas informações podem auxiliar bastante na avaliação do volume de diluente a ser utilizado.[4,14]

Tabela 12.3
Comparação entre diluentes

Diluente	Vantagens	Desvantagens
Água destilada	Maior quantidade de dados disponíveis quanto à compatibilidade com os medicamentos utilizados	Volumes maiores são hipotônicos e podem causar dor ou irritação no local da infusão
Soro fisiológico 0,9%	Isotônico Preferível para diluição de drogas irritativas	Incompatível com altas concentrações de haloperidol (≥ 1 mg/mL) Menor quantidade de dados disponíveis quanto à compatibilidade com os medicamentos utilizados

Fonte: adaptada do Guia da SBGG e da ANCP: O uso da via subcutânea em Geriatria e Cuidados Paliativos, 2016.

Preconiza-se que cada sítio de punção receba no máximo três drogas compatíveis entre si. É importante destacar também que o fato de que as drogas não precipitam, não significa necessariamente que elas sejam compatíveis para a aplicação subcutânea. A incompatibilidade das drogas pode contribuir para o desenvolvimento de lesões precoces no tecido subcutâneo.[15]

≡ Interações farmacológicas e reações adversas

Vale salientar as interações farmacológicas e os efeitos adversos induzidos, conforme as condições clínicas dos pacientes em cuidados paliativos. Entre elas cabe mencionar a interação dos opioides com os antidepressivos, o estado nutricional dos pacientes, a alteração de citocromo P-450 e as insuficiências renal e hepática, muito comuns em pacientes em cuidados paliativos.[15]

Reações adversas também podem acontecer, mas grande parte é devido ao mau uso da técnica, por exemplo: locais inadequados de punção, medicamento inapropriado para a via, diluição inadequada e falta de rodízio da punção. Estas reações geralmente estão relacionadas com a dor e a inflamação no local da punção e até mesmo com o aparecimento de edemas.[12]

Os artigos e guias de orientações revisadas têm descrito que os efeitos adversos da administração de fármacos por essa via são raros e facilmente evitáveis. As reações locais observadas são: vermelhidão, endurecimento da pele, dor e extravasamento. No entanto, entre as raras complicações documentadas estão: farmacodermia, granuloma, infiltração, celulite e sangramentos discretos em pacientes com discrasias sanguíneas, relacionadas principalmente pela seleção do fármaco, pelo volume administrado e pelo local da punção.[15]

≡ Uso de soro com eletrólitos

A administração de eletrólitos de alta concentração pode ser feita desde que eles sejam diluídos em soluções de soro fisiológico ou soro glicosado 5%.

O eletrólito mais estudado é o cloreto de potássio (KCl 19,1%), na concentração de até 40 mEq/L. Soluções com NaCl 20% também podem ser utilizadas. Por exemplo: SG 5% 1000 mL + NaCl 20% 20 mL + KCl 19,1% 20 mL SC em 24 h.

Para avaliar se o soro acima pode ser administrado por hipodermóclise, precisa-se calcular a quantidade de mEq de cloreto de potássio desta solução:

KCl 19,1% ampola = 2,56 mEq/mL

1 ampola possui 10 mL; ou seja,
valor total = 25,6 mEq.

Nesta solução há KCl 19,1% 20 mL em 1.000 mL de SG 5%; logo, em mEq temos 51,2 mEq em 1 litro de soro. Este valor ultrapassa a quantidade recomendada de 40 mEq/L; portanto, o farmacêutico deve entrar em contato

com o médico para que ele reduza a quantidade de KCl 19,1% desta solução[4] (Tabela 12.4).

≡ Técnica e materiais

A via hipodermóclise pode ser utilizada para a infusão de grandes volumes de fluidos; todavia, o volume máximo para infusão contínua em 24 h não deve ultrapassar 3.000 mL, e esse volume deve ser feito dividido em sítios diferentes onde poderão ser infundidos até 1.500 mL, dependendo do sítio puncionado.[4]

Os locais (sítios de punção) que são mais adequados para a terapia, são: deltoide, região anterior do tórax (subclavicular), região escapular, região abdominal e nas faces anterior e lateral das coxas, cada uma tem tolerância de volume nas 24 h (Fig. 12.2).[12,16]

≡ Dispositivo

Podemos utilizar dois tipos de dispositivos para o procedimento: o cateter agulhado (Fig. 12.3) e o cateter não agulhado (Fig. 12.4). O primeiro tem um custo mais baixo e recomendação de 5 dias para permanência da punção. O cateter não agulhado, apesar do custo mais elevado, pode permanecer no subcutâneo até 11 dias e causa menos reação no sítio de punção. Lembrando que neste caso, o mandril (parte metálica) deve ser retirada após a punção.[7]

≡ Outros materiais

- Bandeja.
- Luvas de procedimento.
- Solução antisséptica.
- Gaze não estéril ou bola de algodão.
- Agulha para aspiração de medicação 40 × 12 mm.
- Seringa de 1 mL.
- Flaconete de 10 mL de soro fisiológico 0,9%.
- Cobertura estéril e transparente para punção.
- Esparadrapo ou fita micropore para fixação do circuito intermediário e identificação.

Tabela 12.4
Diluição de medicamentos via hipodermóclise

Hipodermóclise			
Medicamento	Diluição	Tempo de infusão	Comentários
Ampicilina 1 g	SF 50 mL	60 min	Seguir padrão de 1 mL/min ou 62,5 ml/h
Cefepime 1 g	SF 100 mL	60 min	Caso necessário, o tempo de infusão pode ser ajustado, seguindo o padrão 62,5 mL/h ou 1 mL/min. Há estudos com tempo mínimo de 40 minutos
Ceftriaxona 1 g	SF 100 mL	60 min	Caso necessário, o tempo de infusão pode ser ajustado, seguindo o padrão 62,5 mL/h ou 1 mL/min. Há estudos com tempo mínimo de 40 minutos
Dexametasona 2 a 8 mg	SF 50 mL	60 min	Via exclusiva, devido incompatibilidade com outros fármacos
Dipirona 1 g	SF 20 mL	20 min	Seguir o padrão de 1 mL/min
Ertapenem 1 g	SF 50 mL	60 min	Seguir o padrão de 1 mL/min ou 62,5 mL/h
Escopolamina 20 mg	SF 50 mL	50 min	Seguir o padrão de 1 mL/min ou 62,5 mL/h
Fenobarbital 50 mg	SF 100 mL	60 min	Via exclusiva, máximo 600 mg/24 h
Fentanila	SF	Infusão contínua a critério médico	Diluir 4 ampolas de 50 mcg/mL em SF 210 mL
Furosemida 20 mg	SF 10 mL	–	Diluir 1 ampola de 20 mg em SF 10 mL, seguir o padrão de 1 ml/min ou infusão contínua para volumes maiores
Haloperidol	SF	5 mL	Se a solução preparada tiver concentração de haloperidol ≥ 1 mg/mL, recomenda-se usar água destilada como diluente (risco de precipitação com SF 0,9%)
Meropenem 1 g	SF 100 mL	100 min	Seguir o padrão de 1 ml/min ou 62,5 mL/h
Metadona	SF	60 mL/h	Irritante, variar o local de punção a cada 24 horas
Metoclopramida 10 mg	SF 50 mL	50 min	Pode causar irritação local
Midazolam	SF 100 a 1.000 mL	Infusão contínua a critério médico	Pode causar irritação local
Morfina	SF	–	Aplicação em bólus para doses de resgate ou infusão contínua a critério médico
Octreotide	SF 5 (bólus) a 100 mL (infusão contínua)	Bólus ou infusão contínua	Armazenamento em refrigerador – deve atingir a temperatura ambiente antes da administração. Via exclusiva
Omeprazol 40 mg	SF 100 mL	4 h	Dose única diária. Via exclusiva, devido a incompatibilidade com outras drogas
Ondasentrona 4 a 8 mg	SF 50 mL	50 a 60 min	Seguir o padrão de 1 mL/min ou 62,5 mL/h
Ranitidina 50 mg	SF 50 mL	50 min	Seguir o padrão de 1 mL/min ou 62,5 mL/h
Tramadol 100 mg	SF 100 mL	120 min	Infusão lenta, seguir o padrão de 1 mL/min ou 62,5 mL/h
Soros			
SF	Máximo de 1.500 mL em 24 h por sítio		Volume máximo de infusão 62,5 mL/h
SGF	Máximo de 1.500 mL em 24 h por sítio		Volume máximo de infusão 62,5 mL/h
SG 5%	Máximo de 1.000 mL em 24 h por sítio		Volume máximo de infusão 62,5 mL/h
Eletrólitos			
NaCl 20%	Sempre diluído em SF ou SG 5% – volume superior a 100 mL		Volume máximo de infusão 62,5 mL/h
KCl 19,1%	Sempre diluído em SF ou SG 5% – volume superior a 100 mL		Até 40 mEq/L – volume máximo de infusão 62,5 mL/h

Figura 12.2
Locais para punção e limite de volume nas 24 h. A. Abdominal (até 1.000 mL/24 h).
B. Subclavicular (até 250 mL/24 h). C. Interescapular (até 1.000 mL/24 h). D. Deltóidea (até 250 mL/24 h).
E. Anterolateral da coxa (até 1.500 mL/24 h).

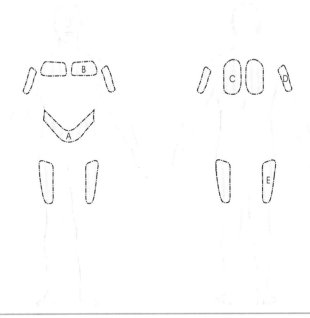

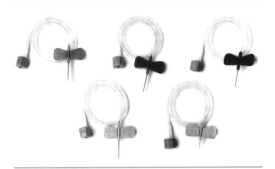

Figura 12.3
Cateter agulhado.

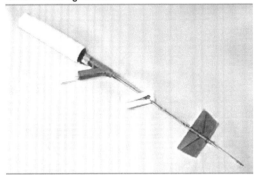

Figura 12.4
Cateter não agulhado.

☰ Preparo do material

Preencha o circuito intermediário do cateter com 1 mL de soro fisiológico 0,9% e mantenha a seringa acoplada na via introdutória. Isso garante que o lúmen do cateter permaneça preenchido, reduzindo a possibilidade de contaminação.

☰ Técnica

1. Escolha a região anatômica que será puncionada levando em consideração as características do paciente (emagrecimento, condições da pele) e o volume infundido nas 24 horas. Se necessário, realize tricotomia com tricótomo ou te-

soura. Realizar antissepsia da pele com álcool 70%.

2. Tracione uma prega de pele e introduza o cateter na prega, fazendo um ângulo de 45° com a pele com o bisel da agulha voltado para cima durante a punção (Fig. 12.5).

3. Aspire para se certificar de que nenhum vaso foi atingido. Se houver retorno sanguíneo, retire o acesso e repita a punção a uma distância de pelo menos 5 cm da punção original.

4. Enrole o intermediário e fixe o cateter com cobertura estéril, preferencialmente transparente ou gaze estéril fixada com micropore ou esparadrapo.

5. Identifique o curativo com data, horário e nome do profissional responsável.

6. Administre o medicamento prescrito. Após a administração de cada medicamento em bólus, injete 1 mL de soro fisiológico 0,9% para que todo o conteúdo do circuito do cateter seja infundido e não ocorra interação medicamentosa intralúmen.

7. Registre o procedimento.[7]

≡ Atenção

- Orientar paciente e familiares.
- Manter assepsia dos materiais e utilizar luvas e outros EPIs que julgar necessário.
- A punção deve ser sempre em direção centrípeta, voltada para a rede ganglionar local.
- Pacientes emagrecidos devem ser puncionados com uma angulação menor (cerca de 30°).
- Manuseio do cateter no dia a dia deve sempre preceder antissepsia das mãos e assepsia da via de acesso sempre que for abrir o sistema.[7]

≡ Complicações

Após a punção e o início da infusão podem ocorrer sinais como edema (principalmente nos pacientes emagrecidos), calor, rubor e dor. Caso os sinais de irritação persistam por mais de 4 horas, deve-se trocar o sítio da punção com distância de 5 cm.[17] A Tabela 12.5 indica os cuidados para outros tipos de complicações:[7]

Figura 12.5
Angulação.

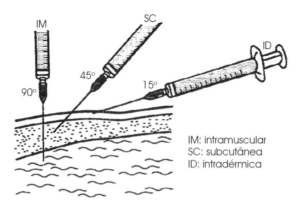

IM: intramuscular
SC: subcutânea
ID: intradérmica

☰ Conclusão

A hipodermóclise é uma técnica de baixo custo que oferece maiores comodidade e praticidade para os pacientes já que permite a facilidade de autoadministração e realizações de atividades sem restrição de membros e movimentos. Uma indicação assertiva associada à técnica correta e infusão de fluidos e medicamentos indicados, faz com que haja risco mínimo de complicações locais e sistêmicas; portanto, é uma alternativa segura sobretudo no contexto de Cuidados Paliativos.

☰ Referências

1. Conselho Regional de Enfermagem de São Paulo (COREN-SP). Punção e administração de fluidos na hipodermóclise. 2014. Disponível em: http://portal.coren-sp.gov.br/sites/default/files/parecer_coren_sp_2014_031.pdf. Acesso em: 30 de outubro de 2017.
2. Justino ET, et al. Hipodermóclise em pacientes oncológicos sob cuidados paliativos. Cogitare Enferm, Paraná, v. 18, n. 1, p. 84-89, jan./mar. 2013. Disponível em: http://ojs.c3sl.ufpr.br/ojs2/index.php/cogitare/article/view/31307. Acesso em: 13 de fevereiro de 2015.
3. Azevedo EF. Administração de antibióticos por via subcutânea: uma revisão integrativa da literatura. Dissertação (Mestrado em Enfermagem Fundamental). Escola de Enfermagem de Ribeirão Preto, Universidade de São Paulo, Ribeirão Preto, São Paulo, 2011. 153f. Disponível em: http://www.teses.usp.br/teses/disponiveis/22/22132/tde-19012012-104714. Acesso em: 12 de outubro de 2017.
4. Carvalho RT, Parsons HA (Org.). Manual de cuidados paliativos ANCP ampliado e atualizado. Acad Nac Cuid Paliativos. 2012; 30(88):1-592. Disponível em: http://dx.doi.org/10.1590/s0103-40142016.30880011.
5. Cuidados paliativos com enfoque geriátrico - a assistência multidisciplinar. São Paulo: Atheneu; 2014.
6. Humphrey P. Hypodermoclysis: an alternative to I.V. infusion therapy. Nursing. 2011; v. 41, n. 11, p. 16-7. Disponível em: http://journals.lww.com/nursing/Citation/2011/11000/Hypodermoclysis__An_alternative_to_I_V__infusion.6.aspx. Acesso em: 20 de outubro de 2017.
7. Azevedo D. O uso da via subcutânea em geriatria e cuidados paliativos 2. ed. Rio de Janeiro: SBGG; 2017. 56p.
8. Vidal FKG, et al. Hipodermóclise: revisão sistemática da literatura. Revista de Atenção à Saúde, v. 13, n. 45, p. 61-9, jul./set. 2015. Disponível em: http://seer.uscs.edu.br/index.php/revista_ciencias_saude/article/view/2953/1784. Acesso em: 10 de outubro de 2017.
9. Takaki CY, Klein GF. Hipodermóclise: o conhecimento do enfermeiro em unidade de internação. Cons Scientia Saúde. 2010; 9(3):486-96.
10. Caccialanza R, Constans T, Cotogni P, Zaloga G, Arruda AP. Subcutaneous infusion of fluids for hydration or nutrition: a review. Journal of Parenteral and Enteral Nutrition. 2016; v. 20, n. 10.
11. BRASIL. Ministério da Saúde. Instituto Nacional de Câncer. Terapia subcutânea no câncer avançado. Instituto Nacional de Câncer. Rio de Janeiro: INCA, 2009. 32 p. (Série Cuidados Paliativos). Disponível em: http://bvsms.saude.gov.br/bvs/publicacoes/inca/Terapia_subcutanea.pdf. Acesso em: 3 de outubro de 2017.
12. Bruno VG, Israelita H, Einstein A. Hypodermoclysis: literature review to assist clinical practice. Einstein (São Paulo), São Paulo, v. 13, n. 1, p. 122-8, março de 2015. Disponível em: http://www.scielo.br/scielo.php?script=sci_arttext&pid=S1679-45082015000100022&lng=en&nrm=iso>. Acesso em: 30 de janeiro de 2018.
13. Matos T, Bruno V. Hipodermóclise: uma via alternativa. In: Ferracini F, Filho W, Almeida S (Eds.). Atenção à prescrição médica. São Paulo: Atheneu; 2014. p. 225-34.
14. Mancio C, Globo N. Farmácia clínica: pacientes crônicos. In: Ferracini F, Filho W (Eds.). Farmácia clínica: segurança na prática hospitalar. São Paulo: Atheneu; 2011. p. 225-34.
15. Pontalti G, Sant E, Rodrigues A, Stein MR, Longaray VK. Via subcutânea: segunda opção em cuidados paliativos. Subcutaneous route: second option in palliative care. Rev Hosp Clínicas Porto Alegre (HCPA). 2012; 32(2):199-207.
16. Smith LS. Hypodermoclysis with older adults. Nursing, v. 44, n. 12, p. 66, 2014. Disponível em: http://journals.lww.com/nursing/Citation/2014/12000/Hypodermoclysis_with_older_adults.20.aspx. Acesso em: 7 de dezembro de 2017.
17. Vidal M, Hui D, Williams J, Bruera E. A prospective study of hypodermoclysis performed by caregivers in the home setting. University of Texas. MD Anderson Cancer Center. Houston, Texas, 2016.

Capítulo 13

Luciana Lopes Manfredini
Maria Aparecida Machado

Cuidados com Feridas

Segundo o Instituto Nacional de Câncer, as estimativas para o ano de 2016, válidas também para o ano de 2017, apontam a ocorrência de aproximadamente 675 mil novos casos (incluindo câncer de pele não melanoma), o que reforça a magnitude do problema no país.[1]

Pacientes com doença avançada podem ter a ruptura da estrutura da pele e a formação de feridas tumorais (ou feridas neoplásicas). Também, a medida que a *performance status* se degenera, o paciente pode permanecer mais tempo na poltrona/leito e, consequentemente, desenvolver lesões por pressão, que serão discutidas neste capítulo.

≡ Feridas tumorais

O processo de carcinogênese é responsável pela proliferação celular descontrolada, ocasionando, por algumas vezes, a quebra de integridade cutânea e a infiltração de células malignas nas estruturas da pele, originando as feridas neoplásicas. O atraso do tratamento, o diagnóstico tardio e a ausência de cuidados de saúde são fatores de risco para o desenvolvimento dessas feridas. São lesões tratáveis à medida que o câncer esteja em tratamento curativo e em estádios iniciais; caso contrário, objetiva-se controlar sintomas e, consequentemente, o controle da ferida.[2,3] A estimativa dessas feridas, com base em pesquisas de pequena escala, varia entre 5 e 10% da população oncológica.

■ **Características das feridas tumorais**

As feridas neoplásicas possuem importantes vascularizações sanguínea e linfática. Durante seu crescimento, no sítio da ferida, pode-se formar necrose e, consequentemente, a contaminação por microrganismos aeróbios (como a *Pseudomonas aeruginosa* e o *Staphylococcus aureus*) e anaeróbios. O metabolismo dos microrganismos contaminantes geram ácidos graxos voláteis, putrescina e cadaverina, suscitando odor fétido, causando intenso desconforto ao paciente.[2,4]

■ **Classificação quanto ao aspecto**

- Feridas ulcerativas malignas: feridas ulceradas que formam crateras rasas.
- Feridas fungosas malignas: semelhança com a couve-flor.
- Feridas malignas ulceradas: união do aspecto vegetativo e partes ulceradas.[2]

Estadiamento das feridas tumorais

As feridas tumorais são classificadas em estágios que variam de 1 a 4, de acordo com suas características (Tabela 13.1).

Tabela 13.1
Estadiamento das feridas tumorais

Estágio	Características das lesões
1	Ferida assintomática, pele íntegra, tecido de coloração avermelhada ou violácea. Nódulo visível e delimitado
1N	Ferida fechada ou com abertura superficial por orifício de drenagem de exsudato límpido, de coloração amarelada ou de aspecto purulento. Tecido avermelhado ou violáceo, ferida seca ou úmida. Dor ou prurido ocasionais. Sem odor
2	Ferida aberta envolvendo derme e epiderme. Ulcerações superficiais. Por vezes, friáveis e sensíveis à manipulação. Exsudato ausente ou em pouca quantidade (lesões secas ou úmidas). Intenso processo inflamatório ao redor da ferida. Dor e odor ocasionais
3	Ferida espessa envolvendo o tecido subcutâneo. Profundidade regular, com saliência e formação irregular. Características: friável, ulcerada ou vegetativa, podendo apresentar tecido necrótico liquefeito ou sólido e aderido, odor fétido, exsudato. Lesões satélites em risco de ruptura. Tecido de coloração avermelhada ou violácea, porém o leito da ferida encontra-se predominantemente de coloração amarelada
4	Ferida invadindo profundas estruturas anatômicas. Profundidade expressiva. Por vezes, não se visualiza seu limite. Em alguns casos, com exsudato abundante, odor fétido e dor. Tecido de coloração avermelhada ou violácea, porém o leito da ferida encontra-se predominantemente de coloração amarelada (Figura 13.1).

Fonte: adaptada doe Instituto Nacional de Câncer, 2009.

Figura 13.1
Ferida neoplásica procedente de metástase de tumor primário de mama, confirmação nodular, friável, área perilesão, edemaciada e hipercromia violácea – Estágio 4.

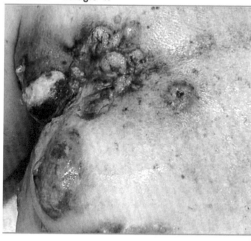

Fonte: arquivo pessoal da autora.

Tratamento

Devido à formação da ferida tumoral, provinda da infiltração das células tumorais nas estruturas da pele pela proliferação celular descontrolada, a melhora dos sintomas poderá ocorrer apenas se realizado tratamento (Tabela 13.2) para redução do tumor; em alguns casos, as feridas não têm boa resposta ao tratamento oncológico. Neste caso, o foco é o controle dos sintomas.

Controle de sintomas na ferida tumoral

- *Dor*: deve-se avaliar a dor conforme as escalas existentes, de acordo com a necessidade do paciente (Escala visual analógica/numérica, Escala de faces ou Escala de sinais de dor), complementando sempre com os dados relativos a frequência, duração e local. É possível desta forma, planejar a analgesia prévia e a troca de curativo. A analgesia pode ser realizada com medicamentos por via oral

Tabela 13.2
Intervenções realizadas e seus objetivos

Intervenção	Objetivo	Mecanismo
Quimioterapia	Tratamento de primeira escolha objetivando a redução do tumor e melhora da dor; contudo, o risco de hemorragia cresce quando esta terapia é utilizada	Intervém no mecanismo celular, atingindo populações celulares em diferentes fases do ciclo pela sinergia de múltiplas drogas, diminui o desenvolvimento de resistência tumoral e promove maior resposta por droga administrada. Pode ser utilizada de maneira combinada a outras terapias
Radioterapia	Tratamento de primeira escolha com foco principal em redução da sintomatologia, destrói as células tumorais pela radiação, diminui o tamanho da lesão, exsudato, sangramento, dor e odor	A radiação ionizante provoca danos irreversíveis ao DNA das células; a morte celular pode ocorrer por inativação de seus sistemas vitais até a sua incapacidade de reprodução. Também tem finalidade antiálgica e hemostática
Hormonoterapia	Reduz os sintomas dos pacientes com tumores sensíveis (especialmente mama e próstata)	Impede a ação de hormônios que fazem as células cancerígenas crescerem. Controla sintomas e impede a evolução, suprimindo tumores hormônio-dependentes.
Laserterapia	Redução da dor e da necrose tissular	Promove e acelera a reparação tecidual pelo estímulo da produção de colágeno
Cirurgia paliativa	Controle de sintomas, redução da população tumoral	Alívio de efeitos colaterais causados pelo tumor, como redução da dor em compressão de nervos ou medula espinal; em alguns casos, diminuição do sangramento
Eletroquimioterapia	Redução do volume tumoral e alívio de sintomas em câncer de pele e/ou metástases cutâneas/subcutâneas e melanoma	Aplicação de quimioterápicos com posterior aplicação de eletroporação, realizando bloqueio vascular e diminuindo sangramento, edema, exsudato e odor[5]

Fonte: elaborada pelas autoras.

(anti-inflamatórios, opioides) e uso de medidas locais (p. ex., gelo, que também auxilia na diminuição do risco de sangramento, ou aplicação de gel anestésico com tricíclicos e corticoides ou lidocaína a 2% no leito da lesão).

Executar o curativo da melhor maneira possível e manter o meio úmido reduz o número de trocas, o que minimiza os estímulos dolorosos.

- *Odor*: o metabolismo dos microrganismos contaminantes geram ácidos graxos voláteis, putrescina e cadaverina, suscitando em odor fétido, causando intenso desconforto ao paciente. O odor é classificado em graus, de acordo com sua intensidade, tendo condutas pertinentes relativas a cada grau (Tabela 13.3).[2,4]
- *Sangramento*: a ferida tumoral é retroalimentada pelos processos de angiogênese (formação de um vaso sanguíneo

suplementar a partir de outros preexistentes – vasculogênese); ao haver rompimento de capilares, o sangramento torna-se de difícil controle, visto que no tumor as plaquetas têm função diminuída. Além disso, a proliferação celular pode realizar erosão de vasos sanguíneos adjacentes, ocasionando sangramentos graves.[6]

Como alternativa em caso de sangramento, pode-se aplicar SF 0,9% gelado, realizar curativo compressivo com gaze (atenção a aplicação direta sobre a ferida de gaze não aderente, anteriormente à compressa de gaze) ou aplicar compressão direta sobre o vaso sangrante; curativos de colágeno hemostático ou alginato de cálcio, ou mesmo a aplicação de adrenalina em compressa, auxiliam no controle do sangramento. Em alguns casos, a intervenção cirúrgica é recomendada, bem como a radioterapia anti-hemorrágica.[6]

Também é importante discutir com a equipe médica, se os pacientes estiverem em uso de anticoagulante sistêmico, a respeito de suspensão em casos de alto risco. Em alguns casos, monitorar exames laboratoriais (hemograma) e necessidade de hemotransfusão.[6] Na ocorrência de sangramentos intensos acompanhados por agitação, considera-se a sedação paliativa como alternativa para minimizar o sofrimento.[6]

- *Exsudato*: a permeabilidade capilar anormal causada pela vasculatura tumoral anormal, pela autólise do tecido necrótico e pela secreção de fatores de permeabilidade vascular resultam na exsudação da ferida tumoral. O controle é de extrema importância; pois, seu excesso pode ferir a região perilesão e aumentar o odor. Como curativo nestes casos, pode-se utilizar o hidrogel amorfo com alginato, carvão ativado e cobertura secundária com gaze do tipo zobec; pomadas com vitaminas A e D podem ser aplicadas com o intuito de proteção tecidual, evitando o maceramento das bordas. Em alguns casos, indica-se a coleta de secreção para cultura, rastreio de infecção e utilização de antibioticoterapia e/ou antifúngicos sistêmicos.

- *Manipulação do curativo*: o curativo é fundamental para a manutenção e a diminuição dos sintomas relacionados com a ferida tumoral. O curativo deve ter boa estética, ser funcional e confortável para o paciente, que se sente incomodado com a ferida e, especialmente, com o odor.

  Importante ressaltar que a limpeza da ferida auxiliará na remoção de exsudato, sujidade, odor. Tal processo deve ser realizado com SF 0,9% em grande quantidade; o uso de clorexidina degermante 2% é indicada para antissepsia da ferida, sempre retirá-la depois com enxágue abundante com SF 0,9%.

- Para manipular o curativo, antes de retirá-lo, devemos irrigá-lo com SF 0,9%, removendo o curativo anterior cautelosamente, buscando diminuir o trauma da retirada em relação à dor e diminuir o risco de sangramento. É indicado também aplicar sobre o leito da ferida gaze vaselinada ou não aderente, com a mesma finalidade.[4-6]

Atualmente, existem múltiplos curativos de qualidade para diversas aplicações em oncologia. Para as feridas oncológicas, dispomos de materiais diversos de acordo com cada sintoma.

Quando houver espaço não preenchido na ferida, indica-se preencher este espaço com alguma cobertura, afim de proteger a lesão e absorver fluidos.

O carvão ativado tem aplicação em feridas infectadas e para controle de exsudato. Já o alginato tem indicação para feridas exsudativas – o contato entre o alginato e o exsudato forma um gel não aderente, mantendo a superfície da ferida úmida e promovendo o desbridamento autolítico, além de promover absorção do excesso de exsudato.[4-6]

O uso de nitrato de prata para cauterizar a superfície dos vasos deve ser analisado cautelosamente, bem como o uso da adrenalina como recurso para feridas com sangramento intenso (pelo risco de necrose isquêmica).[6,7]

≡ Lesão por pressão

A lesão por pressão (LPP) é um dano localizado na pele e/ou nos tecidos subjacentes, muitas vezes sobre uma proeminência óssea resultante da pressão intensa e prolongada combinada ao cisalhamento, podendo estar relacionada com o uso de algum dispositivo médico. A capacidade de resistência do tecido à pressão e ao cisalhamento também pode ser acometida pela má perfusão, comorbidades e pela sua condição.[8]

A Associação Brasileira de Estomatoterapia (Sobest) e a Sociedade Brasileira de Enfermagem em Dermatologia (Sobend) realizaram uma adaptação cultural para o Brasil do consenso do National Pressure Ulcer Advisory Panel (NPUAP) para classificação das LPP.[9]

■ Prevenção

- Controle microclimático: controlar umidade e temperatura da pele; atenção a aplicação de quente e frio. Eleger dispositivos especializados para redistribuição da pressão para regular as cargas teciduais, o microclima ou outros cuidados terapêuticos (p. ex., colchões especiais e almofadas de assento), devem ser determinados de acordo com a necessidade de cada paciente.
- Coberturas de proteção: aplicação de espuma de poliuretano nas proeminências ósseas e em zonas anatômicas frequentemente submetidas a fricção e cisalhamento.
- Contribuir para o conforto, a higiene, a dignidade e sua capacidade funcional.
- Avaliação do estado nutricional e promoção de ingesta hídrica adequada: observar sinais e sintomas de desidratação, turgor da pele, diurese e exames laboratoriais.
- Reposicionar os pacientes em risco de desenvolver LPP, visando reduzir a duração e a intensidade da pressão exercida sobre áreas acometíveis. Estabelecer a frequência do reposicionamento, levando em conta aspectos individuais como tolerância tecidual, nível de atividade e mobilidade, condição clínica e conforto.
- Avaliar regularmente a condição da pele e do conforto geral do indivíduo.
- Estimular saída do leito, permanecendo em poltrona e deambulando quando possível.
- Sempre considerar o uso de dispositivos médico como risco de desenvolver LPP: utilizar dispositivos que minimizem danos à pele, inspecionando sempre a pele ao redor de cada dispositivo.

■ Classificação

As LPP são divididas em categorias para indicar a extensão do dano tissular, são indicadas por estágio:[9]

- *Lesão por pressão estágio 1*: pele íntegra com eritema não branqueado. Apresenta pele íntegra com área localizada de eritema que não embranquece, podendo parecer diferente em pele de cor mais escura. Pode haver presença de eritema que embranquece ou mudanças na temperatura ou consistência.
- *Lesão por pressão estágio 2*: perda de espessura parcial da pele com exposição da derme. Leito da ferida viável, com coloração rosa ou vermelha, úmida, também pode manifestar-se como uma bolha intacta ou rompida. O tecido adiposo e os tecidos profundos não são visíveis. Sem presença de tecido de granulação e esfacelo. Geralmente essas lesões resultam de microclima inadequado e cisalhamento da pele na região da pélvis e no calcâneo.
- *Lesão por pressão estágio 3*: perda total da espessura da pele; tecido adiposo visível e geralmente apresenta tecido de granulação. Esfacelo pode estar visível. A profundidade do dano tissular varia conforme a localização anatômica; áreas com adiposidade significativa podem desenvolver lesões profundas. Podem ocorrer descolamento e túneis. Não há exposição de fáscia, músculo, tendão, ligamento, cartilagem e osso.
- *Lesão por pressão estágio 4*: perda total da espessura da pele e perda tissular com exposição ou palpação direta da fáscia, músculo, tendão, ligamento, cartilagem ou osso. Esfacelo pode estar visível. Descolamento e túneis ocorrem frequentemente. A profundidade varia conforme a localização anatômica.
- *Lesão por pressão não estadiável*: perda da pele em sua espessura total e perda tissular na qual a extensão do dano não pode ser confirmada porque está encoberta pelo esfacelo. Ao ser removido (esfacelo ou escara), LPP Estágio 3 ou 4 ficam visíveis. Escara estável (isto é, seca,

aderente, sem eritema ou flutuação) em membro isquêmico ou no calcâneo não deve ser removida.

- *Lesão por pressão tissular profunda*: descoloração vermelho-escura, marrom ou púrpura, persistente que não embranquece ou separação epidérmica que mostra lesão com leito escurecido ou bolha com exsudato sanguinolento. Dor e mudança na temperatura frequentemente precedem as alterações de coloração da pele. A descoloração pode apresentar-se diferente em pessoas com pele de tonalidade mais escura. Essa lesão resulta de pressão intensa e prolongada e de cisalhamento na interface osso-músculo. A ferida pode evoluir rapidamente e revelar a extensão atual da lesão tissular ou resolver sem perda tissular. Quando tecido necrótico, tecido subcutâneo, tecido de granulação, fáscia, músculo ou outras estruturas subjacentes estão visíveis, indica lesão por pressão com perda total de tecido (LPP não classificável ou estágio 3 ou estágio 4).

Tal consenso descreve ainda as definições adicionais de lesão por pressão relacionada com dispositivos médicos, que consiste em lesão resultante de dispositivos criados e aplicados para fins diagnósticos e terapêuticos, com padrão ou forma do dispositivo, e da lesão por pressão em membranas mucosas, encontradas quando utilizados dispositivos médicos em tais locais; destas, apenas a lesão relacionada com dispositivos médicos pode ser estadiada, de acordo com o sistema de classificação das LPP.[8-10]

O desenvolvimento das LPP está associado a um conjunto de fatores, mesmo que o desenvolvimento das lesões não seja exclusivamente devido ao fator idade avançada; nessa faixa etária, não apenas pela fragilidade da pele mas também pela presença de comorbidades (como hipertensão e diabetes), uso de medicações, incontinência, imobilidade, deficiências nutricionais, anemias, doenças circulatórias e tabagismo.[11] As LPP englobam múltiplos fatores, incluindo tempo e intensidade da pressão, sendo estes responsáveis pelas úlceras em períodos curtos.

▪ Avaliação e tratamento

A avaliação, com intuito de desenvolver um plano adequado de tratamento e controle, deve ser realizada cuidadosamente e analisar localização, estágio, tamanho, tipo de tecido e coloração, região perilesional, tunelização, exsudato, dor e odor. O paciente deve ser reavaliado periodicamente, examinando o progresso da cicatrização e o sucesso do tratamento implementado.[12] Para uma cicatrização adequada, o leito da ferida deve permanecer úmido, deve-se remover o exsudato e tratar possíveis infecções.[12]

É atribuição primordial do enfermeiro promover ações preventivas, bem como educar o paciente no sentido de que ele mesmo se ajude para evitar LPP. Para tanto, é importante que toda a equipe multidisciplinar esteja envolvida no cuidado do paciente, identificando situações de risco.

O tratamento deve ser realizado de acordo com a classificação em estágios prevista pelo NPUAP. Os curativos são aplicados com intuito de absorver exsudato (pois seu excesso promove maceração das bordas), proteger a ferida de contaminação e remover, na medida do possível, tecidos prejudiciais, dando condições adequadas para cicatrização. Outro ponto importante é considerar que a remoção do curativo não deve ser traumática, pois pode prejudicar a cicatrização e remover o tecido recentemente formado. Não existe cobertura específica para todos os tipos de ferida, dadas as peculiaridades de cada paciente.

▪ Coberturas[13,14]

- *Gaze*: evitar seu uso como cobertura primária, pelo risco de trauma local e risco de sangramento; quando não houver disponibilidade, umedecer a gaze para deixa-la em contato, cuidando com a pressão realizada no leito da ferida. A gaze deve ser trocada com frequência.

- *Filme transparente*: não indicado em curativos com exsudato em média ou alta quantidade, em curativos com agente debridante enzimático, gel ou pomadas. Cobertura secundária quando tratadas lesões com preenchimento ou com curativos primários que permaneçam por 3 a 5 dias.

- *Hidrocoloide*: considera-se sua utilização em LPP com espaço morto (preencher este espaço e após ocluir com curativo hidrocoloide). Em lesões não infectadas e pouco profundas também têm sua indicação.

- *Hidrogel*: indicado na avaliação para curativos com LPP pouco profundas e com pouco exsudato. O hidrogel amorfo pode ser avaliado quanto a aplicação para lesões com tecido próximos de granulação e não infectadas, lesões dolorosas.

- *Alginato*: lesões com moderado ou intenso exsudato e infectadas. Nota: caso o curativo esteja ressecado no momento da troca, avaliar se tipo de curativo está correto e a periodicidade de troca.

☰ Referências

1. Instituto Nacional de Câncer José Alencar Gomes da Silva. Estimativa 2016: incidência de câncer no Brasil. Rio de Janeiro: INCA; 2015. p. 122.
2. Instituto Nacional de Câncer José Alencar Gomes da Silva. Tratamento e controle de feridas tumorais e úlceras por pressão no câncer avançado. Série Cuidados Paliativos. Rio de Janeiro: INCA; 2009. p. 42.
3. Trehan R, Pandey AK, Khosla D, Dimri K, Punia RS. Apropos of a case of cutaneous metastasis from laryngeal cancer with review of literature. J Can Res Ther. 2015; 11:655.
4. Agra G, Fernandes MA, Platel ICS, Freire MEM. Cuidados paliativos ao paciente portador de ferida neoplásica: uma revisão integrativa da literatura. Rev Bras de Cancerol. 2013; 59(1):95-104.
5. Geovanini T. Tratado de feridas e curativos: enfoque multiprofissional. São Paulo: Rideel; 2014. p. 512.
6. Firmino F. Pacientes portadores de feridas neoplásicas em serviços de cuidados paliativos: contribuições para a elaboração de protocolos de intervenções de enfermagem. Rev. Bras. Cancerol. 2005; 51(4):347-59.
7. Grocott P, Gethin G, Probst S. Malignant wound management in advanced illness: new insights. Curr Opin Support Palliat Care. 2013; 7(1):101-5.
8. Edsberg LE, Black JM, Goldberg M, McNichol L, Moore L, Sieggreen M. Revised national pressure ulcer advisory panel pressure injury staging system. J Wound Ostomy Continence Nurs. 2016; 43(6):585-97.
9. Caliri MHL, Santos MLCG, Mandelbaum MHS, Costa IG. Classificação das lesões por pressão – Consenso NPUAP 2016 – Adaptada culturamente para o Brasil. Disponível em: http://sobest.org.br/textod/35. Acesso em: 11 dezembro 2017.
10. Moraes JT, Borges EL, Lisboa RL, Cordeiro DCO, Rosa EG, Rocha NA. Reflexão teórica: conceito e classificação de lesão por pressão: atualização do National Pressure Ulcer Adivisory Panel Concept and Rating of Pressure Injury. Enferm Cent O Min. 2016; 6(2):2292-306.
11. Silva ML et al. Ulcera por pressão em unidade de terapia intensiva: análise da incidência e lesões instaladas. Rev Rede Enf Nord. 2013; 14(5):938-44.
12. Medeiros ABF, Lopes CHSF, Jorge MSBJ. Análise da prevenção e tratamento de úlceras por pressão proposto por enfermeiros. Rev Esc Enferm USP. 2009; 43(1):223-8
13. Borges EL. Feridas: como tratar. Belo Horizonte: Coopmed; 2001.
14. Dealey C. Cuidando de feridas: um guia para enfermeiras. 2. ed. São Paulo: Atheneu; 2001.

Capítulo 14

Mônica Cecília Bochetti Manna

Cirurgias e Procedimentos em Cuidados Paliativos Oncológicos

A primeira equipe de cuidados paliativos hospitalar iniciou suas atividades em 1976 no Royal Victoria Hospital, na cidade de Montreal, no Canadá. Nos Estados Unidos, as primeiras equipes surgiram nos anos 1970. O surgimento dessas equipes gerou o "Movimento Hospice Moderno" e, como consequência, o desenvolvimento do conhecimento técnico-científico, habilidades e atitudes caracterizando essa especialidade.[1,2] O reconhecimento dos Cuidados Paliativos culminou, em 1989, com a primeira definição feita pela Organização Mundial de Saúde (OMS). Essa definição foi revisada em 2002 e confirmada no Atlas Global de Cuidados Paliativos no Final da Vida da OMS de 2014 e define Cuidados Paliativos como "a assistência promovida por uma equipe multidisciplinar, com o objetivo de melhorar a qualidade de vida do paciente e de seus familiares, diante de uma doença ou agravo que ameace a continuidade da vida, por meio da prevenção e alívio do sofrimento, da identificação precoce, avaliação impecável e tratamento de dor e demais sintomas físicos, sociais, psicológicos e espirituais".[3]

O termo cuidado paliativo foi cunhado, em 1975, pelo cirurgião Balfour Mount, urologista canadense, do Royal Victoria Hospital.

Ele queria que os cirurgiões tivessem acesso a possíveis intervenções em pacientes em fase final de vida, com relação aos impactos na qualidade de vida global, não apenas por sua capacidade de sobreviver aos primeiros 30 dias de pós-operatório ou uma estadia prolongada em unidade de terapia intensiva.[4,5]

Ele acreditava que os cirurgiões, seus pacientes e familiares deveriam, em conjunto, considerar qual a melhor abordagem na fase final de vida. Seu objetivo, o mesmo dos cuidados paliativos, era antecipar, prevenir e tratar o sofrimento experimentado nos últimos momentos de uma doença fatal. Ponderando que o impacto de algumas intervenções sobre a sobrevida era parte do quadro, ele e outros cirurgiões achavam que conforto e funcionalidade mereciam iguais considerações. E almejavam que os cirurgiões se preocupassem com seus pacientes com diagnósticos de doença potencialmente mortal o quanto antes na trajetória da doença.[5]

A cirurgia paliativa é realizada com a intenção de promover a qualidade de vida, aliviando os sintomas desagradáveis do paciente com doença oncológica avançada, sem causar a sua morte prematura.[5,6] As questões mais comuns abordadas pelos cirurgiões quanto à paliação dos sintomas são: o tratamento da dor, as hemorragias, as obstruções e as efusões mesoteliais (Tabela 14.1).[6]

Uma variedade de procedimentos cirúrgicos é avaliada para o tratamento desses problemas e vai desde uma pequena intervenção até um procedimento mais invasivo. A escolha da abordagem dependerá do estado de saúde atual do paciente, de seu histórico cirúrgico, prognóstico e dos objetivos dos cuidados.[6]

Alguns fatores devem ser observados ao se indicar uma cirurgia paliativa (Tabela 14.2):[6]

Estado geral do paciente, que pode estar afetado por fatores relacionados com o tumor (p. ex., obstrução pilórica por tumor gástrico, anemia por câncer colorretal etc.) ou com comorbidades que o paciente possua previamente (p. ex., diabetes, HAS, cardiopatia grave etc.) e que representa um elemento importante para o prognóstico. Pacientes em mau estado geral terão aumento da morbimortalidade cirúrgica ou comprometimento do procedimento cirúrgico que tenderá a ser menos agressivo e, possivelmente, menos adequado. Em outras ocasiões, o paciente apresenta doenças graves associadas que são mais ameaçadoras a sua vida que o câncer em curto

---

Tabela 14.1
Questões mais abordadas em procedimentos e cirurgia paliativa

- Tratamento da dor.
- Tratamento das hemorragias.
- Tratamento das obstruções: vias aéreas e digestivas.
- Tratamento das efusões mesoteliais.

Tabela 14.2
Fatores que influem na indicação da cirurgia paliativa

- Estado geral do paciente
- Características biológicas do tumor
- Situação clínica em que se indica a paliação
- Morbimortalidade do procedimento escolhido
- Proporção entre risco cirúrgico/paliação pretendida
- Existência de alternativas não cirúrgicas
- Experiência pessoal do cirurgião

---

prazo e que, certamente, contraindicariam a cirurgia. A correção pré-operatória de todos os fatores que contribuem para piorar o estado geral agravando o prognóstico deve ser feita.

- Características biológicas do tumor: o cirurgião é por natureza otimista e confiante nos resultados da cirurgia que está indicada em pacientes com câncer e que é a forma terapêutica mais eficaz nos tumores sólidos. Esse otimismo, imprescindível para a cirurgia oncológica em geral e para a cirurgia paliativa em particular, tem que se modular e se adaptar de acordo com as características biológicas de cada neoplasia. Temos tipos de tumores de crescimento rápido e progressivo, dotados de grande agressividade que, na sua evolução, podem comprometer estruturas vizinhas importantes, como o carcinoma indiferenciado de tireoide. Esses tumores crescem rapidamente, envolvendo esôfago, vias aéreas superiores e estruturas vasculares; todavia, o óbito acaba ocorrendo devido a hemorragias, insuficiência respiratória aguda, muitas vezes não dando tempo de abordagem locorregional para aliviar os sintomas.

- Situação clínica: uma neoplasia em sua evolução pode condicionar diferentes situações clínicas, que vão incidir de maneira muito direta sobre a indicação e tipo de cirurgia paliativa a ser feita. Em algumas ocasiões, uma complicação aguda pode ou não precipitar uma indicação cirúrgica paliativa que, em outras circunstâncias, não se teria feito, como no caso de síndromes hemorrágicas, obstrutivas e em situações com grave comprometimento da qualidade de vida, como na dor.

- Morbimortalidade do procedimento paliativo: deve existir uma proporcionalidade entre o risco do procedimento escolhido e a expectativa de vida do paciente, de acordo com o estadiamento tumoral. Assim como com a potencial morbidade ocasionada pelo método, que deverá alterar em menor porcentagem a qualidade de vida que a situação clínica concreta que justificou a indicação do procedimento.

- Proporção entre risco cirúrgico e paliação pretendida: para que possamos melhorar a qualidade de vida, o risco cirúrgico deve justificar-se na medida em que se pretende melhorá-la, corrigindo uma situação clínica que a altere de maneira importante.

- Alternativas cirúrgicas: o procedimento pode ser, em muitos casos, a menor oferta paliativa; porém, em outros, existem alternativas que podem ter vantagens em relação a ela. É lógico que, em igualdade de condições, deveríamos escolher a alternativa não cirúrgica, pois os avanços tecnológicos tornaram possível múltiplas opções não cirúrgicas, com resultados alentadores e que substituem, com eficácia similar e menor risco, a cirurgia. Como exemplo, podemos citar o câncer de via biliar, cujas derivações biliodigestivas podem ser substituídas, em muitos casos, por drenagem hepática percutânea guiada por Ultrassonografia ou T.

- Experiência pessoal do cirurgião: os melhores resultados paliativos em oncologia recaem na experiência pessoal do cirurgião, que nada mais é do que um profissional da equipe multiprofissional que segue pacientes em cuidados paliativos.

A paliação cirúrgica é realizada na medida das necessidades dos pacientes, visando ao seu benefício e dependerá do momento, do tipo e da amplitude do procedimento. Dividiremos didaticamente os procedimentos e cirurgias de acordo com os sítios anatômicos comprometidos, para uma melhor compreensão.

≡ Sistema digestório

■ Esôfago

Os tumores malignos podem causar obstrução esofágica, e a esofagectomia será cirurgia de exceção. Dá-se preferência à radioterapia externa ou braquiterapia e à colocação de prótese endotumoral. Os pacientes com lesões avançadas e fora de possibilidade cirúrgica, que não respondem a rádio e quimioterapia, podem se beneficiar com as próteses, que restabelecem o trânsito alimentar, melhorando a qualidade de vida. Podem ser usadas em tumores avançados de cárdia, onde o uso de próteses valvuladas permite a ingestão oral e evita o refluxo gastroesofágico.[7]

Nos pacientes com fístula esôfago-traqueal ou esôfago-pleural a utilização de próteses recobertas é considerada uma das melhores opções terapêuticas. Neoplasias avançadas do antro gástrico, com obstrução pilórica em pacientes sem condições cirúrgicas, podem ser tratadas pelo implante de uma prótese metálica, restabelecendo a perviedade do piloro.[7,8]

■ Estômago

O câncer gástrico pode complicar com sangramento, obstrução ou perfuração. Cada vez mais casos de sangramento e obstrução podem ser tratados endoscopicamente e não requerem cirurgia. A gastrectomia profilática com a intenção de evitar estas complicações não é indicada. Além disso, um relevante número de pacientes desenvolve problemas relacionados com as metástases e não com o tumor primário.[8]

Pacientes com sangramento por câncer gástrico, muitas vezes presente em tumores avançados, têm frequentemente caquexia devido à longa duração da doença. O sangramento deve ser inicialmente tratado com passagem de sonda nasogástrica e lavagem exaustiva com soro fisiológico. Procedimentos endoscópicos têm altas taxas de sucesso, aproximadamente 70%, e raras complicações, sendo o melhor método de tratamento, devendo ser realizado sempre que possível. Hemorragias do câncer gástrico devem ser preferencialmente tratadas por métodos mecânicos que evitam o risco de perfuração. Injeção de epinefrina diluída é efetiva para o controle inicial do sangramento e permite assim a identificação do vaso sangrante. O uso de clipes promove longa duração hemostática e deveria, assim sendo, ser o método de escolha para sangramentos arteriais ativos e vasos visíveis sem sangramento. Cola de fibrina é efetiva para sangramento de lesões ulceradas e pode, assim como a epinefrina, ser combinada com aplicação de clipes. Coagulação com argônio também pode ser usada, sobretudo se for um sangramento superficial e difuso.[8]

Se o sangramento não se resolver com procedimentos endoscópicos, duas opções terapêuticas permanecem. Primeiro a angiografia com embolização seletiva do vaso sangrante cuja chance de sucesso é limitada pelo fato de a angiografia somente ser capaz de visualizar o sangramento de aproximadamente 1 ml por minuto ou mais. Além disso, o estômago é irrigado por cinco artérias diferentes, limitando o sucesso do procedimento. Segundo, se a angiografia não for possível, ou se ocorrer um insucesso, a gastrectomia paliativa pode ser considerada, levando-se em conta o prognóstico do paciente em estado avançado da doença. Caso a decisão seja feita em uma situação de emergência, a prioridade não será a realização de uma ressecção oncológica completa, mas parar o sangramento e evitar a morbidade perioperatória desnecessária. O procedimento deve ser limitado a uma ressecção parcial do estômago, sem dissecção linfonodal[9]. Para sangramentos crônicos e difusos, a radioterapia deverá ser considerada como uma opção alternativa.[9]

A obstrução gástrica implica disfagia, perda de peso, náuseas, vômitos e desconforto. Para esses pacientes, a estratégia é baseada na localização e tamanho do tumor, assim como na severidade dos sintomas. Quando o tumor está localizado no estômago, em posição contrária à junção esofagogástrica, a terapêutica inclui a colocação de prótese endoscópica, gastroenteroanastomose ou colocação de sonda para alimentação no jejuno, quando a evidência para a radioterapia paliativa for escassa.[10]

Estudo de metanálise comparando próteses endoscópicas à gastroenteroanastomose mostrou não haver diferença significante entre os dois métodos para complicações severas ou mortalidade até o 30º dia de pós-operatório. Gastroenteroanastomose, entretanto, parece permitir sobrevida livre de sintomas por tempo maior que com a prótese. Ambos os métodos têm limitações. Para a gastroenteroanastomose funcionar, o tumor deverá estar localizado na região do antro gástrico. Particularmente, quando o corpo está afetado, a gastroenteroanastomose não terá sucesso. A colocação da prótese via endoscópica requer, para seu posicionamento, progressão com fio guia através da estenose.[10]

Em alguns pacientes, sonda para alimentação via jejunal, através de uma jejunostomia endoscópica percutânea, é a única possibilidade para preservar sua nutrição enteral. Estas sondas, entretanto, não resolvem o problema da náusea e são associadas à pobre qualidade de vida. Em pacientes com tumores gástricos intratáveis e com obstrução e estase, a colocação de gastrostomia endoscópica percutânea estará indicada para a drenagem do fluido gástrico.[11] A gastrectomia parcial paliativa pode prolongar a sobrevida em três meses.[11]

■ Intestino grosso

Sangramento significativo do intestino grosso ocorre em 20% de todos os pacientes com câncer colorretal e pode ser observado em mais de 35% dos pacientes com tumores de reto. A ablação por *laser* é uma boa opção de tratamento para o sangramento de cólon. A intensidade da modulação da energia do *laser* pode ser ajustada para somente obter hemostasia ou para vaporizar o tumor. Tratamento com *laser* de argônio pode ser usado no câncer retal para sangramentos ou tenesmo. A laserterapia pode alcançar controle do sangramento retal em mais de 80% dos pacientes. A principal complicação da laserterapia é a perfuração intestinal, mas em baixa porcentagem, da ordem de 3% dos casos.[12]

A radioterapia também é uma boa opção para reduzir a dor, tenesmo e sangramento em alguns casos de câncer retal avançado. Pode promover controle adequado em 75% dos pacientes.

A cirurgia paliativa pode ser considerada como opção de tratamento no sangramento do intestino grosso. Os critérios de intervenção cirúrgica e os fatores de risco que contribuem com a mortalidade e morbidade são similares aos discutidos na obstrução intestinal.[12]

▪ Vias biliares

O colangiocarcinoma é a principal condição envolvendo as vias biliares que exige paliação cirúrgica. A maior parte dos pacientes com colangiocarcinoma tem doença irressecável ao diagnóstico e exige paliação dos seus sintomas, sobretudo prurido e colangite. Estudos têm falhado para demonstrar alguma diferença significativa na sobrevida global entre pacientes com colangite que foram submetidos à cirurgia e os que foram submetidos a procedimentos não cirúrgicos para aliviar a obstrução biliar. Via endoscópica, percutânea e *stents* deverão ser considerados como primeira linha de tratamento paliativo.[13,14]

A cirurgia paliativa tem um papel importante em pacientes com boa estimativa de vida (> 6 meses), naqueles cujos *stents* biliares falharam e isto deverá também ser considerado em pacientes com doença irressecável à laparotomia exploradora.[15,16]

O acesso cirúrgico mais comum para a paliação do colangiocarcinoma hilar é o *bypass* enterobiliar do segmento III. Para aliviar a colestase, um mínimo de 30% do parênquima hepático ou dois segmentos hepáticos deverão ser drenados.[16]

Contraindicações relativas à colangiojejunoanastomose incluem infecções causadas por *stents* prévios, atrofia do lobo esquerdo secundária ao envolvimento vascular, metástase extensa do lobo esquerdo e tumor envolvendo ramos secundários do sistema ductal esquerdo.[16,17]

Para aqueles pacientes cujo *bypass* do segmento III não é factível, pode-se realizar uma colangiojejunoanastomose, feita com técnica de Y de Roux. Jarnagin et al. mostraram resultados de 14 pacientes que receberam o *bypass* à D para colangiocarcinoma hilar. Houve um significante aumento da mortalidade no trigésimo PO em pacientes que sofreram esta intervenção em relação aos que sofreram *bypass* do segmento III. Além disso, a taxa de falência tardia do *bypass* foi maior nos que sofreram *bypass* setorial D e este grupo sofreu mais intervenções no pós-operatório (setorial 55% *versus* segmento III 15%).[18]

Essas observações provavelmente refletem o maior desafio técnico associado ao *bypass* intra-hepático setorial D e enfatiza o fato que a colangiojejunoanastomose do segmento III é preferível.[18]

A maioria dos pacientes que necessita de tratamento paliativo para o colangiocarcinoma distal irressecável é tratada com *stents* biliares. *Stents* para obstrução biliar distal são mais fáceis de serem colocados que aqueles com doença distal e têm maior tempo de patência.[19] A indicação para cirurgia paliativa é semelhante ao colangiocarcinoma hilar.[19] O *bypass* cirúrgico deverá ser considerado nos pacientes com colangiocarcinoma distal, naqueles pós fracasso do uso de *stents* ou naqueles onde se acha doença irressecável à laparotomia exploradora. Além disso, deve ser considerado em pacientes com sobrevida longa estimada.[19]

O procedimento preferido para o tratamento paliativo para pacientes com colangiocarcinoma distal depende do sítio exato do tumor, e será hepatojejunostomia ou coledocojejunostomia.[19]

Nos últimos anos aumentou a realização de *bypass* por via laparoscópica. O desenvolvimento dos grampeadores laparoscópicos tem permitido gastrojejunostomias e colecistojejunostomia com relativa facilidade. Entretanto, uma proporção significativa de pacientes não é apropriada para colecistojejunostomias por tumor envolvendo a junção dos ductos císticos e hepáticos ou por colecistectomias prévias.[20]

Câncer vesicular irressecável é associado com uma sobrevida sombria de aproximadamente 2 a 5 meses e métodos não cirúrgicos de paliação devem, portanto, ser realizados na maioria dos pacientes. Se a doença irressecável é descoberta em laparotomia exploradora um *bypass* do segmento III deve ser considerado para aliviar a icterícia. Entretanto, a mortalidade associada com este procedimento é alta, da ordem de 17% e há pouco benefício em curto prazo. Portanto, esse grupo de pacientes deverá ser tratado com drenagem percutânea em relação ao *bypass*.[20]

- ■ Fígado

A maioria das ressecções hepáticas deve ser feita com intenção curativa. Em caso de tratamento paliativo essas ressecções são feitas para prolongar a vida ou para controle de sintomas.[21]

Os tumores neuroendócrinos são a mais frequente indicação de ressecção paliativa do fígado, com controle dos sintomas e prolongamento da vida. A morbidade associada à ressecção hepática é de particular interesse quando é realizada com intenção paliativa e o prognóstico global associado ao tumor tem importante consideração.[21,22]

A maioria dos autores defende a cirurgia citorredutora hepática quando pelo menos 90% do volume tumoral podem ser ressecados. Em doenças sincrônicas, ressecções simultâneas do tumor primário com metástases hepáticas, podem ser realizadas com segurança em pacientes selecionados.[23]

- ■ Pâncreas

O câncer pancreático é conhecido por seu prognóstico desfavorável. Somente 20% dos pacientes diagnosticados recentemente com esta doença poderão ser tratados com intenção curativa.[24] De acordo com o progredir dos sintomas, a preservação da qualidade de vida constituirá o principal objetivo do tratamento em pacientes paliativos.

Icterícia obstrutiva, obstrução pilórica e dor são os sintomas mais comuns, aumentando com a progressão da doença. O tratamento deverá ser individual para cada caso, sendo cirúrgico ou não cirúrgico, de acordo com os sintomas de cada paciente. Pacientes com metástases à distância têm expectativa de sobrevida global de 3 a 6 meses, enquanto os pacientes com doença localmente avançada poderão viver de 6 a 12 meses.[25]

A icterícia obstrutiva é frequentemente o primeiro sintoma a surgir no câncer de cabeça de pâncreas. Uma drenagem paliativa do sistema biliar pode ser realizada por abordagem cirúrgica (anastomose biliodigestiva) ou não cirúrgica (*stents* por via percutânea ou via endoscópica). A abordagem não cirúrgica tem sido preferida à cirúrgica, pela morbimortalidade de 33% e 56%, respectivamente.[26,27]

Nos tumores pancreáticos avançados teremos como complicação mais comum a obstrução gástrica, que poderá ser revertida com uma gastrojejunostomia preventiva; porém, é um procedimento controverso no cenário dos cuidados paliativos.[27]

Ao se fazer diagnóstico de câncer pancreático, a dor estará presente em quase sua totalidade. Esta dor poderá ser controlada por métodos farmacológicos, com o uso de opioides, ou por métodos invasivos, como a neurólise química dos plexos retropancreáticos e celíaco, feita com o uso de álcool 95% ou fenol 6%. Pode ser feita por via laparoscópica.[28]

Vias aerodigestivas superiores (cabeça e pescoço)

A cirurgia paliativa em tumores de cabeça e pescoço inclui operações cujo objetivo é o alívio dos sintomas. As cirurgias podem ser inclusive de tratamento da doença com intenção curativa, mas em todos os casos o manejo dos sintomas deverá ser o objetivo da intervenção. O câncer avançado de cabeça e pescoço geralmente apresenta estágio N2 ou N3, com linfonodos múltiplos, bilaterais, contralaterais ou massa linfonodal.

Ocorrem grandes hemorragias em pacientes com câncer avançado de cabeça e pescoço. Antes ou entre esses episódios, a funcionalidade do paciente deve ser considerada. Desta forma, o sangramento pode ser controlado com embolização seletiva com Ethibloc. Depois do procedimento não ocorrem hemorragias por mais de 4 meses e só deverá ser feito em pacientes com sobrevida considerável, para a melhora da sua qualidade de vida.

Ligadura da artéria carótida pode ser realizada, porém com dependência do polígono de Willis funcionante e do comprometimento do pescoço por massas linfonodais.

Muitas vezes, a cirurgia paliativa ocorre durante o período de final de vida, mas isso pode ser oferecido bem antes que se alcance esta fase. A inserção de cateter para alimentação e para hidratação podem ser oferecidos, a traqueostomia pode ser feita para ajudar a lidar com as secreções e as aspirações, assim como oclusão endovascular de vasos que nutrem o tumor causando sangramento da via aérea superior. É importante discutir tais procedimentos com o paciente e seus familiares.

≡ Sistema geniturinário

A dor nos tumores ginecológicos pode ser causada pela ulceração local assim como pela infiltração de nervos. Alguns procedimentos podem ser feitos para controle do sintoma, como bloqueios ou ablação nervosa, rizotomia dorsal para lesões perineais unilaterais e cordotomia para a dor nociceptiva.[29]

Os tumores uterinos em particular podem causar sangramentos vaginais significativos. Mesmo se o tumor for metastático, existe um papel frequente para a realização da histerectomia, a chamada toalete, para remover o útero e controlar o sangramento. A histerectomia também prevenirá a disseminação local da doença.[29]

O sangramento de tumores de colo de útero pode ser controlado com a realização de tamponamento vaginal, sempre com atenção ao cateterismo vesical, que deve ser feito previamente. Caso não se resolva, a radioterapia hemostática pode ser tentada, até uma intervenção mais agressiva, como a ligadura das artérias hipogástricas. Porém, sempre deve ser considerado o momento em que o paciente se encontra para a indicação de procedimento mais invasivo.[29]

Efeito de massa pode ocorrer em tumores ovarianos grandes, primários ou secundários, causando dor, distensão abdominal e sintomas gastrintestinais. Estes sintomas gastrintestinais incluem náuseas, vômitos, constipação e anorexia. Porém, a obstrução intestinal maligna é o principal indicador para a paliação em ginecologia. A cirurgia paliativa para a obstrução deve ser individualizada, sempre visando os benefícios. A decisão entre a cirurgia e o tratamento conservador será baseada na extensão da doença, operabilidade, expectativa de vida, chances de resposta à terapia antineoplásica adicional, condições gerais e preferência do paciente. Se a cirurgia for a escolha o procedimento deverá ser factível com morbidade aceitável para o paciente, que frequentemente estará em condições gerais ruins e com expectativa de vida limitada.[29]

Nos homens portadores de doenças avançadas da próstata, muitos não podem ser submetidos à prostatectomia radical, cirurgia que é especialmente desafiadora quando o órgão está aderido às paredes da pelve. Dessa forma, muitos pacientes são paliados com radioterapia e privação androgênica neoadjuvante. Eles podem sofrer recorrência de hematúria ou obstrução e requerem transureteroprostatectomia radical ou cateter suprapúbico, oxigênio hiperbárico ou estrogênios conjugados, que beneficiam a situação.[30]

Tumores primários ou secundários podem afetar o sistema urinário. A cirurgia tem a intenção de melhorar a qualidade de vida do paciente; entretanto, intervenções urológicas podem também aumentar a expectativa de vida. O *stent* de ureter ou as sondas de nefrostomia podem reverter uma obstrução e a insuficiência renal. A melhora da função renal pode aumentar a expectativa de vida e permitir que a quimioterapia paliativa seja considerada. Contudo, *stents* em ureter não serão capazes de deter a progressão da doença, sendo a nefrostomia necessária para aliviar a obstrução. Deve-se ter em mente a qualidade de vida com o uso da nefrostomia. Sondas de nefrostomia requerem trocas regulares e aumentam o risco de infecção e o potencial para deslocamento. Adicionalmente, a ressecção de lesões primárias promove o aumento de sobrevida, apesar das metástases do carcinoma renal.

A nefrectomia citorredutora tem potencial de beneficiar a qualidade de vida no sentido de reduzir sangramentos, dor por cólica causada por coágulos assim como sintomas paraneoplásicos.[31]

A cistectomia tem sido tradicionalmente reservada para pacientes sem evidência de doença metastática. Entretanto, a cistoprostatectomia paliativa, no homem, ou exenteração pélvica anterior, na mulher, permanece uma opção para pacientes com sintomas locais significativos, como a hemorragia refratária. Invasão da musculatura da bexiga pelo tumor pode também resultar em obstrução ureteral.[32]

Stent no ureter pode ser insuficiente para desobstruí-lo. A obstrução ureteral pode ser secundária ao bloqueio direto do ureter pelo tumor e por invasão da parede uretérica interrompendo a peristalse. Além disso, os carcinomas não uroteliais de bexiga respondem pouco à quimio e à radioterapia e, assim, a cistectomia paliativa pode ser requerida para controlar sintomas locais.

As cistectomias carregam maior morbidade que a radioterapia, e isto deveria ser considerado somente se existir outra opção. Além disso, morbidade perioperatória e mortalidade são maiores em indivíduos com mais de 75 anos de idade. Cistectomia paliativa pode ser uma operação tecnicamente desafiadora, especialmente em tumores maiores. Assim, a paliação com nefrostomia ou via ileal pode promover alívio de sintomas.[33]

Doença maligna pode causar obstrução ureteral e falência renal. A obstrução pode ser devida a invasão direta ou compressão externa por massas linfonodais. Desobstrução de ureteres pode resolver a falência renal e assim aumentar a expectativa de vida do paciente. Adicionalmente, isso pode melhorar a função renal suficientemente para o paciente se tornar capaz de tolerar a quimioterapia. Entretanto, *stents* ureterais podem não ser capazes de superar forças compressivas e a nefrostomia se tornar uma opção paliativa.[33]

☰ Sistema respiratório

Quando consideramos cirurgia paliativa para condições que afetam o tórax, o cirurgião deve ser guiado para os princípios da paliação, ou seja, a intervenção cirúrgica deverá proporcionar chance razoável de alívio de sintomas, sem excessiva morbidade.

Assim, procedimentos minimamente invasivos são preferíveis sobre aqueles que têm maior dimensão e abordagem com maior morbidade, tais como uma toracotomia ou uma externotomia. Um ponto que é comumente negligenciado quando se discute o procedimento cirúrgico no tórax é a alta incidência de dor crônica após a toracotomia. A síndrome da dor crônica ocorre em 20 a 70%

dos pacientes que sofrem toracotomia. Geralmente relacionada com neuropraxia no momento do afastamento das costelas, resultando em neuralgia intercostal crônica.[34]

As principais indicações para a cirurgia torácica paliativa nos tumores primários ou secundários são:

- Comprometimento cardiorrespiratório secundário à efusão pleural maligna e/ou efusão pericárdica maligna.
- Metástases pulmonares de tumores primários extratorácicos.
- Dor resultante de tumores de parede torácica.
- Sepse resultante de obstrução broncogênica maligna.[35]

■ Efusão pleural maligna

Surge como resultado da infiltração maligna da pleura parietal e visceral resultando em diminuição da reabsorção pleural de fluidos e consequente acúmulo no espaço pleural. Este resulta em compressão extrínseca do parênquima pulmonar subjacente com atelectasia secundária, desajuste entre ventilação e perfusão e dispneia.[35]

A pleura é sítio frequente de metástases provenientes de carcinomas broncogênico, colorretal, uterinos, ovarianos, de mamas e renal, entre outros.

Tumores primários da pleura, predominantemente mesoteliomas malignos, com frequência apresentam dispneia secundária à efusão pleural maligna. Geralmente é aceito que a pleurodese não deva ser tentada se a sobrevida desses pacientes for menor que três meses.[36]

O prognóstico para pacientes com efusão pleural maligna depende do tumor primário e do status funcional do paciente, e a sobrevida desde o diagnóstico é da ordem de quatro meses.[36]

Entretanto, um número significativo de pacientes morre dentro de 30 dias após o procedimento de pleurodese e o cirurgião deve usar toda informação que tiver em mãos para selecionar os casos que irão se beneficiar de tal tratamento. Geralmente, tais pacientes têm efusões sintomáticas e a drenagem tem resultados que diminuem a dispneia.[36]

Uma vez que o diagnóstico de efusão pleural seja feito, é necessário identificar algum aprisionamento do pulmão subjacente pela doença pleural maligna.[36]

O tratamento cirúrgico ajuda a remover a efusão pleural maligna permitindo a expansão completa do pulmão subjacente e previne um reacúmulo de fluido pleural sujacente à pleurodese. Isso pode efetivamente ser determinado previamente à cirurgia pelo tubo de toracocentese e drenagem do espaço pleural completamente. Se no pós--drenagem o RX de tórax mostrar que o pulmão se reexpande completamente, então teremos uma alta probabilidade de sucesso. Por outro lado, se o pulmão falhar em se reexpandir completamente, indicando aprisionamento pela malignidade pleural, então qualquer tentativa de realização de pleurodese terá alta taxa de falência.[37]

Uma vez que a reexpansão pulmonar seja atingida, a opção minimamente invasiva para a realização da pleurodese permanente deve ser realizada.[37]

■ Pleurodese com talco via videotoracoscopia

Este procedimento com talco requer anestesia geral, entubação endotraqueal com tubo de duplo lúmen e posicionamento do paciente em decúbito lateral. Um ou dois centímetros de abertura deve ser feito no 4° ou 6° espaço intercostal entre as linhas média e axilar anterior. Aspira-se o líquido pleural e, sob visualização videoscópica, insufla-se com talco estéril a cavidade abrangendo todas as áreas das pleuras parietal e visceral. A dose padrão é de 5 a 10 g. Um dreno torácico é então inserido, o pulmão é reexpandido e o acesso permanece fechado. O paciente é então extubado e o tubo torácico é mantido em selo d'água fechado por 48 a 72 horas. Idealmente, o tubo torácico deverá ser removido quando houver menos de 150 mL de fluido pleural drenado em 24 horas.[38]

O talco é ainda o material esclerosante mais efetivo[39] e ainda é amplamente utilizado. Outras substâncias, tais como drogas antineoplásicas (bleomicina, cisplatina), antibióticos (tetraciclina, eritromicina, doxicilina) e citocinas (interferon, fatores de crescimento) ainda estão em investigação como substâncias esclerosantes.[39]

Insuflação de talco tem vários efeitos adversos, incluindo pleurite, síndrome do sofrimento respiratório agudo, resposta inflamatória sistêmica e infecção do espaço pleural. Não há evidências, entretanto, que aumente a taxa de mortalidade global.[40,41]

■ Efusão pericárdica maligna

Pode ser tratada com eficiência por drenagem percutânea guiada por ultrassom, com introdução de cateter pela técina de Seldinger (uso de fio guia). Para o tratamento em longo prazo era feita uma janela pericárdica por via videotoracoscópica, para que o fluido pericárdico drenasse para o espaço pleural, sendo absorvido pela pleura. Para esta técnica ser feita, a pleura não podia estar comprometida por doença e dificuldades surgiam quando o paciente apresentava derrame pleural neoplásico e pericárdico. É raro ter efusão pericárdica neoplásica e efusão pleural neoplásica bilateral. Assim, a janela pericárdica pode ser feita, na maioria dos pacientes, com efusão neoplásica pericárdica e pleural unilateral.[41]

■ Metástases pulmonares

Metástases pulmonares ocorrem comumente nos carcinomas metastáticos de cólon, reto, rim, próstata, pulmão, tireoide, mama e orofaringe. Os pulmões são também sítios comuns de metástases de sarcomas, como osteossarcoma, sarcoma de partes moles e sarcoma de Ewing.[42]

Os princípios para a seleção de pacientes a serem submetidos à metastasectomia não foram alterados desde a metade dos anos 1960, quando Thomford et al. descreveram os critérios para selecionar tais pacientes:[42]

- Tumor primário deverá estar controlado.
- Metástase pulmonar deverá ser tecnicamente ressecável.
- Exclusão de metástases extratorácicas ou, se limitadas, serem ressecáveis.
- Morbidade e mortalidade devem ser mínimas.[42]

A maioria das metástases pulmonares é periférica e ressecções em cunha são mais comumente utilizadas. Ressecções anatômicas, tais como segmentectomia ou lobectomia, são frequentes se o tumor for localizado mais centralmente ou se forem múltiplos. Considerar a morbidade quando estas metástases forem centrais, próximas ou envolvendo estruturas hilares. A mortalidade seguida à ressecção de metástase pulmonar é determinada predominantemente pelo estado geral do paciente, pelo acesso cirúrgico utilizado e pela extensão da ressecção.[43,44]

■ Tumores da parede torácica

O envolvimento da parede torácica, por extensão de tumores primários irressecáveis do pulmão, tumores sarcomatosos, tumores de mama e mesoteliomas, frequentemente resulta em dor importante. A dor é de caráter multifatorial e pode envolver a combinação de pleurite, de neuralgia intercostal e erosão óssea. Além disso, tumores da parede torácica geralmente são ulcerados, com perda significativa de pele, exudação e odor ruim.

O tratamento da dor e da ferida tumoral torna-se o maior fator impactante na qualidade de vida global do paciente. Em pacientes com neuralgia por ressecções prévias, por exemplo, a ressecção de múltiplas costelas e de feixes neurovasculares pode resultar em neuralgia intercostal múltipla, com piora da qualidade de vida do paciente.[44]

■ Tumores de mama

O papel da cirurgia heroica de câncer de mama, para locais tratados previamente e com recidivas locorregionais, é atualmente bastante limitado. A maioria dos pacientes se beneficiará de terapia sistêmica e irradiação local e, se houver lesão residual após tais procedimentos, a ressecção desta lesão poderá ser considerada. Para estes pacientes, onde o tumor local é considerável, o tratamento é desafiador. O principal papel do tratamento cirúrgico paliativo em recidivas locorregionais seria o controle tumoral e que este controle fosse mais durável. Porém, as margens cirúrgicas precisariam estar livres de comprometimento neoplásico.[45,46]

O procedimento cirúrgico paliativo mais comum para o câncer de mama é a mastectomia simples com esvaziamento linfonodal axilar. Muitas vezes, uma técnica de mastectomia padrão, com cuidadosa e planejada excisão da pele, pode remover um câncer ulcerado sintomático, com fechamento primário da pele e do tecido subcutâneo.[46]

Mastectomia simples paliativa pode ser combinada com esvaziamento axilar apropriado para linfonodos acometidos. Radioterapia local é um importante tratamento adjuvante para estes procedimentos.[47]

Um tumor avançado pode ser ressecado com uma simples cunha de tecido muscular subjacente da parede torácica.[48] Pacientes que terão benefícios com procedimentos cirúrgicos locais agressivos são limitados e frequentemente difíceis para se identificar. Aqueles pacientes com doença metastática extensa e provável menor sobrevida não devem ser operados. Tomografia computadorizada, ressonância magnética e PET-Scan nos permitem identificar melhor tais pacientes.[49]

Pacientes sem ou com tumor mínimo fora da mama e axila são claramente candidatos mais apropriados para uma cirurgia agressiva. Nesses casos, a sobrevida pode ser mais longa. Por essa razão, o valor da cirurgia paliativa é maior, sobretudo se sintomas locais são severos e prolongados. O surgimento de novas opções de quimioterapia sistêmica, tais como HER2 bloqueado, segunda e terceira linhas de terapias endócrinas e terapias alvo, como o inibidor da tirosina quinase, tem aumentado a sobrevida dos pacientes com doença metastática e provocado maior interesse em procedimento cirúrgico para controle local da doença.[50] Evidentemente, qualquer decisão para a realização de cirurgia paliativa local requer equipe multidisciplinar, explicações precisas ao paciente e seus familiares.[51] Embora bem descrito, tentativas de ressecção de parede torácica com reconstrução é pouco utilizada. Se a sobrevida estimada do paciente e a extensão da doença local justificam tal acesso, músculos, costelas, cartilagens, esterno e pleura podem ser ressecados em monobloco e tecidos moles são usados para cobrir o local ressecado. Esta cirurgia é inapropriada se existir um mínimo de doença residual, como o comprometimento das margens. Além disso, uma ampla ressecção de parede torácica compromete os mecanismos de ventilação.[52]

■ Axila

Envolvimento axilar local pode ser extremamente sintomático para os pacientes. Cirurgia prévia e irradiação local causam desafios consideráveis quando se faz necessário operar recidivas nessa região.[54]

Em muitos casos, o esvaziamento axilar do nível III pode ser um procedimento cirúrgico paliativo muito importante. Algumas vezes, o procedimento paliativo pode ser facilitado por manobras cirúrgicas adicionais, tais como ampliação da excisão de pele ou divisão/ressecção do músculo peitoral. Nesse momento, a biópsia do linfonodo sentinela realizada no tratamento do câncer de mama precoce, é importante para a realização do esvaziamento axilar como ferramenta na paliação.[53] As contraindicações para a ressecção de doença axilar são o envolvimento da artéria axilar e do plexo braquial. A veia axilar pode ser ressecada, com pouca morbidade, sobretudo se estiver trombosada. Se a artéria axilar for ressecada, pode ser reconstruída com enxerto de PTFE. O envolvimento da artéria axilar geralmente está com acometimento do plexo braquial, sendo este virtualmente impossível de ser ressecado com alguma esperança de margens livres de doença. Sacrificar a artéria axilar ou o plexo braquial sem a esperança de ressecção completa do tumor não é um procedimento paliativo e não é justificável.[53,54]

☰ Sistema nervoso

A neurocirurgia paliativa tem se beneficiado com os recentes avanços tecnológicos, permitindo segurança e menos procedimentos invasivos para ajudar no alívio dos sintomas em doenças avançadas.

Dunn definiu a cirurgia paliativa como um procedimento cirúrgico usado com a intenção primária de melhorar a qualidade de vida ou aliviar os sintomas causados pela doença avançada e o tratamento não deve ser pior que o tratamento da condição de base.[55]

A radioterapia estereotáxica, ou radiocirurgia, abrangendo a natureza multidisciplinar dos cuidados paliativos é realizada tanto no cérebro quanto na medula espinal.

A metástase é a neoplasia cerebral mais comum no adulto. Estudos de autópsias sugerem que 20 a 25% de pacientes com câncer têm metástases cerebrais. Oito a dez por cento de adultos com câncer desenvolverão metástases sintomáticas no cérebro.[56,57]

A cirurgia será considerada em pacientes com metástases solitárias; entretanto, muitos estudos antigos não são diretamente comparáveis com a prática clínica atual. Estudos antigos utilizando tomografia computadorizada subestimam a incidência de múltiplas metástases comparadas com novos estudos utilizando a ressonância. Existe alguma evidência apoiando o tratamento acima de três lesões metastáticas e, para paliação do aumento da pressão intracraniana ou déficit neurológico, uma metástase grande pode ser removida se a RM revelar outras menores assintomáticas.[58]

Outra consideração é a melhora da abordagem, que se tornou possível pela rotina do uso de neuronavegação. O decréscimo da morbidade cirúrgica tem tornado as ressecções de metástases sintomáticas mais aceitáveis. Craniotomias podem ser feitas diretamente sobre a lesão e frequentemente através de pequena incisão linear. A permanência hospitalar é pequena e a morbidade é mínima.

A radiocirurgia é frequentemente usada para tratar as metástases sintomáticas. As vantagens incluem a habilidade para tratar múltiplas lesões e a natureza não invasiva da radiocirurgia. As desvantagens são as disponibilidades limitadas e o fato de os sintomas de aumento da pressão intracraniana serem agravados.[59]

Necrose tardia pela radiação é outro fator importante a ser considerado.

As metástases podem sangrar causando deterioração aguda. O melanoma e o coriocarcinoma são particularmente suscetíveis à hemorragia, e uma craniotomia poderá ser indicada nesta situação, mesmo na presença de múltiplas lesões.[60]

■ Metástases em medula espinal

Compressão da medula espinal ou da cauda equina por doença metastática tem um efeito negativo na qualidade de vida. O tratamento por laminectomia posterior frequentemente falha, sobretudo porque a compressão é ventral. Em muitos casos, tais cirurgias oferecem pequeno benefício sobre a irradiação isolada. Um tratamento mais agressivo ajudaria a remover o tumor ventral e tenderia a ser mais invasivo, com necessidade de fixação interna para manter a estabilidade. O benefício inclui melhor resultado neurológico e melhora a dor espinal. A combinação de neuronavegação e a técnica moderna da cirurgia minimamente invasiva promovem uma melhor adequação para paliação da dor e do déficit neurológico.[61]

≡ Ortopedia

O osso é o terceiro sítio mais comum de surgimento de metástases. A cirurgia muitas vezes é feita para melhorar a funcionalidade e a qualidade de vida pela estabilização ou reconstrução. A comunicação entre o cirurgião e os outros colegas é essencial para aperfeiçoar os resultados para os cuidados com o paciente. O objetivo da cirurgia ortopédica paliativa é para aliviar a dor e restaurar a mobilidade e a dignidade do paciente que sofre de uma doença maligna avançada.[62]

É o sítio de metástases de mama e próstata mais comum. Estima-se que 84% de todos os pacientes com doença metastática sofrerão lesões em ossos. O tumor primário sólido que apresenta este padrão mais comum se origina da mama, pulmão, tireoide, próstata e rim. Doenças hematológicas malignas também compartilham esta propensão.[62]

A morbidade das metástases ósseas é significativa. Acima de 70% dos pacientes irão desenvolver dor óssea. Fraturas patológicas, compressão medular e imobilidade associada são fardos que podem ser experienciados pelo paciente.[62]

O tratamento dos pacientes com doença óssea maligna é primariamente paliativo, com o objetivo limitar a dor, com rápida restauração da funcionalidade. Alguns pacientes necessitarão de cirurgia para facilitar a deambulação enquanto outros simplesmente necessitam de estabilidade para permitir seus cuidados.

Os pacientes com doença óssea metastática frequentemente sofrem de outras comorbidades e sequelas de sua doença maligna.

Desnutrição, anemia, coagulopatia e hipercalcemia podem estar presentes.

A malignidade aumenta o risco de doenças tromboembólicas, sendo recomendado de rotina a profilaxia mecânica, como meias compressivas ou pneumáticas. A hipercalcemia aumenta o risco de consequências adversas. A correção pode usualmente ser atingida com fluidos endovenosos e infusão de bifosfonados.[63] Metástases de tumores renais e da tireoide podem ser altamente vascularizadas. Embolização é aconselhável para diminuir o risco de sangramento.

O cirurgião assistente deverá ser consciente dos princípios das terapias adjuvantes, que incluem a radioterapia e a quimioterapia, incluindo os bifosfonados. A radioterapia é sempre virtualmente utilizada no pós-operatório para ajudar no alívio da dor. A quimioterapia pode afetar a cicatrização da ferida operatória. A cirurgia deverá ser postergada até depois dos efeitos da neutrofilia.[63]

Existem diversos e importantes princípios no tratamento cirúrgico de doença óssea metastática. É estabelecido que a estabilização aumente a capacidade de deambular, podendo ser liberado para casa e atinge o alívio da dor. Todas as tomadas de decisões necessitam ser individualizadas. O período de recuperação ou reabilitação não deve ser maior que a expectativa de vida.

Paradoxalmente, isso requer, com frequência, o uso de técnicas cirúrgicas mais invasivas para facilitar a estabilidade e funcionalidade, com melhora da dor.

Alguns princípios são esboçados para a indicação do tratamento cirúrgico (Tabela 14.3)

Tabela 14.3
Fatores que influem na indicação da cirurgia paliativa

- Prognóstico
- Considerar todas as áreas do osso
- Estabilidade mecânica para uso imediato e suporte de peso
- Utilização da radioterapia para controle da dor

O prognóstico define o tratamento. Pacientes com expectativa de vida menor de seis semanas deverão ser tratados com analgesia e radioterapia. Para um prognóstico de 6 semanas a 6 meses, fixação interna usando osteossíntese é recomendada. Se o paciente tiver uma expectativa de vida maior que 6 meses, reconstrução com artroplastia ou endoprótese deve ser firmemente considerada.

Todas as áreas afetadas do osso deverão ser consideradas no propósito da reconstrução. Estabilidade mecânica que permita uso imediato e suporte do peso deve ser obtida. A radioterapia é administrada após a cirurgia. Isso reduz a dor e ajuda no controle da disseminação local de células malignas causadas pela cirurgia.[63]

Determinar o prognóstico é um dos mais difíceis aspectos no tratamento desses pacientes. Os seguintes fatores são associados com melhor prognóstico:

- Tumor primário de mama, próstata, mieloma ou linfoma
- Metástase solitária no esqueleto ósseo
- Ausência de metástase viscerais
- Ausência de fratura patológica.

Concluímos que o objetivo da cirurgia paliativa ortopédica é o alívio da dor, o restabelecimento da função, da mobilidade e da dignidade dos pacientes que sofrem com doenças malignas avançadas. O médico assistente deverá trabalhar com uma equipe multidisciplinar, envolvendo todo o *staff* no momento das tomadas de decisões. O paciente e seus familiares devem ser envolvidos neste processo desde o diagnóstico, durante o tratamento e no luto.[63,64]

≡ Considerações finais

A decisão para que possamos realizar um procedimento ou cirurgia paliativa deverá sempre ser discutida com a equipe multiprofissional que acompanha o paciente em cuidados paliativos. É necessário que o quadro geral do paciente no momento da indicação seja minuciosamente estudado por todos, sempre pensando no seu benefício e seguindo os princípios da ética médica.

É importante também que o tema cirurgia paliativa seja inserido nos programas de residência médica de cirurgia geral em nosso país, para que seja corretamente entendido e, desse modo, aplicado na prática cirúrgica em um futuro próximo.

≡ Referências

1. Martenson RG, Weissman DE. Surgical palliative care: a resident guide. American College of Surgery; 2009.
2. Weissman DE, Ambul B, von Gunten CD. Outcomes from a national multi-specialty palliative care curriculum development Project. J Pall Med. 2007; 10:409-49.
3. World Health Organization. Palliative care: symptom management and end-of-life care; 2004 jun. Disponível em: http://www.who.int/3by5/publications/documents/in/genericpalliativecare 082004.pdf. Acesso em: 2018.
4. Brasel KJ, Weissman DE. Palliative education for surgeons. J AM Coll Surg. 2004 Sep; 199(3):495-9.
5. Clemens KE, Jaspers B, Klaschik E. The history of hospice. In: Walsh D, Caraceni AT, Faisinger R, et al. (eds). Palliative medicine. Philadelphia: Saunders-Elsevier; 2009. p. 20.
6. Dunn GP, Ganapathy S, Chan V. Surgical palliative care and pain management. Surgical Clinics of North America. 2012; (92):13-28.
7. Melhado R, Alderson D, Tucker O. The changing face of esophageal cancer. Cancer. 2010; 2(1379):404.
8. Dikken JL, van Sandick JW, Allum WH, Johansson J, Jensen LS, Putter H, et al. Differences in outcomes of esophageal and gastric cancer surgery across Europe. Br J Surg. 2013; 100(1):83-94.
9. Chen S, et al. Significance of palliative gastrectomy for late-stage gastric cancer patients. J Surg Oncol. 2012;106(7):862-71.
10. Hosono S, et al. Endoscopic stenting versus gastroenterostomy for palliation of malignant gastroduodenal obstruction: a meta-analysis. J Gastroenterol. 2007; 42(4):283-90.
11. Hartgrink HH, et al. Value of palliative resection in gastric cancer. Br J Surg. 2002; 89(11):1438-43.
12. Evans MD, Escofet X, Karandikar SS, Stamatakis JD. Outcomes of resection and non resection strategies in management of patients with advanced colorectal cancer. World J Surg Oncol. 2009; 7:28.

13. Sittel C et al. Superselective Embolization as Palliative Treatment of Recurrent Hemorrhage in Advanced Carcinoma of the Head and Neck. Ann Otol Rhinol Laryngol. 2001 Dec;110(12):1126-8.

14. Chan JYM et al. Quality of Dying in Head and Neck Cancer Patients: The Role of Surgical Palliation. Eur Arch Otorhinolaryngol. 2013 Feb;270(2):681-8.

15. Pichlmayr R, Weimann A, Klempnauer J, Oldhafer KJ, Maschek H, Tusch G. Surgical treatment in proximal bile duct cancer. A single-center experience. Ann Surg. 1996; 224(5)628-38.

16. Li HM, Dou KF, Sun K, Gao ZQ, Li KZ, Fu YC. Palliative surgery for biliary cholangiocarcinoma. Hepatobiliary Pancreat Dis Int. 2003; 2(1):110-3.

17. Witzigmann H, Lange H, Hauer H. Guidelines for palliative surgery of cholangiocarcinoma. HBP. 2008; 10(3):154-60.

18. Singhal D, vanGulik TM, Gouma DJ. Palliative management of hilar cholangiocarcinoma. Surg Oncol. 2005; 14(2):59-74.

19. Traynor O, Castaining D, Bromuth H. Left intrahepatic cholangio-enteric anastomosis (round ligament approach): an effective palliative treatment for hilars cancers. Br J Surg. 1987; 74(10): 952-4.

20. Jarnagin WR, Burke E, Powers C, Fong Y, Blumgart LH. Intrahepatic biliary enteric bypass provides effective palliation in selected patients with malignant obstruction at the hepatic duct confluence. Am J Surg. 1998; 175(6):453-60.

21. Becker CD, Glatti A, Maibach R, Baer HV. Percutaneous palliation of malignant obstructive jaundice with the wallstent endoprosthesis: follow up and reintervention in patients with biliar and non-hilar obstruction. J Vasc Interv Radiol. 1993; 4(5):597-604.

22. Tarnasky PR, England RE, Lail LM, Pappas TN, Cotton PB. Cystic duct patency in malignant obstructive jaundice. An ERCP-based study relevant to the role of laparoscopy cholecystojejunostomy. Ann Surg. 1995; 221(3):265-71.

23. Steinmuller T, Kianmanesh R, Falconi M, Scarpa A, Taal B, Kwekkeboon DJ, et al. Consensus guidelines for the management of patients with liver metastases from digestive (neuro)endocrine tumors: foregut, midgut, hindgut, and unknown primary. Neuroendocrinology. 2008; 87(1):47-62.

24. Yeo CJ. Pancreatic cancer. 1998 update. J Am Coll Surg. 1998; 187(4):429-42.

25. Sohn TA, Lillemore KD, Cameron JL. Surgical palliation of irresectable periampullary adenocarcinoma in the 1990s. J Am Coll Surg. 1999; 188(6):658-66.

26. Huibregtse K, Katon RM, Coene PP. Endoscopic palliative treatment in pancreatic cancer. Gastrointest Endosc. 1986; 32(5):334-8.

27. Naggar E, Krag E, Matzen P. Endoscopically insert biliary endoprothesis in malignant obstructive jaundice. A survey of the literature. Liver. 1990; 10(6): 321-4.

28. Andren-Sandberg A, Viste A, Horn A, et al. Pain management of pancreatic cancer. Ann Oncol. 1990; 10 Suppl 4:265-8.

29. Rezk Y, Timmins PF, Smith HS. Palliative care in gynecologic oncology. An J Hosp Palliat Med. 2011; 28(5)356-74.

30. Spernat D, Aw H, Eapen R, Apple S. The use of hyperbaric oxygen therapy in radiation induced hemorrhagic cystitis. Internet J Urol. 2011; 8(2).

31. Wein AJ. Campbell-Walsh urology: ninth edition review. Elsevier Saunders; Philadelphia, Edinburgh; 2007, p.1567-637.

32. Stenzl A, Witjes JA, Comerat E, Cowan NC, De Santis M. Kuczykm, et al. Treatment of muscle-invasive and metastatic bladder cancer: update of the EAU Guidelines. Eur Urol. 2011; 59(6):1009-18.

33. Zebic N, Weinknecht S, Kroepfl D. Radical cystectomy in patients ageded > or = 75: um update review of patients treated with curative and palliative intent. BJU Int. 2005; 95(9):1211-4.

34. Wildegaard K, Ravn J, Kehlet H. Chronic post--thoracotomy pain: a critical review of pathogenic mechanisms and strategies for prevention. Eur J Cardiothorac Surg. 2009; 36(1):170-8.

35. Heffner JE. Diagnosis and management of malignant pleural effusions. Respirology. 2008; 13:5-20.

36. Bernard A, de Dompure RB, Hagry O, et al. Early and late mortality after pleurodesis for malignant pleural effusion. Ann Thorac Surg. 2002; 74:213-7.

37. Dresler CM, Olak J, Herndon IIJE, et al. Phase III intergroup study of talc proudrage vs. talc slurry sclerosis for malignant pleural effusion. Chest. 2005; 127: 909-15.

38. Lee P. Should thoracoscopic talc pleurodesis be the first choice management for malignant effusion? Yes. Chest. 2012; 142(1):15-7.

39. Walker-Renard PB, Vaughan LM, Sahn SA. Chemical pleurodesis for malignant pleural effusions. Ann Intern Med. 1994; 120:56-64.

40. Colt HG, Davoudi M. The ideal pleurodesis agent: still searching after all these years. Lancet Oncol. 2008; 9:912-3.

41. Ian C, Sedrakyan A, Browne J, et al. The evidence on the effectiveness of management for malignant pleural effusion: a systematic review. Eur J Cardiothorac Surg. 2006; 29:829-38.

42. Thomford N, Woolner L, Clagett O. The surgical treatment of metastatic tumor in the lungs. J Thorac Cardiovasc Surg. 1965; 49:357-63.

43. Roth J, Pass H, Wesley M, White D, Putnam I. Comparison of median sternotomy and thoracotomy for resection of pulmonary metastasis in patients with

adult soft-tissue sarcomas. Ann Thorac Surg. 1986; 42:134-8.

44. Vogt-Moykopf I, Krysa S, Bulzebruck H, Schirren J. Surgery for pulmonary metastasis. The Heidelberg experience. Chest Surg Clin N Am. 1994; 4:85-112.

45. Redig AJ, McAllister SS. Breast cancer as a systematic disease: a view of metastasis. J Intern Med. 2013; 274(2)113-26.

46. Alvarado M, Ewing CA, Elyassnia D, Foster RD, Shelley Hwang E. Surgery for palliation and treatment of advanced breast cancer. Surg Oncol. 2007; 16(4):249-57.

47. Harris S. Radiotherapy for early and advanced breast cancer. Int J Clin Pract. 2001; 55(9):609-12.

48. Lannin DR, Haffty BG. End results of salvage therapy after failure of breast-conservation surgery. Oncology (Williston Park). 2004; 18(3):272-9.

49. Groheux D, Espié M, Giacchetti S, Hindié E. Performance of FDG PET/CT in the clinical management of breast cancer. Radiology. 2013; 266(2): 388-405.

50. Conte P, Guarneri V. The next generation of biologic agents: therapeutic role in relation to existing therapies in metastatic breast cancer. Clin Breast Cancer. 2012; 12(3)157-66.

51. Levy Faber D, Fadel E, Kolb F, Delaloge S, Mercier O, Mussot S, Fabre D, Datevelle P. Outcome of full-thickness chest wall resection for isolated breast cancer recorrence. Eur J Cardiothorac Surg. 2013; 44(4):637-42.

52. Sikov WM. Locally advanced breast cancer. Curr Treat Options Oncol. 2000; 1(3):228-38.

53. Fadel E, Chapelier A, Bacha E, Leroy-Ladurie F, Cerrina J, Macchiarini P, Dartevelle P. Subclavian artery resection and reconstruction for thoracic inlet cancers. J Vasc Surg. 1999; 29(4):581-8.

54. Dunn GP. Surgical palliative care: recent trends and developments. Surg Clin North Am. 2011; 91(2): 277-92.

55. Posner JB, Chernick NL. Intracranial metastases from systemic cancer. Adv Neurol. 1978; 19:579-92.

56. Schouten LJ, Rutten J, Huveneers HA, Twijntra A. Incidence of brain metastases in a cohort of patients with carcinoma of the breast cancer, colon, kidney, and lung and melanoma. Cancer. 2002; 94(10): 2698-705.

57. Bindal RK, Sawaya R, Leavens ME, Lee JJ. Surgical treatment of multiple brain metastases. J Neurosurg. 1993; 79(2)210-6.

58. Bruneman JC, Warnick RE, Albright Jr RE, Kukiatinant N, Shaw J, Armin D, Tew Jr J. Stereotatic radiosurgery for the treatment of brain metastases. Results of a single institution series. Cancer. 1997; 79(3):551-7.

59. Wakai S, Yamakawa K, Manaka S, Takakura K. Spontaneous intracranial hemorrhage caused by brain tumor: its incidence and clinical significance. Neurosurgery. 1982; 10(4):437-44.

60. Zairi F, Arikat A, Allaoui M, Marinho P, Assaker R. Minimally invasive decompression and stabilization for the management of thoracolumbar spine metastasis. J Neurosurg Spine. 2012; 17(1):19-23.

61. Quan GM, Vital JM, Aurouer N, Obeid I, Palussière J, Diallo A, Pointillart V. Surgery improves pain, function and quality of life in patients with spinal metastases: a prospective study on 118 patients. Eur Spine J. 2011; 20(11): 1970-8.

62. Coleman R. Clinical features of metastatic bone disease and risk of skeletal morbidy. Clin Cancer Res. 2006; 12(20 Suppl):6243-9.

63. Damron T, Sim F. Operative treatment for metastatic disease of the pelvis and proximal end of the femor. Instr Course Lect J Bone Join Surg. 2000; 82-A(1):114-26.

64. Athwal G, Chin P, Adams R, Morrey B. Coonrad-Morrey total elbow arthroplasty for tumors of the distal humerus and elbow. J Bone Joint Surg Br. 2005; 87(10):1369-74.

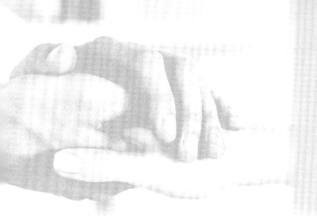

Capítulo 15

Sonia Perez Cendon Filha

Ive Lima Souza

Fase Final de Vida | Terminalidade: As Últimas 48 Horas

Pacientes nos últimos dias ou horas de vida têm, muitas vezes, sofrimentos físico, emocional, espiritual e social não aliviados. Reconhecer que uma pessoa está entrando nos últimos dias de vida é fundamental para o planejamento adequado do cuidado.

Uma vez que o paciente tenha iniciado a transição para a fase ativa de morte, os objetivos do tratamento devem focar ainda mais a manutenção do conforto físico e alívio dos sofrimentos emocional, espiritual e social do paciente e da família. Entre as questões que são importantes de serem resolvidas estão as escolhas do local dos últimos cuidados (casa, *hospice*, hospital) e decisões por limites em terapias invasivas ou agressivas, que são, em sua maioria, ineficazes em um paciente com doença em estágio final. Discussões sobre ressuscitação cardiopulmonar (RCP) são de vital importância para pacientes com doença terminal e, preferencialmente, essas discussões devem ocorrer antes da fase ativa de morte. Para pacientes que estão morrendo ativamente de uma doença terminal, a RCP constitui um tratamento médico não benéfico ou prejudicial e inadequado. No entanto, pode ser uma intervenção esperada pelos pacientes e suas famílias e, como tal, deve ser decidido por meio de comunicação proativa.

Fornecer um prognóstico relativamente preciso da expectativa de vida para pacientes com uma doença avançada com risco de vida tornou-se cada vez mais difícil, em parte devido ao desenvolvimento de novas terapias com eficácia variável e, às vezes, pelo desejo de manter a esperança. Em geral, os prognósticos dos médicos são excessivamente otimistas.[1] No entanto, o prognóstico é importante para que pacientes, familiares e profissionais de saúde tenham expectativas realistas e oportunidade de planejar os cuidados ao final da vida.[2] O reconhecimento tardio dos últimos dias de vida resulta em um manejo inadequado dos sintomas e em cuidados psicossociais e espirituais inadequados para os pacientes que estão morrendo e suas famílias.[3]

Existem vários padrões de trajetória de morte no final da vida.[4] No entanto, com exceção de eventos fatais inesperados (p. ex., hemorragia maciça), certos sinais tendem a estarem presentes quando os pacientes estão nos últimos dias de vida. A seguir é listado os principais sinais e sintomas para identificar os pacientes que estão em fase ativa de morte:[5]

- Fraqueza progressiva profunda.
- Estado de coma.
- Dormir na maior parte do tempo.

- Indiferença à comida e líquidos.
- Dificuldade de engolir.
- Desorientação no tempo, com atenção cada vez menor.
- Pressão arterial baixa não relacionada com hipovolemia.
- Incontinência urinária ou retenção causada por fraqueza.
- Oligúria.
- Perda da capacidade de fechar os olhos.
- Alucinações envolvendo indivíduos importantes anteriormente falecidos.
- Referências para ir para casa ou temas semelhantes.
- Alterações na frequência e padrão respiratório (padrão de Cheyne-Stokes, apneia).
- Respiração ruidosa, junção de secreções das vias aéreas (sororoca)
- Manchas e extremidades frias devido à instabilidade vasomotora com junção venosa, sobretudo tibial.
- Queda da pressão arterial com pulso fraco e crescente.
- Alterações do estado mental (delírio, inquietação, agitação, coma).

≡ Fraqueza, fadiga e declínio funcional

O aumento da carga geral da doença e a diminuição da reserva funcional resultam em fraqueza, fadiga, diminuição da tolerância à atividade física e declínio nas atividades da vida diária. Um dos marcos mais significativos do declínio funcional é a perda da capacidade de transferência independente. O período de transição entre mobilidade independente e confinamento no leito é um período de alto risco para quedas. Assim, membros da família/cuidadores devem ser instruídos sobre cuidados com a transferência, alimentação e outros cuidados pessoais para garantir a segurança do paciente.

≡ Diminuição do consumo oral

A grande maioria dos pacientes na fase terminal reduz a ingestão oral antes da morte. A deglutição prejudicada é uma manifestação comum na doença terminal avançada. Pode desenvolver-se como parte da profunda fraqueza generalizada, em que a incapacidade de ingerir alimentos e líquidos é paralela ao declínio fisiológico geral nos últimos dias, ou em decorrência da sedação potencialmente reversível devido a medicamentos ou distúrbios metabólicos, como hipercalcemia.

Com frequência, familiares e cuidadores experimentam altos níveis de estresse emocional quando um paciente fica incapaz de ingerir alimentos e líquidos por via oral. Para pacientes nos últimos dias ou semanas, não há evidências de que a melhora na ingestão calórica melhore a força, a energia ou o *status* funcional, nem prolongue a sobrevida. Se o paciente for capaz de deglutir, considere uma dieta mais palatável, contendo sorvete, gelatina, mais fácil de engolir e com menor risco de engasgo. No entanto, uma vez que o paciente é incapaz de engolir, a ingestão oral deve cessar devido ao risco de aspiração. A nutrição parenteral e a alimentação por sonda não são recomendadas para o suporte nutricional de pacientes em fase terminal.

No entanto, a alimentação tem conotações emocionais, e as famílias podem se sentir desamparadas à medida que testemunham fraqueza e perda de peso associada à baixa ingestão de alimentos. Os médicos devem antecipar essa preocupação ao abordar o assunto: "Tenho certeza que você está preocupado que ele(a) não está comendo ou bebendo muito". Isso permite que o médico forneça educação familiar e aconselhamento sobre o processo natural de morrer.

A possibilidade de que a desidratação possa contribuir para o sofrimento e apressar a morte de pacientes no final da vida gerou um forte debate com argumentos a favor e contra a administração de fluidos parenterais.

Relatos baseados em casos, séries retrospectivas e testemunhos de profissionais de cuidados paliativos sustentam a visão de que a desidratação em pacientes terminais está associada à melhora dos sintomas (p. ex., alívio das sensações de afogamento, menos tosse e congestão pulmonar, diminuição da diurese com menor necessidade de sondagem vesical, redução da enurese noturna, diminuição do líquido gastrintestinal com menos vômitos e diarreia, menos edema periférico e, consequentemente, dor) e uma morte confortável.

≡ Perfusão sanguínea diminuída

A diminuição do débito cardíaco e do volume intravascular leva à diminuição da perfusão periférica, gerando taquicardia, hipotensão, extremidades frias, cianoses periférica e central, palidez cutânea, pele marmórea e redução de pulsos periféricos.

≡ Alterações neurológicas

As alterações neurológicas associadas ao processo de morrer podem se manifestar de duas maneiras diferentes: níveis decrescentes de consciência levando ao coma e à morte, ou *delirium* hiperativo, apresentando-se como confusão, inquietação, agitação e inversão do sono-vigília.[6] Gemidos e caretas podem acompanhar a agitação e a inquietação e podem ser mal interpretados como dor física, a menos que sejam reconhecidos e tratados adequadamente. A forma hipoativa do *delirium* pode ocorrer com menos atividade psicomotora.

Numerosos medicamentos podem causar *delirium*.[7] Alguns deles podem ser necessários no final da vida para tratar outros sintomas (p. ex., opioides, benzodiazepínicos, glicocorticoides, neurolépticos e medicamentos para controlar as secreções). Em alguns casos, uma mudança para um medicamento diferente na mesma classe pode aliviar o *delirium*, mas, em outros casos, se o uso da droga é considerado ideal para o controle dos sintomas, o *delirium* resultante ainda pode ser tratado.

O haloperidol é uma terapia padrão para o tratamento sintomático de pacientes com *delirium*, especialmente quando há evidência de agitação psicomotora, delírios ou alucinações. Uma redução de 50% da dose é apropriada para idosos e pacientes com história de reações extrapiramidais a neurolépticos ou antieméticos. Uma alternativa razoável ao haloperidol para o controle do *delirium* são os antipsicóticos de segunda geração, como a quetiapina, a olanzapina ou a risperidona.

A retirada de certos medicamentos (opioides, benzodiazepínicos, inibidores seletivos da recaptação da serotonina, álcool) também pode contribuir para o *delirium*. O *delirium* pode estar relacionado com medicamentos que não são claramente necessários ou cujo efeito colateral é maior do que o efeito terapêutico (p. ex., digoxina ou ciprofloxacina). Os benefícios e encargos de todos os medicamentos devem ser cuidadosamente considerados, e os medicamentos que são considerados não essenciais devem ser descontinuados.

Mudanças no padrão respiratório podem indicar comprometimento neurológico significativo e morte iminente. Os movimentos respiratórios podem tornar-se superficiais e frequentes com um volume corrente decrescente. Períodos de apneia ou um padrão respiratório de Cheyne-Stokes (padrão respiratório cíclico caracterizado por períodos de apneia seguidos de hiperventilação, sem obstrução das vias aéreas superiores) podem se desenvolver. Isso pode ser percebido, pelos membros da família, como falta de ar ou sufocamento iminente. Portanto, semelhante a outras mudanças previstas no final da vida, isso deve ser discutido com a família desde o início.

≡ Acúmulo de secreções das vias aéreas superiores

A perda da capacidade de engolir pode resultar de fraqueza e diminuição da função neurológica. O reflexo de vômito e a limpeza reflexiva da orofaringe diminuem e as secreções da árvore traqueobrônquica se acumulam. O acúmulo de secreções salivares e orofaríngeas pode levar à uma respiração ruidosa, que alguns chamam de "sororoca". O aumento das secreções das vias aéreas pode interferir na capacidade de dormir do paciente, piorar a dispneia e causar tosse desconfortável e predispor a infecções. Além disso, nos últimos estágios da vida, os sons resultantes do aumento das secreções podem ser angustiantes para a família.

Uma das medidas possíveis é a interrupção de fluidos intravenosos não essenciais e da alimentação enteral, combinado com o posicionamento adequado do paciente, que ajuda a diminuir as secreções das vias aéreas. Além de um profissional de saúde explicar e tranquilizar a família do paciente, o posicionamento adequado e o incentivo à família para limpar a cavidade oral podem ser necessários. Alguns pacientes (p. ex., aqueles com câncer avançado de cabeça e pescoço) podem se beneficiar da aspiração oral se tiverem muita salivação. O uso de escopolamina e atropina SL (1 a 3 gotas SL a cada duas ou quatro horas) pode diminuir a quantidade de secreção acumulada.

≡ Perda do controle esfincteriano

Perda do controle esfincteriano nas últimas horas de vida pode levar à incontinência de urina e/ou fezes, que são angustiantes para pacientes e familiares. A indicação de sonda vesical pode minimizar a necessidade de troca de fraldas e limpezas frequentes e reduzir a demanda dos cuidadores. No entanto, as sondas podem ser vistas como uma forma de contenção, e seu uso deve ser cuidadosamente considerado. O uso de sondas pode não ser necessário se o fluxo de urina for mínimo e puder ser controlado com absorventes.

Em homens mais velhos, a retenção urinária da hiperplasia benigna da próstata (HPB) pode ser exacerbada pelo uso de medicamentos com efeitos anticolinérgicos, e o uso de uma sonda vesical de permanência pode prevenir a dor e a angústia. A diarreia pode ser controlada com loperamida e, quando intratável, pode ser usado uma sonda retal, embora isso raramente seja necessário.

≡ Incapacidade de fechar os olhos

A caquexia leva à perda do coxim gorduroso retro-orbital, fazendo com que a órbita caia posteriormente dentro de sua cavidade. Por causa disso, as pálpebras podem não estar completamente fechadas, deixando algumas conjuntivas expostas mesmo quando o paciente estiver dormindo. A prevenção de olhos secos pode ser auxiliada pelo uso de lubrificantes oftálmicos, como solução oftálmica de hidroxipropilmetilcelulose, pomada (lágrimas artificiais) ou solução salina fisiológica.

≡ Mioclonias

Os abalos musculares involuntários são frequentes e indicativos de neurotoxicidade. Podem ser secundários a medicamentos (antagonistas dopaminérgicos), distúrbios metabólicos, hipóxia ou edema cerebral, no caso de tumores e metástases centrais. O tratamento para seu controle é o uso de benzodiazepínicos.[8]

≡ Dor e dispneia

Os opioides são a base do tratamento da dor e da dispneia. Como os pacientes que precisam de opioides para o controle dos sintomas podem não ser capazes de solicitá-los, a prescrição do opioide deve ser feita de forma regular. Para controle da dor, os analgésicos opioides e não opioides usados anteriormente podem ser mantidos em doses equivalentes na maior parte dos pacientes,[8] fazendo os ajustes necessários para a via de administração possível.

A administração rotineira de oxigênio para pacientes que estão próximos da morte não é apoiada por evidências clínicas.[9] O uso de oxigênio suplementar deve idealmente ser restrito a pacientes dispneicos e hipoxêmicos. Neste cenário, as máscaras de oxigênio geralmente não são recomendadas porque são desconfortáveis, interferem na comunicação do paciente e são mais restritivas.

≡ Revendo a prescrição

A polifarmácia é comum em pacientes no final da vida e representa um ônus para muitos.[10] Além disso, muitas dessas drogas (especialmente medicamentos preventivos) não fornecem mais benefícios terapêuticos, e a polifarmácia aumenta a possibilidade de interações medicamentosas e eventos adversos.[11]

Medicamentos não essenciais e potencialmente inapropriados são comumente prescritos para pacientes que estão morrendo ativamente.[12] Essas drogas não essenciais, que não são mais consistentes com o plano geral de tratamento, devem ser, se possível, descontinuadas (sobretudo aquelas administradas para prevenções primária e secundária).[13] Em geral, os anti-hipertensivos podem ser descontinuados já que a hipertensão, com frequência, não é um problema. No entanto, certos medicamentos devem ser gradualmente interrompidos para evitar complicações. Como regra geral, isso inclui medicamentos cardiovasculares e aqueles que afetam o sistema nervoso central (p. ex., betabloqueadores, clonidina, antidepressivos, benzodiazepínicos).

O manejo de pacientes com diabetes no final da vida deve ser adaptado às necessidades individuais do paciente e à gravidade da doença. Em geral, os riscos e as consequências da hipoglicemia são maiores que os da hiperglicemia em pacientes no final da vida. O controle mais permissivo da glicemia é apropriado. Se for possível, deve-se evitar a insulina conforme protocolo, que requer punções doloridas para avaliar a glicemia.

Geralmente, anticonvulsivantes são mantidos; entretanto, a necessidade da prescrição inicial deve ser examinada. A maioria dos medicamentos pode ser interrompida abruptamente.

As drogas "conforme necessário" para sintomas comuns (incluindo dor, dispneia, náusea, *delirium*, ansiedade e secreções respiratórias ruidosas) devem ser prescritas. Isso garante que os medicamentos necessários estejam disponíveis para o cuidado de conforto a qualquer momento, sem demora na obtenção.

Os sinais vitais podem ser limitados aos necessários com uma frequência mínima, conforme permitido pela política da unidade. Alarmes e dados numéricos excessivos podem desviar a atenção da equipe para o conforto do paciente e podem causar sofrimento desnecessário para a família. No entanto, a avaliação e a documentação dos sintomas devem ser rotineiras.

≡ Medicamentos adjuvantes

Os glicocorticoides são medicações adjuvantes ideais para dor, anorexia, náusea e astenia em pacientes que estão morrendo.[14] Uma escolha eficaz é a dexametasona ou a prednisona. Uma dose elevada pode ser necessária para efeito anti-inflamatório máximo, como para pacientes com metástases cerebrais ou compressão da medula espinal epidural.

Se os pacientes estiverem em uso de gli cocorticoides crônicos para outras doenças, como a DPOC, pode ser conveniente convertê-la em dexametasona, devido à disponibilidade de múltiplas vias de administração (oral, SC ou IV). Dada a meia-vida longa, as doses podem ser administradas uma vez ao dia pela manhã ou em doses divididas no início do dia para evitar a insônia à noite. Em comparação com outros glicocorticoides, a dexametasona é menos provável de causar retenção de líquidos, uma vez que não tem efeitos mineralocorticoides.

≡ Sedação paliativa

Sedação paliativa refere-se ao uso de drogas sedativas, para controlar sintomas refratários (p. ex., dor, dispneia, *delirium* agitado) que foram avaliados e tratados por uma equipe interdisciplinar (médico paliativista, especialista em dor, conselheiro psicossocial e capelão) e não responderam ao tratamento convencional dos sintomas. Sedação paliativa também pode ser considerada para sintomas agudos que sejam de gravidade e/ou trajetória que requeira intervenção imediata para aliviar o sofrimento em pacientes que estão morrendo ativamente (p. ex., sangramento maciço, convulsões do tipo grande mal ou obstrução aguda das vias aéreas). O tema será detalhado no Capítulo 16 – Sedação Paliativa.

≡ Uso de antimicrobianos no final da vida

Infecções e episódios febris estão entre as complicações agudas mais comuns em pacientes terminais e podem representar um evento terminal. Os antimicrobianos são comumente prescritos para pacientes que estão morrendo na ausência de sintomas clínicos para apoiar a infecção bacteriana.[15]

Benefícios potenciais, como prolongamento da sobrevida e/ou alívio dos sintomas pode motivar a prescrição de antimicrobianos para pacientes terminais. No entanto, a evidência disponível para apoiar qualquer benefício é esparsa. Nenhum estudo randomizado examinou esses resultados em populações de cuidados paliativos. Também não há estudos claros sobre os efeitos adversos da prescrição de antimicrobianos nessa população. Possíveis consequências incluem reações adversas, interações medicamentosas, infecção por *Clostridium difficile* e aquisição de organismos resistentes a múltiplos fármacos (uma preocupação crescente de saúde pública).

Na medida do possível, a tomada de decisão sobre o uso de antimicrobianos no final da vida deve ser realizada como um componente do planejamento antecipado de cuidados. No entanto, na ausência de diretivas antecipadas, a decisão de buscar ou não o uso de antimicrobianos no final da vida deve ser individualizada e a abordagem adotada deve estar alinhada com as metas declaradas de cuidado do paciente.

≡ Envolvimento da equipe interdisciplinar

Pacientes e famílias geralmente se beneficiam do apoio da equipe interdisciplinar durante esse período estressante. Pode ser útil reengajar ou consultar novamente o serviço social, psicologia e provedores de saúde mental.

O cuidado de enfermagem para a fase ativa de morte deve ser redirecionado ao monitoramento e ênfase na assistência ao conforto físico do paciente, oferecendo apoio emocional e prático ao paciente e sua família.

Os médicos devem revisar e descontinuar medidas que podem não ser mais necessárias, incluindo medicamentos não essenciais, testes laboratoriais programados, estudos radiográficos, telemetria ou outro monitoramento.[16]

≡ Preparando a família para a morte

Informar a família do processo normal de morrer, como mudanças na frequência respiratória, capacidade de lidar com secreções e mudanças no nível de consciência, pode ajudar a família a estar emocionalmente preparada para ficar com a pessoa amada até o momento da morte.

Em geral, pacientes e familiares desconhecem as mudanças que normalmente ocorrem durante as últimas horas de vida e o momento real da morte. Os profissionais de saúde devem explicar as mudanças esperadas na cognição e na função física antes que elas ocorram, a fim de aliviar o sofrimento e evitar o pânico.[17] Isto é particularmente útil para famílias que planejam a morte em casa, ou para aqueles que estão intimamente envolvidos no cuidado institucional. Os pontos frequentes da educação para famílias/amigos que estão em vigília com um paciente podem incluir:

- Interpretação de movimentos corporais sem propósito ou caretas como expressões de desconforto físico ou sofrimento emocional.
- A "sororoca", conforme descrito anteriormente, pode ser interpretada como dispneia ou engasgo pelos membros da família.
- Encorajamento dos presentes para falar, tocar e consolar seu ente querido. Embora não seja possível ter certeza da experiência do paciente, observa-se frequentemente que uma voz familiar, um toque e uma música conhecida podem ter uma ação calmante para alguns pacientes.

≡ Morte

As últimas respirações podem ser longas e superficiais. Nesse momento, o apoio aos familiares torna-se essencial. Por mais que familiares e cuidadores estejam preparados, o momento da morte sempre é um momento triste e cheio de saudade. A equipe deve estar capacitada para dar um suporte emocional tornando esse momento mais tranquilo e leve.

≡ Referências

1. Christakis NA, Lamont EB. Extent and determinants of error in doctors' prognoses in terminally ill patients: prospective cohort study. BMJ. 2000; 320:469.
2. Steinhauser KE, Clipp EC, McNeilly M, et al. In search of a good death: observations of patients, families, and providers. Ann Intern Med. 2000; 132:825.
3. van der Heide A, Veerbeek L, Swart S, et al. End--of-life decision making for cancer patients in different clinical settings and the impact of the LCP. J Pain Symptom Manage. 2010; 39:33.
4. Lunney JR, Lynn J, Foley DJ, et al. Patterns of functional decline at the end of life. JAMA. 2003; 289:2387.
5. F Amos Bailey, MD, Stephanie M Harman, MD. Palliative care: the last hours and days of life. Post TW, ed. UpToDate. Waltham, MA: UpToDate Inc. Disponível em: http://www.uptodate.com. Acesso em: 30 março 2018.
6. Moyer DD. Review article: terminal delirium in geriatric patients with cancer at end of life. Am J Hosp Palliat Care. 2011; 28:44.
7. Clegg A, Young JB. Which medications to avoid in people at risk of delirium: a systematic review. Age Ageing. 2011; 40:23.
8. Doyle D, Hanks G. Oxford textbook of palliative medicine. 3nd ed. Oxford University Press. Oxford; 2005.
9. Campbell ML, Yarandi H, Dove-Medows E. Oxygen is nonbeneficial for most patients who are near death. J Pain Symptom Manage. 2013; 45:517.
10. McNeil MJ, Kamal AH, Kutner JS, et al. The burden of polypharmacy in patients near the end of life. J Pain Symptom Manage. 2016; 51:178.
11. Todd A, Husband A, Andrew I, et al. Inappropriate prescribing of preventative medication in patients with life-limiting illness: a systematic review. BMJ Support Palliat Care. 2017; 7:113.
12. Williams BR, Amos Bailey F, Kvale E, et al. Continuation of non-essential medications in actively dying hospitalised patients. BMJ Support Palliat Care. 2017; 7:450.
13. Pantilat SZ. End-of-life care for the hospitalized patient. Med Clin North Am. 2002; 86:749.
14. Bailey FA, Burgio KL, Woodby LL, et al. Improving processes of hospital care during the last hours of life. Arch Intern Med. 2005; 165:1722.
15. Furuno JP, Noble BN, Horne KN, et al. Frequency of outpatient antibiotic prescription on discharge to hospice care. Antimicrob Agents Chemother. 2014; 58:5473.
16. Ellershaw J, Ward C. Care of the dying patient: the last hours or days of life. BMJ. 2003; 326:30.
17. Berry M, Brink E, Harris J, Sleeman KE. Supporting relatives and carers at the end of a patient's life. BMJ. 2017; 356:j367.

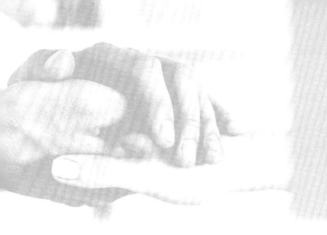

Capítulo 16

Letícia Taniwaki
Polianna Mara Rodrigues de Souza

Sedação Paliativa

≡ Introdução

A despeito dos notáveis avanços em controle de sintomas e promoção de qualidade de vida, possibilitados pela expansão dos cuidados paliativos, uma parcela considerável de pacientes portadores de doenças crônicas e limitantes à vida, como o câncer, desenvolverá sintomas refratários às medidas clínicas habituais e necessitará de Sedação Paliativa (SP).[1-4]

A prevalência do uso de SP é bastante variável na literatura médica (1 a 88%), fato que pode ser justificado pela considerável variabilidade de cenários clínicos em que é aplicada, bem como a diferentes práticas médicas de diversas instituições.[1,5,6]

Nas últimas décadas, a SP, quando adequadamente indicada, tem sido progressivamente reconhecida como uma intervenção médica significativa em medicina paliativa. Por conseguinte, uma série de diretrizes, posições institucionais e documentos de consenso foram publicados a fim de padronizar o procedimento e promover o seu uso criterioso, de modo que riscos potenciais sejam evitados e que a sua prática permaneça sempre baseada em princípios éticos.[7,8]

≡ Conceitos e definições

Considera-se SP a administração deliberada e proporcionada de fármacos sedativos com o objetivo de induzir diferentes graus de redução no nível de consciência de pacientes portadores de doenças progressivas e irreversíveis. A fim de aliviar sintomas refratários no fim da vida, com o consentimento do paciente ou de seu representante legal, no caso de incapacidade.[1,9,10]

Como sintoma refratário entende-se todo sintoma que não pode ser adequadamente controlado após todos os esforços possíveis de identificar suas causas e um tratamento adequado e tolerável. Nesse caso, os tratamentos disponíveis para o sintoma devem ser incapazes de promover alívio adequado e estarem associados à morbidade excessiva e intolerável.[11]

≡ Considerações éticas e legais

É fundamental que se tenha clara compreensão da definição de sedação paliativa e de suas evidentes diferenças em relação a conceitos como eutanásia e suicídio assistido. A SP é um procedimento médico ético, distinto em sua definição, objetivos, meios e desfechos de atos como a eutanásia e o suicídio assistido.[1] Define-se eutanásia como o ato de provocar intencionalmente a morte de outrem pelo uso de determinadas drogas, sob a sua solicitação e consentimento, enquanto suicídio assistido é definido pelo ato de prover as drogas letais necessárias para que outrem, voluntariamente, possa cometer suicídio.[1,12,13] Cabe ressaltar que tanto eutanásia quanto suicídio assistido não são legalizados no Brasil, apesar de já o serem em outros países e regiões. Para que fique mais claro, segue uma análise comparativa entre esses conceitos (Tabela 16.1).[1]

Por fim, é imperioso frisar que, quando utilizada de maneira adequada, utilizando-se dos meios e processos apropriados e em conformidade com os consensos e *guidelines* internacionais, a melhor evidência na literatura médica indica que a SP não abrevia a vida.[1,14,15]

≡ Classificação

A SP pode ser classificada de acordo com alguns parâmetros como o nível de consciência atingido (sedação superficial, com sonolência despertável ou sedação profunda), a temporalidade e duração da administração de sedativos (se continuamente ou intermitente) e a velocidade com que o efeito final é atingido (progressiva ou emergencial e rápida).[1,16,17]

O objetivo da SP não deve ser obrigatoriamente o de se obter sedação contínua e profunda até a morte e sim aquele suficiente para que se promova controle sintomático e conforto do paciente. Apesar de o procedimento ser mais comumente instituído no cenário da presença de sintomas refratários na fase final de vida e de modo contínuo, existem situações em que pode ser utilizada por curtos períodos de tempo até que outras medidas necessárias para o controle adequado de um determinado sintoma comecem a fazer efeito.

Com relação à profundidade da sedação, a maioria das *guidelines* sobre o tema recomenda sua utilização de forma criteriosa e proporcionada, utilizando-se da mínima dose eficaz possível, com os ajustes necessários guiados por parâmetros clínicos, especialmente pela intensidade dos sintomas que justificam a SP.[1,18-20]

Quanto *à velocidade de instalação, a SP é,* na maioria das vezes, iniciada com doses mínimas e ajustada progressivamente conforme as avaliações subsequentes dos sintomas. A sedação emergencial e súbita deve ser restrita para uma minoria de pacientes que se apresentem com situações agudas e catastróficas, como sangramento maciço e obstrução súbita e irreversível de vias aéreas, por exemplo.[21]

≡ Indicações

Conforme citado anteriormente, a SP está indicada na presença de um sintoma refratário, devendo-se sempre se assegurar de que já foram adotados todos os esforços necessários para identificar e tratar possíveis

Tabela 16.1
Análise comparativa entre os conceitos de sedação paliativa, eutanásia e suicídio assistido

	Sedação paliativa	Eutanásia	Suicídio assistido
Objetivo	Alívio de sintoma considerado refratário	Morte	Morte
Prática	Proporcionada, vigiada e guiada pela intensidade dos sintomas	Não monitorada e independente da presença ou não de sintoma refratário e seu controle	Não monitorada e não orientada por sintomas
Drogas	Agentes sedativos	Drogas letais ou em doses ou combinações letais	Drogas letais ou em doses ou combinações letais
Resultado	Alívio de sintoma refratário	Morte	Morte
Causa da morte	Doença de base	Drogas administradas	Drogas administradas

Adaptada de Prado BL. Sedação paliativa. In: Ferrian AM, et al. MOC – cuidados paliativos, 2017.

causas reversíveis geradoras do sofrimento, abordando especialistas da área e considerando terapêuticas não farmacológicas. Define-se sintoma refratário quando todas as medidas farmacológicas e não farmacológicas para controlá-lo forem ineficazes ou todas as medidas farmacológicas e não farmacológicas para controlá-lo gerarem morbidade excessiva ou intolerável ou quando houver consenso de equipe de que não existem métodos apropriados para alívio do sintoma em um tempo tolerável. Na ausência do sintoma refratário, não há indicação formal para se proceder a SP.[1,5,7,9-11]

Na literatura, os principais sintomas que podem evoluir com refratariedade e necessitar de SP são dor, delírio, agitação e dispneia; não sendo incomum que os pacientes apresentem mais de um sintoma refratário ou um sintoma refratário associado a outros sintomas de difícil controle, como fadiga, vômito, convulsões, hemorragias, insônia, sofrimento existencial e angústia. No entanto, qualquer sintoma pode tornar-se refratário.[5,7,9,11]

≡ Requisitos necessários para seu uso

Indicada a SP pela equipe de saúde responsável pelo cuidado do paciente, deve-se discutir detalhadamente o processo com o paciente, familiares e cuidadores. Em situações nas quais a família não está à parte da situação, deve-se obter permissão do paciente para compartilhamento da decisão com os membros familiares. A discussão deve englobar a condição geral do paciente, as causas dos sintomas refratários, a certificação da ineficácia dos tratamentos prévios, o prognóstico atual, as limitações das opções terapêuticas alternativas e as questões referentes à SP: racional, objetivos, métodos, plano, possíveis desfechos, riscos e benefícios. Recomenda-se registro adequado em prontuário de toda a discussão e decisão, além de obtenção de consentimento informado do paciente ou de seu representante legal. Caso o paciente esteja em fase final de vida, com indicação de SP, mas sem diretivas

avançadas e representantes, medidas de conforto, incluindo a própria SP, são consideradas padrão de cuidado médico.[7,11,18]

≡ Medicações utilizadas

Diferentes medicações estão descritas na literatura para o uso em SP, sendo as mais utilizadas: midazolam, levopromazina, clorpromazina, haloperidol, fenobarbital e propofol.[1,7,10,14] Ao contrário do que se usava no passado, coquetéis de fármacos, como o "soro M1/M2", ou uso exclusivo de analgésicos não são recomendados uma vez que não são efetivos como fim sedativo e a titulação conjunta das drogas pode levar ao ajuste prejudicial de uma delas.

Não existem estudos randomizados comparando a eficácia dos fármacos entre si e a escolha do agente geralmente depende da prática e da preferência da equipe, da política institucional, da condição do paciente e da restrição do fármaco. Por exemplo: na presença de *delirium*, benzodiazepínicos inicialmente podem piorar os sintomas enquanto neurolépticos podem ser efetivos.

Medicações mais comumente utilizadas:[1]

- *Midazolam*: benzodiazepínico de curtas ação e duração, com penetração no sistema nervoso central. É o fármaco mais utilizado e pode ser coadministrado com morfina ou haloperidol. Dada sua curta duração, geralmente é administrado em bomba de infusão com doses de resgate se necessário.
  - *Via de administração*: endovenosa ou subcutânea.
  - *Dose inicial*: 0,5 a 1 mg/h.
  - *Doses de resgate*: 1 a 5 mg.
  - *Dose geralmente efetiva*: 1 a 20 mg/h.
  - *Eventos adversos*: agitação paradoxal, depressão respiratória, *withdrawal* ou sinais de abstinência se redução rápida da infusão contínua, tolerância.
  - *Antagonista*: flumazenil.

- *Levopromazina:* antipsicótico típico pertencente ao grupo das fenotiazinas, caracterizado pela ação rápida, efeito antipsicótico em casos de *delirium* e algum efeito analgésico.
  - *Via de administração:* oral, endovenosa, subcutânea ou intramuscular (não recomendada rotineiramente em cuidados paliativos).
  - *Dose inicial:* 12,5 a 25 mg/d; 50 a 75 mg em infusão contínua.
  - *Dose geralmente efetiva:* 12,5 a 25 mg de 8 em 8 h; até 300 mg/d em infusão contínua.
  - *Doses de resgate:* 12,5 a 25 mg de 1 em 1 h se necessário.
  - *Eventos adversos:* hipotensão ortostática, agitação paradoxal, sintomas extrapiramidais, efeitos anticolinérgicos.
- *Clorpromazina:* antipsicótico geralmente mais disponível, também efetivo em casos de *delirium.*
  - *Via de administração:* oral, endovenosa, intramuscular ou retal.
  - *Dose inicial:* 3 a 5 mg/h em infusão contínua; 12,5 mg a cada 4 a 12 h EV/IM; 25 a 100 mg a cada 4 a 12 h via retal.
  - *Dose geralmente efetiva:* 37,5 a 150 mg/d parenteral; 75 a 300 mg/d retal.
  - *Eventos adversos:* hipotensão ortostática, agitação paradoxal, sintomas extrapiramidais, efeitos anticolinérgicos.
- *Haloperidol:* antipsicótico de primeira geração que bloqueia de modo não seletivo os receptores dopaminérgicos D2 no cérebro.
  - *Dose:* 0,5 a 5 mg a cada 2 a 4 h por via oral ou subcutânea; 1 a 5 mg/d em infusão contínua.
  - *Eventos adversos:* hipotensão ortostática, sintomas extrapiramidais, síndrome parkinsoniana-like, efeitos anticolinérgicos.

- *Fenobarbital:* anticonvulsivante de ação rápida.
  - *Via de administração:* endovenosa ou subcutânea.
  - *Dose inicial:* bólus de 1 a 3 mg/kg seguido de 0,5 mg/kg/h.
  - *Dose geralmente efetiva:* 50 a 100 mg/h.
  - *Eventos adversos:* agitação paradoxal no idoso, hipotensão, náusea, vômito, síndrome de Stevens-Johnson, angioedema, *rash*, agranulocitose, trombocitopenia.
- *Propofol:* anestésico geral de extrema curta ação e duração, de simples titulação, que leva à depressão global do sistema nervoso central. Assim como os barbitúricos, não possui ação analgésica.
  - *Via de administração:* endovenosa.
  - *Dose inicial:* 0,5 mg/kg/h.
  - *Dose usual:* 1 a 4 mg/kg/h.
  - *Eventos adversos:* hipotensão, depressão respiratória, dor local (associado à infusão em pequenos vasos periféricos).

≡ Cuidados essenciais durante a sedação

Monitoração e titulação de dose após o início da SP é fundamental para o sucesso do alívio dos sintomas refratários. Recomenda-se iniciar com avaliações a cada 20 minutos até atingir a sedação adequada com a menor dose possível, seguida de, pelo menos, 3 avaliações por dia para vigilância de sinais de sofrimento, nível de consciência e eventos adversos relacionados com a sedação. Para pacientes em processo de morte iminente, a monitoração de sinais vitais não é necessária, sendo apenas imprescindíveis os parâmetros de conforto nesta fase.[7] Cabe salientar que deterioração respiratória progressiva nesses pacientes é esperada e não constitui critério isolado para redução da sedação. Além disso, restabelecimento da lucidez também não é recomendado nessa situação.[11]

Com relação à avaliação do nível de sedação, não existem escalas universalmente validadas em pacientes terminais; no entanto, as mais utilizadas são a escala de Ramsay (Tabela 16.2) e a escala de Richmond Agitation-Sedation Scale (RASS) (Tabela 16.3).[22] Por meio destas, ajustes na dose de manutenção, que pode ser via infusão contínua ou via bólus intermitente, devem ser realizados para assegurar a manutenção do efeito sedativo.

Tabela 16.2
Escala de Ramsay[22]

Acordado	1: Ansioso e/ou agitado
	2: Cooperativo, orientado e tranquilo
	3: Obedece a comandos
Dormindo	4: Tranquilo, pronta resposta à percussão glabelar ou estímulo sonoro
	5: Resposta lentificada à percussão glabelar ou estímulo sonoro
	6: Sem resposta

Tabela 16.3
Escala RASS[7]

Pontos	Termos	Descrição
+4	Combativo	Claramente combativo, violento, representando risco para a equipe
+3	Muito agitado	Puxa ou remove tubos ou cateteres, agressivo verbalmente
+2	Agitado	Movimentos despropositados frequentes, briga com o ventilador
+1	Inquieto	Apresenta movimentos, mas que não são agressivos ou vigorosos
U	Alerta e calmo	–
−1	Sonolento	Adormecido, mas acorda ao ser chamado (estímulo verbal) e mantém os olhos abertos por mais de 10 segundos
−2	Sedação leve	Despertar precoce ao estímulo verbal, mantém contato visual por menos de 10 segundos
−3	Sedação moderada	Movimentação ou abertura ocular ao estímulo verbal (mas sem contato visual)
−4	Sedação intensa	Sem resposta ao ser chamado pelo nome, mas apresenta movimentação ou abertura ocular ao toque (estímulo físico)
−5	Não desperta	Sem resposta ao estímulo verbal ou físico

O uso de hidratação e nutrição artificial durante o processo são controversos e a decisão deve ser feita a parte da decisão da sedação, em conjunto com o paciente e os familiares.[23,24] Já as medicações para paliação de sintomas instituídos com sucesso antes da sedação devem ser continuadas.

☰ Referências

1. Prado BL. Sedação paliativa. In: Ferrian AM et al. MOC: cuidados paliativos. São Paulo: Dendrix; 2017. p. 89-96.
2. Maltoni M, Setola E. Palliative sedation in patients with cancer. Cancer control. Journal of the Moffitt Cancer Center. 2015; 22(4),433-41.
3. Gu X, et al. Palliative sedation for terminally ill cancer patients in a tertiary cancer center in Shanghai, China. BMC Palliative Care. 2015; v. 14, n. 1, p. 1.
4. Van Deijck RHPD, et al. Patient-related determinants of the administration of continuous palliative sedation in hospices and palliative care units: a prospective, multicenter, observational study. Journal of Pain and Symptom Management. 2016.
5. Elsayem A, et al. Use of palliative sedation for intractable symptoms in the palliative care unit of a comprehensive cancer center. Supportive Care in Cancer. 2009; v. 17, n. 1, p. 53-9.
6. Swart SJ, et al. Continuous palliative sedation for cancer and noncancer patients. Journal of Pain and Symptom Management. 2012; v. 43, n. 2, p. 172-81.
7. Cherny NI, Radbruch L. European Association for Palliative Care (EAPC) recommended framework for the use of sedation in palliative care. Palliat Med. 2009; 23:581-93.
8. Schildmann EK, Schildmann J, Kiesewetter I. Medication and monitoring in palliative sedation therapy: a systematic review and quality assessment of published guidelines. Journal of Pain and Symptom Management. 2015; v. 49, n. 4, p. 734-46.
9. Schildmann E, Schildmann J. Palliative sedation therapy: a systematic literature review and critical appraisal of available guidance on indication and decision making. J Palliat Med. 2014 May; 17(5): 601-11.
10. Gurschick L, Mayer DK, Hanson LC. Palliative sedation: an analysis of international guidelines and position statements. The American Journal of Hospice & Palliative Care; 2014.
11. Cherny NI. ESMO clinical practice guidelines for the management of refractory symptoms at the end of life and the use of palliative sedation. Ann Oncol. 2014; 25(Suppl 3):iii143-iii152.

12. Radbruch L, et al. Euthanasia and physician-assisted suicide: a white paper from the European Association for Palliative Care. Palliative Medicine; 2015.

13. Olsen ML, Swetz KM, Mueller PS. Ethical decision making with end-of-life care: palliative sedation and withholding or withdrawing life-sustaining treatments. In: Mayo Clinic Proceedings. Elsevier; 2010. p. 949-54.

14. Maltoni M, et al. Palliative sedation in end-of-life care and survival: a systematic review. Journal of Clinical Oncology. 2012; v. 30, n. 12, p. 1378-83.

15. Maeda I, et al. Effect of continuous deep sedation on survival in patients with advanced cancer (j-proval): a propensity score-weighted analysis of a prospective cohort study. The Lancet Oncology. 2016; v. 17, n. 1, p. 115-22.

16. Swart SJ, van der Heide A, van Zuylen L, Perez RS, Zuurmond WW, van der Maas PJ, Rietjens JA. Considerations of physicians about the depth of palliative sedation at the end of life. Canadian Medical Association Journal. 2012; 184(7), E360-E366.

17. Maltoni M, Scarpi E, Nanni O. Palliative sedation in end-of-life care. Current Opinion in Oncology. 2013; v. 25, n. 4, p. 360-7.

18. National Comprehensive Cancer Network. NCCN Clinical Practice Guideline in Oncology: Palliative Care. Version 1.2018. Disponível em: https://www.nccn.org/professionals/physician_gls/pdf/palliative.pdf. Acesso em: janeiro 2018.

19. Hasselaar JG, Verhagen SC, Vissers KC. When cancer symptoms cannot be controlled: the role of palliative sedation. Current Opinion in Supportive and Palliative Care. 2009; 3(1),14-23.

20. American Academy of Hospice and Palliative Medicine. Palliative sedation position statement. Published in December 5, 2014. Disponível em: http://aahpm.org/positions/palliative-sedation.

21. Graeff AD, Dean M. Palliative sedation therapy in the last weeks of life: a literature review and recommendations for standards. Journal of Palliative Medicine. 2007; 10(1),67-85.

22. Nassar Junior AP, Pires Neto RC, Figueiredo WB, Park M. Validity, reliability and applicability of Portuguese versions of sedation-agitation scales among critically ill patients. São Paulo Med J. 2008 Jul; 126(4):215-9.

23. Quill T, Byock I. Responding to intractable terminal suffering: the role of terminal sedation and voluntary refusal of food and fluids. Ann Intern Med. 2000; 132(5):408-14.

24. Dev R, Dalal S, Bruera E. Is there a role for parenteral nutrition or hydration at the end of life? Curr Opin Supportive Palliative Care. 2012; 6(3):365-70.

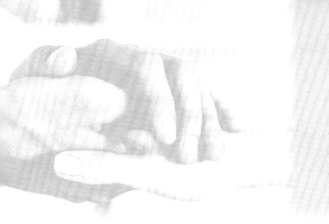

Capítulo 17

Manuela Cendon Barral
Marita Iglesias Aquino

Luto

≡ Lugar da singularidade nos contextos de tratamento do câncer

Apesar dos inegáveis avanços terapêuticos na área de oncologia, o câncer persiste como um grande problema de saúde pública, com uma estimativa, em 2025, de 20 milhões de casos novos por ano.[1]

Atualmente, o impacto do diagnóstico de câncer parece ser atenuado, em parte, por planos terapêuticos que se constituem por várias linhas de tratamento, de forma que o combate à doença e a possibilidade de vencê-la apresentam-se mais viáveis que algumas décadas atrás. Na contrapartida de cenários menos catastróficos estão a cronicidade da doença e os tratamentos bastante prolongados.

Nesse cenário, no qual o que se privilegia é a cura, a morte aparece como impensável e, portanto, como um grande tabu. Diante de recursos que parecem inesgotáveis e que visam proporcionar a vida a qualquer custo, os indivíduos que enfrentam um adoecimento pelo câncer, por exemplo, se veem privados, muitas vezes, do contato com questões relacionadas com a própria finitude.

Tomando a medicina como ciência, é necessário refletir que sua construção sofre influência do meio cultural, histórico e social.

Ao considerarmos a modernidade, vemos que há uma busca por restringir as manifestações abertas dos sentimentos relativos à perda, entendidos como prejudiciais ao processo de luto, podendo intensificar e/ou prolongar tal vivência.[2]

No entanto, não é sem sofrimento que os pacientes que padecem de câncer podem se aperceber das muitas perdas relacionadas com o tratamento, bem como das limitações ocasionadas por essa nova condição.

Portanto, nos contextos de tratamento oncológico, é bastante comum encontrarmos equipes angustiadas ante a tristeza manifesta de pacientes e familiares, tendo como principal desejo a extinção de tal sintoma. A partir disto, o que se vê é a medicalização da "dor de existir".[3]

Isso posto, consideremos que, ao não se atentar para aspectos subjetivos individuais, a ciência incorre, muitas vezes, em um olhar generalista e perigoso. Sob essa ótica, é possível que sejam excluídos dos muitos lutos a serem elaborados em uma situação de adoecimento, valores individuais capazes de conferir suporte e organização psíquica àquele que está tentando se reorganizar em meio a uma experiência que pode ser devastadora.

≡ Luto

O processo de construção de significados ante a perda de algo ou alguém com forte vínculo afetivo é chamado de *luto*.[4] É um processo que visa a reestruturação do sentido de vida e que se dá a partir de uma crise. Apesar de ser uma vivência universal atravessada pelos contextos culturais, religiosos, históricos e sociais, é sempre um fenômeno singular.[5,6]

Atualmente, a abordagem mais preconizada acerca do luto é o modelo do processo dual de Strobe e Schut.[7] Nele descreve-se uma oscilação dinâmica em que o enlutado orienta-se, ora para a perda, ora para a restauração. No primeiro movimento, o indivíduo enlutado faz uma busca dolorosa pela pessoa perdida, sendo comuns manifestações de choro, raiva, culpa. Já no segundo, há uma luta para construir novos significados e se reorganizar nesse novo contexto de forma a possibilitar a retomada da própria vida apesar da morte da pessoa querida. Esse movimento oscilante é considerado saudável e necessário para a reorganização da vida e construção de novos sentidos.

≡ Adoecimento, luto antecipatório e cuidados paliativos

O paciente ante o diagnóstico de uma doença que culturalmente tem seu significado arraigado ao sofrimento, à deterioração e à morte, defronta-se com o limite máximo da vida. Nesse sentido, o câncer revela o real do corpo, trazendo à tona algo que escapa à possibilidade de significação, apesar das tentativas imediatas de interpretação daquilo que se apresenta como inominável. Segundo Swinerd,[3] a morte antecipável é outra bastante diferente da morte real e talvez seja o que nos permite trazer luz ao conceito de luto antecipatório.

O termo *luto antecipatório* foi descrito pela primeira vez por Lindemann,[8] ao observar a reação de esposas de soldados durante a guerra diante da real ameaça da perda de seus maridos. Elas apresentavam manifestações genuínas de luto ao vivenciarem a separação física e considerarem a possibilidade de morte de seus cônjuges. Dessa maneira, experimentavam a depressão, a preocupação excessiva com a morte, a consideração dos diferentes tipos de morte ao qual seu ente querido podia ser exposto, a desorganização e, finalmente, a reorganização. Este processo acontecia ainda que não tivessem de fato sido notificadas do falecimento daquele que havia se ausentado. O trabalho de luto parecia operar, nestes casos, de maneira bastante similar àquele que ocorre quando consideramos a perda real, sendo possível, inclusive, a reorganização da vida mesmo que antecipadamente à concretização da morte.

Cardoso e Santos,[9] ao considerarem as vivências emocionais de pacientes que se submeterão ao transplante de células-tronco hematopoiéticas, afirmam que os pacientes experimentam conflitos psicológicos mesmo antes da realização do procedimento em si. Já no momento do diagnóstico da patologia que o levará ao transplante, o paciente, assim como sua família, tem que considerar a perda da vida "normal", a ruptura do cotidiano antes conhecido, a interrupção de planos e o abalo na esperança do futuro. As reações apresentadas por pacientes diante de um diagnóstico com potencial fatal podem ser entendidas, ainda segundo os autores, como expressões "do luto antecipatório". O processo de luto que aí se inicia refere-se a aspectos concretos do adoecimento/tratamento (rotina hospitalar, efeitos colaterais do tratamento, distanciamento das atividades antes realizadas), como também a outros subjetivos (angústia ante as incertezas, prejuízos na autonomia, insegurança, abalo à autoestima).

Indo mais adiante e pensando para além do luto relacionado com o diagnóstico e com a antecipação das perdas ligadas ao tratamento, vemo-nos diante daqueles casos em que, apesar de todos os esforços, a doença tem sua evolução inexorável sendo o desfecho esperado a morte de fato. Aqui, em uma outra perspectiva, seguimos falando do luto antecipatório em que o sujeito tem de se haver com a abreviação da vida; porém, em um prazo indeterminado. Segundo Bifulco,[10] neste caso, o doente se confunde com sua enfermidade podendo experimentar alterações em sua imagem interior e exterior, construídas ao longo de toda sua existência.

Ao pensarmos o paciente em tratamento oncológico devemos considerar a relevância do olhar atento às manifestações que dizem respeito ao luto antecipatório ante as perdas inerentes ao tratamento, como também àquelas que se referem à morte real, triste realidade de muitos pacientes oncológicos. Aquilo que chama atenção da equipe, enquanto sintoma que precisa ser aplacado (choro, tristeza, apatia, negação), é o que denuncia a subjetividade do paciente, sua singularidade e a forma como está sendo afetado por uma realidade que se apresenta de forma tão contundente.

Os cuidados paliativos têm como ideologia central dar lugar para a dor – seja ela de ordens psíquica, física ou emocional – e outros sintomas geradores de sofrimento. A comunicação neste contexto se apresenta como ferramenta poderosa. Ao viabilizar trocas que contemplem aspectos sociais, emocionais e espirituais, é possível atenuar a ansiedade que se refere ao temor de aniquilamento e alienação ante o adoecer e o morrer.[10]

Desta maneira, justifica-se a entrada cada vez mais precoce dos Cuidados Paliativos como facilitador para a elaboração dos muitos lutos apresentados desde o momento do diagnóstico, uma vez que o enfoque deste tipo de cuidado extrapola as limitações do olhar meramente curativo.

A família, como principal fonte de amparo e suporte ao paciente, vê-se sobremaneira afetada pelas vivências do adoecimento e efeitos do tratamento ao próprio doente como também ao núcleo familiar. Assinala-se, portanto, dentro das perspectivas de cuidado, a importância do olhar destinado aos familiares como forma de prevenção de lutos complicados por parte dos familiares.

Segundo Franco,[11] alguns fatores constituem-se enquanto facilitadores no enfrentamento da doença e do luto pelos familiares. Entre eles, temos a boa comunicação com a equipe e outros membros da família, o conhecimento acerca da doença e do tratamento, sistemas de apoio formal, bem como a participação nas diferentes fases permitindo ampliar o senso de controle da família.

Portanto, os cuidados paliativos, enquanto frente de cuidado que engloba e se destina também à família do paciente, podem contribuir significativamente para uma melhor resposta à perda. Isso porque viabiliza ações primordiais ao processo de luto da família, tais como, resolução de questões pendentes e oportunidades de despedidas para uma boa aceitação da morte.

≡ Cuidado dedicado à família e a prevenção de luto complicado

A boa comunicação parece ser essencial para um prognóstico de enfrentamento favorável dos familiares perante a perda iminente de um ente querido.[12] Quando a família do paciente não se sente segura com a equipe responsável pelos cuidados do paciente, entende-se que tal vivência pode influenciar negativamente no processo de luto. Os familiares, ao experimentarem sentimentos de desamparo, sem suporte para compreenderem aspectos significativos do tratamento e se manterem minimamente organizados em um cenário que parece bastante adverso, podem apresentar um luto complicado após a morte do paciente.

Retomando o *Modelo do Processo Dual*, descrito anteriormente, caso o enlutado não possa viver a oscilação característica desse processo, é possível que o enlutamento se complique. Isto porque, ao permanecer somente orientado para a perda, não havendo lugar para o novo, é possível que permaneça em uma condição cronificada na qual sua vida está paralisada pela dor e pela falta de vontade de seguir adiante sem o falecido. Em outro extremo, o enlutado pode ficar orientado somente para a restauração, como forma de fuga da realidade, não se permitindo entrar em contato com a perda vivida, podendo, assim, viver um luto adiado/inibido.[6,7]

Nos tratamentos de pacientes acometidos por doenças graves como o câncer, devemos considerar como de grande valia intervenções que visem favorecer o luto de familiares que perderam alguém significativo nestes contextos. Com este intuito, podemos assinalar algumas ações de cuidado oferecidas pela equipe de saúde à família após o óbito do paciente, a depender das possibilidades de cada contexto profissional.[13] Estas podem variar desde um telefonema de condolências, oferecendo acolhimento, até intervenções mais ativas, tais como: facilitar a organização familiar pós-morte, ajudar a família a nomear a dor, validar os sentimentos diversos advindos da perda e autorizar a família a buscar meios de reestruturação. Dessa forma, contribui-se para a descoberta de recursos próprios que lhes permitam enfrentar esse processo tão doloroso, podendo não ser necessárias outras intervenções mais focais.[13]

Contudo, conforme a demanda e intensidade do sofrimento dos familiares ante a experiência de perda, pode ser apropriado sugerir a busca por suporte especializado, encaminhando-os para serviços que visem um acompanhamento do processo de luto.

É importante ressaltar que o luto complicado é fator de risco para diversas patologias psiquiátricas e físicas.[6] O aumento da vulnerabilidade à doença e a morte prematura são apontados como algumas possíveis consequências dos efeitos de não elaboração da morte de um membro da família.[14]

Segundo Kovacs,[2] o luto não franquiado está se tornando uma questão de saúde pública. O número de pessoas adoecendo, em função da sobrecarga pelo sofrimento sem elaboração, vem aumentando, atingindo, também, profissionais especializados.

Reconhecer os limites pessoais e buscar rede de apoio para lidar com as perdas, tanto reais quanto simbólicas, é caminho importante para prevenir complicações advindas do luto. Os cuidados paliativos representam, nesse sentido, o resgate do cuidar, tornando possível legitimar os desafios inerentes à fase final de vida, à morte e ao luto.[12]

☰ Considerações finais

Muitas são as perdas que marcam um processo de enfrentamento de adoecimento pelo câncer. Neste cenário, paciente e familiares experimentam intenso sofrimento pelas transformações ocorridas em suas vidas. Estas acontecem durante o tratamento e de forma mais radical quando da ocorrência da morte do paciente em questão. Perante isto, o luto aparece enquanto processo primordial ao considerarmos a saúde mental tanto do paciente como daqueles que o rodeiam. Às equipes de saúde apresenta-se a importante missão de se atentarem ao que pode se constituir como facilitador a estes processos, tomando como base para suas ações a singularidade de cada paciente e de sua unidade familiar.

Finalmente, como legado dos conceitos apresentados neste capítulo, busca-se disseminar o entendimento de que o cuidado não se encerra com a morte do paciente e que o suporte ou orientação à família na etapa pós--óbito é capaz de prover recursos valiosos à reestruturação familiar e à prevenção da instalação de quadros psicopatológicos.

☰ Referências

1. http://www.inca.gov.br/estimativa/2016/index.asp?ID=2. Acesso em: 20 de janeiro de 2018.

2. Kovács MJ. Educação para a morte. Temas e reflexões. São Paulo: Casa do Psicólogo; 2003.
3. Swinerd MM. A subjetividade na clínica com pacientes com câncer hematológico: uma visão da psicanálise; 2016. 97 f.
4. Franco MHP. Por que estudar o luto na atualidade? In: Franco, MHP. (Org.) Formação e rompimento de vínculos: o dilema das perdas na atualidade. São Paulo: Summus; 2010. p. 17-42.
5. Bromberg MHPF. Luto: a morte do outro em si. In: Bromberg MHPF, et al. Vida e morte: laços da existência. São Paulo: Casa do Psicólogo; 1996. p. 99-122.
6. Parkes CM. Luto: estudos sobre a perda na vida adulta. São Paulo. Summus; 1998.
7. Stroebe M, Schut H. The dual process model of coping with bereavement: rationale and description. Death Studies, v. 23, 1999.
8. Lindemann E. Symptomatology and the management of acute grief. Am J Psychiatry. 1944; 101:141-8.
9. Cardoso EAO, Santos MA. Luto antecipatório em pacientes com indicação para o transplante de células-tronco hematopoiéticas. Ciênc. Saúde Coletiva [Internet]. 2013 Sept [cited 2018 Feb 01]; 18(9): 2567-75. Disponível em: http://www.scielo.br/scielo.php?script=sci_arttext&pid=S1413-81232013000900011 &lng=en.
10. Bifulco VA. O luto do portador de doença crônica incurável: o modelo da psico-oncologia. In: Santos FS. Tratado brasileiro sobre perdas e luto. São Paulo: Atheneu; 2014.
11. Franco MHP. Luto em cuidados paliativos. In: Cuidado paliativo/coordenação institucional de Reinaldo Ayer de Oliveira. São Paulo: Conselho Regional de Medicina do Estado de São Paulo; 2008. 689 p.
12. Genezini D. Luto. In: Academia Nacional de Cuidados Paliativos. Manual de Cuidados Paliativos. 2. ed. rev. e ampl. São Paulo: Sulina; 2012. p. 569-84.
13. Franco MHP. Luto como experiência vital. In: Santos FS. (Org.) Cuidados paliativos: Discutindo a vida, a morte e o morrer. São Paulo: Atheneu; 2009. p. 245-56.
14. Walsh F. Fortalecendo a resiliência familiar. São Paulo: Roca; 2005.

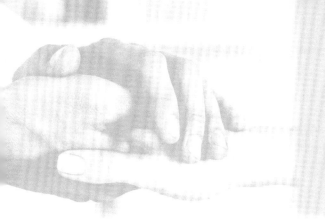

Capítulo 18

Ana Merzel Kernkraut
Juliana Gibello

Burnout: Cuidando da Equipe de Cuidados

☰ Introdução

A "síndrome de *Burnout*" é um fenômeno psicossocial que acomete profissionais que trabalham com a interação humana, no qual elementos estressores podem causar sofrimento ao indivíduo. *Burnout* foi nomeada como uma síndrome, em função de sua manifestação com características multifatoriais envolvendo um conjunto de sintomas.

Para explicarmos a síndrome de *Burnout*, primeiramente, conceituaremos o estresse, que pode ser considerado como a origem do desenvolvimento, quando ela ainda não é reconhecida.

Com frequência, a palavra estresse é utilizada na vida cotidiana para definir quando o indivíduo está atribulado de tarefas e sentindo-se sobrecarregado, ou pressionado devido a entregas, prazos e excesso de atividades; entretanto, não existe necessariamente, a presença de sintomas de estresse, como definido do ponto de vista médico.

O estresse não é algo que se adquire de maneira aguda, mas sim com a presença de sintomas que se prolongam e afetam a vida do indivíduo ao longo de um tempo. Outro aspecto a ser considerado, é que nem todo estresse tem conotação negativa, podendo também, ser um estímulo para alcançar objetivos; ou seja, uma energia a mais que impulsionará uma ação no indivíduo de maneira positiva.

O transtorno de estresse é definido por uma exposição a um evento traumático ou estressante no qual existe sofrimento psicológico subsequente à exposição. Os sintomas psicológicos decorrentes da exposição muitas vezes são variáveis e podem ser percebidos como ansiedade ou medo; entretanto, na clínica observa-se que indivíduos que foram expostos a eventos estressantes, apresentam sintomas anedônicos e disfóricos, externalizações de raiva e agressividade ou sintomas dissociativos.[1]

Os sinais de estresse são: sensação de desgaste constante, alteração do sono (dormir demais ou pouco), tensão muscular, formigamento (na face ou nas mãos, por exemplo), problemas de pele, hipertensão, mudança de apetite, alterações de humor, perda de interesse pelas coisas, dificuldade de atenção, concentração e memória, ansiedade e depressão.

As causas do estresse podem ser de *origem intrínseca*, como características de personalidade, perfeccionismo ou pressa ou de *origem extrínseca*, isto é, relacionados com o ambiente: qualquer tipo de mudança, seja positiva (nascimento de filho, casamento, emprego novo) ou negativa (morte, perda de trabalho, doença), bem como os problemas encontrados nas grandes cidades como tráfico intenso, falta de segurança pública etc.

Assim, considerando que o trabalho ocupa parte importante da vida de uma pessoa, tanto em termos qualitativos de bem-estar, realização, satisfação, reconhecimento, como em termos de quantidade de tempo destinado à atividade, é muito importante que as relações estabelecidas no ambiente de trabalho e as condições existentes, sejam satisfatórias.

Além disso, é importante se ter em vista, a expectativa que se tem do trabalho com relação a diversos aspectos e, principalmente, se a empresa tem valores que estão de acordo com os valores do próprio indivíduo. Quando existe uma lacuna entre a expectativa do profissional em relação ao que é oferecido pela empresa ou em relação aos valores acreditados pelo profissional e praticados pela empresa, é necessário que o indivíduo faça um esforço maior para conseguir permanecer atuante na empresa.[2]

Essa lacuna entre o investimento do profissional e as condições de trabalho da empresa por um longo período de tempo, poderá levá-lo a uma condição de estresse crônico, podendo consequentemente, desencadear a síndrome de *Burnout*.

≡ O que é síndrome de *Burnout*?

O conceito de *Burnout* surgiu na década de 1970, nos Estados Unidos, a partir de pesquisas que procuravam compreender como o profissional lidava com a exaustão emocional e as estratégias cognitivas que recorriam para lidar com essa exaustão.[3]

Existem vários modelos de definição de *Burnout* que irão variar de acordo com o conhecimento dos teóricos e se existe maior ênfase nas questões individuais ou nas questões organizacionais. Entretanto, todos os modelos consideram a exaustão emocional, a despersonalização e a baixa realização pessoal no trabalho como consequência de uma exposição crônica ao estresse do trabalho.[4]

Exaustão emocional: entende-se que existe uma sensação de esgotamento de energia, sentimentos de sobrecarga emocional e percepção de baixa capacidade para lidar com esta questão; ou seja, poucos recursos psíquicos de enfrentamento.[3]

Despersonalização: é caracterizada pela atitude negativa do indivíduo que pode apresentar ironia, cinismo e distanciamento de relacionamento com pessoas de sua convivência.

Baixa realização pessoal no trabalho: é a atitude negativa consigo próprio ante o cargo ocupado na organização. É um sentimento de diminuição de competência e produtividade.

A origem dos modelos está na concepção teórica e pode se dividida em quatro grandes áreas: clínica, psicossocial, organizacional e sócio-histórica.

Na concepção clínica, essa síndrome é caracterizada por um conjunto de sinais físicos e comportamentais e se discute a influência da cognição, do julgamento e dos fatores emocionais que fazem com que o indivíduo apresente falta de entusiasmo, sensação de não reconhecimento do trabalho realizado ou baixa autoestima e que pode levá-lo à depressão.[5]

Na concepção psicossocial, existe uma conexão entre os fatores individuais e organizacionais que são relacionados com as condições de trabalho. Este modelo é defendido por Christina Malasch e Susan Jackson que criaram uma escala de investigação de *Burnout* multifatorial. Do ponto de vista psicológico, considera-se a vivência em relação às experiências. Primeiramente, deve-se considerar o esgotamento psíquico como uma resposta ao estresse, em seguida como a pessoa se sente em relação ao trabalho e às pessoas.

Observa-se que existe uma relação negativa com o trabalho, causando desprazer e o indivíduo que apresenta sinais de *Burnout*, se comporta de maneira irônica ou cínica com colegas de trabalho e, por último, deve-se observar quando a pessoa começa a apresentar baixa autoestima sentindo se incapaz ou com baixa capacidade de desempenhar uma tarefa que antes realizava sem problema algum.[6]

No modelo organizacional, o pressuposto é que a exaustão emocional, a despersonalização e a baixa realização com o trabalho são consequências e podem ser consideradas como mecanismo de enfrentamento ante as condições estressantes de trabalho. O *Burnout* é considerado como um desajuste entre as necessidades do indivíduo e os interesses institucionais.[3]

Por último, o modelo sócio-histórico afirma que o papel da sociedade é preponderante em relação às questões individuais e institucionais, e para as profissões onde ocorrem trocas relacionais existiria uma incompatibilidade em relação aos valores sociais atuais.[3]

Assim, na área da saúde, especificamente na oncologia, a equipe assistencial estará em constante e intensa interação com pacientes, familiares e demais profissionais; além disso, estará exposta cotidianamente ao sofrimento alheio, seja ele, físico ou psíquico, exigindo com que estes sujeitos tenham uma maior atenção em relação às repercussões emocionais decorrentes de seu trabalho e que poderão sobrecarregar tanto sua vida profissional quanto pessoal.

≡ *Burnout* e cuidados paliativos na oncologia

O cuidado com pacientes oncológicos é bastante exigente e, muitas vezes, estressante, uma vez que os médicos oncologistas e a equipe multiprofissional trabalham em longos plantões e estão constantemente atentos a tratamentos de alta complexidade. Além disso, estão expostos continuamente aos sofrimentos físico e emocional e, também, ao processo de morrer e a morte.[7]

Os profissionais de saúde, ao escolherem sua profissão, de forma mais ou menos consciente, estarão lidando com aspectos relacionados com a morte e com o morrer, e de maneira individual em como enfrentar a dor, o sofrimento e as perdas. O modo como cada um vai lidar com essas questões vai depender de vários fatores:

- De sua história pessoal de perdas, experiências e elaboração de processos de luto.
- Da cultura em que está inserido, influenciará: as representações de morte, a possibilidade de expressão da dor e como o luto é vivenciado.
- Da sua formação e capacitação em serviço; ou seja, educação continuada.

Assim, se tratando de equipes que assistem pacientes oncológicos e em cuidados paliativos, estes contato e cuidados intensos, além da necessidade de lidar constantemente com perdas, morte e luto, ficarão bastante evidentes.

Os cuidados paliativos são considerados um modo específico de cuidar, caracterizado pela necessidade de uma atenção integral ao paciente e à família, valorizando os aspectos físicos, emocionais, sociais e espirituais mediante o trabalho e as intervenções de uma equipe interdisciplinar especializada.[9]

Este cuidado está, na maioria das vezes, direcionado a pacientes com doenças avançadas e em processo de fim de vida. Assim, a assistência de profissionais de saúde em cuidados paliativos, pode ser considerada com grande potencial a desenvolver a síndrome de *Burnout* em função de suas características específicas.

Existem alguns fatores que são considerados predisponentes e protetores ao *Burnout*, quando se trabalha com cuidados paliativos. São eles:

- **Fatores predisponentes**

- Exposição constante ao sofrimento e ao fim da vida de pacientes.
- Falta ou insuficientes formação/treinamento para este cuidado específico.
- Ausência de suporte emocional entre membros de uma equipe de saúde.
- Problemas internos da equipe.
- Falta de suporte institucional.

- **Fatores protetores**

- Estilo de trabalho assistencial que valoriza o cuidado integral e maior contato com pacientes e familiares.
- Profissionais que buscam formação especializada em cuidados paliativos.
- Reuniões periódicas da equipe – clínicas e científicas.
- Cuidado emocional com equipe assistencial.

O profissional de saúde, em contato com o sofrimento nas suas diversas dimensões (física, emocional, social, espiritual), vive conflitos internos sobre como se posicionar ante a dor do paciente ou da família e que nem sempre consegue amenizar. Precisa elaborar as perdas de pacientes, o que é mais difícil quando morrem aqueles, na qual, havia estabelecido vínculos mais intensos ao longo do cuidado.

Este convívio com a dor, a perda e a morte traz ao profissional a vivência de seus processos internos, sua fragilidade, vulnerabilidade, medos e incertezas, que nem sempre tem autorização para compartilhar.[8]

As consequências da síndrome de *Burnout* afetam não só o profissional de saúde por ela acometido, mas também os pacientes de quem cuidam e seus familiares, potencializando a vulnerabilidade de todos os

envolvidos e comprometendo a segurança do paciente. Quando não devidamente prevenida e controlada, as consequências da síndrome de *Burnout* acarretam elevados custos pessoais, profissionais e até econômicos, não apenas para o indivíduo, mas, em longo prazo, também para equipe onde se encontra inserido; ou seja, para a instituição e para o sistema de saúde em geral.[10]

Além disso, sabemos que a intensa jornada de trabalho, a insatisfação profissional, os valores pessoais, que muitas vezes não condizem com os valores institucionais, somados a especificidade do trabalho podem desenvolver a síndrome de *Burnout*.

≡ O que fazer?

No contexto de cuidados paliativos oncológicos, as instituições representadas pelos seus gestores, precisam estar atentas às equipes assistenciais em relação às condições de trabalho em todos os aspectos: carga horária, estrutura e condições de trabalho, suportes técnico e emocional, sobretudo em unidades em que a condição clínica do paciente pressupõe tratamentos prolongados, na qual a necessidade de oferecer um cuidado integral e intensivo será fundamental.

Considerando o tratamento de pacientes em processo de fim de vida, os profissionais de saúde estarão mais vulneráveis e em constante contato com as perdas, o sofrimento e o luto, sejam do paciente e dos familiares, seja o próprio.

Assim, o profissional de saúde, ao perceber que está apresentando sintomas de *Burnout*, deverá buscar ajuda por meio de tratamentos especializados, ou seja, passar por uma consulta com médico psiquiatra para compreender melhor os sintomas que vem apresentando e avaliar a necessidade de iniciar uma medicação específica. Além disso, será muito importante buscar um psicólogo para iniciar um processo psicoterapêutico.

Do ponto de vista preventivo, pode-se pensar em intervenções individuais e institucionais:

■ Individuais – autocuidado

- Percepção do limite pessoal.
- Estabelecimento de prioridades.
- Melhores condições de trabalho, salário justo e repensar a rotina de trabalho.
- Alimentação nos horários corretos.
- Atividade física.
- Atenção e orientação sobre uso de medicações, álcool e tabaco.
- Valorização e dar espaço para família, amigos, *hobbies*, lazer e cultura.

■ Institucionais

- Melhoria das condições de trabalho.
- Treinamentos (habilidades específicas, comunicação).
- Valorizar e construir o trabalho em equipe.
- *Feedbacks* constantes.
- Grupos de discussão e reflexão sobre tarefa assistencial.
- Suporte emocional individual – encaminhamento para serviços especializados.
- Prevenir excesso de horas extras.
- Grupo Balint – discussão e suporte em relação aos aspectos do profissional de saúde com seu trabalho.

☰ Considerações finais

Segundo a definição da Organização Mundial de Saúde,[115%]

"Cuidado Paliativo é uma abordagem que promove a qualidade de vida de pacientes e seus familiares, que enfrentam doenças que ameacem a continuidade da vida, por meio da prevenção e do alívio do sofrimento. Requer identificação precoce, avaliação e tratamento da dor e outros problemas de naturezas física, psicossocial e espiritual".

Neste sentido, ao oferecer um cuidado integral em cuidados paliativos aos pacientes e aos familiares, é preciso estar atento à maneira com que os profissionais que assistem esses pacientes estão sendo cuidados (institucionalmente) e estão se cuidando (individualmente), uma vez que eles estarão em constante contato com sofrimento, o processo de morrer e a morte.

☰ Referências

1. American Psychistric Association. Manual diagnóstico e estatístico de transtornos mentais. 5. ed. Porto Alegre: Artmed Editora; 2014. 948 p.
2. Abreu KL, Stoll I, Ramos LS, Baumgardt RA, Kristensen CH. Estresse ocupacional e síndrome de Burnout no exercício profissional da psicologia. Vol. 22, Psicologia: Ciência e Profissão. 2002; p. 22-9.
3. Sousa LMC. Síndrome de Burnout em profissionais de saúde. 2011; 1-93B.
4. Zanatta AB, De Lucca SR. Prevalence of Burnout syndrome in health professionals of an onco-hematological pediatric hospital. Rev Esc Enferm. 2015; 49(2):253-8.
5. Freudenberger HJ. Staff Burnout. J Soc Issues. 1974; 30(1):159-65.
6. Juárez-García A. Entrevista con Christina Maslach. Lib Rev Psicol. 2014; 20(2):199-208.
7. Shanafelt TD, Gradishar WJ, Kosty M, Satele D, Chew H, Horn L, et al. Burnout and career satisfaction among US oncologists. J Clin Oncol. 2014; 32(7): 678-86.
8. Kovács MJ. Sofrimento da equipe de saúde no contexto hospitalar: cuidando do cuidador profissional. Suffering of the health team in a hospital context: caring for professional carers Sufrimiento del equipo de salud en el contexto hospitalario: cuidando del cuidador profesional. 2010; 34(4):420-9.
9. Martínez García M, Centeno Cortés C, Sanz Rubiales Á, Del Valle ML. Study about Burnout syndrome in palliative care nurses in the Basque Country. Rev Med [Internet]. 2009; 53(1):3-8. Disponível em: http://dialnet.unirioja.es/servlet/articulo?codigo=3663920&info=resumen&idioma=ENG
10. Simões SCA. Burnout em cuidados paliativos. 2013. Dissertação de Mestrado em Cuidados Paliativos. Castelo Branco: Instituto Superior de Castelo Branco.
11. OMS. OMS | Cuidados paliativos [Internet]. Who. 2014. p. 4. Disponível em: http://www.who.int/mediacentre/factsheets/fs402/es/%5Cnhttp://www.who.int/cancer/palliative/es/

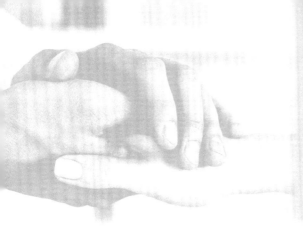

Capítulo 19

Fabiana Lúcio
Ana Kátia Zaksauskas Rakovicius

Suporte Nutricional em Cuidados Paliativos

A alimentação possui conotações que transcendem a simples necessidade orgânica de calorias e nutrientes, pois é detentora de funções fisiológica e psicológica, com base em significados emocional e simbólico que incluem valores culturais, sociais, religiosos e espirituais.

Considerado uma experiência prazerosa que ajuda a promover conforto, comunicação e interação social, o alimento desempenha um papel central na vida de todos nós; entretanto, diante de uma doença grave, o doente confronta-se com inúmeras perdas em nível de alimentação, que poderão ir desde a capacidade de sentir sabor, deglutir, absorver nutriente de forma adequada até à perda da capacidade de se alimentar. Sendo assim, o alimento acaba sendo mais notado pela sua ausência ou pelas dificuldades na sua ingestão do que pela sua presença e prazer proporcionado.

Para o acompanhamento do paciente em cuidados paliativos, é fundamental que o profissional nutricionista conheça o quadro clínico, o prognóstico da doença, o estado nutricional e a expectativa de vida do indivíduo e, dentro desses aspectos, otimize a manutenção do peso e a composição corporal, o controle de sintomas e uma hidratação satisfatória.

Além disso, é imprescindível ter uma comunicação efetiva, para contribuir no controle da ansiedade e angústias do paciente e dos familiares à medida que a doença progride e as dificuldades de se alimentar aumentem.

Os objetivos do suporte nutricional em cuidados paliativos variam de acordo com o estágio evolutivo da doença, devendo ser periodicamente reavaliados e ter como princípio, em qualquer estágio, minimizar possíveis desconfortos causados pela alimentação, priorizando o prazer da ingestão alimentar, o conforto emocional, a redução da ansiedade, a melhora da autoestima e o favorecimento da socialização entre pacientes e familiares durante as refeições.

A indicação do suporte nutricional aos pacientes oncológicos em cuidados paliativos deve ser realizada com base na discussão feita com a equipe multiprofissional, seguindo critérios éticos e clínicos, sempre avaliando riscos e benefícios de cada terapia proposta e levando em consideração a vontade do paciente e dos seus familiares; portanto, o uso de suplemento alimentar por via oral ou a utilização da via enteral ou parenteral deve ser avaliada individualmente.

Segundo o consenso elaborado pela Associação Brasileira de Cuidados Paliativos, a terapia nutricional quando indicada como primeira e melhor opção é a via oral, associada à utilização de suplementos nutricionais, desde que o trato gastrintestinal esteja íntegro e o paciente apresente condições clínicas para realizá-la e assim o desejar.

A dieta deve ser individualizada considerando as preferências alimentares e a capacidade de deglutição, lembrando que o aconselhamento nutricional não se restringe a consistência da dieta e ao alimento recomendado, mas também ao contexto das refeições, modo de preparo, apresentação dos pratos e, sempre que possível, devem ser realizadas em um ambiente tranquilo.

Caso a ingestão oral não seja suficiente, o uso de suplemento nutricional oral pode ser indicado. A aceitação do suplemento também requer uma seleção cuidadosa do tipo, consistência, sabor e apresentação. A administração deve ser acordada com o paciente e/ou familiares de maneira que não prejudique o consumo das refeições.

Sabe-se que, com a progressão da doença oncológica, os pacientes podem cursar com vários sintomas adicionais, sendo os mais comuns: anorexia, fadiga, dor, obstipação, diarreia, xerostomia, náuseas, vômitos, mucosite, disgeusia, odinofagia, disfagia e dispneia, provocados pela própria doença ou por consequência do tratamento. Portanto, o controle dos sintomas relacionados com a alimentação é fundamental, uma vez que eles diminuem a qualidade de vida e o conforto do paciente.

Todavia, existem várias estratégias nutricionais que devem ser orientadas, em qualquer fase da doença, com o objetivo de auxiliar no controle de sintomas (Tabela 19.1).

Na terapia nutricional enteral (TNE) e/ou nutrição parenteral (NP), o momento de iniciar ou suspender o tipo e o volume a serem administrados ainda apresenta muitas controvérsias em toda a equipe multiprofissional.

Segundo a Associação Brasileira de Cuidados Paliativos, a TNE pode ser utilizada

Tabela 19.1
Administração de sintomas por meio da alimentação

Sintomas	Conduta
Anorexia	Oferecer alimentos preferidos e saborosos. Fracionar as refeições em pequenas quantidades. Enriquecer o valor nutricional dos alimentos (manteiga, óleo, mel, açúcar etc.). Não forçar a alimentação. Encorajar o desejo de alimentar-se.
Saciedade precoce	Fracionar as refeições. Diminuir o volume dos alimentos. Reduzir oferta de alimentos gordurosos e vegetais crus.
Xerostomia	Oferecer uma dieta mais úmida, com caldos e molhos. Mascar chicletes, chupar balas. Consumir alimentos de sabor azedo, picolé de frutas cítricas. Estimular a ingesta de líquidos.
Náuseas e vômitos	Fracionar as refeições. Evitar odores fortes e temperos nos alimentos. Evitar alimentos com temperaturas extremas. Evitar beber líquidos durante as refeições. Chupar picolés de frutas cítricas, como limão, maracujá e abacaxi 30 minutos antes das refeições.
Disgeusia	Utilizar temperos naturais para realçar sabor das preparações. Enxaguar a boca antes das refeições. Utilizar talheres descartáveis.
Mucosite	Consumir alimentos macios. Evitar alimentos e bebidas irritantes (especiarias, condimentos e ácidos). Evitar temperaturas extremas.
Constipação	Beber líquidos adequadamente. Associar diferentes tipos de fibras: hortaliças, cereais, frutas (ameixa, figo, uvas). Considerar o uso de probióticos.
Diarreia	Evitar alimentos laxativos. Manter uma boa hidratação. Evitar alimentos ricos em gorduras e lactose.
Odinofagia	Optar por alimentos pastosos, frios ou mornos. Evitar alimentos ácidos e especiarias. Mastigar e deglutir lentamente.
Saciedade precoce	Fazer refeições pequenas e frequentes. Reduzir o consumo de alimentos com elevado teor de gordura ou fibras. Ingerir líquidos no intervalo das refeições.

Fonte: adaptado de Souza, 2017.

em pacientes que apresentam ingestão menor que 60% das suas necessidades energéticas em 5 dias, sem perspectiva de evolução ou na impossibilidade de utilizar a via oral, com o trato gastrintestinal funcionante, no sentido de preservar a integridade intestinal, reduzir a privação nutricional, minimizar déficits nutricionais, controlar sintomas, oferecer conforto e melhorar a qualidade de vida.

Segundo a Associação Europeia de Cuidados Paliativos, nos últimos momentos de vida não é recomendado começar ou manter a TNE, por se constituir em medida fútil e não oferecer conforto. Em pacientes em fase terminal, a dieta por via oral pode ser combinada com a TNE e a terapia nutricional parenteral (TNP).

A TNP é pouco aplicada em indivíduos com doença avançada. Pode ser indicada quando a utilização da TNE não for possível e/ou segura, desde que contribua para a qualidade de vida do paciente. Além disso, é necessário avaliar seus reais benefícios, visto que pode estar associada à atrofia intestinal, hiperglicemia, aumento do risco de complicações infecciosas e de mortalidade em pacientes com doenças graves.

A Associação Europeia de Cuidados Paliativos recomenda ainda que a NP em cuidados paliativos deve ser levada em consideração quando o paciente apresentar uma boa capacidade funcional (*performance status*) e expectativa de vida superior a três meses, em que o quadro clínico pode ser agravado pela anorexia/caquexia. É recomendado também que, antes de iniciar a NP, pacientes e familiares sejam orientados de possíveis complicações, incluindo infecções de cateter, trombose, sobrecarga de fluidos e doença hepática.

Nutrição e hidratação artificiais são intervenções clínicas que podem ser suspensas ou retiradas a qualquer momento durante o tratamento. As decisões devem basear-se em evidências, boas práticas, experiência clínica e julgamento. Deve-se ter uma linha de comunicação efetiva com o paciente, os familiares e/ou o responsável pelas decisões, e respeitar a autonomia e a dignidade do paciente. Os estudos dizem que nutrição e hidratação artificiais não melhoram os desfechos de pacientes em fase final de vida e, às vezes, podem aumentar o desconforto. Nesse ponto, elas podem causar náuseas e aumentar o risco de aspiração.

☰ Pacientes em cuidado ao fim da vida

Pacientes em cuidado ao fim da vida não se beneficiam de indicação de terapia nutricional; porém, naqueles que já estavam em uso e evoluem para essa fase da doença, a descontinuidade depende do desejo do paciente e dos familiares, tratado de maneira individual, levando-se em consideração seus desejos, crenças e valores.

Uma das preocupações levantadas, sobretudo pelos familiares, é a provável sensação de fome e de sede. Experiências médicas no cuidado de pacientes reportam que pacientes conscientes com doenças terminais avançadas geralmente não experimentam a sensação de fome e de sede e que são satisfeitas por pequenas quantidades de alimento e líquido.

Uma vez que alterações no padrão alimentar, principalmente a recusa alimentar, geram angústias em pacientes e familiares/cuidadores, algumas orientações tornam-se importantes. O que fazer diante da recusa alimentar:

- Respeitar a recusa alimentar e os seus desejos.
- Não restringir alimentos.
- Dar tempo adequado para o indivíduo fazer as refeições, respeitando o seu ritmo.
- Oferecer utensílios adequados para facilitar o momento da alimentação.
- Oferecer os alimentos na consistência e temperatura adequada a cada situação.
- Oferecer os alimentos e as preparações em pequenas porções.
- Propiciar ambiente tranquilo para fazer as refeições.

Em cuidados paliativos, respeito, ética, sensibilidade e sinceridade devem sempre nortear a equipe; pois, a atuação multiprofissional é essencial para que o paciente tenha qualidade de vida. Para instituir o suporte nutricional mais adequado é necessário que o profissional nutricionista entenda a filosofia e os princípios dos cuidados paliativos para que possa auxiliar, da melhor maneira possível, à medida que a doença evolui, prezando pelo respeito aos valores individuais de cada paciente cuidado.

≡ Referências

1. Ministério do Planejamento, Orçamento e Gestão. Instituto Brasileiro de Geografia e Estatística (IBGE). Censo 2010 e projeção da população do Brasil por sexo e idade. Brasília; 2000-2060. Disponível em: www.ibge.org.br. Acesso em: 2 de agosto de 2016.
2. Kalache A, Ramos RR, Veras RP. O envelhecimento da população mundial: um desafio novo. Revista de Saúde Pública. São Paulo. 1987; (21):200-10.
3. Nasri F. O envelhecimento populacional no Brasil. Einstein. 2008; 6(1):4-6.
4. World Health Organization. Better palliative care for old people. 2004. Disponível em: www.euro.who.int/_data/assets/pdf_file/0009/98235/E82933.pdf. Acesso em: 2 de agosto de 2016.
5. World Health Organization. Palliative Care for older people: better practices. 2011. Disponível em: www.euro.who.int/_data/assets/pdf_file/0017/143153/e95052.pdf. Acesso em: 2 de agosto de 2016.
6. World Health Organization. Palliative care. Cancer control: knowledge into action: WHO guide for effective programmes. 2007. Disponível em: www.who.int/cancer/media/FINAL-Palliative%20Care%20Module.pdf. Acesso em: 2 de agosto de 2016.
7. Bertachini L, Pessini L. O que entender por cuidados paliativos. São Paulo: Paulus; 2006.
8. Faull C, De Caestecker S, Nicholson A, Black F. Handbook of palliative care. 3. ed. Hoboken: Wiley-Blackwell; 2012.
9. Matsumoto D. Cuidados paliativos: conceitos, fundamentos e princípios. In: Carvalho RT, Parsons HA. Manual de cuidados paliativos ANCP. 2. ed. Porto Alegre: Sulina; 2012. p. 23-30.
10. Davies E, Higginson I. The solid facts: palliative care. Geneva: WHO; 2004.
11. Saporetti LA. Espiritualidade em cuidados paliativos. Cuidado paliativo, Cremesp. 2008; (1-4),522-3.
12. Felix ZC, da Costa SFG, Alves AMPM, de Andrade CG, Duarte MCS, de Brito FM. Eutanásia, distanásia e ortotanásia: revisão integrativa da literatura. Ciência & Saúde Coletiva. 2013; 18(9):2733-46.

13. Carvalho RT, Taquemori LY. Nutrição em cuidados paliativos. Manual de Cuidados Paliativos. 2012, p. 483-97.
14. Associação Brasileira de Cuidados Paliativos. Consenso brasileiro de caquexia/anorexia em cuidados paliativos. Revista Brasileira de Cuidados Paliativos. 2011; 3(3) – Suplemento 1.
15. Hiromi PC, Shibuya E. Administração da terapia nutricional em cuidados paliativos. Revista Brasileira de Cancerologia. 2007; 53(3):317-23.
16. Loyolla VCL, Pessino L, Bottoni A, Serrano SC, Teodoro AL, Bottoni A. Terapia nutricional enteral em pacientes oncológicos sob cuidados paliativos: uma análise da bioética. Saúde, Ética & Justiça. 2011; 16(1):47-59.
17. Projeto Diretrizes. Sociedade Brasileira de Nutrição Parenteral e Enteral, Associação Brasileira de Nutrologia. Terapia Nutricional na Oncologia. 2011.
18. Dev R, Dalal S, Bruera E. Is there a role for parenteral nutrition or hydration at the end of life? Curr Opin Support Palliat Care. 2012; 6(3):365-70.
19. Del Rio MI, Shand B, Bonati P, Palma A, Maldonado A, Taboada P, et al. Hydration and nutrition at the end of life: a systematic review of emotional impact, perceptions, and decision-making among patients, family, and health care staff. Psychooncology. 2012; 21(9):913-21.
20. Society of Critical Care Medicine. Life support choices. Understanding life support measures. [Internet] [cited 2016 May 16]. Disponível em: http:// www.myicucare.org/Adult-Support/Pages/Life-Support-Choices.aspx
21. Taylor BE, et al. Society of Critical Care Medicine. American Society of Parenteral and Enteral Nutrition. Guidelines for the provision and assessment of nutrition support therapy in the adult critically ill patient: Society of Critical Care Medicine (SCCM) and American Society for Parenteral and Enteral Nutrition (A.S.P.E.N.). Crit Care Med. 2016; 44(2):390-438.
22. Pinho-Reis C. Suporte nutricional em cuidados paliativos. Revista Nutrícia 2012; 15:24-7.
23. Rakovicius AKZ, et al. Cuidados paliativos. In: Piovacari SMF, Toledo DO, Figueiredo EJA. Equipe multiprofissional de terapia nutricional – EMTN em prática. Rio de Janeiro: Atheneu; 2017. p. 303-8.
24. Souza PMR, Prado BL, Lucio F. Nutrição nos cuidados paliativos. In: Barrere APN, Pereira A, Hamerschalak N, Piovacari SMF, (eds.) Guia nutricional em oncologia. Rio de Janeiro: Atheneu; 2017. p. 153-8.
25. Candela CG, Babarro AA. Guía Clínica de Soporte Nutricional en Cuidados Paliativos. Sociedad Española de Cuidados Paliativos. Madrid; 2015. Suplemento 1.

Capítulo 20

Mariana Henriques Ferreira
Letícia Mello Bezinelli
Fernanda de Paula Eduardo

O Papel da Odontologia no Manejo de Sintomas Relacionados com a Cavidade Oral

A Odontologia faz parte da equipe de Cuidados Paliativos por se tratar de uma área da saúde humana que estuda e trata do sistema estomatognático, abrangendo face, cavidade oral, ossos, músculos mastigatórios, articulações, dentes e tecidos. Atuando na função, estabilidade e estética desses elementos.

O paciente oncológico pode ter algumas repercussões clínicas pela própria doença ou pelo tratamento. O tratamento oncológico abrange diversas possibilidades terapêuticas e cabe ao médico oncologista analisar as necessidades e indicações para cada paciente. Os agentes quimioterápicos utilizados no tratamento do câncer afetam tanto as células neoplásicas quanto as normais, podendo provocar alguns efeitos colaterais, sendo as principais células afetadas as dos folículos pilosos, trato digestivo e medula óssea. O epitélio da mucosa oral é afetado pela maioria dos agentes terapêuticos, resultando em mucosite, xerostomia e alterações de paladar. Os efeitos adversos da terapia contra o câncer podem prejudicar o ajuste de dose e, consequentemente, comprometer o prognóstico. Além disso, podem causar dor severa e problemas nutricionais que muitas vezes contribuem para perda de peso, fadiga, diminuição de qualidade de vida e um efeito negativo na função social.

Para um melhor resultado no manejo de sintomas relacionados com a cavidade oral, é necessário saber se as complicações em boca estão relacionadas diretamente com a doença primária ou com o seu tratamento, se é devida a outra doença coexistente ou se há a combinação dos fatores acima.

As complicações que acometem a cavidade oral são causas significativas de morbidade em pacientes sob cuidados paliativos, podendo levar a uma piora generalizada nos estados físico e psicológico do paciente. A avaliação dos problemas orais é essencialmente similar à avaliação de outros problemas médicos. Envolve a realização de uma anamnese, investigações e exames apropriados.

A gestão bem-sucedida de problemas orais envolve avaliação e tratamento adequados e um acompanhamento do caso pelo profissional. Os objetivos da avaliação são determinar a natureza do problema e os fatores que podem influenciar a escolha do tratamento. Uma avaliação inadequada pode resultar no uso de intervenções ineficazes ou inapropriadas. Os objetivos da reavaliação e do acompanhamento são para determinar a resposta ao tratamento, bem como suas eficácia e tolerabilidade. Uma reavaliação inadequada pode resultar no uso contínuo de intervenções ineficazes ou inapropriadas e a persistência do problema oral.

Em alguns casos, o tratamento mais favorável para um paciente com câncer avançado é o mesmo tratamento que seria dado a um paciente com câncer em estágios iniciais. Assim, o tratamento intensivo do problema oral pode resultar em melhorias expressivas para o paciente em muitos aspectos. Não é justificado reter o tratamento com base no fato de o paciente ter câncer avançado, inclusive para tratamentos cirúrgicos e estéticos.

Os cuidados orais devem ser preocupação de todos os membros clínicos da equipe multidisciplinar de cuidados paliativos. Os cirurgiões-dentistas possuem uma série de papéis, incluindo o gerenciamento de problemas orais específicos, como cáries dentárias e doenças gengivais, e de problemas orais complexos, como focos infecciosos agudos e estomatites em combinação com outros membros da equipe. Muitos procedimentos dentários podem ser realizados em domicílio ou hospitais, com habilidade profissional e equipamento apropriados.

CASO CLÍNICO 1

Paciente do sexo feminino, com 65 anos de idade, diagnosticada com carcinoma urotelial metastático para ossos e SNC, há 1 ano, com evolução da doença após diversos protocolos quimioterápicos de tratamento. Encontra-se em cuidados paliativos exclusivos. Queixa principal da família e da paciente: estética dos dentes anteriores.

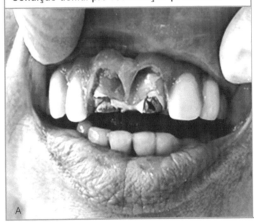

Figura 20.1A
Condição dental pré-restauração provisória.

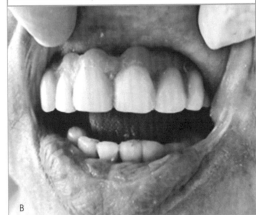

Figura 20.1B
Imediatamente após restauração estética provisória.

≡ Orientações de higiene oral

A manutenção de uma boa higiene bucal é importante para uma boa qualidade de vida em pacientes com câncer. A medida de higiene bucal mais importante é a escovação dos dentes, que deve ser realizada pelo menos três vezes ao dia. Recomenda-se que seja usada uma escova dental de cabeça pequena com cerdas de textura macia. Estas deverão ser trocadas se o paciente apresentar alguma infecção em cavidade oral.

As pastas de dente com flúor são a opção de escolha para maior proteção contra as cáries. A maioria das pastas de dente contém um agente espumante que em excesso, pode ser problemático para os pacientes que têm dificuldade de deglutição e com risco de aspiração. Nesse caso, cuidadores e familiares devem ser orientados a utilizar pequena quantidade de pasta na escova e, se necessário, remover o excesso durante o procedimento com gaze ou, se possível, com aspirador de secreção.

Para alguns pacientes, o controle mecânico da placa dentária é extremamente difícil devido a sua fragilidade ou presença de patologia oral. Nesses casos, o controle químico da placa dental pode ser considerado para manutenção da higiene bucal. Atualmente, o agente antiplaca bacteriana mais eficaz é a clorexidina. A molécula de clorexidina se liga facilmente à película dentária do esmalte e às células mucosas e bacterianas, e é lentamente liberada de tais superfícies, mantendo assim a sua atividade antimicrobiana. A mais utilizada é a forma de enxaguatório bucal nas concentrações de 0,12 a 0,2% duas vezes ao dia. A clorexidina deve ser utilizada de forma controlada, pois estudos recentes mostram resistência bacteriana quando utilizada por tempo prolongado, e diminuição de sua eficácia no controle de microrganismos patogênicos presentes na placa bacteriana.

Em geral, pacientes em estágio terminal são propensos à cárie e periodontite, por alterações no volume e constituição da saliva, diminuição do pH, redução da capacidade de tamponamento, aumento da viscosidade, redução da ação de limpeza e acúmulo de detritos.

O melhor método para reduzir a cárie é pela combinação de procedimentos odontológicos restauradores, higiene oral adequada e aplicação tópica de fluoreto de sódio. Os dentes que estão gravemente deteriorados e comprometidos periodontalmente podem ser extraídos com base no estado de saúde dos pacientes, uma vez que esses tratamentos melhoram o conforto do paciente para a ingestão de alimentos. A reabilitação de dentes perdidos também poderá ser feita para melhorar a eficiência mastigatória.

CASO CLÍNICO 2

Paciente com diagnóstico de tumor neuroendócrino de pâncreas metastático. Apresentou dificuldade em realizar higiene oral.

Figura 20.2A
Ao exame clínico intraoral, notou-se a presença de placa bacteriana e restos alimentares e dentes anteriores com mobilidade dental.

Figura 20.2B
Realizada profilaxia, restaurações provisórias e contenção para minimizar risco de avulsão dentária.

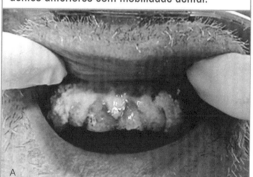
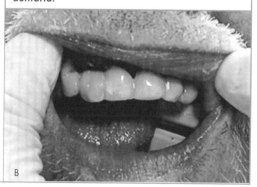

Principais complicações bucais decorrentes da quimioterapia

Mucosite oral

A mucosite oral é comum nos pacientes em tratamento de quimioterapia; pois, atua sobre os tecidos com alta taxa de mitose e a cavidade bucal é frequentemente afetada levando a atrofia dos tecidos. A mucosite oral não representa apenas danos diretos às células epiteliais, mas está associada a uma ampla gama de reações locais do tecido, incluindo danos causados por espécies reativas de oxigênio, citocinas inflamatórias e danos nos tecidos conjuntivos e vascularização.

O manejo da mucosite oral manteve-se por algum tempo principalmente paliativo, utilizando enxaguatórios, anestésicos tópicos, agentes de revestimento e analgésicos. Os anestésicos tópicos de xilocaína e diclonina proporcionam conforto, mas devem ser usados com cautela, pois bloquearão o reflexo da deglutição e podem aumentar o risco de aspiração.

Um dos tratamentos mais eficazes para a mucosite oral é a laserterapia de baixa intensidade. A ação biológica primária do *laser* ocorre por meio da absorção intracelular de energia por organelas e moléculas intracelulares levando a efeitos benéficos como reparo tecidual, analgesia e modulação do processo inflamatório, melhorando assim o aspecto clínico das lesões orais, a diminuição de eritema em mucosa oral e a dor.

As náuseas e vômitos em pacientes em cuidados paliativos podem ter muitas causas, incluindo os quimioterápicos, opiáceos, obstrução intestinal, pancreatite e desequilíbrio eletrolítico. O vômito tem um efeito cáustico sobre os tecidos rígidos e também pode aumentar a morbidade da mucosite. Também pode atrasar a cicatrização se o paciente não puder consumir nutrientes essenciais para o reparo de tecidos. Portanto, a laserterapia pode ser uma opção na prevenção úlceras orais nesses pacientes.

CASO CLÍNICO 3

Paciente do sexo feminino, com 85 anos de idade, em radioterapia paliativa na região da cabeça e pescoço por carcinoma epidermoide de língua. Realizou o tratamento diariamente, acompanhada pela equipe de odontologia com orientações de cuidados orais e laserterapia para prevenção e tratamento de mucosite oral.

Figura 20.3
Paciente em sessão de laserterapia para prevenção e tratamento de mucosite oral durante radioterapia.

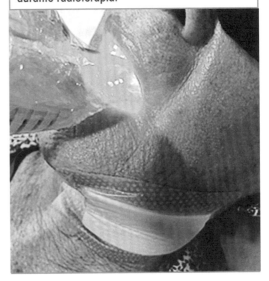

Candidíase oral

Candida albicans é o microrganismo infeccioso mais comum causador da candidíase. É um habitante natural da cavidade oral cujo crescimento excessivo é normalmente suprimido por outros microrganismos não patológicos e mecanismos de defesa do hospedeiro. Os fatores predisponentes para infecções fúngicas incluem higiene oral deficiente, xerostomia, imunossupressão, uso de corticosteroides, antibióticos de amplo espectro, mau estado nutricional, diabetes, entre outras comorbidades. Associado a esses fatores, o tratamento quimioterápico aumenta a imunossupressão resultando em maiores riscos para o desenvolvimento de infecções.

A incidência de candidíase oral em pacientes em cuidados paliativos é alta, e pode se manifestar como pseudomembranosa, eritematosa, hiperplásica ou como queilite angular.

O tratamento para candidíase oral pode ser uma combinação de aplicações tópicas e sistêmicas, como nistatina e fluconazol. A atividade fungicida da nistatina depende diretamente do tempo de contato com os tecidos orais; portanto, o paciente deve ser orientado a realizar bochecho com a solução pura por no mínimo 1 minuto três vezes ao dia. Os antifúngicos sistêmicos combatem a maioria das espécies dos fungos orais. Se a infecção persistir, a cultura micológica pode ser fundamental e, se necessário, modificar a terapia, sempre se atentando para possíveis efeitos adversos das medicações sistêmicas.

CASO CLÍNICO 4

Paciente do sexo feminino, com 48 anos de idade, diagnóstico de câncer de estômago metastático, em cuidados paliativos. Apresentou quadro de infecção fúngica, como mostra a Figura 20.4. Tratamento proposto: orientação de cuidados orais e medicação antifúngica tópica e sistêmica.

Figura 20.4
Paciente com candidíase do tipo pseudomembranosa em palato, língua e mucosas jugais.

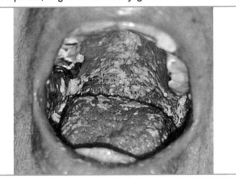

■ **Xerostomia**

Como descrito anteriormente, uma grande porcentagem dos pacientes oncológicos em cuidados paliativos desenvolve a xerostomia, definida como "a sensação subjetiva de secura da boca". Este efeito geralmente é o resultado da diminuição no volume de saliva secretada ocasionado por hipofunção da glândula salivar, ou por alteração na composição da saliva. A xerostomia ocorre por uso de algumas medicações, como anticolinérgicos, anti-hipertensivos e antidepressivos; por quimioterapia e radioterapia em região de cabeça e pescoço e, muitas vezes, é exacerbada por causa da doença ou estado de saúde geral debilitado do paciente.

A saliva é um importante fluido corporal com inúmeras funções fisiológicas para proteção da cavidade oral e do epitélio gastrintestinal. Ela participa na limpeza de restos alimentares, auxilia na digestão e na sensação gustativa, neutraliza ácidos e protege o esmalte dentário contra ação de microrganismos. As glândulas salivares e, consequentemente, a saliva são particularmente muito afetadas pela radiação em cabeça e pescoço, a qual gera alterações no fluxo salivar e nos constituintes salivares. As manifestações clínicas da xerostomia são:

- Manifestações orais de caráter funcional: dificuldade em mastigar, deglutir, falar e disgeusia.
- Manifestações orais de caráter orgânico: cáries, acúmulo de placa bacteriana, doenças periodontais.
- Problemas mucosos: atrofia, fissuras e úlceras dos tecidos moles; a mucosa aparece seca, eritematosa e dolorosa, com sensação de ardor na língua.
- Alteração do pH que leva a diminuição das funções antimicrobianas, diminuição das imunoglobulinas, lisozimas e outras enzimas que, em baixas concentrações, favorecem infecções.

- Halitose: a diminuição da saliva e das suas funções lubrificantes e solventes aumentam a retenção dos alimentos. A ação de alguns medicamentos e a alteração das mucosas provocam o mau hálito.

A diminuição de fluxo salivar e a ausência da proteção fornecida pela saliva pode causar diversos problemas, como intensificação da mucosite oral, infecções oportunistas e disfagia, efeito colateral do tratamento antineoplásico na qual a ingestão de alimentos está alterada, em geral diminuída, em função de dor e lesões na cavidade bucal. A xerostomia pode levar o paciente à dificuldade na ingestão de certos alimentos, principalmente secos, e à necessidade de modificar a alimentação, para mais pastosa e umedecida. Alguns pacientes preferem simplesmente evitar alimentos secos, diante da redução intensa do fluxo salivar e das funções salivares.

Além disso, vários fármacos frequentemente administrados para alívio de sintomas apresentam poderosos efeitos anticolinérgicos e imunossupressores que podem levar a alterações quantitativas e qualitativas no fluxo de saliva e saliva. Muitos pacientes recebem o tratamento de quimioterapia concomitantemente ao tratamento radioterápico no câncer de cabeça e pescoço, o que exacerba ainda mais as complicações orais.

Geralmente, o tratamento da xerostomia é para alívio dos sintomas associados e prevenção de lesões e infecções orais. Os lubrificantes solúveis em água devem ser usados para lubrificar os tecidos bucais. A saliva artificial tem uma composição semelhante à saliva humana contendo sais minerais, hidratantes e algumas enzimas que auxiliam o sistema imunológico local.

Um dos tratamentos possíveis para xerostomia é o *laser* de baixa intensidade. Aplicado sobre as glândulas salivares, o *laser* melhora a microcirculação local, induz a proliferação de células glandulares e aumenta a respiração celular, a produção de ATP e as sínteses proteicas, aumentando assim a secreção salivar pelas glândulas salivares. Além disso, trata-se de um tratamento simples, bem tolerado, barato e atraumático.

CASO CLÍNICO 5

Paciente do sexo masculino, com 64 anos de idade, diagnóstico de câncer de pâncreas metastático, em cuidados paliativos.

Figura 20.5
Paciente apresenta hipossalivação associada à infecção fúngica.

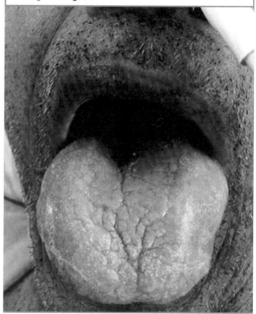

≡ Câncer de cabeça e pescoço

Os pacientes com tumores em região de cabeça e pescoço, sobretudo quando este atinge a cavidade oral, como o carcinoma epidermoide, podem ter diversos comprometimentos funcionais e estéticos. A cirurgia tem sido um excelente tratamento, associado geralmente à radioterapia e quimioterapia. Os estágios avançados tornam o prognóstico mais ineficiente para os pacientes com carcinoma epidermoide bucal, apesar do avanço nas modalidade e regimes de tratamento. A maior destruição do tumor é possível quando as doses de radiação total são fracionadas em múltiplas pequenas doses. A radioterapia radical pretende curar a doença, enquanto a radioterapia paliativa tem como objetivo aliviar os sintomas locais e melhorar a qualidade de vida.

Tanto na radioterapia curativa quanto na paliativa, os pacientes podem desenvolver diversos efeitos colaterais em cavidade oral, como mucosite oral, disgeusia e infecções oportunistas. Um importante efeito colateral é a xerostomia, geralmente associada à hipossalivação. Essa complicação pode se manifestar nos pacientes durante o tratamento e manter-se por inúmeros dias ou até meses após o término da radioterapia. O dano das glândulas salivares pela radiação geralmente se manifesta como uma secreção reduzida de saliva que, por sua vez, pode traduzir-se em sensação subjetiva de boca seca (xerostomia), desconforto oral, sabor alterado, dificuldade em falar, engolir, mastigar e aumentar o risco de doenças dentárias e periodontais.

≡ Cuidados orais na fase terminal

Geralmente, os problemas bucais se exacerbam durante a fase terminal da doença. O cuidado bucal é um dos principais componentes das chamadas vias de cuidados integrados em pacientes em fase final de vida. Alguns pacientes podem exigir uma maior frequência de cuidados para manter o conforto oral; portanto, os cuidados bucais devem ser determinados individualmente.

O cuidado bucal pode ser realizado por familiares, cuidadores, equipe de enfermagem ou cirurgiões-dentistas nos pacientes em fases terminais. Os profissionais de saúde devem fornecer instruções adequadas para os familiares e cuidadores que realizam essa tarefa.

As complicações orais se acentuam quanto mais próximo do fim de vida se encontra esse paciente. A disfagia é um forte indicador de um prognóstico paliativo, especialmente quando a *performance* da alimentação oral diminui. O mecanismo da disfagia em pacientes com câncer terminal é diferente dos que acontecem em doenças neurológicas ou acidente vascular cerebral, em que a disfagia é causada por um distúrbio nos nervos centrais e periféricos ou em músculos. Em pacientes com câncer avançado, a redução no volume ou força muscular devido à desnutrição ou caquexia é a mais frequente causa da disfagia. A anorexia e a alteração do paladar, que são sintomas típicos em pacientes com câncer em estágio terminal, também influenciam negativamente a capacidade da alimentação por via oral. O manejo nutricional oportuno e as manobras compensatórias baseadas na condição do paciente podem aumentar a capacidade de alimentação oral.

Em pacientes em cuidados paliativos, a mucosa bucal pode ser danificada devido ao metabolismo reduzido, podendo levar a sangramentos e inflamação oral. Além disso, com hipossalivação, a superfície da língua seca em contato com as cúspides ou bordas dos dentes secos pode resultar no desenvolvimento de úlceras e inflamação. Se o sistema de coagulação estiver comprometido, é provável que ocorra sangramento por mucosite ou rachaduras nos lábios ressecados. Se as bordas dos dentes forem muito pontiagudas ou cortantes, deverá ser feita uma correta avaliação odontológica para arredondar ou extrair esses dentes.

Muitos pacientes podem ter espasmos musculares ou alteração no reflexo de fechamento da boca principalmente em fase mais debilitada. Nestes casos, pode ocorrer um trauma entre a mucosa oral, a língua e os dentes, podendo causar lesões intraorais. Um dos tratamentos propostos é a utilização de protetores bucais industrializados ou confeccionados de forma individual para cada caso. Esses dispositivos são adaptados nas arcadas dentárias do paciente a fim de conferir conforto e proteger contra lesões por autoinjúria.

CASO CLÍNICO 6

Paciente do sexo feminino, com 80 anos de idade, com diagnostico de hepatocarcinoma e carcinomatose peritoneal, em cuidados paliativos. A queixa principal dos familiares foi de lesão em língua devido a trauma recorrente. Plano de tratamento: desgaste oclusal de cúspides cortantes do pré-molar superior.

Figura 20.6A Pré-molar antes e B após o desgaste.

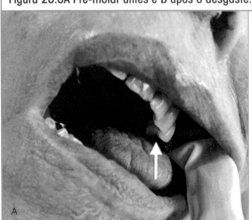
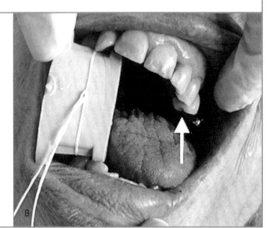

CASO CLÍNICO 7

Paciente do sexo feminino, com diagnóstico de adenocarcinoma pulmonar, em cuidados paliativos há 1 mês. Apresentou mordedura em língua.

Figura 20.7A
Lesões recorrentes por autoinjúria em língua.

Figura 20.7B
Aspecto final da paciente após instalação da placa.

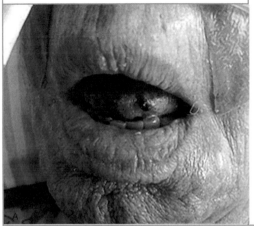
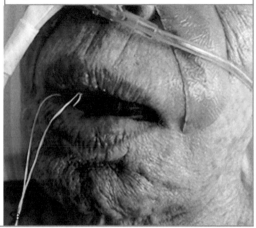

≡ Considerações finais

Os cuidados paliativos vêm ganhando atenção no ramo da medicina nos últimos anos, resultando no atendimento completo, na melhora da qualidade de vida e até com impacto no aumento da sobrevida dos pacientes. Portanto, o cirurgião-dentista deve compor a equipe de suporte pois tem papel fundamental para minimizar e até evitar os sintomas em cavidade oral.

≡ Referências

1. Davies A, Bagg J, Laverty D, et al. Salivary gland dysfunction ('dry mouth') in patients with cancer: a consensus statement. European Journal of Cancer Care. 2010, 19,172-7.
2. Davies AN, Brailsford S, Beighton D. Oral candidosis in patients with advanced cancer. Oral Oncology. 2006; 42,698-702.
3. Davies AN, Brailsford S, Broadley K, Beighton D. Oral yeast carriage in patients with advanced cancer. Oral Microbiol Immunol. 2002; 17:79-84.
4. Feio M, Sapeta P. Xerostomia in palliative care. Acta Med Port. 2005; 18:459-66.
5. Ghoshal S, Mallick I, Panda N, Sharma SC. Carcinoma of the buccal mucosa: analysis of clinical presentation, outcome and prognostic factors. Oral Oncology. 2006; 42:533-9.
6. Matsuo K, Watanabe R, Kanamori D, et al. Associations between oral complications and days to death in palliative care patients. Support Care Cancer. 2016; 24:157-61.
7. Mercadante S, Aielli F, Adile C. Prevalence of oral mucositis, dry mouth, and dysphagia in advanced cancer patients. Support Care Cancer 2015; 23: 3249-55.
8. Mercadante V, Hamad A, Lodi G, Porter S, Fedele S. Interventions for the management of radiotherapy-induced xerostomia and hyposalivation: a systematic review and meta-analysis. Oral Oncology. 2017; 66:64-74.
9. Mulk B, Chintamaneni R, Prabhat M, Gummadapu S, Salvadh SS. Palliative dental care: a boon for debilitating. Journal of Clinical and Diagnostic Research. 2014; 8:6.
10. Palma LF, Fernanda Aurora Stabile Gonnelli AS, Marcucci M. Impact of low-level laser therapy on hyposalivation, salivary pH, and quality of life in head and neck cancer patients post-radiotherapy. Lasers Med Sci. 2017; 32:827-32.
11. Saleem H, Seers C, Sabri A, Reynolds E. Dental plaque bacteria with reduced susceptibility to chlorhexidine are multidrug resistant. BMC Microbiology. 2016; 16:214.
12. Schubert M, Eduardo FP, Guthrie KA, et al. A phase III randomized double-blind placebo-controlled clinical trial to determine the efficacy of low level laser therapy for the prevention of oral mucositis in patients undergoing hematopoietic cell transplantation. Support Care Cancer. 2007; 15:1145-54.
13. Sweeney M, Bagg J, Baxter J, Aitchison T. Oral disease in terminally ill cancer patients with xerostomia. Oral Oncology. 1998; 34:123-6.
14. Sweeney M, Bagg J. The mouth and palliative care. Am J Hosp Palliat Care. 2000.
15. Trajkovic-Vidakovic M, Graeff A, Voest E, Teunissen S. Symptoms tell it all: a systematic review of the value of symptom assessment to predict survival in advanced cancer patients. Critical Reviews in Oncology/Hematology. 2012; 84:130-48.
16. Wilberg P, Hjermstad MJ, Ottesen S, Herlofson B. Oral health is an important issue in end-of-life cancer care. Support Care Cancer. 2012; 20:3115-22.
17. Wiseman M. The treatment of oral problems in the palliative patient. J Can Dent Assoc. 2006; 72:453-8.

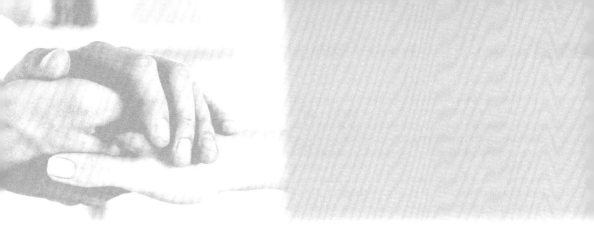

Índice Remissivo

Obs.: números em **negrito** indicam quadros e tabelas; números em *itálico* indicam figuras.

≡ **A**

Abalos musculares involuntários, 232
Adjuvantes
 exemplos de, **69**
 na dor oncológica, 67
Adoecimento, 244
Alginato, 211
Alimentação, 257
 sintomas por meio da, administração de, **256**
Alterações neurológicas na fase final de vida, 231
Ambiente da emergência, 48
Analgésico(s)
 no neuroeixo, 72
 simples, **70**
Anamorelina, 112
Anasarca, 101
Anemia, 115
 de doença crônica, 116
 ferropriva, 116
Angulação, 202
Anorexia, 109
Ansiedade, 150
 transtornos de, 151
 tratamento, 152
Anticorpos, 186
Antidepressivo(s)
 em medicina paliativa, uso de, **158-159**
 em pacientes oncológicos, 157

Antiemético(s)
 exemplos e suas possíveis indicações, **94**
 por categoria de risco emetogênico dos quimioterápicos, **92**
Antimicrobianos, uso na fase final de vida, 234
Antipsicóticos, 169
Antitussígenos, 82
Ascite, 101
 associada à hemodiálise, 101
 da malignidade, 101
 pancreática, 101
 quilosa, 101
 tratamento, 102
Autonomia, 27
 em pacientes com doença mental, 17
Avaliação
 em cuidados paliativos, 53
  capacidade de tomada de decisão, avaliação da, 60
  característica do paciente e da família, 54
  dimensão
   espiritual, avaliação da, 59
   física, avaliação da, 54
   psicológica, avaliação da, 58
   social, avaliação da, 58

  história da doença de base e comorbidades secundárias, 54
  necessidades práticas, avaliação de, 60
  planejamento dos cuidados de fim de vida, 61
  processos de comunicação, avaliação dos, 59
  espiritual, triagem de, **59**
  psicoemocional, questionamentos relevantes na, **58**
Axila, 223

≡ **B**

Beneficência, 16
Bioética, 15
 cuidados paliativos em, 15
Bisfosfonatos na dor oncológica, 70
Broncorreia, 85
Burnout, 249
 e cuidados paliativos na oncologia, 251

≡ **C**

Cadeia simpática, 71
Canabinoides, 112
Câncer
 avançado
  sobrevida, *109*

terapias modificadoras
de doença no câncer
avançado, 185
contextos de tratamento do,
lugar de singularidade
nos, 243
em progressão, 186
evolução dos pacientes
com, *109*
gástrico, 215
pancreático, 218
sexualidade e, 132
Candida albicans, 262
Candidíase
do tipo pseudomembranosa
em palato, língua e
mucosas jugais, *263*
oral, 262
Cansaço, 103
Caquexia, 110
classificação, **110**
perda de peso na, alterações
associadas à, *111*
substâncias usadas no
tratamento da, **113**
Características do paciente e
da família, avaliação em
pacientes com indicações
de cuidados paliativos, 54
Carvão ativado, 208
Cateter
agulhado, 201
não agulhado, 201
Cavidade oral, papel da
ondontologia no manejo
de sintomas relacionados
com a, 259
caso clínico, 260, 261, 263,
264, 266
Centros ambulatoriais em
cuidados paliativos, 40
Cetamina, 70
Cifoplastia percutânea, 72
Circulação colateral
abdominal, 101
Cirrose hepática, 101
Cirurgia
e procedimentos em cuidados
paliativos oncológicos
axila, 223
esôfago, 215
estômago, 215
fígado, 218
intestino grosso, 216
ortopedia, 225

pâncreas, 218
sistema geniturinário, 219
sistema nervoso, 224
vias
aerodigestivas
superiores, 219
biliares, 217
paliativa, 213
em tumores de cabeça e
pescoço, 219
fatores que influem na
indicação da, **214, 225**
questões abordadas em, **214**
Cistectomias, 220
Citocromo P450, 160
Cloperastina, 83
Coagulação intravascular
disseminada, 118
Cobertura(s)
alginato, 211
filme transparente, 211
gaze, 210
hidrocoloide, 211
hidrogel, 211
Colangiocarcinoma, 217
Colangiojejunoanastomose,
contraindicações à, 217
Compressão
da veia cava superior, 122
medular, aplicabilidade
da, 178
Comunicação, 21
habilidade do médico, **23**
no contexto de cuidados
paliativos, 22
protocolos de, 23
Conflitos éticos, 16
Constipação, 95
Intestinal, critérios de Roma
III para diagnóstico de, **96**
Consulta interdisciplinar, modelo
de consulta, 43
Consumo oral, diminuição do, na
fase final de vida, 230
Coping, 33
Crise convulsiva, 126
Cuidado(s)
de conforto, 1
de fim de vida, planejamento
dos, 61
espiritual, 35
orais na fase terminal, 265
paliativos, 1
aspectos da radioterapia
nos, 177

avaliação em, 53
centros ambulatoriais
em, 40
comunicando más
notícias, 21
desenvolvimento na
América Latina, 9
em bioética, 15
enfermaria de, 45
hospitalar, 44
modelos possíveis de
assistência, 39
na América Latina, 8
na emergência, 48
na oncologia, *Burnout* e,
251, 252
na UTI, 45
no Brasil, 8
no domicílio, 42
oncológicos, cirurgias e
procedimentos em, 213
panorama mundial e
nacional dos, 5
benefícios da integração
precoce e avançada, 7
demanda e níveis atuais
de integração e
desenvolvimento, 5
políticas dos, 2
políticas públicas
brasileiras, 9
suporte nutricional em, 255
Curador, 33
Curativo na ferida tumoral, 208

☰ D

Declínio funcional, na fase final
de vida, 230
Deficiência
de ácido fólico, 116
de zinco, 110
Delirium, 165
em pacientes oncológicos,
medicações comumente
relacionadas, **167**
fatores
precipitantes para, **167**
predisponentes para, **167**
identificação do, 168
prevenção do, 169
sintomas de, 169
Depressão, 153
é causa de câncer?, 155
em oncologia, fatores de risco
para, 154

tratamento farmacológico
da, 156
Desnutrição, 109
severa, 101
Despersonalização, 250
Diálise peritoneal, 101
Diarreia, 97
causada por tumor, 98
causas, **97**
iatrogênica, 98
induzida por radioterapia, 98
induzida por tratamento
oncológico, 98
infecciosa, 98
paradoxal, 98
por má absorção, 98
tratamento, 98
Dilema ético, 16
Diluentes, comparação entre, **188**
Diluição de medicamentos via
hipodermóclise, **200**
Dimensão
espiritual, avaliação em
pacientes com indicação de
cuidados paliativos, 59
física, avaliação em pacientes
com indicação de cuidados
paliativos, 54
psicológica, avaliação em
pacientes com indicação de
cuidados paliativos, 58
social, avaliação em pacientes
com indicação de cuidados
paliativos, 58
Direito de recusa de
tratamento, 17
Diretivas antecipadas de
vontade, 28
Disfunção
esteril na função sexual,
medidas práticas para
minimizar o impacto
da, 136
sexual no paciente oncológico,
131, 135
Dispneia, 75
avaliação clínica, 77
impacto psicossocial, 75
na fase final de vida, 232
na função sexual, medidas
práticas para minimizar o
impacto da, 135
tratamento, 78
Dissociação neuromecânica, 77
Distanásia, 18

Distúrbio(s)
do sono, 161
hematológicos, 115
anemia, 115
coagulação intravascular
disseminada, 118
hemorragia, 120
neutropenia, 117
plaquetopenia, 117
suporte transfusional, 121
trombocitopenia induzida
por heparina, 118
tromboembolismo, 119
trombose ligada ao
câncer, 119
Doenças
avançadas, 17
hepáticas veno-oclusivas, 101
Dor, 32, 63
aplicabilidade da, 177
localizada, 124
mecânica, 124
na fase final de vida, 232
na função sexual, medidas
práticas para minimizar o
impacto da, 135
oncológica, avaliação do
paciente com, 64
oncológica unilateral, 73
radicular, 124
tratamento, 65
farmacológico, 65
intervencionista, 71
não farmacológico, 73

≡ E

Eastern Cooperative Oncology
Group Performance Status, 55
Edema, 101
Educação dos provedores de
cuidados, 11
Efeito massa, 219
Efusão
pericárdica maligna, 222
pleural maligna, 221
Emergência
ambiente da, 48
cuidados paliativos na, 48
situações de
compressão da veia cava
superior, 122
crise convulsiva, 126
hipercalcemia maligna, 129
síndrome da compressão
medular, 124

End-of-life experiences, 34
de significado, 34
transpessoais, 34
Enfermaria de cuidados
paliativos, 45
Enfrentamento, 37
Engolir, perda da capacidade
de, 231
Enteropatia perdedora de
proteína, 101
Equipe
de interconsulta hospitalar, 44
multidisciplinar, envolvimento
na fase final de vida, 234
Escada analgésica modificada, *66*
Escala
de avaliação de sintomas de
Edmonton (ESAS), 56, 57
de *performance status*, 188
de Ramsay, **241**
RASS, **241**
Esofagectomia, 215
Espiritualidade
em cuidados paliativos, 31
em final de vida, 34
sugestões de abordagem da, 35
Esplenomegalia, 101
Estenose vaginal na função
sexual, medidas práticas para
minimizar o impacto da, 136
Esteroides, 160
Ética, 15
Eutanásia, **238**
Exaustão emocional, 250

≡ F

Fadiga, 103
causas tratáveis que
contribuem para a, **106**
na fase final de vida, 230
na função sexual, medidas
práticas para minimizar o
impacto da, 135
relacionada com o câncer, 103
avaliação, 105
características clínicas, 104
critérios CID10 propostos
para, **105**
diagnósticos, 105
etiologia, 103
fatores contribuintes, 104
tratamento, 106
Fase final de vida, 17, 229
acúmulo de secreções das vias
aéreas superiores, 231

alterações neurológicas, 231
antimicrobianos, uso, 234
declínio funcional, 230
diminuição do consumo
oral, 230
dispneia, 232
dor, 232
envolvimento da equipe
interdisciplinar, 234
fadiga, 230
fraqueza, 230
incapacidade de fechar os
olhos, 232
medicamentos adjuvantes, 233
mioclonias, 232
morte, 235
perda do controle
esfincteriano, 232
perfusão sanguínea
diminuída, 231
preparando a família para a
morte, 234
sedação paliativa, 234
Fatores
de proteção, 33
estressores, 18
Fenômenos no leito de morte, 35
Ferida(s)
cuidados com, 205
neoplásica procedente de
metástase de tumor
primário, *206*
tumorais, 205
características, 205
classificação quanto ao
aspecto, 205
controle de sintomas na, 206
estadiamento das, 206, **206**
intervenções realizadas e
seus objetivos, **207**
tratamento, 206
Filme transparente, 211
Fim de vida
planejamento dos cuidados
de, 61
tratamento modificador de
doença no, 191
Final de vida
comunicação adequada, 60
espiritualidade e religiosidade
em, 34
Fraqueza na fase final de vida, 230
Função sexual, medidas práticas
para minimizar o impacto dos
sintomas físicos na, 135

≡ G
Gabapentina, 83
Gastrectomia parcial
paliativa, 216
Gastrenterite eosinofílica, 101
Gaze, 211

≡ H
Hemoperitônio, 101
Hemoptise, 86
tratamento paliativo, 87
Hemorragia, 120
pulmonar, 86
Hepatite alcoólica, 101
Hidrocoloide, 211
Hidrogel, 211
Higiene oral, orientações, 260
Hipercalcemia maligna, 129
Hipercapnia, 75,76
Hipoderme, características da, 195
Hipodermóclise, 195
medicamentos que podem ser
utilizados em, 197
Hipossalivação associada à
infecção fúngica, *264*
Hipoxemia, 76
História da doença de base e
comorbidades secundárias,
avaliação em pacientes
com indicação de
cuidados paliativos, 54
Hormonoterapia, 186
Hospice, 5, 40, 42
Huffing, 84

≡ I
Icterícia obstrutiva, 218
Idoso, tratamento modificador de
doença em paciente, 190
Imunoterapia, 187
Incapacidade de fechar os olhos
na fase final de vida, 232
Incontinência na função sexual,
medidas práticas para
minimizar o impacto da, 136
Índice de prognóstico
paliativo, **61**
Infiltração medular, 117
Inibidor(es)
da monoamina oxidase, 160
de tirosina quinase, 186
Instrumentos utilizados para
avaliação de desempenho/
status de pacientes
oncológicos, 55

Insuficiência
cardíaca, 101
hepática aguda, 101
IPP (índice de prognóstico
paliativo), **61**
Irinotecano, 161

≡ K
Karnofsky Performance Status
(KPS), **55**
Kinesio tape, 147

≡ L
Laxantes, 96
Lesão(ões)
por pressão, 208
avaliação e
tratamento, 210
coberturas, 211
estágios 1, 2, 3 e 4, 209
não estadiável, 209
prevenção, 209
tissular profunda, 210
recorrentes por autoinjúria
em língua, *266*
Linezolida, 161
Linfedema, 144
avaliação, 146
classificação, 145
diagnóstico, 146
fatores de risco, 144
incidência, 144
tratamento
fisioterapêutico, 146
Linfofluoroscopia, 147
Língua, autoinjúria em, *266*
Linguagem
corporal, 21
oral, 21
Luto, 243
antecipatório, 244
complicado, prevenção de, 245

≡ M
Má notícia, definição, 22
Mandato duradouro, 28
Más notícias, comunicando em
cuidados
paliativos, 21
Massas abdominais
palpáveis, 101
Mecanorreceptores, 76
Medicamento que podem ser
utilizados em
hipodermóclise, 197

Medicina paliativa, prevalência de transtornos depressivos em, 154
Meperidina na dor oncológica, 66
Metástase(s)
cerebrais, aplicabilidade da radioterapia em, 179
em medula espinal, 224
ósseas, aplicabilidade da radioterapia em, 177
pulmonares, 222
Metilfenidato, 160
Mioclonia na fase final de vida, 232
Mirtazapina, 160
Mixedema tireoidiano, 101
Modelo(s)
Brasileiro de Diretivas Antecipadas, 29
de consulta interdisciplinar, 43
dicotômico tradicional de tratamento, 1
possíveis de assistência em cuidados paliativos, 39
Morfina na dor oncológica, 66
Morte, 235
preparando a família para a, 234
Mucosite oral, 261
sessão de laserterapia para prevenção e tratamento, *262*

≡ N

Náuseas e vômitos, 91
etiologia
ansiedade, 93
constipação, 93
distúrbios hidreletrolíticos, 93
infecção, 93
quimioterapia, 92
radioterapia, 93
suboclusão ou obstrução intestinal, 93
na função sexual, medidas práticas para minimizar o impacto da, 136
tumor no trato gastrintestinal e peritônio, 93
vertigem, 93
Necessidades práticas, 60
Nefrectomia citorredutora, 220
Neurocirurgia paliativa, 224
Neuroestimulação, 73

Neurólises possíveis para o tratamento da dor oncológica e suas principais indicações, **72**
Neutropenia, 117
Notícia difícil, comunicando uma, 22

≡ O

Obstrução
brônquica, aplicabilidade da radioterapia, 180
colorretal, 99
de delgado, 99
esofágica, 215
intestinal maligna, 99
pilórica, 218
Oclusão intestinal, 100
Odontologia, papel no manejo de sintomas relacionados com a cavidade oral, 259
Opioides fracos
disponíveis no Brasil, **67-68**
na dor oncológica, 66
Ortotanásia, 18
Osso, 225
Ostomia na função sexual, medidas práticas para minimizar o impacto da, 136

≡ P

Palliative Performance Scale (PPS), **56**
Perda do controle esfincteriano na fase final de vida, 232
Perfil suicida, avaliação do paciente oncológico com, 156
Performance versus história natural da doença, 188
Perfusão sanguínea diminuída na fase final de vida, 231
Pericardite constritiva, 101
Peritonite infecciosa, 101
Placa bacteriana, *261*
Plaquetopenia, 117
Pleura, tumores primários da, 221
Pleurodese com talco via videotoracoscopia, 221
Polifarmácia, 233
Políticas
apropriadas para introdução dos cuidados paliativos, 11
públicas de saúde em cuidados paliativos no Brasil, 9

Potter, Van Rensselaer, 15
Pregabalina, 83
Pré-molar antes e após o desgaste, **266**
Prescrição revendo a na fase final de vida, 233
Processos de comunicação, avaliação em pacientes com indicação de cuidados paliativos, 59
Programa(s)
ambulatoriais de cuidados paliativos, 40
de cuidados paliativos na comunidade, 40
domiciliares de cuidados primário e paliativo, 43
hospitalares de cuidados paliativos, 40
Protocolo
de comunicação, 23
SPIKES, **23**, 23-25
Provedores de cuidados, educação dos, 11
Prurido, 138
efeitos colaterais dos agentes usados no tratamento do, **141**
neurogênico, 138
neuropático, 138
no paciente oncológico, 138
diagnóstico, 139
tratamento, 140
prurioceptivo, 138
psicogênico, 138
Punção, locais para, *201*

≡ Q

Qualidade de vida, 131
Questionamento na avaliação psicoemocional, **58**
Questionário
FICA, **36**
SPIRIT, **36**
Quimioterapia
citotóxica, 186
complicações bucais decorrentes da, 262
candidíase oral, 262
mucosite oral, 262
xerostomia, 263
Quimioterápicos antieméticos por categoria de risco emetogênico dos, **92**

≡ R

Radioterapia
  aplicabilidade nos casos de
    compressão medular, 178
    dor, 177
    metástases
      cerebrais, 179
      ósseas, 177
    obstrução brônquica, 180
    sangramento, 180
    síndrome da veia cava
      superior, 181
Receptor(es)
  da parede torácica, 77
  de vias aéreas superiores, 76
  pulmonares, 76
Religiosidade
  em final de vida, 34
  sugestões de abordagem da, 35
Resiliência, 33
Ressecções hepáticas, 218

≡ S

Sangramento
  aplicabilidade da radioterapia
    em, 180
  do intestino grosso, 216
  tumoral, medidas locais para o
    controle de, **120**
Secreções das vias aéreas
  manejo das, 85
  superiores, acúmulo na fase
    final de vida, 231
Sedação
  paliativa, 237
    classificação, 238
    considerações éticas e
      legais, 237
    cuidados essenciais
      durante a sedação, 240
    indicações, 238
    medicações utilizadas, 239
    na fase final de vida, 234
    requisitos necessários para
      seu uso, 239
  paliativa, eutanásia e
    suicídio assistido, análise
    comparativa entre, **238**
Ser passivo, 33
Sexualidade
  avaliação da, 133
  câncer e, 132
  no paciente oncológico, 131
Sinal
  de desnutrição proteica, 101
  de obstrução intestinal, 101

Síndrome(s)
  da compressão
    medular, 124
  da veia cava supeiror
    aplicabilidade da
      radioterapia, 181
  da veia cava superior, 122
  de Budd-Chiari, 101
  de *Burnout*, 249
  nefrótica, 101
  serotoninérgica, 161
Sintoma(s)
  controle de, 63
    anorexia e caquexia,
      109-115
    distúrbios hematológicos,
      115-122
    dor, 63-74
    fadiga relacionada com o
      câncer, 103-108
    linfedema, 144-149
    prurido no paciente
      oncológico, 138-143
    sexualidade e disfunção
      sexual no paciente
      oncológico, 131-137
    situações de emergência,
      122-130
  depressivo, impacto no
    cenário oncológico, 155
  gastrintestinais, 91
    ascite, 101
    constipação, 95
    controle de, 91-103
    diarreia, 97
    náusea e vômitos, 91
    obstrução intestinal
      maligna, 99
    soluço, 94
  na ferida tumoral, controle dos
    dor, 206
    exsudato, 208
    odor, 207
    sangramento, 207
  psíquicos, 149
    ansiedade, 150
    caso clinico, 170
    controle de, 149-175
    delirium, 165
    depressão, 153
    distúrbios do sono, 161
    síndrome
      serotoninérgica, 161
  questionamentos relevantes
    na avaliação de, **57**

respiratórios
  broncorreia, 85
  controle de, 75-91
  hemoptise, 86
  tosse, 81
Sistema respiratório, sobrecarga
  mecânica do, 77
Sítio de punção, 199
Sofrimento, 32
Soluço, 94, 3
Soro com eletrólitos, uso, 199
Sororoca, 235
Suboclusão intestinal, 100
Suicídio, 153
  assistido, **238**
  fatores de risco, 156
  prevalência do, 156
Suporte
  nutricional
    em cuidados
      paliativos, 255
    pacientes em cuidado ao
      fim de vida e, 257
  transfusional, 121

≡ T

Talidomida, 112
Tamoxifeno, 160
Técnica de hipodermóclise, 195
Terapias modificadoras de doença
  no câncer avançado, 185
Terminalidade, 229
Testamento vital, 28
Teste de Godet, 146
Tomada de decisão(ões), 27
  capacidade de
    bioéticas, 17
  capacidade de, avaliação em
    pacientes com indicação de
    cuidados paliativos, 60
Tosse, 81
  causas potencialmente
    reversíveis, 82
  tratamento, 82, 84
Transfusão em pacientes
  em cuidados paliativos,
    complicações associadas
    à, **121**
Transtorno(s)
  de estresse, 249
  depressivo maior, 153
  depressivos, prevalência em
    medicina
  paliativa, 154
  e ansiedade, 151

Tratamento modificador de
doença em pacientes de baixo
desempenho, 190
Trazodona, 160
Triagem, de avaliação
espiritual, **59**
Tricíclicos, 160
Trombocitopenia induzida por
heparina, 118
Tromboembolismo, 119
Trombose ligada ao câncer, 119
Tumor(es)
da parede torácica, 222
de colo de útero, sangramento
de, 219
de mama, 186, 223

de próstata, 186
em região de cabeça e
pescoço, 264
ginecológicos, 219
neuroendócrinos, 218
uterinos, 219

≡ U
UTI(s)
cuidados paliativos na, 45
humanização das, 46

≡ V
Valores culturais em cuidados
paliativos, 31

Variz de esôfago, 101
Veia cava superior
compressão da, 122
síndrome da, 122
Vertebroplastia, 72
Vilazodona, 160
Vontade, diretivas antecipadas
de, 28
Vortioxetina, 160
Vertebroplastia, 72
Vilazodona, 160
Vortioxetina, 160

≡ X
Xerostomia, 263

IMPRESSÃO:

Santa Maria - RS | Fone: (55) 3220.4500
www.graficapallotti.com.br